Kommunale Gesundheitsförderung

Jens Bucksch · Wolfgang Schlicht

Kommunale Gesundheitsförderung

Ein Debattenanstoß zu einer policy-orientierten Transformation der Kommune zur ökologischen Resilienz

Mit einem Sonderkapitel der Gastautoren Lisa Paulsen, Lea Benz, Christina Müller, Birgit Wallmann-Sperlich und Jens Bucksch

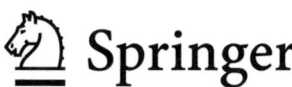

Jens Bucksch
Abteilung Prävention und
Gesundheitsförderung, Fakultät für Natur- und
Gesellschaftswissenschaften, Pädagogische
Hochschule Heidelberg
Heidelberg, Deutschland

Wolfgang Schlicht
Lehrstuhl Sport- und
Gesundheitswissenschaften, Universität
Stuttgart
Stuttgart, Deutschland

ISBN 978-3-662-67719-3   ISBN 978-3-662-67720-9 (eBook)
https://doi.org/10.1007/978-3-662-67720-9

Die Deutsche Nationalbibliothek verzeichnet diese Publikation in der Deutschen Nationalbibliografie; detaillierte bibliografische Daten sind im Internet über http://dnb.d-nb.de abrufbar.

© Der/die Herausgeber bzw. der/die Autor(en), exklusiv lizenziert an Springer-Verlag GmbH, DE, ein Teil von Springer Nature 2023, korrigierte Publikation 2024

Das Werk einschließlich aller seiner Teile ist urheberrechtlich geschützt. Jede Verwertung, die nicht ausdrücklich vom Urheberrechtsgesetz zugelassen ist, bedarf der vorherigen Zustimmung des Verlags. Das gilt insbesondere für Vervielfältigungen, Bearbeitungen, Übersetzungen, Mikroverfilmungen und die Einspeicherung und Verarbeitung in elektronischen Systemen.
Die Wiedergabe von allgemein beschreibenden Bezeichnungen, Marken, Unternehmensnamen etc. in diesem Werk bedeutet nicht, dass diese frei durch jedermann benutzt werden dürfen. Die Berechtigung zur Benutzung unterliegt, auch ohne gesonderten Hinweis hierzu, den Regeln des Markenrechts. Die Rechte des jeweiligen Zeicheninhabers sind zu beachten.
Der Verlag, die Autoren und die Herausgeber gehen davon aus, dass die Angaben und Informationen in diesem Werk zum Zeitpunkt der Veröffentlichung vollständig und korrekt sind. Weder der Verlag noch die Autoren oder die Herausgeber übernehmen, ausdrücklich oder implizit, Gewähr für den Inhalt des Werkes, etwaige Fehler oder Äußerungen. Der Verlag bleibt im Hinblick auf geografische Zuordnungen und Gebietsbezeichnungen in veröffentlichten Karten und Institutionsadressen neutral.

Planung/Lektorat: Renate Scheddin
Springer ist ein Imprint der eingetragenen Gesellschaft Springer-Verlag GmbH, DE und ist ein Teil von Springer Nature.
Die Anschrift der Gesellschaft ist: Heidelberger Platz 3, 14197 Berlin, Germany

Den Kindern Finn, Joel und Lilli und den Enkelkindern Elias, Leila und Jedita, über deren Handlungsoptionen und Verwirklichungschancen wir entscheiden, mit dem, was wir tun, aber auch mit dem, was wir unterlassen.

Persönliche Vorbemerkung

Wir haben uns beide mit Arbeiten zum *Gesundheitsverhalten* befasst. Wir haben nach jenen Bedingungen gesucht, die Menschen dazu motivieren, sich weniger gesundheitlich riskant zu verhalten. Das hat unseren Lehr- und Forschungsalltag über viele Jahre bestimmt. Vor allem die Frage, wie es gelingt, dass mehr Menschen in einem Maße körperlich aktiv sind, dass es ihrer Gesundheit nützt, hat uns beschäftigt und tut es noch.

Zunehmend ist in unseren Arbeitsgruppen die Überzeugung gereift, dass substanzielle Veränderungen der Bevölkerungsgesundheit nicht alleine durch Appelle an die Vernunft und über geschickt gesteuerte Motivationsmethoden und -techniken gelingen, die auf das individuelle Verhalten zielen. Vielmehr ist es notwendig, die kommunale Lebenswelt so zu verändern, dass es Menschen erleichtert wird, ihr Verhalten zu ändern. Arbeiten, die sich konzeptuell mit der Ermöglichung von individuellem Gesundheitsverhalten befassen, sind eher selten.

Wir blicken in diesem Buch auf Personen, in deren Verantwortung und Macht es steht, möglich zu machen, dass Menschen „Kontrolle über ihre Gesundheit gewinnen". Kontrolle über die eigene Gesundheit ist der Kern von Präventionsbemühungen, den die WHO herausgestellt hat. „Möglichmacher" sind Kommunalpolitikerinnen und -politiker und Menschen in den kommunalen Verwaltungen.

Klar ist uns und hat sich beim Schreiben des Buchs noch verstärkt, dass eine Engführung der Zielsetzung von Prävention und Gesundheitsförderung, die sich darauf konzentriert, Risiken für „nichtansteckende Erkrankungen" zu reduzieren, den heutigen Herausforderungen an eine kommunale Gesundheitsförderung nicht (mehr) genügt. Viele Herausforderungen – die manch einem wie die biblischen Plagen erscheinen mögen, die sie schicksalhaft hinnehmen müssen – sind maßgeblich menschengemacht. Wir leben im Zeitalter des Anthropozäns.

Stadt- und Dorfgesellschaften stehen vor der riesigen Aufgabe, ihre kommunale Lebenswelt und ihre Lebensweise nachhaltig zu transformieren und so zu korrigieren, was sie angerichtet haben, und aufzuhören mit dem, was sie an Schaden noch anrichten könnten. Sie müssen ihre Strukturen und Prozesse neu, resilient ausrichten, wollen sie nicht von den Folgen der demografischen Entwicklung, des Klimawandels, der Biodiversitätsverluste und weiterer Bedrohungen überwältigt werden.

Transformation ist nicht alleine eine politische Aufgabe, welche die Strukturen und den Zusammenhalt einer Kommune betrifft, sondern bedeutet auch, dass jede Bürgerin und jeder Bürger seine Lebensweise überdenken und sich zu nachhaltigem Verhalten entscheiden muss, um zu vermeiden, dass das Gemeinwesen und also auch die Bevölkerungsgesundheit Schaden nimmt.

Präventive und gesundheitsförderliche Interventionen sollten mit den Transformationszielen, wie sie in den 17 UN-Nachhaltigkeitszielen formuliert werden, verzahnt werden. Darin sehen wir einen substanziellen Beitrag für die planetare Gesundheit, ohne die Bevölkerungsgesundheit nicht profitiert.

Der Inhalt des Buchs ist als Denkanstoß für einen kommunalpolitischen Prozess gedacht, der alle Politikfelder betrifft und die Bürgerinnen und Bürger zu nachhaltigem Verhalten auffordert. Als Ziel der kommunalen Transformation haben wir die ökologische Resilienz gewählt. Wir verstehen darunter die Fähigkeit einer Kommune, den großen gesellschaftlichen Herausforderungen präventiv zu begegnen, ihre Strukturen und ihren Zusammenhalt nach äußeren Schocks aufrechtzuerhalten, aus Herausforderungen zu lernen und mit einem neuen Gleichgewicht Zukunft zu meistern.

Wir danken dem Springer-Verlag, dass er uns die Möglichkeit zu diesem Denkanstoß gegeben hat. Im Verlag danken wir insbesondere Frau *Renate Scheddin*, mit der wir das Konzept des Buchs entworfen haben. Frau Sofia Henning (BA Gesundheitspädagogik und stud. M.A. Kommunale Gesundheitsförderung) danken wir für ihre sorgfältige Durchsicht des Manuskripts.

Heidelberg und Rottenburg am Neckar   Jens Bucksch
im April 2023   Wolfgang Schlicht

Inhaltsverzeichnis

1 Prolog und Standortbestimmung 1
   1.1 Wie ist die Lage – wie darauf antworten? 1
      1.1.1 Zur Lage und zum Transformationsziel 1
      1.1.2 Politische Entscheidungen wirken auf die Bevölkerungsgesundheit 3
      1.1.3 Das Verhalten oder die Verhältnisse ändern oder besser beides tun? 5
      1.1.4 Die Bevölkerungsgesundheit in Deutschland könnte besser nicht sein? 8
   1.2 Umweltbedingungen regulieren die Bereitschaft, sich gesund zu verhalten – und noch mehr 12
   1.3 Kommunen sind komplexe sozialökologische Systeme 13
   1.4 Gesundheitsverhalten: individuell – gesundheitsbeeinflussend – gesundheitsermöglichend 14
   1.5 Gemeindeentwicklung: Gesundheitsförderung *mit* der Kommune 18
   1.6 Kommunale Gesundheitsförderung lohnt sich 20

2 Die politische Kommune 25
   2.1 Geschichte und Bedeutung der Kommunen in groben Strichen nachgezeichnet 26
   2.2 „Daseinsvorsorge", der zentrale Leitbegriff des kommunalen Handelns 30
   2.3 Behörde, Dienstleistungs- oder Bürgerkommune? 34
   2.4 „Große gesellschaftliche Herausforderungen" verlangen nach Antworten kommunaler Politik und Verwaltung 36

3 Die „gesunde Kommune"– Wohin soll sich eine Kommune entwickeln, um als „gesund" zu gelten? 43
   3.1 Ökologische Resilienz – Transformationsziel des Politikfelds „Gesunde Kommune" 44

		3.1.1	Ökologische Resilienz als Transformationsziel............	44
		3.1.2	Das Transformationsziel „ökologische Resilienz" verfolgen ..	49
		3.1.3	Möglichkeitsräume und Verwirklichungschancen...........	53
	3.2	Sozialökologie: zur Interaktion von Person und Umwelt............		56
		3.2.1	Person-Umwelt-Interaktion...........................	57
		3.2.2	Die Lebenswelt „Kommune" und die Settings adressieren....	60
	3.3	Weitere (Teil-)Ziele der „Gesundheitsförderung *mit* der Kommune" ...		62
	3.4	Die Bedeutung des kommunalen Handelns für die nationalen Gesundheitsziele...		69
4	**Umwelt und Gesundheit: die Folgen des reziproken Determinismus**.....			**73**
	4.1	Der Zustand der Umwelt ist (auch) Sache der politischen Kommune...		74
		4.1.1	Umweltschutz, Gesundheitsschutz und Gesundheitsförderung.............................	76
		4.1.2	Die Befassung mit dem Nexus „Umwelt und Gesundheit" ist nicht neu............................	79
	4.2	Umwelteinflüsse, die Gesundheit bedrohen – der Blick auf die Pathogenese...		82
		4.2.1	Klimawandel (insbesondere Hitze)......................	82
		4.2.2	Lärm nervt und macht krank..........................	88
		4.2.3	Bedrohungen durch Luftverschmutzung: Feinstaub, Ozon, Gestank....................................	90
		4.2.4	Kontaminiertes Trinkwasser vergiftet den Organismus.......	93
		4.2.5	Radon macht die Lunge krank.........................	94
		4.2.6	Biodiversitätsverluste bedrohen die Lebensgrundlagen.......	95
	4.3	Umwelteinflüsse, die Gesundheit fördern – der Blick auf die Salutogenese...		96
		4.3.1	Naturerleben.....................................	96
		4.3.2	Vegetation in der Kommune...........................	98
		4.3.3	Aktivitätsförderliche Bedingungen in der Kommune........	99
		4.3.4	„Gute" Nachbarschaft...............................	99
	4.4	„Stellschrauben", um eine gesundheitsförderliche kommunale Umwelt zu gestalten...		101
5	**Gesundheitsförderung *mit* der Kommune – ein wissensbasierter politischer Prozess**..			**105**
	5.1	„Gesundheitsförderung *mit* der Kommune" – ein wissenschaftlich fundierter Prozess...		105
		5.1.1	Evidenzbasiert und -informiert........................	105
		5.1.2	Welches Wissen sollte das Handeln in der „Gesundheitsförderung *mit* der Kommune" leiten?.........	108
	5.2	Eine Kommune ökologisch resilient gestalten – ein politischer Prozess...		111

		5.2.1	Die Bevölkerungsgesundheit wird als sozial relevant definiert und das Politikfeld Gesunde Kommune auf die politische Agenda gesetzt.	117
		5.2.2	Gesundheitsförderliche Politiken werden definiert, umgesetzt und die Wirkungen evaluiert.	123
	5.3	Grundlegende Haltungen, Strategien, Instrumente und Rollen im politischen Prozess.		123
	5.4	Exkurs I: Stealth Health Promotion, Nudging, Boosting und Design		129
		5.4.1	Nudging	130
		5.4.2	Boosts.	132
		5.4.3	Design	133
		5.4.4	Stealth Health Promotion.	134
	5.5	Exkurs II: Health in all Policies – Health in all Governance – Whole-of-Society-Ansatz		136
		5.5.1	Grundlegende Ansätze.	136
		5.5.2	Wissensgemeinschaften	138
		5.5.3	Health-Lens-Analysen.	139
	5.6	Das Streben nach ökologischer Resilienz verlangt, innovativ zu gestalten, statt tradiert zu verwalten.		140
6	**Theoretische Ansätze der Politikfeldanalyse**			143
	6.1	Ökologisch resiliente Kommune: ein verzwicktes Transformationsproblem lösen.		144
	6.2	Advocacy Coalitions – an Überzeugungen ausgerichtetes Handeln		147
	6.3	Neben Werthaltungen und Einstellungen bedingen institutionelle Regeln politisches Entscheiden		157
	6.4	Zusammenarbeit ist der Schlüssel zur Umsetzung von Politiken		160
	6.5	Die Ansätze in der Zusammenschau		163
7	**Wer setzt Politiken um und wie wird dabei systematisch vorgegangen?**			167
	7.1	Den Umsetzungsprozess strukturieren		167
	7.2	Kernkonstrukte der Planungswerkzeuge		171
		7.2.1	PRECEDE-PROCEED	171
		7.2.2	Intervention Mapping.	175
		7.2.3	MATCH	178
	7.3	Definition eines kommunalen Leitbilds.		179
	7.4	Bedarfs- und Stärkenanalyse		182
		7.4.1	Bedarfe, Bedürfnisse und Stärken einer Kommune ermitteln.	183
		7.4.2	Einflüsse auf die Bevölkerungsgesundheit und Indikatoren des Transformationsziels „Ökologisch resiliente Kommune" auswählen.	192
		7.4.3	Gesundheitliche Einflussgrößen werden über Indikatorvariablen bewertbar.	201

	7.4.4	Bedürfnisse sind ebenfalls Einflussgrößen, die für die Gesundheitsförderung mit der Kommune wichtig sind.......	209
	7.4.5	Interpretation der Daten der Bedarfs- und Stärkenanalyse	212
7.5	\multicolumn{2}{l	}{Exkurs III: Programme, Maßnahmen und Aktivitäten detaillieren und darüber berichten ....}	213

7.5 Exkurs III: Programme, Maßnahmen und Aktivitäten detaillieren und darüber berichten ... 213

- 7.5.1 Reach, Effectiveness, Adoption, Implementation und Maintenance (RE-AIM)............................... 214
- 7.5.2 Template for Intervention Description and Replication (TIDieR)... 215
- 7.5.3 Population-Intervention-Environment-Transfer Model of Transferability Checklist 216

7.6 Politiken umsetzen – Bürgerinnen und Bürger und Stakeholder beteiligen 222

7.7 Die gesetzlichen Krankenversicherungen (gKV) und der Öffentliche Gesundheitsdienst (ÖGD) als Verbündete und der ÖGD als steuernde Instanz................................ 226

8 Prozesse und Wirkungen messen: der Nutzen von Evaluation............ 233

8.1 „Lost in translation".. 234
- 8.1.1 Experimentelle Forschung zur Wirkung von Interventionen: evidenzbasierte Praxis 236
- 8.1.2 Naturalistische Forschung zu komplexen Interventionen: praxisbasierte Evidenz................................ 238

8.2 Wissensgenerierung in der Alltagswirklichkeit – System-, Ziel- und Transformationswissen schaffen 244

8.3 Evaluation als partizipatives Werkzeug, das Transformationswissen schafft................................. 247
- 8.3.1 Theory-Driven Evaluation nach H.-T. Chen (1990) 249
- 8.3.2 CIPP-Modell der Arbeitsgruppe um Daniel L. Stufflebeam ... 260
- 8.3.3 Empowerment Evaluation nach David Fetterman und Abraham Wandersman............................... 261
- 8.3.4 Developmental Evaluation nach Michael Quinn Patton 263

8.4 Nutzenorientierte Evaluation in ihrer Funktion im politischen Prozess.. 265

9 Auffällige Phänomene und vulnerable Gruppen in der Lebenswelt Kommune.. 269

9.1 Eine Aufgabe kommunaler Gesundheitsförderung: gesundheitliche Chancengleichheit herstellen..................... 270

9.2 Bürgerinnen und Bürger, die der besonderen Aufmerksamkeit in ihren Lebensphasen und Lebensumständen bedürfen 278
- 9.2.1 Lebensphasen und Lebensumstände 278
- 9.2.2 Weitere vulnerable Gruppen 295

10	Konzeptuelle Überschneidungen		299
	10.1	UN-Nachhaltigkeitsziele	300
	10.2	Systemische und teilsystemische Ansätze	308
		10.2.1 Planetare Gesundheit	308
		10.2.2 Urban Health	311
	10.3	Thematische und gruppenbezogene Ansätze	315
		10.3.1 Die bewegungsförderliche Kommune	315
		10.3.2 Familien-, altenfreundliche oder generationengerechte Kommune	318
	10.4	Fazit zu den sich überschneidenden konzeptuellen Entwürfen	320

11 Ein Modell zum Entscheidungsverhalten kommunaler Entscheidungstragender aus einer gesundheitswissenschaftlichen Perspektive – Erkenntnisse aus dem Forschungsprojekt EUBeKo ... 323
Lisa Paulsen, Lea Benz, Christina Müller, Birgit Wallmann-Sperlich und Jens Bucksch

	11.1	Hintergrund und Stand der Forschung	323
	11.2	Methodisches Vorgehen	326
		11.2.1 Qualitative Vorgehensweise	327
		11.2.2 Quantitative Vorgehensweise	328
	11.3	Ergebnisse	330
		11.3.1 Stichprobe der qualitativen Studie	330
		11.3.2 Stichprobe der quantitativen Studie	330
		11.3.3 Determinanten auf das Entscheidungsverhalten kommunaler Entscheidungstragender	331
	11.4	Ableitung eines Modells des Entscheidungsverhaltens kommunaler Change Agents	332
	11.5	Diskussion und Einordnung der empirischen Ergebnisse	340
	11.6	Stärken und Schwächen der vorgelegten Studie	342
	11.7	Fazit und Ausblick	343

12 Schlussbemerkungen: gutes Leben, ökologische Resilienz und Nachhaltigkeit ... 345

Erratum zu: Ein Modell zum Entscheidungsverhalten kommunaler Entscheidungstragender aus einer gesundheitswissenschaftlichen Perspektive – Erkenntnisse aus dem Forschungsprojekt EUBeKo ... E1
Lisa Paulsen, Lea Benz, Christina Müller, Birgit Wallmann-Sperlich und Jens Bucksch

Literatur ... 349

Stichwortverzeichnis ... 373

Abkürzungsverzeichnis

ACA	Advocacy Coalition Approach
ANGELO	ANalysis Grid for Environments Linked to Obesity
AARP	American Association of Retired Persons
B.S.	Behaviour Setting
BGF	Betriebliche Gesundheitsförderung
BGM	Betriebliches Gesundheits-Management
BVerfG	Bundesverfassungsgericht
BZgA	Bundeszentrale für gesundheitliche Aufklärung
CBR	Cost-Benefit-Ratio
CCAM	Community Coalition Action Model
CDC	Centers for Disease Control and Prevention (USA)
CFIR	Consolidated Framework of Implementation Research
CIPP	Context-Input-Process-Product
CO	Kohlenstoffmonoxid
COPD	Chronic Obstructive Pulmonary Disease
DALY	Disability Adjusted Life Year
db	Dezibel
DE	Developmental Evaluation
DGE	Deutsche Gesellschaft für Ernährung
EE	Empowerment Evaluation
EU	Europäische Union
FES	Friedrich-Ebert-Stiftung
GG	Grundgesetz
gKV	Gesetzliche Kranken-Versicherung(en)
GRADE	Grading of Recommendations, Assessment, Development, and Evaluation
HBSC	Health Behaviour in School Aged Children
HiaG	Health in all Governance
HiaP	Health in all Policies
HLA	Health Lens Analysis

IAD	Institutional Analysis and Development Model
IBES	Intergovernmental Platform on Biodoversity and Ecosystem Services
ICF	International Classification of Functioning, Disability and Health
IPCC	Intergovernmental Panel on Climate Change
KGSt	Kommunale Gemeinschaftsstelle für Verwaltungsmanagement
KiGGS	Kinder-Gesundheitsstudie
KMO	Kontext – Mechanismus – Outcome
MET	Multiple Equivalent of Task
O_3	Ozon
OECD	Organisation for Economic Cooperation and Development
ÖGD	Öffentlicher Gesundheitsdienst
OR	Odds Ratio
PieT-T	Population–Intervention–Environment–Transfer Models of Transferability-Checklist
ppBV	parts per Billion by Volume
PRECEDE-PROCEED	Predisposing, Reinforcing and Enabling Constructs in Educational Diagnosis and Evaluation – Policy, Regulatory, and Organizational Constructs in Educational and Environmental Development
PRECIS	Pragmatic-Explanatory Continuum Indicator Summary
QUALY	QUality Adjusted Life Year
RE-AIM	Reach-Efficacy-Adoption-Implementation-Maintenance
RKI	Robert Koch-Institut
ROI	Return on Investment
RR	Relatives Risiko
SCBA	Social-Cost-Benefit-Analysis
SDG	Sustainable Developement Goals
SROI	Social Return on Investment
TIDieR	Template for Intervention Description and Replication
TIPPME	Typology of Interventions in Proximal Physical Micro Environments
ULI	Urban Liveability Index
UN	United Nations (Vereinte Nationen)
UNECE	United Nations Economic Commission for Europe
UV	Ultraviolette Strahlung
VOC	Volatile Organic Compounds
WBGU	Wissenschaftlicher Beirat der Bundesregierung Globale Umweltveränderungen

WBAE	Wissenschaftlicher Beirat für Agrarpolitik, Ernährung und gesundheitlichen Verbraucherschutz
WHO	World Health Organisation
YLD	Years of healthy Life Lost due to Disability

Abbildungsverzeichnis

Abb. 1.1	Policy Cycle. Wissenstypen, Akteurinnen und Akteure und Kapitel des Buchs.	4
Abb. 3.1	„Engineering Resilience" und „ökologische Resilienz".	46
Abb. 3.2	Politikfeder einer „ökologisch resilienten" Kommune.	52
Abb. 3.3	Systemkomponenten, mögliche Politikfelder und UN-Nachhaltigkeitsziele in der Gestaltung einer „ökologisch resilienten" Kommune.	55
Abb. 4.1	Umweltphänomene und -auswirkungen auf gesundheitliche Endpunkte (Anmerkungen: – negativer Einfluss, + positiver Einfluss, CO_x = Kohlenstoffe, NO_x = Stickoxide, CH_4 = Methan, O_3 = Ozon, Rn = Radon).	78
Abb. 5.1	Übertragung des Policy-Cycle-Modells auf die Entwicklung des Transformationsziels „ökologisch resiliente Kommune".	114
Abb. 5.2	Policy Cycle als liegende Acht.	117
Abb. 5.3	Health-Lens-Analyse.	140
Abb. 6.1	ACA illustriert, angelehnt an Sabatier (1988).	156
Abb. 6.2	Institutionelle Analyse und Entwicklung: das IAD-Rahmenmodell von Ostrom (2015; S. 15) adaptiert an die Gesundheitsförderung *mit* der Kommune.	158
Abb. 6.3	Community Coalition Action Theory. (Modifiziert nach Butterfoss & Kegler, 2012, S. 315).	161
Abb. 6.4	Zusammenschau der drei theoretischen Ansätze.	164
Abb. 7.1	Planungs- und Implementierungszyklus.	169
Abb. 7.2	PP-Modell am Beispiel mangelnder Aufenthaltsqualität, bedingt durch alkoholisierte Jugendliche.	175
Abb. 7.3	MATCH, angelehnt an Simons-Morton et al. (1988, S. 337).	179
Abb. 7.4	Gesamtprozess der Entwicklung zur ökologisch resilienten Kommune.	185

Abb. 7.5	Mögliche Ressorts und weitere Einrichtungen zur Rekrutierung der Mitglieder einer Arbeitsgruppe einer kommunalen Bedarfs- und Stärkenanalyse	189
Abb. 7.6	CFIR nach Damschroder et al. (2020)	221
Abb. 8.1	Zur Wechselwirkung von Güteanforderungen und Varianten der Evidenz	236
Abb. 8.2	Übersetzungsschritte und Ergebnisse, die vom Labor zur Praxis führen	241
Abb. 8.3	Policy Cycle, Wissenstypen und Akteurinnen und Akteure	245
Abb. 8.4	Programmtheorie: Modelle und Beispiel	250
Abb. 8.5	Präventionsketten, exemplarisches Wirkungsmodell	254
Abb. 8.6	Realist-Evaluation-Programmtheorie und Fragen	259
Abb. 9.1	Gesundheitliche Chancengleichheit in „ökologisch resilienter" Kommune	274
Abb. 10.1	Der E4A-Ansatz am Beispiel des SDG 13 *Maßnahmen zum Klimaschutz*	304
Abb. 10.2	Stadtplanung; Beispiele für Politikfelder und für Politiken, um Risiken abzuwenden	314
Abb. 10.3	Resiliente Kommune im Ökosystem: Konzepte und Ansätze	320
Abb. 11.1	Funktion(en) in Kommunalpolitik und/oder -verwaltung der Entscheidungstragenden. (Eigene Darstellung)	331
Abb. 11.2	Einflussebenen auf das Entscheidungsverhalten. (Eigene Darstellung in Anlehnung an Bartholomew Eldredge et al. 2016; Bucksch et al. 2010)	339

Tabellenverzeichnis

Tab. 2.1	UN-Nachhaltigkeitsziele und Assoziationen zur Bevölkerungsgesundheit	39
Tab. 4.1	Umweltphänomene und exemplarische Einflussmöglichkeiten einer Kommune	103
Tab. 5.1	Varianten im Agenda-Setting (Nach Cobb et al. (1976))	119
Tab. 5.2	Wesentliche Schritte einer policy-orientierten Vorgehensweise mit Beispielen, was zu bedenken und was zu tun ist	124
Tab. 5.3	Haltungen, Instrumente und Formate/Maßnahmen eines erfolgversprechenden HiaP- und HiaG-Ansatzes	138
Tab. 7.1	Einrichtungen und Ressorts, die an einer Bedarfs- und Stärkenanalyse beteiligt sein könnten und deren Beitrag zum kommunalen Gesundheitsbericht	190
Tab. 7.2	Kategorien von Einflussgrößen der Gesundheit (Auswahl und Beispiele)	197
Tab. 7.3	Einflussfaktoren, Indikatorvariablen, Messoperationen, Erläuterungen und Quellen	203
Tab. 7.4	Interventionsdetails	218
Tab. 7.5	Implementierungs-Outcomes nach Damschroder et al. (2022, S. 4)	222
Tab. 8.1	Evaluationsfokusse, -konzepte und Autorinnen und Autoren	248
Tab. 8.2	Zwecke, Fokusse, Erstellungsreihenfolge und Beteiligte im logischen Modellieren	255
Tab. 8.3	Kontextkategorien und Beispiele	257
Tab. 8.4	Getting to Outcomes sensu Wandersman et al. (2016)	263
Tab. 8.5	Auszug aus dem Umgang mit komplexen und chaotischen Kontexten, angelehnt an European Commission. Joint Research Centre (2021)	266
Tab. 8.6	Überblick nutzenorientierter Evaluationskonzepte für die Gesundheitsförderung mit der Kommune	267
Tab. 9.1	Verwirklichungschancen nach Martha Nussbaum	277

Tab. 9.2	Produkte und Maßnahmen gesundheitsermöglichenden Verhaltens kommunaler Akteurinnen und Akteure, um gesundes Aufwachsen zu ermöglichen	281
Tab. 10.1	UN-Nachhaltigkeitsziele und Assoziationen zur Bevölkerungsgesundheit	301
Tab. 11.1	Stichprobe der Interviews mit Entscheidungstragenden (n = 22)	330
Tab. 11.2	Übersicht über die identifizierten Determinanten auf das Entscheidungsverhalten auf Bundes- und Landesebene	332
Tab. 11.3	Übersicht über die identifizierten Determinanten auf das Entscheidungsverhalten in Zusammenhang mit der Kommune	333
Tab. 11.4	Übersicht über die identifizierten Determinanten auf das Entscheidungsverhalten in Zusammenhang mit Organisationen bzw. Institutionen	334
Tab. 11.5	Übersicht über die identifizierten Determinanten auf das Entscheidungsverhalten in Zusammenhang mit der Interaktion mit anderen	335
Tab. 11.6	Übersicht über die identifizierten Determinanten auf das Entscheidungsverhalten auf Ebene des Individuums	337

Prolog und Standortbestimmung 1

Zusammenfassung

In modernen Gesellschaften ist die Bevölkerungsgesundheit vor allem durch chronisch-degenerative und psychische Erkrankungen bedroht. Hinzu kommen virusinduzierte (pandemische) Ereignisse, wie SARS-CoV-2, die vor allem Menschen im mittleren und höheren Lebensalter, die sich eine gesundheitlich riskante Lebensweise angeeignet haben und an mehr als einer chronischen Erkrankung leiden, mit schweren Krankheitsverläufen bedrohen. Präventionskampagnen zielen überwiegend – aber nur mit mäßigem Erfolg – darauf ab, das individuelle riskante Verhalten zu ändern. Um die Bevölkerungsgesundheit nachhaltig zu verbessern, braucht es aber zusätzlich das Bemühen, die politischen und ökologischen Rahmenbedingungen der Lebenswelten so zu gestalten, dass individuelles Gesundheitsverhalten erleichtert wird, statt es zu erschweren. Gesundheitsförderliche Bedingungen schaffen Kommunalpolitikerinnen und -politiker, die sich entscheiden, ihre Kommune „gesund" zu entwickeln. Kommunale Gesundheitsförderung **mit** der Gemeinde ist eine komplexe Transformationsaufgabe, die Kommunalpolitikerinnen und -politiker, Verwaltungsmitarbeitende und Bürgerinnen und Bürger einer Kommune herausfordert, ihre Kommune ökologisch resilient zu gestalten.

1.1 Wie ist die Lage – wie darauf antworten?

1.1.1 Zur Lage und zum Transformationsziel

Als wären es noch nicht genug Herausforderungen, trifft eine beschleunigte Klimaveränderung mit Stürmen, Starkregen, Hitze und Dürre auf eine älter werdende

Bevölkerung, verursacht eine pandemische Krise Millionen von Krankheitsfällen und hohe Sterberaten, leidet die Biodiversität und bedrohen Umweltgifte und Lärm die Gesundheit. Die Welt scheint bereits jenseits geopolitischer Spannungen aus den Fugen geraten. Kommunalpolitikerinnen und -politiker und Verwaltungsmitarbeitende sind in der komplexen Lage herausgefordert, auf die – sich zum Teil gegenseitig verstärkenden – Krisen mit innovativen Ansätzen zu antworten.

Ein „Weiter-so-wie-bisher" verschlösse die Augen vor den verzwickten Problemen, die für das Gemeinwesen entstanden sind und noch entstehen werden. „Weiter-so", z. B. eine *imperiale Lebensweise,* wie Brand und Wissen (2017) sie genannt haben, hat einen beträchtlichen Anteil daran, dass die Lage so ist, wie wir sie derzeit vorfinden. Pandemien, Klimawandel, Biodiversitätsverluste, demografische Entwicklung, eine große Zahl von Flüchtlingen aus Krisengebieten – das alles ist nicht schicksalhaft über die Bevölkerung hereingebrochen, sondern zu einem beträchtlichen Teil „menschengemacht".

Was gestern an Lösungen gepasst hat, ebenso wie die Erwartung, dass sich schon alles irgendwie zum Guten wendet, antwortet nicht auf die „großen gesellschaftlichen Herausforderungen" wie die demografische Entwicklung, den Klimawandel und andere Ereignisse.

Die herausfordernde Lage manifestiert sich in der Bevölkerungsgesundheit. Resilienz des Gesundheitssystems wird derzeit häufig als Ziel genannt, um die Bevölkerungsgesundheit zu schützen und zu fördern. Wir definieren die *ökologische Resilienz* als das Transformationsziel der Gesundheitsförderung **mit** der *Kommune.* Kommunen sind Lebenswelten, in denen Gesundheit gewonnen wird und wo sie verloren geht. In den Kommunen sind alle, sowohl Kommunalpolitikerinnen und -politiker als auch Verwaltungsmitarbeitende und Bürgerinnen und Bürger, aufgefordert, für Bedingungen zu sorgen, die es ermöglichen, gesund zu leben. Wie im Grundgesetz (GG) Artikel 3, Absatz 3, ausgeführt, gilt das Recht auf gesundes Aufwachsen, Älterwerden und Altsein unabhängig von soziodemografischen Merkmalen wie Alter, Schicht, Geschlecht, Religion etc.:

> „Niemand darf wegen seines Geschlechtes, seiner Abstammung, seiner Rasse, seiner Sprache, seiner Heimat und Herkunft, seines Glaubens, seiner religiösen oder politischen Anschauungen benachteiligt oder bevorzugt werden. Niemand darf wegen seiner Behinderung benachteiligt werden."[1]

Die *gesunde Kommune* sollte als Pflichtaufgabe in der Daseinsvorsorge auf die Agenda der kommunalen Politik. Die Bevölkerungsgesundheit sollte in allen Politikfeldern – Energieversorgung, Umwelt, Wohnen, Arbeiten, Verkehr, Bildung, Wirtschaft, Krankenversorgung usw. – mitgedacht und mitgestaltet werden (Health in all Policies und Health

---

[1] Artikel 3, Abs. 3 GG der Bundesrepublik Deutschland.

in all Governance). Kommunen sollten dazu strukturell und in ihrem Zusammenhalt widerstandsfähig werden.

> Die Entwicklung im Politikfeld „Gesunde Kommune" führt zum Transformationsziel „Ökologisch resiliente Kommune". Die Strukturen einer derart entwickelten Kommune sind robust, anpassungs-, entwicklungsfähig und fair. Sie ermöglichen auf ressourcenschonende Weise, nachhaltig zu leben. Der Umgang der Bürgerinnen und Bürger untereinander und der Kommunalpolitikerinnen und -politiker und Verwaltungsmitarbeitenden mit den Bürgerinnen und Bürgern ist sozial gerecht, respektvoll, von gegenseitigem Vertrauen getragen und – wo immer notwendig – auch unterstützend. Die natürliche, physisch-technische und soziale Umwelt der Kommune lädt zur sozialen Begegnung (Teilhabe) und zur Aktivität ein. Bürgerinnen und Bürger erleben und gestalten ihre Kommune lebenswert, mit einer hohen Aufenthaltsqualität. Sie sind vom Nutzen einer nachhaltigen Lebensweise überzeugt und praktizieren sie, sofern sie nicht durch äußere Umstände daran gehindert werden.

1.1.2 Politische Entscheidungen wirken auf die Bevölkerungsgesundheit

In einer kaum mehr überschaubaren Zahl wissenschaftlicher Veröffentlichungen informieren Autorinnen und Autoren, wie sich individuelles Verhalten strategisch, methodisch und technisch so beeinflussen lässt, dass es der Gesundheit nützt, statt ihr zu schaden. Vor allem gesundheitspsychologische Forschungsarbeiten der vergangenen Jahrzehnte haben Erkenntnisfortschritte gebracht, wie sich Verhaltensänderungen motivieren lassen. In den Arbeiten wurde gezeigt, dass sich Menschen ein gesundheitlich schützendes und förderndes Verhalten am ehesten aneignen, wenn sie sich durch ihr bisheriges Verhalten in ihrer Gesundheit bedroht sehen (Vulnerabilität), Änderungsdruck verspüren, sich von einer Änderung ihres Verhaltens positive Konsequenzen erwarten (Konsequenzerwartungen) und sich zutrauen, das bisherige Verhalten so zu verändern (Selbstwirksamkeitserwartung), dass es gesundheitliche Risiken mindert und die Gesundheit stärkt.

Trotz der wissenschaftlichen Erkenntnisse und trotz bewährter Methoden zur Unterstützung individueller Verhaltensänderung sind Wirkungen auf die Bevölkerungsgesundheit bescheiden geblieben. Viel zu viele Menschen in Deutschland – auch in anderen industriell entwickelten Staaten – leiden gleich mehrfach an nichtansteckenden Erkrankungen *(non-communicable diseases)*, die bei einem risikoärmeren Verhalten gar nicht erst – oder wenn, dann erst gegen Ende des Lebens – ausgebrochen wären.

Wir richten unser Augenmerk in diesem Buch auf die Kommune. Dort leben, arbeiten, lieben, spielen und sterben Menschen. Wir richten den Blick auf

Kommunalpolitikerinnen und -politiker und auf Verwaltungsmitarbeitende, die mit ihrem Handeln entscheiden, ob Bürgerinnen und Bürger gesundheitlichen Risiken in der Umwelt ausgesetzt sind und es ihnen leicht gemacht oder erschwert wird, sich gesund zu verhalten. Das Verhalten der Kommunalpolitikerinnen und -politiker und der Verwaltungsmitarbeitenden nennen wir gesundheitsermöglichend.

Wir nehmen eine systemische Perspektive ein und nutzen Theorien und Ansätze aus zwei wissenschaftlichen Disziplinen: der Gesundheitswissenschaft (Public Health), dort vor allem der Implementierungsforschung und der Politikwissenschaft, dort vor allem der *Politikfeldanalyse*.

Beide Perspektiven überschneiden sich. Im *Policy Cycle* der Politikfeldanalyse und im *Public Health Action Cycle* der Gesundheitswissenschaft wird eine nahezu identische Abfolge von Prozessschritten, wenn auch mit unterschiedlichen Begriffen, vorgeschlagen. Planungswerkzeuge der Implementierungsforschung gleichen also in der Gestaltung von Planungsschritten dem, was die Politikfeldanalyse an Prozessen benennt, um politisches Handeln zu beschreiben.

Das Politikfeld nennen wir „Gesunde Kommune". Als Transformationsziel schlagen wir vor, Kommunen ökologisch resilient zu entwickeln. Von der Transformation profitiert die Bevölkerungsgesundheit.

In Abb. 1.1 ist der Policy Cycle (auch Politikzyklus) gezeigt, sind wesentliche Akteurinnen und Akteure genannt, Wissenstypen angeführt, auf denen Entscheidungen gründen sollten. Die Kapitel des Buchs sind jenen Stufen des Politikzyklus zugeordnet, in denen wir sie detaillierter behandeln.

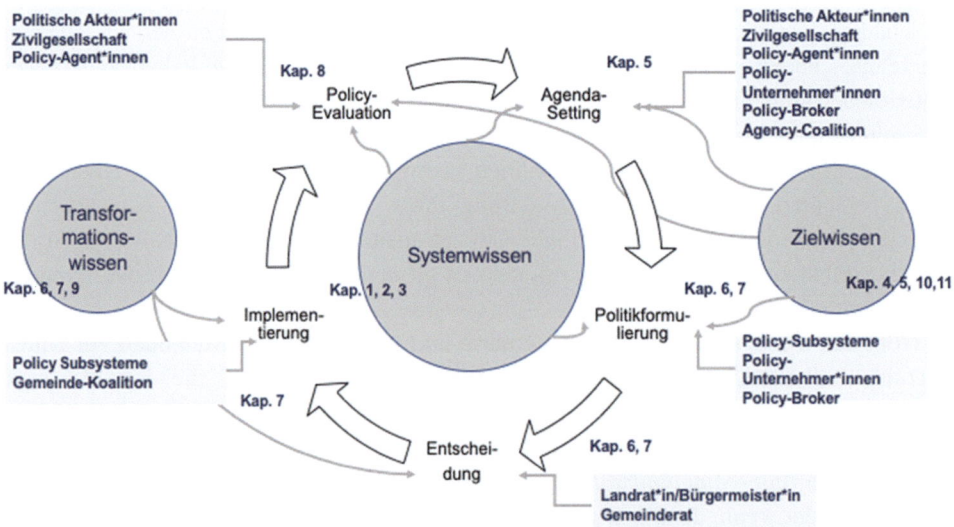

Abb. 1.1 Policy Cycle. Wissenstypen, Akteurinnen und Akteure und Kapitel des Buchs

Auf die Akteurinnen und Akteure und auf die Schritte im Zyklus gehen wir in den folgenden Kapiteln ein. Die drei Wissenstypen, die in der Abbildung hervorgehoben sind, reißen wir hier bereits kurz an: *Systemwissen* enthält Aussagen über die Komponenten, aus denen sich eine Kommune als komplexes soziales System zusammensetzt. Das ist Wissen, wie das System funktioniert, wie es stabil bleibt, welche Komponenten wie unter welchen Bedingungen interagieren und zu Ergebnissen führen, die den Status der Kommune ausmachen. *Zielwissen* beschreibt die Visionen, die wünschenswerten zukünftigen Zustände des Systems und nutzt Szenarien, die beispielsweise beantworten, wie eine Kommune aussehen soll, die *Möglichkeitsräume* für alle Bürgerinnen und Bürger eröffnet hat, um sich gesund zu verhalten. Für die Aufgabe der kommunalen Gesundheitsförderung mit der Kommune beschreibt Zielwissen, wie eine ökologisch resiliente Kommune im Detail aussieht, die sich gegen derzeitige und zukünftige Herausforderungen gewappnet hat. *Transformationswissen* informiert schließlich über evidente, wirkungsvolle, vielversprechende und emergente Politiken, Steuerungsmöglichkeiten und Techniken, die zur ökologisch resilienten Kommune führen.

Die Buchkapitel können separat gelesen werden. Diese Option ist ein Grund dafür, dass Leserinnen und Leser, die das Buch in der Reihenfolge der Kapitel lesen, auffallen wird, dass sich Aussagen teilweise wiederholen. Für Leserinnen und Leser, die nur einzelne Kapitel lesen oder Kapitel immer dann lesen, wenn ein Thema ansteht, über das sie sich informieren wollen, sind die Wiederholungen von Vorteil, um ein Kapitel in den Gesamtkontext einzuordnen.

Zur Einstimmung der folgenden Kapitel beginnen wir mit Andeutungen zum multiplen Verständnis von Gesundheitsverhalten. Wie bereits genannt, behandeln wir in diesem Buch insbesondere das *ermöglichende Gesundheitsverhalten*.

1.1.3 Das Verhalten oder die Verhältnisse ändern oder besser beides tun?

Chronisch-degenerative oder nichtansteckende Erkrankungen (non-communicable diseases) führen die Sterbestatistiken moderner Gesellschaften weit vor infektiösen Erkrankungen an. Das gilt selbst dann, wenn pandemische Ereignisse wie die SARS-CoV-2 Pandemie die Sterberate zeitweilig deutlich beeinflussen. Insbesondere Herz-Kreislauf-Erkrankungen, Schlaganfälle und Diabetes Typ 2 sind in den Statistiken weit vorne platziert. Sie erschweren den Alltag der Betroffenen, bedingen hohe Ausgaben für die Behandlung der Patientinnen und Patienten und führen unbehandelt vorzeitig zum Tod.

Nicht zu lange sitzen, sich stattdessen mehr bewegen, seltener Fleisch, dafür mehr Gemüse und Obst verzehren, Speisen nicht zuckern und nur wenig salzen, Bier, Wein und Schnaps nur in homöopathischen Dosen trinken, ausreichend lange schlafen, nicht rauchen und keine Drogen konsumieren – kurzum, nicht „über die Stränge schlagen".

Den einen beschreibt diese Lebensweise ein langweiliges Dasein, den anderen ist sie Verheißung auf ein langes und gesundes Leben.

Mäßigung im Essen und Trinken (alkoholhaltiger Getränke) und mehr Bewegung haben sich in epidemiologischen Studien als wirksam erwiesen, um das Risiko chronisch-degenerativer Erkrankungen (vor allem kardiometabolischer Erkrankungen wie Diabetes Typ 2 oder koronare Herzerkrankungen) zu senken und das subjektive Wohlbefinden zu steigern.

Verhalten kann krank machen und vorzeitiges Versterben begünstigen, das ist eine zentrale Erkenntnis epidemiologischer Studien bereits der 1950er Jahre (siehe Textbox zur Entwicklung von Public Health). Verhalten kann Krankheits- und Sterberisiken aber auch mindern. Die allermeisten (erwachsenen) Personen wissen, mit welchem Verhalten sie ihre Gesundheit gefährden und mit welchem sie ihre Gesundheit schützen können. Riskante Gewohnheiten ändern sie dennoch nur zögerlich – wenn sie es denn überhaupt tun. Die gesetzlichen Krankenkassen (gKV) sind durch das „Präventionsgesetz" (§ 20 SGB V a, b) ermuntert und angehalten, ihre Versicherten über riskantes Verhalten zu informieren und sie zu motivieren, ihr Verhalten zu ändern. Sie bieten Maßnahmen in den Handlungsfeldern Bewegung, Ernährung, Drogenkonsum und Stressverarbeitung an. Über das Risiko krankmachender Verhaltensweisen aufzuklären und mit motivationalen Techniken auf Menschen einzuwirken, damit sie ihre riskanten Gewohnheiten ändern, ist ein wichtiger Baustein, um die Bevölkerungsgesundheit zu stärken.

Vorsorgemaßnahmen wie Impfungen gegen infektiöse Erkrankungen des Kindesalters (Polio, Röteln, Keuchhusten, Masern etc.) und Maßnahmen, die mit gesetzlichen Vorgaben (Verbote, Steuern) beispielsweise darauf zielen, das Rauchen im öffentlichen Raum und in Gaststätten zu verbieten oder die Fahrgeschwindigkeit innerorts zu begrenzen, verhindern Ansteckungen, reduzieren Krankheitsinzidenz oder mindern das Unfallrisiko.

Programme und Maßnahmen, die sich an die Gesamtbevölkerung gewandt haben, um Verhaltensgewohnheiten zu ändern, die mit chronisch-degenerativen Erkrankungen assoziiert sind, haben sich aber bisher als mäßig erfolgreich erwiesen. Trotz der Kampagnen, Programme und Maßnahmen, die auf Verhaltensänderung zielten, wächst beispielsweise die Anzahl der an Diabetes mellitus Typ 2 erkrankten Personen. Heute sind bereits jüngere Altersgruppen von dieser Stoffwechselerkrankung betroffen, die in der Vergangenheit noch als Erkrankung des fortgeschrittenen Lebensalters galt (vulgo der Altersdiabetes). Auch die Prävalenz des Übergewichts und der Adipositas stagniert auf einem hohen Niveau und nimmt in der Bevölkerung sogar noch zu und begünstigt damit kardiometabolische Erkrankungen (z. B. Prädiabetes, metabolisches Syndrom) und einige Krebsarten (z. B. Mammakarzinom, Dickdarmkrebs). Übergewichtige und adipöse Menschen finden sich in allen Altersgruppen. Ein stets verfügbares energiereiches Nahrungsangebot (adipogene Umwelt) bei einer gleichzeitig geringen Bereitschaft oder Möglichkeit, sich körperlich aktiv zu betätigen, begünstigt eine Gewichtszunahme, die zu Übergewicht und Adipositas führt.

Nicht nur kardiometabolische und Krebserkrankungen sind in der Bevölkerung prävalent, auch die Zahl der Angststörungen und der depressiven Erkrankungen nimmt seit Jahren zu (Organisation for Economic Cooperation and Development 2019). Für psychische Störungen und Erkrankungen wird nicht zuletzt eine Lebensweise als ursächlich vermutet, die durch Alltagshetze, stetige Verfügbarkeit für berufliche Angelegenheiten und psychische Überforderung gekennzeichnet ist.

Individuelles Verhalten begünstigt Erkrankungen. Krank werden Menschen aber nicht allein, weil sie sich riskant verhalten (z. B. weil sie rauchen). Umweltbelastungen wie Feinstaub, Lärm, Ozon, Hitze oder stressende Lebens- und Arbeitsbedingungen schädigen den Organismus ebenfalls (Yang et al. 2020). Auch Viren und Bakterien machen krank, wenn das Immunsystem keine ausreichende Abwehr organisieren kann.

Die Lebensbedingungen und Lebensweisen moderner Gesellschaften machen die Bevölkerung vulnerabel. Menschen werden übergewichtig oder fettleibig, chronisch krank und reagieren auf Viren und Bakterien mit schweren Krankheitsverläufen. Letztgenanntes Phänomen ließ sich in der SARS-CoV-2 Pandemie beobachten. Multimorbide und übergewichtige Menschen trugen ein höheres Risiko für einen schweren Krankheitsverlauf. Autorinnen und Autoren sprechen hier von einer syndemischen Lage, die sich moderne Gesellschaften selbst beschert haben (z. B. Mendenhall und Singer 2019). Die Situation ist „verzwickt": Die Lebensumstände bedingen Lebensweisen, die das Risiko für Übergewicht und Adipositas erhöhen, was wiederum das Risiko erhöht, chronisch (kardiometabolisch) zu erkranken. Manifeste chronische Erkrankungen erhöhen dann letztlich die Wahrscheinlichkeit schwerer Verläufe nach Virusinfektionen.

> Syndemie nennt Singer (2009) das komplexe Wechselspiel zwischen biologischen und sozialen Prozessen. Der Begriff steht für ein Cluster von zwei oder mehr Gesundheitsfaktoren (z. B. Adipositas), die in einem spezifischen Kontext (z. B. der allgegenwärtigen Verfügbarkeit von Süßwaren) mit sozialen und psychischen Bedingungen (z. B. Werte, Einstellungen, Gruppendruck) interagieren und wiederum durch politische (z. B. durch Steuergesetzgebung: z. B. Zuckersteuer), ökonomische (z. B. Lobbyismus der Zuckerindustrie) und/oder ökologische (z. B. landwirtschaftliche Anbaumethoden) Entscheidungen beeinflusst werden.

Wo also ansetzen, am Verhalten der Bevölkerung, an den Lebensumständen oder an beiden? Kurzum, es gilt, sowohl die personale als auch die ökologische Resilienz der Kommune zu stärken.

Neben anderen Autorengruppen argumentieren Kelly und Barker (2016), dass Prävention und Gesundheitsförderung an Wirksamkeit gewönnen, schärften Forschung und Praxis ihren Blick für die Lebensbedingungen, die es einem Individuum ermöglichen oder es daran hindern, sich gesund zu verhalten. Die beiden Autoren monieren, in Wissenschaft und Praxis sei man zu optimistisch, wenn man unterstelle, dass die Abkehr von riskanten Gewohnheiten vollständig rational geschehe, das Verhalten also aus einer linearen Kette von Entscheidungen resultiere, der die Bereitschaft zur Verhaltensänderung vorausginge.

Entscheidungen – ein riskantes Verhalten zu beginnen, es fortzusetzen oder sich stattdessen weniger riskant zu verhalten – unterliegen vielmehr einer begrenzten Rationalität (bounded rationality: Simon 1955). Neben dem vorherrschenden Bemühen, in Kampagnen, Maßnahmen und Aktivitäten der Prävention und Gesundheitsförderung psychologische Konstrukte wie Einstellungen, Motive, Erwartungen, Selbstregulationsprozesse und Verhalten zu ändern, bedürfe es – so Kelly und Barker – der Einflussnahme auf die politische, soziale, gebaute und natürliche Umwelt.

Folgt man dem Appell, dann sollte das „Kind nicht mit dem Bade ausgeschüttet" werden. Angezeigt ist also kein radikaler Wechsel, der von der Verhaltensprävention weg- und zur Verhältnisprävention hinführt. Letztlich ist die Trennung zwischen Verhaltens- und Verhältnisprävention künstlich, wie Sniehotta et al. (2017) festgestellt haben. Geht es doch auch in der Verhältnisprävention letztlich um das Verhalten von Personen. In der Kommune sind das die Politikerinnen und Politiker, die über die Entwicklungsziele ihrer Kommune entscheiden, und es geht um die Verwaltungsmitarbeitenden, die politische Vorgaben exekutieren. In Betrieben und in der kommunalen Verwaltung sind es Führungspersonen, die Verhältnisse so gestalten, dass individuelles Gesundheitsverhalten der Mitarbeitenden erleichtert oder erschwert wird. Letztlich entscheidet die oder der Einzelne, welche Möglichkeitsräume sie oder er für seine gesundheitlichen Chancen nutzen will.

Eine verbesserte Bevölkerungsgesundheit erreicht man also, wenn man den Blick weitete, wenn also beide „Seiten" – das Verhalten und die Verhältnisse – adressiert würden, da sie untrennbar miteinander verknüpft sind.

1.1.4 Die Bevölkerungsgesundheit in Deutschland könnte besser nicht sein?

Leben wir in Deutschland denn unter Bedingungen, die Anlass zur Klage geben? Wir verfügen doch über Höchstleistungsmedizin und investieren einen beträchtlichen Anteil des Bruttosozialprodukts in die Versorgung von Kranken. Deutschland investiert viel Geld in die medizinische Versorgung (in 2020 waren das über 13 % des Bruttosozialprodukts). Die Medizin nutzt diagnostische Werkzeuge, die weltweit zum Besten gehören, was die Medizintechnik erfunden hat, um Krankheitsursachen auf den Grund zu gehen und therapeutische Maßnahmen zielgerichtet zu applizieren. Das sind alles Bedingungen, die der Bevölkerungsgesundheit zugutekommen.

Als „hartes Datum", um den Grad der Bevölkerungsgesundheit zu beurteilen, gilt (neben anderen Daten) die fernere Lebenserwartung. Das sind jene Jahre, die sich nach Erreichen eines definierten Lebensjahrs (z. B. dem 65. Lebensjahr) noch bis zum Tod anschließen. Die Organisation für wirtschaftliche Zusammenarbeit und Entwicklung

(OECD) hat die Chancen der Bewohnerinnen und Bewohner der OECD-Mitgliedsländer verglichen, die zusätzlichen Lebensjahre nach Erreichen des 65. Lebensjahres bei (relativ) „guter" Lebensqualität zu verbringen.[2]

Verglichen wurden die Chancen anhand der Quality Adjusted Life Years (QUALYs) oder der Disability Adjusted Life Years (DALYs) (Gold et al. 2002). „1" QUALY steht für 1 Jahr, das in perfekter Gesundheit gelebt wurde, „0" QUALY steht für den Tod. QUALYs und DALYs variieren also zwischen „0" und „1" (siehe Textbox).

> **Epidemiologische Maße**
>
> DALYs sind verlorene gesunde Lebensjahre (alternativ auch Lebenserwartung in Gesundheit), ein Maß, mit dem die Krankheitslast einer Bevölkerung beurteilt werden kann. DALYs errechnen sich als Summe der Lebensjahre, die in Krankheit oder Behinderung gelebt werden, der sogenannten *Years of healthy Life Lost due to Disability* (YLD), und der Jahre, die durch vorzeitigen Tod verlorengehen, der sogenannten years of life lost (YLL). YLL errechnet sich aus der Zahl der Todesfälle in jedem Alter multipliziert mit der Lebenserwartung des jeweiligen Alters. YLD ergibt sich als Anzahl der Krankheits- oder Behinderungsfälle mal der durchschnittlichen Dauer der Erkrankung respektive Behinderung, gewichtet mit einem Faktor, der den Grad der Behinderung oder der Erkrankung ausdrückt.
>
> QUALYs sindeine Untereinheit der Health Adjusted Life Years (HEALYs), der qualitätskorrigierten Lebensjahre. QUALYs dienen u. a. dazu, den Nutzen von Therapien gesundheitsökonomisch zu bewerten. Sie errechnen sich aus der Dauer (t) der gelebten Jahre multipliziert mit der subjektiven Lebensqualität (Q) während der gelebten Jahre. Nimmt man beispielsweise an, das Therapieren einer ernsthaften Erkrankung verlängere das Leben einer Patientin um 10 Monate (0,83 Jahre) und die Patientin bewertete ihre Lebensqualität aufgrund der Erkrankung und der therapiebedingten Nebenwirkungen mit 0,7, dann errechnete sich ein QUALY von $0{,}83 \times 0{,}7 = 0{,}58$.

In Deutschland können 65 Jahre alte Männer damit rechnen, noch fast 18 Jahre lang zu leben (17,83 Jahre; Stand Juli 2022). Sie können also erwarten, ihren 83. Geburtstag feiern zu können. Frauen können sogar damit rechnen, 86 Jahre alt zu werden. Die Hoffnung aber trügt, dass Frauen sowie Männer erst gegen Ende ihres Lebens gesundheitliche Beeinträchtigungen erleiden werden. Auffällig ist, dass die Chance, die zwei Jahrzehnte nach dem 65. Lebensjahr gesund zu leben, in Deutschland geringer ist als in OECD-Mitgliedsstaaten mit einem vergleichbaren ökonomischen Status. Dieser

---

[2] https://www.oecd-ilibrary.org/sites/eco_surveys-deu-2016-6-en/index.html?itemId=/content/component/eco_surveys-deu-2016-6-en; letztmalig zugegriffen Februar 2023.

Sachverhalt ist vor dem Hintergrund des gut ausgebauten Versorgungssystems und der erheblichen finanziellen Aufwendungen an direkten und indirekten Gesundheitsausgaben mindestens irritierend.

Ein Grund für die vergleichsweise höhere Krankheitslast (burden of disease) der deutschen Bevölkerung sehen die Autorinnen und Autoren der OECD in der Prävalenz chronisch-degenerativer Erkrankungen. Darunter leiden Frauen und Männer in Deutschland – anders als in vergleichbar ökonomisch ausgestatteten Staaten – bereits im mittleren Lebensalter (Organisation for Economic Co-operation and Development 2019).

> **Intervention, Programme, Maßnahmen und Aktivitäten**
> Der Begriff Intervention bezeichnet ein Verhalten, mit dem in ein soziales System in der Absicht eingegriffen wird, die Struktur oder einzelne Komponenten des Systems zu verändern.
>
> Programme sind komplexe Konzepte, die Maßnahmen und Aktivitäten umfassen und das Verhalten und/oder die Umweltbedingungen adressieren.
>
> Maßnahmen betreffen typische Handlungsfelder wie Bewegung und Ernährung, von denen angenommen wird, dass in ihnen Mechanismen wirken, die Gesundheit stützen oder bedrohen. Sie lassen sich zum einen nach dem Zeitpunkt unterscheiden, zu dem sie appliziert werden: primordiale, primäre, sekundäre und tertiäre Präventionsmaßnahmen. Eine weitere Unterscheidung betrifft die Adressatengruppe: universell oder individuell. Eine dritte Unterscheidung hebt auf den Grad der Betroffenheit in einer Personengruppe ab: selektive oder indizierte Präventionsmaßnahmen.
>
> Aktivitäten richten sich in Programmen und Maßnahmen an Mechanismen, die verändert werden sollen.

Programme, Maßnahmen und Aktivitäten der Prävention und Gesundheitsförderung konzentrieren sich – nicht nur in Deutschland – häufig zu einseitig – und noch dazu oftmals mit erhobenem Zeigefinger (Furchtappelle) – auf das individuelle Gesundheitsverhalten. Sie sind für einzelne Betroffene durchaus wirksam. Den Analyseergebnissen der OECD zufolge sind sie aber nur mäßig erfolgreich mit Blick auf die Bevölkerungsgesundheit. Warum erreichen Appelle und Furchtappelle, sich nun doch endlich mal „vernünftig" statt riskant zu verhalten, ihr Ziel nur eingeschränkt? Warum stärken Präventionskampagnen die Bevölkerungsgesundheit nicht im erwünschten Maße?

Die Gründe sind, typisch für komplexe Kontexte, vielfältig. Zum einen lassen sich einmal angeeignete und lange Zeit gepflegte (habituelle) gesundheitlich riskante Gewohnheiten nur schwer verändern. Sie sind stabil, transsituational konsistent, nicht bewusstseinspflichtig und dann oft auch noch mit angenehmen Gefühlen verknüpft. Riskantes Verhalten folgt häufig ritualisiert den immer gleichen Auslösern (z. B. der „Verdauungsschnaps" oder die Zigarette anschließend an das Essen) und scheint zu beruhigen (z. B. die zwei, drei Gläser Wein am Abend eines stressigen Arbeitstages). Zum anderen erschweren die Lebensbedingungen Verhaltensänderungen oder legen sogar nahe, sich riskant zu verhalten. Exzessiver Alkohol- oder Drogenkonsum markiert beispielsweise im Jugendalter die Zugehörigkeit zur sozialen Bezugsgruppe. „Dazugehören" ist ein menschliches Grundbedürfnis, das sich auch über das ostentative riskante Verhalten „beweisen" lässt. In der sozialpsychologischen Forschung wird das homegrown stereotyping als ein Verhalten beschrieben, das ein Gruppenmitglied öffentlich demonstriert, um den anderen Gruppenmitgliedern zu versichern, es gehöre zu ihnen und erfülle die Werte und Erwartungen der Gruppe. Selbst sozial abweichendes Verhalten (Devianz) ist aus dieser Sicht funktionales Verhalten, erfüllt also seinen Zweck.

Für die krankheitsbelasteten Lebensjahre der deutschen Bevölkerung führen die Autorinnen und Autoren des OECD-Berichts aus, dass Verhaltensweisen, die das Risiko chronisch-degenerativer Erkrankungen mindern, durch die bestehenden Lebensumstände erschwert werden. Ursächlich scheinen den Autorinnen und Autoren beruflich stressende Bedingungen. Zu beobachten ist tatsächlich, dass die durch Arbeitsprozesse erzwungene „sitzende Lebensweise" (sedentariness) in der Freizeit häufig mit längeren Zeiten des Fernsehkonsums „beantwortet" wird (Manz et al. 2022). Statt sich angesichts der geforderten ständigen Verfügbarkeit für Belange des beruflichen Alltags zu erholen, ist zu beobachten, dass Freizeit und Urlaub als aufregendes Event gestaltet werden. Im „All-inclusive"-Urlaub wird der Aufenthalt am Urlaubsort mit zu viel Alkohol und zu wenig Bewegung gestaltet. Zu beobachten ist auch, dass der Tisch täglich mit hochkalorischer Nahrung (convenience food) und mit Fleisch und Wurstwaren gedeckt wird, die beim Discounter um die Ecke billig zu haben sind.

Hinzu kommt, dass das von Präventionsfachleuten propagierte gesunde Verhalten sozial benachteiligten Mitgliedern der Bevölkerung weder einfach zugänglich ist (Lampert et al. 2017) noch zu deren Einstellungen passt (Röding et al. 2018). So konstatiert der Paritätische Wohlfahrtsverband des Landes Bremen (PWV), nachdem er die Sterberaten bremischer Stadtteile mit wohlhabender und armer Bevölkerung verglichen hat:

> *„… viele Gesundheitsprobleme lassen sich auf individuelle Risikofaktoren zurückführen, aber längst ist die große Bedeutung sozialer Faktoren unbestritten: Viele der Faktoren, die über die Lebensqualität und die Gesundheit der Menschen bestimmen, werden grundlegend von dem Ort beeinflusst, an dem sie leben. Gesunde Verhältnisse müssen in der alltäglichen Lebenswelt hergestellt werden.'" (Der Paritätische 2017, S. 7)*[3]

Der bremische PWV fordert eine „kommunalpolitische Gesundheitsstrategie" für eine „politikfeldübergreifende Stadtpolitik" (Der Paritätische, 2017, S. 8). Was für Bremen und Bremerhaven gefordert wird, das tut auch in anderen Kommunen not.

---

[3] https://www.paritaet-bremen.de/nachricht-anzeigen/480; letztmalig aufgerufen 2. März 2023.

1.2 Umweltbedingungen regulieren die Bereitschaft, sich gesund zu verhalten – und noch mehr

Vor mehr als zwei Jahrzehnten haben Swinburn et al. (1999) gezeigt, wie stark Umweltbedingungen die Übergewichtsprävalenz der Bevölkerung beeinflussen. Sie sprachen angesichts der anhaltend hohen Prävalenz von Übergewicht und Adipositas in den modernen Gesellschaften von einer adipogenen Umwelt (obesogenic environment). Bereits drei Jahre zuvor hatten Stokols et al. (1996a) und später Glass und McAtee (2006) moniert, dass einseitig verhaltensorientierte Präventionsbemühungen nicht wirksam genug seien, um signifikante Zugewinne in der Bevölkerungsgesundheit zu erreichen. Neben individuellen Einstellungen und Motiven wäre es geboten, auch den Kontext zu adressieren. Nur dann – so die Autoren – erreiche man dauerhaft Verhaltensänderungen, mindere gesundheitliche Risiken und sichere den Einzelnen Zugewinne an Gesundheit und Wohlbefinden.

Umweltbedingungen können als Stressor oder als Ressource wirken. Stokols (1996b) schrieb der Umwelt bereits vor mehr als einem Vierteljahrhundert zu, dass sie die Gesundheit beeinträchtigt oder eben schützt und fördert. Glass und McAtee (2006) sprachen von Risikoregulatoren in der Umwelt, die beeinflussen, ob sich eine Person „gesund" oder „riskant" verhält. Die Autoren ordneten die Risikoregulatoren in materielle Umweltbedingungen (z. B. Luftqualität), sozial diskriminierende Praktiken (z. B. ethnische Ausgrenzungen), Einstellungen, Verhaltensnormen, Regeln und normative Erwartungen der Gesellschaft (z. B. Nichtrauchen als erwünschtes Verhalten), nachbarschaftliche Einflüsse im Quartier (z. B. soziale Unterstützung), Arbeitsbedingungen (z. B. Schichtarbeit) sowie Gesetze und rechtlich bindende Vorgaben (z. B. Tempobegrenzungen in Wohngebieten, Rauchverbot in Gaststätten).

Umwelt wirkt über die Atemluft, die Qualität des Trinkwassers und über chemische (z. B. Radon) und biologische Noxen (z. B. Viren) auf die Gesundheit und das individuelle Gesundheitsverhalten ein. Umwelt beeinflusst auch über Verkehrs- und Baulärm die Gesundheit. Umwelt kann mit sozialen Konflikten und politischer Willkür gesundheitlich belasten und mental überfordern. Gesetzliche Vorschriften (z. B. Rauchverbot in öffentlich zugänglichen Innenräumen, Tempolimits) oder Steuerabgaben (z. B. auf Zucker) verhindern oder erschweren riskantes Verhalten (Pfinder et al. 2020). Erstattungsfähige Angebote gesundheitsrelevanter Dienstleistungen (z. B. Kurse zur Stärkung der Rückmuskulatur) werden eher wahrgenommen als Angebote, die zeitlich oder finanziell belasten. Naturlandschaften wirken motivierend, um darin spazieren zu gehen und sich zu erholen (Lahart et al. 2019).

Mit den von Glass und McAtee (2006) benannten Umweltfunktionen, die das individuelle Gesundheitsverhalten als Risikoregulatoren beeinflussen oder die Gesundheit direkt betreffen, sind Bewohnerinnen und Bewohner dort konfrontiert, wo sie aufwachsen, wohnen, leben, arbeiten, altern und sterben. In der Kommune sind sie den Umweltbedingungen nicht nur „ausgesetzt". Sie gestalten sie zugleich mit ihrer

Lebensweise (z. B. über die Art und Weise, wie sie sich im Alltag fortbewegen oder welche Produkte sie konsumieren).

In den Kommunen sollten denn auch die Bedingungen geschaffen werden, die ein präventives und gesundheitsförderliches Verhalten erleichtern, direkte und indirekte negative Einflüsse auf die Gesundheit mindern (wo sie nicht zu beseitigen sind) und verhindern. Die Bürgerinnen und Bürger sollten in ihrer Kommune gerne und „gut" leben. Sie sollten die natürliche, soziale, wirtschaftliche und gebaute Umwelt als Ressource erfahren können, die sie in ihrem Bemühen stützt, ihre Gesundheit durch eigenes Zutun zu erhalten und ihr subjektives Wohlbefinden zu stärken.

1.3 Kommunen sind komplexe sozialökologische Systeme

Kommunen sind sozialökologische Systeme, keine „trivialen Maschinen" (Marty-Teuber & Knobel, 2018). Die Begriffe „triviale" und „nichttriviale Maschinen" gehen auf den Kybernetiker Heinz von Förster zurück. In sozialökologischen Systemen wechselwirken Personmerkmale (z. B. Einstellungen, Motive, Fähigkeiten und Fertigkeiten) mit Umweltbedingungen (z. B. Teilhabechancen). Beide Merkmalsklassen sind verschachtelt. Die zeitlichen, räumlichen und strukturell-organisatorischen Merkmale sind panarchisch verknüpft, wie Gunderson und Holling (2002) ausführen (siehe Textbox).

Kurz gesagt, was sich an einer Stelle des Systems ändert, das ändert sich auch an anderer Stelle eines Systems. Ein sozialökologisches System durchläuft fortlaufend adaptive Zyklen: Es wächst, akkumuliert Ressourcen, restrukturiert und erneuert sich.

> **Panarchie** Die Panarchie ist eine hierarchieähnliche Ordnung sozialökologischer Systeme, deren Elemente mehrfach miteinander verknüpft sind. Alles, was sich zeitlich, räumlich und organisatorisch-strukturell im System ereignet – wachsen, akkumulieren, restrukturieren und erneuern –, ereignet sich in adaptiven Zyklen, die dem Zweck dienen, das System zu stabilisieren und gegen externe und interne Schocks widerstandsfähig zu machen.

Will man die Gesundheit der Bürgerinnen und Bürger einer Kommune präventiv und/ oder fördernd beeinflussen, gelingt das nur, wenn „Person" und „Umwelt" und vor allem die „Person x Umwelt-Wechselwirkung" adressiert werden. Selbst wenn nur eine Seite adressiert wird, ist die andere Seite immer auch (zumindest indirekt) mitbetroffen und kann die Adaptation und auch die Mitigation unterstützen oder behindern.

Interventionen, Programme, Maßnahmen, Aktivitäten, die das individuelle Verhalten der Bürgerinnen und Bürger in einer Kommune ändern oder Umwelten gestalten wollen, sind komplex. Sie müssen eine Vielfalt verhaltensauslösender Bedingungen bedenken, können Interventionswirkungen nur eingeschränkt oder gar nicht vorhersagen, haben es mit heterogenen Zielvorstellungen und subjektiven Deutungen der kommunalen Wirklichkeit zu tun und sind mit dynamischen Veränderungen im Zeitverlauf konfrontiert. Kommunen sind also sozialökologische Systeme mit typischen und verzwickten Eigenschaften. In ihnen wirken mehrere Variablen. Die sind gleich mehrfach miteinander verknüpft. Die Verknüpfungen variieren im Zeitverlauf ohne Zutun von außen. Sie sind dynamisch und entwickeln sich unvorhersehbar. Transformationsziele der Kommune, die über politische Programme, Maßnahmen und Aktivitäten angestrebt werden, sind darüber hinaus oft polytelisch.

Die Gemengelage ist also insgesamt mehrdeutig und intransparent. Einfache Antworten, sogenannte One-size-fits-all-Ansätze oder das Kopieren von Best-Practice-Beispielen, die in einer Gemeinde „gut" funktioniert haben, scheitern angesichts der spezifischen Bedingungen, die in einer Kommune im Vergleich zu einer anderen Kommune vorherrschen (Kurtz und Snowden 2003).

1.4 Gesundheitsverhalten: individuell – gesundheitsbeeinflussend – gesundheitsermöglichend

In der Praxis der Prävention und Gesundheitsförderung dominieren – wie eingangs bereits ausgeführt – Interventionen, Programme, Maßnahmen und Aktivitäten, mit denen individuelles Gesundheitsverhalten motiviert werden soll. Adressiert wird die gesamte Bevölkerung (universelle Prävention), werden Personen, die „unter Risiko" leben (indizierte Prävention: z. B. Personen mit einer Suchterkrankung) oder denen aufgrund ihrer Situation besondere Aufmerksamkeit gewidmet wird (selektive Prävention: z. B. Kinder von Suchtkranken). Die Personen sollen motiviert werden, sich gesünder zu verhalten, um ein antizipiertes oder bestehendes Erkrankungsrisiko zu senken und ihr subjektives Wohlbefinden zu steigern.

Methoden und Techniken, um Verhalten zu ändern, wurden vielfach beschrieben, systematisch geordnet (z. B. Michie et al. 2011; Kok et al. 2016) und über theoretische Modelle (z. B. Health Belief Model) und Ansätze (z. B. Health Action Planing Approach) fundiert (im Überblick Renneberg und Hammelstein 2006). Eine Arbeitsgruppe um *Susan Michie* hat mehr als 90 verschiedene Modifikationstechniken gelistet und erläutert (z. B. Michie et al. 2013).

Andere Autorinnen und Autoren adressieren mit ihren Ansätzen Umwelten. Sie schlagen vor, diese „gesünder" zu gestalten. Bekannt sind u. a. das ANalysis Grid for Environments Linked to Obesity (ANGELO) von Swinburn et al. (1999) und die Typology of Interventions in Proximal Physical Micro Environments (TIPPME) von Hollands et al. (2017). ANGELO unterscheidet Makro- und Mikroumwelt und unterteilt in physische, ökonomische, politische und soziokulturelle Umwelten. Mit dem Ansatz wollen die Autorinnen und Autoren erklären, welche Umweltbedingungen Übergewicht und Adipositas fördern. Die Autorinnen und Autoren nennen solche Umwelten *adipogen*. Sie meinen damit die ubiquitäre Verfügbarkeit von energiereichen, kostengünstig angebotenen Nahrungsmitteln, deren Marktzugang erleichtert ist und deren Konsum in der Gesellschaft oder in Peer-Gruppen gutgeheißen wird. Die Autorinnen und Autoren von TIPPME konzentrieren sich mit ihrem Analysewerkzeug auf das Nahrungs- und Getränkeangebot, das von Kundinnen und Kunden in Geschäften, Restaurants oder Bars gesehen, probiert, geschmeckt und angefasst werden kann, und auf Maßnahmen, die das Konsumverhalten adressieren, indem Produkte anders platziert, Preise anders gestaltet oder Portionsgrößen verändert werden.

Ob nun das individuelle Gesundheitsverhalten oder die Umwelt oder beide adressiert werden, letztlich ist beabsichtigt, die Bevölkerungsgesundheit zu sichern und zu stärken. Adressiert werden immer Personen (Sniehotta et al. 2017). Werden sie angesprochen und motiviert, ihr individuelles gesundheitliches Risiko zu senken (z. B. das Rauchen aufzugeben) oder „etwas für ihre Gesundheit zu tun" (z. B. öfter mal in der Natur spazieren zu gehen), dann richten sich die Inhalte der Programme, Maßnahmen und Aktivitäten an das individuelle Gesundheitsverhalten. Sollen Möglichkeiten in der Umwelt geschaffen werden, um das individuelle Gesundheitsverhalten zu erleichtern (z. B. einen sicheren Radweg anlegen), dann sind andere Akteurinnen und Akteure gefragt. Die sollen mit ihren Entscheidungen ermöglichen und dafür sorgen, dass individuelles Gesundheitsverhalten aufgebaut oder Risikoverhalten modifiziert wird. Eine weitere Gruppe von Akteurinnen und Akteuren unterstützt, ermuntert oder behindert wiederum durch ihr Verhalten das Verhalten anderer, also jener, die ihr individuelles Verhalten ändern sollten und/oder es wollen. Die „signifikanten Anderen", die Freundesclique, die Verwandtschaft, die Nachbarschaft, die Kolleginnen und Kollegen in Betrieben oder in anderen Einrichtungen wirken als Vorbilder. Sie beeinflussen direkt (z. B. indem sie ermuntern, gut zureden) oder indirekt (z. B. indem sie vorleben) individuelles Gesundheitsverhalten anderer.

Simons-Morton (2013) hat die drei Varianten des Gesundheitsverhaltens als health behaviour, health protective behaviour und health related behaviour unterschieden. Wir verwenden im Folgenden die Termini *individuelles Gesundheitsverhalten, gesundheitsermöglichendes* und *-beeinflussendes Verhalten* für die drei Verhaltensvarianten. Dazu noch einige Bemerkungen.

Mit *individuellem Gesundheitsverhalten* will eine Person ihr Erkrankungsrisiko senken, einen „guten" Gesundheitszustand sichern und/oder ihr Wohlbefinden fördern. Die gesamte Palette prophylaktischer Maßnahmen (z. B. Impfungen) und präventiver Verhaltensweisen (z. B. sich vitaminreich ernähren, körperlich aktiv sein etc.) steht ihr zur Verfügung. In der Präventivmedizin ist hier häufig die Rede vom gesunden *Lebensstil*. Stile sind in den Sozialwissenschaften aber mehr als nur sichtbare Handlungen: sich mit Gemüse und Obst ernähren, sich ausreichend bewegen oder Stress bewältigen. Lebensstile sind neben dem Verhaltensinhalt außerdem symbolisch bedeutsam. Sie sind ostentative Signale, mit denen Haltungen, Einstellungen und Werte demonstriert werden. Sie sind von der Lebenslage und den Sozialisationsbedingungen einer Person abhängig und erfüllen drei Funktionen: Zum einen drücken sie nach außen und nach innen die Zugehörigkeit zu einer sozialen Gruppe aus (soziale Identität), damit machen sie zum anderen „feine Unterschiede", differenzieren also zwischen ihr und wir, und schließlich zeigen sie, inwieweit eine Person bereit ist, dem Zeitgeist zu folgen.

Personen, die einer anderen Person nahestehen (z. B. Ehepartnerin), oder solche, die in der proximalen Lebenswelt Autorität beanspruchen (z. B. Lehrer), verhalten sich *gesundheitsbeeinflussend (health-related)*. Peers, Nachbarn, Eltern, Geschwister, Lehrpersonal oder Kolleginnen und Kollegen und andere wichtige Personen in der sozialen Umwelt wirken immer auch auf das *individuelle Gesundheitsverhalten* sozialer Bezugspersonen ein. Was sie dadurch an Verhalten bewirken, ist keineswegs immer explizit beabsichtigt. Andere sollen also weder absichtlich geschädigt noch absichtlich gesundheitlich gefördert werden. Negative oder positive Wirkungen ereignen sich aber letztlich unvermeidlich, etwa wenn exzessives Feiern die schichtarbeitende Nachbarin am dringend benötigten Schlaf hindert oder wenn Eltern ihren Kindern eine inaktive Lebensweise vorleben. Nicht anders ist es, wenn die Lebenspartnerin oder der -partner den anderen (quasi) „nötigt", sich ungesund zu verhalten (z. B. durch Rauchen, täglichen Fleischverzehr etc.), oder wenn ein Freundeskreis den exzessiven Konsum von Alkohol, Tabak oder deviantes, aggressiv-feindseliges Verhalten zur Verhaltensnorm erhebt und gesundheitsförderliches Verhalten verbal abwertet. Bedeutsame Andere fungieren für das individuelle Gesundheitsverhalten als Vorbild. Bedeutsam sind auch herausgehobene Akteurinnen und Akteure der Kommune oder von Organisationen. Wenn beispielsweise die Bürgermeisterin, der Bürgermeister, die Dezernentin oder der Dezernent und andere „öffentliche Personen" nachhaltig mobil sind, indem sie für kurze Distanzen das Fahrrad nehmen oder zu Fuß gehen, statt das Auto zu nutzen, steigt die Chance, dass sich Bürgerinnen und Bürger ein Beispiel nehmen und sich ähnlich verhalten. Wenn Kolleginnen und Kollegen in einem Betrieb respektvoll miteinander umgehen, wenn Nachbarinnen und Nachbarn sich um ältere hilfsbedürftige Personen kümmern, verhalten sie sich gesundheitsbeeinflussend, wirken mit ihrem Verhalten auf das individuelle Gesundheitsverhalten und sogar direkt auf die Gesundheit der „Zielpersonen" ein.

Wir nehmen im Buch das Verhalten der Kommunalpolitikerinnen und -politiker, der Verwaltungsmitarbeitenden, der Zivilgesellschaft und die politischen Prozesse in den Blick. Wir widmen uns dem gesundheitsermöglichenden Verhalten (health protective behaviour). Nur vereinzelt schauen wir auf das Verhalten „signifikanter Andere". Wir befassen uns nicht mit Strategien, Taktiken und Techniken der individuellen Verhaltensänderung.

Gesundheitsverhalten, mehrdimensional

Individuelles Gesundheitsverhalten beabsichtigt, das Risiko einer Erkrankung zu reduzieren oder die Gesundheit und das Wohlbefinden zu steigern.

Gesundheitsbeeinflussendes Verhalten von Personen in der proximalen sozialen Umwelt hindert oder begünstigt mal absichtlich, meist aber unabsichtlich das individuelle Gesundheitsverhalten.

Gesundheitsermöglichend verhalten sich Kommunalpolitikerinnen und -politiker als auch Verwaltungsmitarbeitende in einer Kommune, die Bedingungen in der Umwelt schaffen, die individuelles Gesundheits*verhalten* ermöglichen und gesundheitsbeeinflussendes Verhalten motivieren.

1.4 Gesundheitsverhalten: individuell – gesundheitsbeeinflussend – …

Gesundheitsermöglichendes Verhalten (health protective behavior) setzt den Rahmen in einer Kommune, der beeinflussendes und individuelles Gesundheitsverhalten wahrscheinlicher macht und erleichtert. Beispiele für gesundheitsermöglichendes Verhalten sind Entscheidungen, eine Kommune mit passenden Politiken bewegungsfördernd oder familiengerecht zu entwickeln. Gesundheitsermöglichend wäre es auch, wenn Politikerinnen und Politiker für saubere Luft sorgen, die Teilhabemöglichkeiten der Bürgerinnen und Bürger stärken, sichere Fuß- und Radwege anlegen, den Zugang zu Parks erleichtern oder Hitzestress abwehren. Entscheidungshilfen (points of decision prompts) im *Nudging* oder Maßnahmen und Techniken einer *S*tealth Health Promotion machen auf ein geundheitsförderliches Verhalten aufmerksam, indem sie es anstupsen. In der *Stealth Health Promotion* wird individuelles Gesundheitsverhalten motiviert, ohne den gesundheitlichen Zweck des Verhaltens direkt erkennbar werden zu lassen. Das Verhalten selbst, nicht aber die aus dem Verhalten resultierende Konsequenz wird als (intrinsisches) Ziel propagiert. Absichtsvoll verhalten sich hier die politischen Entscheiderinnen und Entscheider und jene, die intervenieren (siehe Abschn. 5.4).

Beispiele für eine Strategie, die „verdeckt" operiert, sind Gemüse- und Obstangebote in Schulkantinen, die in Reichweite dargeboten werden und zu denen Schülerinnen und Schüler eher greifen als zum weiter entfernt platzierten Fleischgericht. Der Griff zum Gemüse und zum Obst wird nicht durch Argumente motiviert, sich gesund zu ernähren. Durch die erleichterte Verfügbarkeit wird das erwünschte Verhalten (im Sinne des Wortes) „nahegelegt". Ein anderes Beispiel sind Wegeführungen, die Bewohnerinnen und Bewohner auf einer längeren, aber attraktiv gestalteten Route, beispielsweise durch einen Park, zu einem attraktiven Ziel führen, während der kürzeste Weg von A nach B an einer befahrenen Straße entlangführt. Auch hier wird nicht mit Argumenten für ein gesundes Verhalten (mehr körperliche Aktivität) geworben. Das erwünschte Verhalten wird über ästhetische Umweltattribute motiviert.

Damit Umweltbedingungen individuelles Gesundheitsverhalten ermöglichen, müssen sie im konkurrierenden „Geschäft" kommunaler Politikfelder politisch entschieden und administrativ umgesetzt werden. Mit Blick auf das politische und administrative Handeln der Kommunalpolitikerinnen und -politiker fragen wir u. a.: Wie gelangt die gesunde Kommune auf die Agenda der Kommune (Agenda Setting)? Wie wird sie von einer Angelegenheit (issue) zu einem sozial relevanten Problem der Kommune und damit zu einem Politikfeld (policy), mit dem sich die Kommunalpolitikerinnen und -politiker als auch die Verwaltungsmitarbeitenden befassen? Was ist das Entwicklungs- oder Transformationsziel der gesunden Kommune – wann ist eine Kommune gesund?

Bei den Antworten folgen wir der Annahme, dass Verhalten nicht ohne Bezug zur Umwelt erklärt werden kann. Diese Annahme des *sozialökologischen Paradigmas* teilen soziologische Theorien. Beispielsweise postuliert die von Giddens (1986) vorgeschlagene *Strukturationstheorie* eine transaktionale Beziehung von Akteurin oder Akteur und Struktur: Handelnde haben die für sie maßgebliche Struktur im Blick. Sie reproduzieren sie durch ihre Handlungen oder verändern sie.

Unsere Position, nach der für substanzielle Veränderungen der Bevölkerungsgesundheit die transaktionale Beziehung von Umwelt und Person (in einer Kommune) adressiert werden muss, wird durch empirische Befunde von Studien gestützt, in denen ein beträchtlicher Interventionsaufwand betrieben wurde, der auf die Motivierung zu einem individuellen Verhalten abzielte. In einer Megastudie, die Milkman et al. (2021) durchgeführt haben, zeigte sich ein ernüchternder Befund. Selbst unter den kontrollierten Bedingungen eines vierwöchigen Feldexperiments mit 60.000 Probanden und Probandinnen (Pbn) – angeleitet durch 30 Wissenschaftlerinnen und Wissenschaftler, die neben finanziellen Anreizen alles eingesetzt haben, was der aktuelle Werkzeugkasten enthält, um individuelles Gesundheitsverhalten zu motivieren – war nur bei 8 % der Interventionsmaßnahmen das Aktivitätsverhalten nach Ende der Intervention signifikant messbar gesteigert. Individuelles Gesundheitsverhalten ist offenbar nur mühsam zu verändern. Im Alltag, ohne professionelle Unterstützung eines feldexperimentellen Vorgehens und von Interventionsstäben mit einschlägiger Expertise also, fallen die Effekte (vermutlich) noch geringer aus. Interessant an der Megastudie war im Übrigen auch, dass die beteiligten Expertinnen und Experten den Effekt der Intervention massiv überschätzt haben.

1.5 Gemeindeentwicklung: Gesundheitsförderung *mit* der Kommune

Bereits in den 1980er Jahren hat die *Weltgesundheitsorganisation* (WHO) mit der Ottawa-Charta für Gesundheitsförderung einen Blickwechsel in der Prävention angestoßen. Seitdem richtet sich der Blick in der Prävention und Gesundheitsförderung auf Settings. In Kindergärten, Schulen, Betrieben, Krankenhäusern, Altenpflegeeinrichtungen und anderen Organisationen sollen Menschen – möglichst mit niedrigschwelligen, zum Setting passenden Angeboten – motiviert werden, sich gesund zu verhalten.

Die Aufzählung von Organisationen verengt allerdings das Verständnis von *Settings*. Nicht nur Organisationen mit einer formalen Struktur und Mitgliedschaft, sondern auch Personengruppen ohne formale Mitgliedschaft können ein Setting bilden, sofern sie sich sozialräumlich gruppieren lassen und der Sozialraum mit der Gesundheit oder dem Gesundheitsverhalten assoziiert ist. Die Mitglieder informeller Gruppen (z. B. alte, allein lebende Menschen in einer Kommune, Obdachlose, Geflüchtete) teilen identische Merkmale (z. B. Alter, Familienstand, hygienische Risiken, der Verlust der Heimat und der Existenzgrundlagen, kriegsbedingte Traumata), die eine erhöhte Vulnerabilität gegenüber gesundheitlichen Risiken indizieren (siehe dazu ausführlicher Dadaczynski et al. 2016).

Der Blick auf ein Setting statt auf das individuelle Verhalten verändert die Interventionsperspektive. Kontexteinflüsse, wie settingtypische Normen und Werte, stehen dann stärker im Zentrum einer Intervention als individuelle Einstellungen, Motive und Erwartungen.

1.5 Gemeindeentwicklung: Gesundheitsförderung mit der Kommune

Die Psychologie kennt das Behaviour Setting (B.S.). Der Begriff geht auf Barker (1968) zurück. Er beschreibt damit eine Einheit von zeitlich-räumlich-dinglichen Verhaltensobjekten und Verhaltensmustern, die von der Teilnahme bestimmter Individuen unabhängig existieren. Zwischen den Verhaltensobjekten und den Verhaltensmustern besteht eine synomorphe Beziehung. Im B.S. ist die Aufenthaltszeit begrenzt. Der Teilnahmegrad an settingtypischen Verhaltensweisen ist definiert, typische Handlungsmuster und Verhaltensmechanismen sind häufiger und andere seltener, manche dauern kürzer, andere länger, einige sind reichhaltiger und variantenreicher und mehr oder minder zentral für das Setting.

In einer Kommune finden sich viele Varianten von Settings. Kommunen konstruieren mit ihrer Infrastruktur, mit ihren Normen und Erwartungen, mit ihrer sozialen, politischen, technischen und natürlichen Umwelt eine eigene Lebenswelt. Bloch et al. (2014) nennen das ein Meta- oder Supersetting. Wir bevorzugen den Begriff Lebenswelt, wohl wissend, dass der häufig synonym zum Begriff Setting verwendet wird. Dadaczynski et al. (2016) haben darauf hingewiesen, dass der synonyme Wortgebrauch nicht zwingend ist. Wir differenzieren: Kommunen sind eine Lebenswelt, in der sich diverse Settings befinden.

Unterscheidet man die drei Verhaltenstypen – individuelles, beeinflussendes und ermöglichendes Gesundheitsverhalten – in der kommunalen Gesundheitsförderung, ist eine weitere begriffliche Unterscheidung wichtig. Auf die haben Boutilier et al. (2000) hingewiesen: Kommunale Gesundheitsförderung kann demnach gemeindebasiert (community-based) auf das individuelle und seltener auf das beeinflussende Gesundheitsverhalten oder gemeindeentwickelnd (community-development) auf das gesundheitsermöglichende Verhalten zielen. Gemeindebasiert findet Gesundheitsförderung **in** und gemeindeentwickelnd **mit** der Kommune statt. In der Gesundheitsförderung **mit** der Kommune, die seltener praktiziert wird, sollen sich kommunale Strukturen und Prozesse „gesund" entwickeln. Sowohl die Kommunalpolitikerinnen und -politiker, Verwaltungsmitarbeitenden als auch engagierten zivilgesellschaftlichen Akteurinnen und Akteuren gilt die Intervention. Sie sollen den Bürgerinnen und Bürgern durch ihre Entscheidungen individuelles Gesundheitsverhalten ermöglichen und erleichtern.

Um die Unterscheidung von **in** und **mit** der Kommune deutlicher zu machen: Werden die Kommune und werden kommunale Settings (z. B. Kindergärten, Schulen) genutzt, um alle Bürgerinnen und Bürger oder spezifische Gruppen zu motivieren, sich mehr zu bewegen, mehr Obst und Gemüse zu essen oder andere nachweislich gesundheitlich wirksame Verhaltensweisen zu praktizieren, findet Gesundheitsförderung gemeindebasiert, **in** der Kommune statt.

Wird die Kommune als sozialökologisches System adressiert, soll sie sich mit Konzepten, Programmen und Maßnahmen zu einer „gesunden Kommune" entwickeln, in dem ihre gebaute und sonstige Umwelt so gestaltet wird, dass individuelles Gesundheitsverhalten leicht(er) gelingt („make the healthy choice the easy choice"), findet Gesundheitsförderung gemeindeentwickelnd, **mit** der Kommune statt.

In der Gesundheitsförderung **mit** der Kommune wird nicht in erster Linie das individuelle Gesundheitsverhalten, sondern vor allem das gesundheitsermöglichende Verhalten der Gemeinde-/Kreisrätinnen und -räte als auch der Entscheidungsträgerinnen und -träger in der kommunalen Verwaltung (z. B. Landrätin, -rat, Bürgermeisterin, -meister), sowie das Verhalten engagierter Akteurinnen und Akteure und Organisationen (z. B. Vereine) in der Zivilgesellschaft adressiert. Kommunalpolitikerinnen und -politiker und Verwaltungsmitarbeitende, die mit ihren Entscheidungen und ihrem Verhalten Kommune entwickeln, sollen schaffen, was im kantschen Sinne als „Bedingung der Möglichkeit" gilt – hier also die Bedingung der Möglichkeit, dass sich Bürgerinnen und Bürger individuell gesund verhalten können, um das Risiko von Erkrankungen und vorzeitigem Versterben zu minimieren und aktiv am sozialen Leben teilzuhaben.

Das übergeordnete Entwicklungs- oder Transformationsziel der Gesundheitsförderung **mit** der Kommune ist – wir wiederholen es und führen es in der Textbox näher aus – die ökologisch resiliente Kommune.

> Die *ökologisch resiliente Kommune* ist in ein intaktes Ökosystem eingebettet. Die Strukturen einer solcherart entwickelten Kommune sind robust, anpassungs- und entwicklungsfähig, fair und ermöglichen auf ressourcenschonende Weise, nachhaltig zu leben. Der Umgang der Bürgerinnen und Bürger untereinander und der Kommunalpolitikerinnen und -politiker als auch der Verwaltungsmitarbeitenden mit den Bürgerinnen und Bürgern ist sozial gerecht, respektvoll, von gegenseitigem Vertrauen getragen und, wo immer notwendig, auch unterstützend. Die natürliche, physisch-technische und soziale Umwelt der Kommune lädt zur sozialen Begegnung (Teilhabe) und zur Aktivität ein. Bürgerinnen und Bürger erleben und gestalten ihre Kommune lebenswert, mit einer hohen Aufenthaltsqualität. Sie sind vom Nutzen einer nachhaltigen Lebensweise überzeugt und praktizieren sie, sofern sie nicht durch äußere Umstände daran gehindert werden.

1.6 Kommunale Gesundheitsförderung lohnt sich

Ressourcen – finanzielle oder personelle – und auch die Aufmerksamkeit der Kommunalpolitikerinnen und -politiker und der Verwaltungsmitarbeitenden sind in einer Kommune nicht beliebig vorhanden, um sie allen Politikfeldern gleichermaßen und zu gleicher Zeit zu gewähren. Also stellt sich die Frage, ob sich denn das Geld, das investiert, und der Aufwand, der betrieben werden muss, um eine Kommune ökologisch resilient zu entwickeln, rechnen.

Die Frage nach dem Nutzen kommunaler Gesundheitsförderung bezieht sich nicht ausschließlich auf den ökonomischen Nutzen. In der wissenschaftlichen Literatur herrscht übereinstimmend die Auffassung, dass die „klassische Berechnung" des Return on Investment (ROI), wie sie aus der Betriebswirtschaft geläufig ist, unzureichend über den Nutzen von kommunaler Gesundheitsförderung informiert. Der ROI beziffert zwar den monetären Nutzen, der sich aus einer Investition ergibt, übersieht aber die sozialen Zugewinne, die aus einer Investition resultieren können.

Neben dem ROI sind Kosten-Nutzen-Analysen (Kosten-Wirksamkeit, Kosten-Benefit, Kostenminimierung, Kosten-Nutzwert oder Krankheitskostenanalysen) traditionelle Berechnungsvarianten, die auch der öffentliche Sektor nutzt. Diese Berechnungen gehören sogar zur verpflichtenden Wirtschaftlichkeitsanalyse, die öffentliche Körperschaften zu erbringen haben.

Zum ROI einer kommunalen Gesundheitsförderung wird häufig eine Arbeit eines Autorenkollektivs um Masters et al. (2017) zitiert. Die Autorinnen und Autoren identifizierten über 50 Interventionsstudien der kommunalen Gesundheitsförderung, die ein breites Spektrum von Maßnahmen enthielten: Masern- oder Grippeschutzimpfungen, Trinkwasserfluoridierung, Geschwindigkeitsmessungen in Wohngebieten und mehr. Berechnet wurde der ROI und/oder die Kosten-Benefit-Ratio (CBR). Der Median für den ROI bezifferte sich auf 14,3 £ und der Median für die Kosten-Nutzen-Ratio auf 8,3 £. Für ein Englisches Pfund (£), das für eine Intervention in die Bevölkerungsgesundheit aufgewendet wurde, flossen mehr als 14 £ respektive mehr als 8 £ zurück. Mit Blick auf die im vorliegenden Buch angeregte Gesundheitsförderung **mit** der Kommune sind vor allem die ROI und CBR von Interventionen relevant, die eine nachhaltige Mobilität ermöglichen, indem sie beispielsweise in die Verkehrssicherheit investieren oder die Infrastruktur für das Zufußgehen oder das Radfahren verbessern. Für solche Interventionen bezifferte sich der ökonomische Nutzen auf knapp 3 £ für den ROI oder knapp 2 £ für den CBR.

Dyakova et al. (2017) haben für das Health Evidence Network der WHO die bis 2017 vorhandenen Daten zum Social Return On Investment (SROI) zusammengetragen. Dieser erweiterte Zugang, den Nutzen von Interventionen zu beurteilen, bedenkt den sozialen Wert von Interventionen. Mit dem SROI wird die subjektive Relevanz beurteilt, die Menschen Veränderungen beimessen, die durch kommunale Gesundheitsförderung initiiert wurden. Das kann eine Zunahme an Selbstwirksamkeit, ein subjektiver Gewinn aus sozialer Begegnung oder das positive Erleben von Natur in städtischen Parks bedeuten. Fühlen sich Menschen in ihrer Kommune wohl, bewerten sie die Kommune als lebenswert. Dann wirkt sich das auch positiv auf die lokale Wirtschaft und das Wohlergehen einer Gemeinde aus. Dyakova et al. haben die Wirkungen von Interventionen in das Wohlbefinden und die Gesundheit mit Blick auf die 17 UN-Nachhaltigkeitsziele (siehe auch Abschn. 2.4 und 10) zusammengefasst und mit Blick auf fünf Public Health Ziele differenziert:

1. Gesundheit für alle, Reduktion der sozialen Ungleichheit respektive Steigerung der gesundheitlichen Chancengleichheit
2. Befähigung der Menschen zu einer gesunden Lebensgestaltung (z. B. gesund aufwachsen)

3. Reduktion der Risiken für nichtansteckende Erkrankungen (z. B. kardiometabolische Erkrankungen wie Diabetes Typ 2)
4. Stärken patientenorientierter Gesundheitssysteme, einschließlich der Vorsorge für krisenhafte Ereignisse
5. Unterstützende Umwelten und resiliente Gemeinden.

Für jedes Public-Health-Ziel wurden die Kosten kalkuliert, die entstehen, wenn bisherige Politiken fortgesetzt werden. Die Kosten wurden dann mit Gewinnen verglichen, die aus geänderten Politiken resultieren, mit denen Risiken minimiert oder Probleme gelöst werden.

Gesundheitsförderung **mit** der Kommune zahlt auf alle 17 UN-Nachhaltigkeitsziele (SDG) ein. Zu den Teilzielen der 17 SDG ließen sich unterschiedliche SROI-Zugewinne nachweisen. Für das SDG Nr. 11 „Nachhaltige Städte und Gemeinden" lohnen sich Investitionen für nahezu alle Teilziele. Ein Teilziel lautet hier, die Resilienz einer Kommune zu stärken. Im Review von Dyakova et al. wurden zu diesem Teilziel Studien herangezogen, die das Sozialkapital stärken wollten. Aber auch Studien, die auf eine „gesunde Ernährung", ein gesteigertes Maß an körperlicher Aktivität oder eine Stärkung der mentalen Gesundheit zielten, wurden einbezogen. Für England und Wales beispielsweise zeigen die Daten, dass Infrastruktur, die Menschen motiviert, kürzere Distanzen zu Fuß oder mit dem Fahrrad zurückzulegen, 17 Mrd. £ an Versorgungskosten einspart. Würden „schlechte" Wohnverhältnisse geändert – um ein anderes Beispiel anzuführen –, sparten die Staaten der EU über 190 Mrd. € Behandlungskosten ein.

Das Resümee der Autorinnen und Autoren stützt sich insgesamt auf über 4000 Studien, die bis 2017 veröffentlicht wurden. Die Autorinnen und Autoren stellen fest:

- *„current investment policies and practices (doing business as usual) is unsustainable as it has high costs for individuals, families, communities, society, the economy and the planet;*
- *investment in public health policies provides effective, efficient, inclusive and innovative solutions, defined by values and evidence, and drives social, economic and environmental sustainability; and*
- *investment for health and well-being is a driver and an enabler of sustainable development and vice versa, and it empowers people to achieve the highest attainable standard of health for all."*

Ashton et al. (2020) haben den SROI von Interventionen auf der Basis von 37 Einzelstudien kalkuliert, in denen die Interventionen auf einzelne Lebensabschnitte zielten. Sie fanden für alle Interventionen Zugewinne. Für die Verbesserung von Bedingungen „Rund um die Geburt" (z. B. Stillberatung) erbrachten die Maßnahmen bis zu 15,85 £ SROI für ein investiertes £. Für Programme und Maßnahmen, die Kinder und Jugendliche betrafen (z. B. Sexualberatung), waren es bis zu 8,75 £ SROI und für Interventionen, die auf Erwachsene im erwerbsfähigen Alter abzielten (z. B. Stärkung der mentalen Gesundheit), bis zu 7 £ SROI. Für Interventionen, die auf das dritte und höhere

Lebensalter abzielten (vor allem die Steigerung der körperlichen Aktivität bewegungseingeschränkter älterer Menschen), errechneten sich sogar 44,56 £ SROI.

Investitionen in die Bevölkerungsgesundheit lohnen sich (positive ROI und SROI). Versorgungskosten und andere Kosten werden reduziert und Gewinne erzielt. Daten zur Social Cost Benefit Analysis (SCBA), die den intangiblen Zugewinn etwa des subjektiven Wohlbefindens bilanzieren, liegen bisher leider nicht in ausreichender Zahl vor.

Aber auch bereits vorhandene Daten zum ROI und SROI sollten Kommunalpolitikerinnen und -politiker und Verwaltungsmitarbeitende motivieren, in die Gesundheitsförderung **mit** der Kommune Aufmerksamkeit und Ressourcen zu investieren.

> **Maße der Nutzenbewertung**
> Return on Investment (ROI) ist ein Maß, das darüber informiert, welcher Gewinn mit einem eingesetzten Kapital erzielt wurde.
>
> Kosten-Nutzen-Analysen (Cost-Benefit-Analysis) ergeben verschiedene Maße, um auch intangible, also nichtmonetäre und indirekte Gewinne zu bewerten, die sich infolge einer Investition ergeben haben. Kosten-Nutzen-Analysen sind auch ein Instrument der öffentlichen Hand. Sie kalkulieren auf der Seite der Investitionen den monetären Aufwand und auf der Seite des Nutzens den Grad der Zielerreichung. Eine Kostenwirksamkeitsanalyse kalkuliert die Kosten monetär und den Nutzen intangibel.
>
> Social ROI (SROI) und Social CBA (SCBA) erlauben es, den sozialen Impact einer Intervention in die Bevölkerungsgesundheit zu beurteilen.

Die politische Kommune

Zusammenfassung

Kommunen sind die kleinste Einheit in der Verwaltungsstruktur Deutschlands. Ihr Stellenwert in der Verwaltungsstruktur, ihre Rechte und ihre Pflichten sind historisch gewachsen. Zentrale Aufgabe der Kommunen im Zusammenwirken von Bund, Land und Kommune ist die *Daseinsvorsorge* für die Bewohnerinnen und Bewohner. Kommunen werden dazu finanziell ausgestattet, wenn auch aus Sicht der Kommunen nicht immer ausreichend. Kommunalpolitisches Handeln und Verwaltungshandeln sind durch das Grundgesetz legitimiert. Konkrete Inhalte der Daseinsvorsorge sind allerdings nur als minimale Erfordernisse definiert: Die Sicherung der Existenz der Bürgerinnen und Bürger. Kommunen nehmen sich der Aufgabe der Daseinsvorsorge auf unterschiedlichen Politikfeldern an. Prävention und Gesundheitsförderung gehören eher nicht zu den zentralen kommunalen Politikfeldern. Sie werden auch nicht als kommunale Pflichtaufgabe (z. B. Bauleitplanung, Brandschutz, Abwasserbeseitigung, Schulentwicklungsplanung etc.), sondern als freiwillige Selbstverwaltungsaufgabe (z. B. Musikschule, Altenpflege, Suchtberatung) angesehen. Die Förderung der Bevölkerungsgesundheit sollte angesichts der großen gesellschaftlichen Herausforderungen (z. B. demografische Entwicklung, Klimawandel) dringlich auf die Agenda der Kommunen. Das Transformationsziel des kommunalen Handelns sollte es sein, eine resiliente kommunale Umwelt zu entwickeln.

2.1 Geschichte und Bedeutung der Kommunen in groben Strichen nachgezeichnet

Statt Wildtieren auf ihren Wanderungen zu folgen, begannen Menschengruppen in der Jungsteinzeit (ca. 5800 v. Chr. Geburt) an geeigneten Orten – wie dem fruchtbaren Halbmond in Vorderasien – in kollektiven Gemeinschaften ortsfest zu siedeln („neolithische" oder „landwirtschaftliche Revolution"). Sie wurden sesshaft, bestellten Felder, um Nahrung anzubauen, sicherten sich gegenseitig vor dem Übergriff feindlicher Horden, versorgten Kinder und Alte ihrer Gemeinschaft. Sie jagten, erledigten andere Arbeiten, die dem Überleben dienten, und delegierten die Leitung spiritueller Zeremonien an Mitglieder ihrer Gemeinschaft, die sie von Gottheiten dazu berufen wähnten.

Frühe Formen des gemeindlichen Zusammenlebens entstanden, organisiert in Stämmen. Die Angehörigen teilten identische Abstammung, kommunizierten in einer gemeinsamen Sprache, pflegten sozial verbindende Bräuche und folgten (impliziten) Verhaltensregeln. Aus den frühen Siedlungen entstanden im Verlauf der langen Geschichte Kommunen als lokale Siedlungen, die im Staatsgebilde verwaltende (exekutive) und schließlich auch politisch gestaltende Aufgaben wahrnahmen.

In der politisch-administrativen Struktur Deutschlands sind Kommunen mehr als nur lokale Siedlungen, an deren Spitze eine Bürgermeisterin oder ein Bürgermeister staatliches Handeln vor Ort exekutiert (so wie die „Mairie" in Frankreich). Landkreise, Städte und Dörfer stellen in Deutschland vielmehr nach Maßgabe der geltenden Gesetze (Grundgesetz und Ländergesetze) in eigener Regie die Strom- und Wasserversorgung sicher. Sie bauen Wege und Straßen, gestalten den gebauten Raum, entsorgen den Müll und klären das Abwasser. Sie stellen Freizeit- und Arbeitsstätten zur Verfügung oder schaffen Gebiete für Wohnen oder wirtschaftliche Aktivitäten. Sie stellen kommunikative Infrastruktur bereit (z. B. Glasfaseranschlüsse, wo der „Markt versagt"). Sie unterhalten Einrichtungen zur Bildung (z. B. Museen, Musikschulen) und schützen vor den Folgen von Naturkatastrophen (z. B. vor Feuer oder Hochwasser). Sie kümmern sich um pflegebedürftige alte Menschen und integrieren Geflüchtete (hier nehmen die Landkreise eine staatliche Aufgabe wahr). Sie schaffen Begegnungs- und Erholungsmöglichkeiten (öffentliche Räume).

Kommunen sind die kleinste Verwaltungseinheit der politischen und administrativen Gliederung Deutschlands: Bund, Land und Regierungspräsidien erledigen staatliche, Landkreise, Städte und Dörfer (im Wesentlichen) kommunale Aufgaben. Kommunale Politik und Verwaltung ermöglichen den Bewohnerinnen und Bewohnern, ihre Lebenswelt zu gestalten (z. B. als Gemeindevertreterin, Verwaltungsmitarbeitende, als Mitglied politischer Bewegungen).

Kommunen waren über lange Zeiträume verbündete Gemeinschaften, in denen die Bewohnerinnen und Bewohner existenziell aufeinander angewiesen waren (vor allem zur Nahrungssicherung und zur Verteidigung). Bereits in ihrer Entstehung nahmen sie auch gesundheitliche Aufgaben wahr. Zur Zeit der mittelalterlichen Stände etwa bestraften sie

Bewohnerinnen und Bewohner, die Brunnen verschmutzten und damit die Gesundheit der Gemeinschaft gefährdeten.

Für den Beginn der politischen Kommune stehen (vermutlich) die *Poleis*. Diese antiken Stadtgesellschaften verfügten über gegliederte Verwaltungsstrukturen. In ihren politischen Entscheidungen folgten sie Regeln. Rechte und Pflichten der Bewohnerinnen und Bewohner waren festgeschrieben (Beck 1997). Poleis entstanden etwa 700 v. Chr. Geburt im Mittelmeerraum (z. B. Athen, Karthago, Rom) (meist) unter der Herrschaft eines Tyrannen. Etwa um 600 v. Chr. Geburt „emanzipierten" sich die Stadtgesellschaften von der Willkür eines Einzelherrschers. Sie entwickelten sich zu Gemeinschaften, in denen ausgewählte Gruppen das Geschick der Gemeinschaft mitbestimmen konnten. Poleis schützten sich vorbeugend gegen äußere Feinde durch eine „Wehrpflicht" (Bewaffnung alle Mitglieder der *Polis*, die befähigt waren, schwere Waffen zu tragen: Hopliten), bereiteten Entscheidungen in beratenden Gremien (bulé) vor und entschieden in Volksversammlungen (ekklesia) mehrheitlich über Sachverhalte, die das Wohlergehen und die Entwicklung der Stadtgemeinschaft betrafen.

In Deutschland erwarben sich im 15. Jahrhundert vor allem die *freien* Reichsstädte reichsunabhängige Verwaltungsrechte (z. B. Mainz, Köln, Regensburg). Sie vertraten ihre Interessen mit Sitz und Stimme in den Reichstagen des *Heiligen Römischen Reichs Deutscher Nation* (Krischer 2006).

Zu Beginn des 19. Jahrhunderts wurden Teile des Reichsgebiets von *Napoleon Bonaparte* unterworfen und zum *Rheinbund* zusammengeschlossen. In den Gebieten, die aus dem Reich austraten, galt forthin die französisch-zentralistische Verfassung. Städte und Gemeinden standen dort unter der Verwaltung eines Provinzialrats. Dieser setzte sich aus Grundbesitzern, Fabrikanten und Kaufleuten zusammen, denen attestiert wurde, dass sie sich mit ihrem täglichen Tun zum Wohle der Gemeinschaft engagieren. Von einer kommunalen Selbstverwaltung war man im *Rheinbund*, wie auch in den übrigen Landesteilen, weit entfernt.

Der Beginn der kommunalen Selbstverwaltung ist mit der Geschichte *Preußens* verbunden und datiert auf das Ende des 18. Jahrhunderts (zur Entwicklung der kommunalen Selbstverwaltung siehe Hildebrandt 2017). Preußen war bis zu den napoleonischen Kriegen eine europäische Großmacht. Zu Beginn des 19. Jahrhunderts verlor es in Kriegsfolge etwa die Hälfte seines Staatsgebiets, musste Reparationszahlungen an Frankreich leisten und büßte seinen Status als europäische Großmacht im „vierten Koalitionskrieg", der Doppelschlacht von Jena und Auerbach (1806/07), ein.

Nach dem Frieden von *Tilsit* (1807) zog *Napoleon* seine Truppen aus dem (vormaligen) preußischen Staatsgebiet zurück. Preußen suchte mit einer Verwaltungsreform – vorangetrieben durch *Karl vom und zum Stein* und *Karl August von Hardenberg* – seine inneren Strukturen zu festigen und seinen Status als europäische Macht wiederzugewinnen. Provinzen, Landkreise und Städte erhielten die Aufgabe, sich selbst zu verwalten, statt staatliches Handeln nur zu exekutieren. Dazu wurden ihnen Rechte gewährt.

Durch die „Nähe" der kommunalen Verwaltung zu den Bürgerinnen und Bürgern sollte der „Gemeingeist" belebt und der Staat machtpolitisch handlungsfähig werden.

Heute mutet es – bei der in Teilen überbordenden Bürokratie – einigermaßen kühn an, man könne Gemeinschaft und Identifikation mit dem Staat alleine durch eigenständiges kommunales Verwaltungshandeln fördern. Zu Beginn des 19. Jahrhunderts „tickten die Uhren" aber noch anders als heute. So waren die Kommunalreformen 1808 denn auch noch weit entfernt von den demokratischen Strukturen der heutigen Verwaltungsgliederung. Wahlberechtigt und legitimiert, das Gemeinwesen zu gestalten, war im reformierten Preußen nur das Besitzbürgertum. Das wiederum machte nur etwa ein Zehntel der Bewohnerinnen und Bewohner aus. Die Arbeiterschaft und das niedere Beamtentum waren von der Gestaltung des Gemeinwesens ausgeschlossen.

Mit der Revolution 1848 entspann sich die Diskussion um mehr Bürgerrechte und damit um eine stärkere demokratische Beteiligung aller Bürgerinnen und Bürger. Aber erst 30 Jahre später, im Jahr 1871, wurde das *allgemeine Wahlrecht* (allerdings nur für Männer) gewährt. Die Kommunen wurden auch erst Ende des 19. Jahrhunderts zu Einheiten im Staatsgebilde mit eigenen, staatlich unabhängigen Verwaltungsaufgaben. Ihr Aufgabenkanon umfasse die Wasser- und Energieversorgung (Strom, Gas, Elektrizität), die Abwasserentsorgung und den Betrieb kommunaler Schlachthöfe.

Mit ihrer Verantwortung für die Einrichtung und den Unterhalt kommunaler Vieh- und Schlachthöfe und mit dem Erlass von Hygieneverordnungen befassten sich die Kommunen bereits in diesem frühen Stadium ihrer Selbstverwaltung mit der Bevölkerungsgesundheit. Auf dem Gebiet der Stadtentwicklung/-sanierung entwickelten sich bereits Public-Health-Ansätze (siehe Textbox). Für die Assanierung – die sozial, hygienisch und technisch verbesserte Bebauung – steht beispielsweise die Idee der Gartenstadt, die 1889 von *Ebenezer Howard* in England propagiert und auch in Deutschland vereinzelt umgesetzt wurde (z. B. *Neumünster Gartenstadt;* siehe für einen kurzen Überblick Schlicht 2017). Das wachsende Industrieproletariat sollte aus den überfüllten Mietskasernen mit ihren untragbaren hygienischen Umständen „herausgeholt" werden. In grüner Umgebung mit schadstofffreier Luft und unter akzeptablen hygienischen Bedingungen wollte man der Verelendung ganzer Bevölkerungsgruppen und dem Risiko ansteckender Erkrankungen (z. B. Cholera, Tuberkulose) entgegenwirken.

Public Health – Die Entwicklung in Stichworten
Die Geschichte von Public Health lässt sich in vier zentralen Akten erzählen oder anhand von vier Phasen nachzeichnen.

Die 1. Phase steht für die Assanierung. Sie reicht etwa von 1830 bis 1850. Gekennzeichnet ist der Zeitabschnitt durch katastrophale Lebensbedingungen der Arbeiterinnen und Arbeiter und deren Familien. Sanitäre Reformen zur Bekämpfung von Infektionskrankheiten (Cholera, Typhus) in den sich bildenden Städten mit dicht besiedelten Quartieren und die Drainierung ländlicher Gebiete (Malaria) sind die großen Public-Health-Errungenschaften der 1. Phase.

> Die 2. Phase wird von den Ergebnissen der Bakteriologie um ca. 1870 bestimmt. Auch zu dieser Zeit stand die Bekämpfung von Infektionskrankheiten im Mittelpunkt. Strategien der Isolation und Desinfektion sowie die Gabe von Immunseren bekämpften Seuchen und verbesserten die Bevölkerungsgesundheit.
>
> In der 3. Phase, ab den 1930er Jahren, trat die Hygiene in den Vordergrund der Public-Health-Bemühungen. Diese historische Phase wird auch als therapeutische Ära bezeichnet. Medizinische Behandlungsmaßnahmen und Krankenversorgungspolitik wurden etabliert. Mit einem zunehmend sichtbar werdenden Wandel des Krankheitsspektrums, das von Infektionskrankheiten weg- zu chronisch-degenerativen Krankheitsbildern mit multifaktorieller Genese hinführte, kamen erste Hinweise auf eine gesunde Lebensweise hinzu, für die der/die Einzelne persönlich Verantwortung übernehmen sollte.
>
> Die 4. Phase dauert bis heute an. Sie wird als New Public Health bezeichnet. Hauptthemen sind die soziale Ungleichheit, die Benachteiligung sozial marginalisierter Bevölkerungsgruppen also und die Bekämpfung der nichtansteckenden Erkrankungen oder non-communicable diseases (auch als Zivilisationskrankheiten bezeichnet). Sozialepidemiologische Befunde untermauern diese Public-Health-Bemühungen. Auf der strategischen Ebene rücken – neben Informieren und Aufklären über gesundheitliche Risiken wie Rauchen, Bewegungsmangel – die gesundheitlichen Rahmenbedingungen (die sozialen Einflussgrößen und auch die Strukturen im Gesundheitssystem) ins Zentrum von Interventionsbemühungen.
>
> Als neuen, sich aktuell herausbildenden Fokus sehen wir eine zunehmend stärkere Befassung mit den großen gesellschaftlichen Herausforderungen und der planetaren Gesundheit. Die zukünftigen Aktivitäten werden sich auf den Nexus von Umwelt (vor allem Klimawandel, Biodiversität) und Gesundheit und auf die 17 UN-Nachhaltigkeitsziele konzentrieren.

Infolge des „Ersten Weltkriegs" hatte Deutschland in erheblichem Umfang Reparation zu leisten. Die materiellen und finanziellen Abflüsse aus dem Staatsvermögen und -haushalt „bremsten" die kommunale Selbstverwaltung aufgrund fehlender finanzieller Ressourcen aus. Kommunen wurden im *Deutschen Reich* von ehedem teilautonomen Steuerempfängern (z. B. gewährte ihnen der Staat noch vor dem Krieg über 50 % der Einkommenssteuer) zu staatlichen Zuschussempfängern (der Anteil der Einkommenssteuer in 1925 betrug nur noch 37 %). Zugewiesene Aufgaben konnten die Kommunen kaum mehr selbständig wahrnehmen.

Im „Dritten Reich" schließlich zerstörten die Nationalsozialisten die kommunale Selbstverwaltung ideologisch motiviert. Sie ersetzten die kommunale Selbstverwaltung durch das Führerprinzip. Bürgermeister und Gemeinderäte wurden staatlich bestellt. Sie setzten um, was von der Führung angeordnet wurde.

Die heute gültige kommunale Selbstverwaltung entstand nach der Katastrophe des „Zweiten Weltkriegs" nicht zuletzt maßgeblich auf „Druck" der alliierten Besatzungsmächte, die in der zentralistischen Führerstruktur des „Tausendjährigen Reichs" einen Grund für die imperialistischen Gelüste des *Deutsches Reich* sahen.

2.2 „Daseinsvorsorge", der zentrale Leitbegriff des kommunalen Handelns

Rollen und Aufgaben der Kommunen im Verwaltungshandeln Deutschlands sind im Grundgesetz (GG) und in den Landesverfassungen definiert. Übergeordnet legt Artikel 20, Abs. 1 GG die staatliche Ordnung mit dem Satz fest: „Die Bundesrepublik Deutschland ist ein demokratischer und sozialer Bundesstaat." Mit diesem GG-Artikel ist die föderale Struktur Deutschlands verfassungsrechtlich verankert. Die rechtlichen Grundlagen kommunalen Handelns werden im Art. 28, Abs. 2 GG formuliert:

> *„Den Gemeinden muss das Recht gewährleistet sein, alle Angelegenheiten der örtlichen Gemeinschaft im Rahmen der Gesetze in eigener Verantwortung zu regeln. … Die Gewährleistung der Selbstverwaltung umfasst auch die Grundlagen der finanziellen Eigenverantwortung; zu diesen Grundlagen gehört eine den Gemeinden mit Hebesatzrecht zustehende wirtschaftskraftbezogene Steuerquelle."*

In Art. 28, Absatz 3 wird der Bund verpflichtet, dafür zu sorgen, dass die Länder das Grundrecht des Art. 28, Absatz 2 in ihren Landesverfassungen schützen und sichern.

Die Kommunen erbringen öffentliche Dienstleistungen. Ihnen obliegt die *Daseinsvorsorge*. In der Umsetzung des Rechts und letztlich auch der damit einhergehenden Pflichten ist der Begriff „unbestimmt". Der Gesetzgeber hat bis auf Pflichtaufgaben wie Bauleitplanung, Brandschutz, Abwasserbeseitigung, Schulentwicklungsplanung etc. offengelassen, was Daseinsvorsorge in der Praxis des kommunalen Handelns bedeutet, welche Leistungen Kommunen im Einzelnen zusätzlich erbringen wollen (z. B. Musikschule, Altenpflege, Gesundheitsförderung etc.).

Das *Bundesverfassungsgericht* (BVerfGE) hat zur Frage, was die Pflichten einschließt, wiederholt beraten und u. a. festgestellt, dass die *Daseinsvorsorge* „zu den Fundamenten unserer sozialen Ordnung" (BVerfGE 9, 124/133 1959) zählt und mindestens die Sicherung der menschenwürdigen Existenz bedeutet. Das BVerfGE sieht damit

> *„…. diejenigen Bedürfnisse und Interessen berührt, die in der örtlichen Gemeinschaft wurzeln oder auf sie einen spezifischen Bezug haben, die also den Gemeindeeinwohnern gerade als solchen gemeinsam sind, indem sie das Zusammenleben und -wohnen der Menschen in der Gemeinde betreffen."* (Bundesverfassungsgericht, Beschluss vom 23.11.1988, 2 BvR 1619/83, BVerfGE 79, 127/151)" (zit. nach Akademie für Raumforschung und Landesplanung, 2019).

Mit der Forderung des BVerfGE ist mehr angesprochen als die bloße materielle Sicherung eines menschenwürdigen Lebens, zu dem akzeptable hygienische Lebensverhältnisse, ein Dach über dem Kopf, Nahrung, Kleidung und Wärme zählen. Zur *Daseinsvorsorge* zählt auch – wie das BVerfGE in mehreren Urteilen festgestellt hat –, dass die Kommunen ein Mindestmaß an „Teilhabe am gesellschaftlichen Leben" ermöglichen sollen (BVerfGE 175/223).

> **Ein „weites" Gesundheitsverständnis** Die *International Classification of Functioning, Disability, and Health* (ICF) ist ein Werkzeug, das von der WHO erstmals 2001 lanciert wurde. Es beschreibt den aktuellen Gesundheitszustand (health condition) über die Komponenten Funktionsfähigkeit und Behinderung und über Kontextfaktoren, denen jeweils zwei Teilkomponenten zugeordnet werden. Der aktuelle Gesundheitszustand wird durch Körperfunktionen (z. B. Zustand der sensorischen Fähigkeiten wie Sehen oder Hören) und -strukturen (z. B. Unversehrtheit der Gliedmaßen) bedingt, die es ermöglichen, den Alltag aktiv zu leben (Aktivität) und am sozialen Leben teilzuhaben (Teilhabe). Aktivität und Teilhabe wiederum werden durch Umwelt- (z. B. Produkte) und Personfaktoren (z. B. soziale Schichtzugehörigkeit) erleichtert oder erschwert.

Mit der *Teilhabe* am gesellschaftlichen Leben ist ein zentraler Sachverhalt der Gesundheitsvorsorge und -versorgung berührt. In der *International Classification of Functioning, Disability and Health* (ICF)[1] der WHO ist *soziale Teilhabe* eine zentrale Komponente, die über das Maß entscheidet, das Menschen daran hindert oder ihnen ermöglicht, alltäglichen Aktivitäten nachzugehen, die ihnen persönlich bedeutsam sind (siehe Textbox). Die ICF ist ein „Policy-Werkzeug". Von den kommunalpolitischen Entscheidungsträgerinnen und Entscheidungsträgern erwartet das Werkzeug, jene Bedingungen in der Kommune zu analysieren, zu beseitigen oder mindestens abzumildern, die Bürgerinnen und Bürger daran hindern, aktiv zu sein und am sozialen Leben teilzuhaben. Stattdessen sollen Kommunalpolitikerinnen und -politiker und Verwaltungsmitarbeitende jene Bedingungen fördern, die es den Bürgerinnen und Bürgern erleichtern, aktiv zu sein und am sozialen Leben teilzuhaben.

▶ **Policy, Politics und Polity.** Die Politikwissenschaft unterscheidet Policies, Politics und Polity. Policy sind die Inhalte des politischen Handelns, die Politikfelder (z. B. Finanzen, Wirtschaft, Verkehr etc.) also, mit denen sich Kommunalpolitikerinnen und -politiker in Politics, den Prozessen des Aushandelns zwischen verschiedenen Interessengruppen, im Rahmen der geltenden Ordnungen, der Polity, befassen.

---

[1] https://www.who.int/standards/classifications/international-classification-of-functioning-disability-and-health; letztmalig aufgerufen, März 2023.

Die in der Pflicht zur Daseinsvorsorge eingeschlossene Forderung, soziale Teilhabe zu ermöglichen, steht unter dem Vorbehalt des Machbaren, also dessen, was eine Kommune leisten kann. Eine Kommune legt also fest, was sie im Rahmen ihrer Pflichten leisten will und – mit ihren finanziellen Ressourcen – kann. Sie versorgt die Bevölkerung mit Energie (Strom) und Trinkwasser, entsorgt Abwasser und Müll, stellt kommunikative Infrastruktur sicher (z. B. Anschluss an das Internet), betreibt Krisenvorsorge (z. B. Feuerwehr und Seuchenschutz), ermöglicht Bildung (z. B. Kindergärten, Theater, Museen), unterhält Freizeiteinrichtungen (z. B. Schwimmbäder, Spielplätze, Parkanlagen) und schafft mit Sparkassen Voraussetzungen für Finanztransaktionen. Mit dem Unterhalt von Schwimmbädern und Parkanlagen ist – ohne dass dieses explizit kenntlich gemacht wird – den Bürgerinnen und Bürgern eine Bedingung der Möglichkeit gegeben, sich zum Erhalt ihrer Gesundheit und zur Steigerung ihres Wohlbefindens körperlich zu betätigen. Mit dem Unterhalt dieser Einrichtungen ist die Bevölkerungsgesundheit also berührt.

In der Absicht, die Bevölkerungsgesundheit zu sichern, überwiegen in den Kommunen Krisenabwehr und Reparatur. Das sind Angebote und Maßnahmen der Vorsorge (z. B. Impfen) und der Versorgung (primäre und sekundäre Versorgung durch medizinische Dienstleistungen und Apotheken), die mit den zuständigen Ärzte-, Zahnärzte- und Apothekenkammern gesichert werden. Gesundheitsförderung wird von den Kommunen seltener als Aufgabe der kommunalen Daseinsvorsorge adressiert. Sie steht auch nicht im Kanon der Pflichtaufgaben.

Arztpraxen sind zurzeit in den Händen von Angehörigen der Babyboomergeneration, die ihre Praxis in den kommenden Jahren altersbedingt schließen werden (Osterloh 2016). Landgemeinden sind daher schon heute und werden zukünftig herausgefordert sein, die Primärversorgung am Ort zu sichern. Eine Nachfolge ausscheidender Praxisinhaberinnen und -inhaber wird vor allem auf dem Land nicht ohne Weiteres gelingen, weil zukünftig ca. 5000 Ärztinnen und Ärzte fehlen werden und eine Arztpraxis auf dem Land jungen Ärztinnen und Ärzten wenig(er) attraktiv erscheint als eine Praxis in der Stadt. Die Versorgungssituation in den Kommunen droht fragil zu werden: Menschen werden älter und der Bedarf an primärärztlicher Versorgung steigt, während das Angebot sinkt. Die Bundesärztekammer schätzt, dass in den kommenden Jahren etwa 1/5 der Hausarztpraxen unbesetzt bleiben. Neben der fragilen Zukunft der hausärztlichen Versorgung in den Landgemeinden „kämpfen" Landkreise darum, dass ihre – oft nicht wirtschaftlich zu führenden – Kreiskrankenhäuser erhalten bleiben.

Gelöst werden die erwartbaren Probleme nur, wenn ein innovativer Wandel in der Gesundheitsversorgung politisch gestaltet wird. Der *Sachverständigenrat zur Begutachtung der Entwicklung im Gesundheitswesen* (SVR) fordert in seiner jüngsten Stellungnahme eine resiliente Ausgestaltung des Versorgungssystems, darunter auch eine Abkehr vom ökonomischen Diktat einer kostendeckenden Versorgung. Der Sachverständigenrat zur Begutachtung der Entwicklung im Gesundheitswesen (2023) schreibt dazu:

2.2 ‚Daseinsvorsorge', der zentrale Leitbegriff des kommunalen Handelns

„Um zukünftige Krisen besser zu bewältigen, muss unser Gesundheitssystem, …, dringend krisenresistenter und strukturell widerstandsfähiger – „resilienter" – werden. …, muss zum einen ein All-Gefahren-Ansatz („all hazards approach") verfolgt werden. Zum anderen muss … das ressortübergreifende Prinzip „Health in All Policies" gestärkt werden." (SVR, Executive Summary).

Im Art. 28, Abs. 2 GG werden nicht nur Rechte und Erwartungen an die Kommunen formuliert. Es wird auch geregelt, dass Kommunen finanziell ausgestattet werden müssen, damit sie ihren Aufgaben nachkommen können. Sie verfügen über ein Hebesatzrecht und sind Mitglieder des Steuerverbunds mit dem Staat (dem Bund und den Bundesländern). Sie erheben Gebühren für Verwaltungsvorgänge (z. B. für die Bewilligung von Bauanträgen), für die Inanspruchnahme von Infrastruktur (z. B. Wassergebühren, Eintrittsgelder), Geldbußen bei Ordnungswidrigkeiten (z. B. für Geschwindigkeits- und Parkverstöße) und Steuern wie Gewerbesteuer, Grundsteuer, Hundesteuer und Zweitwohnungssteuer. Sie erhalten Anteile an der Einkommens- (15 % der Lohn- und Einkommenssteuer, 12 % der Abgeltungssteuer), der Umsatzsteuer (knapp 2 %, zuzüglich eines festen Betrags, der in 2022 2,4 Mrd. € ausmachte) und der Körperschaftssteuer (je nach Bundesland in unterschiedlicher Höhe). Kommunen können auch versuchen, neue Steuern zu erheben. So hat die Stadt Tübingen in 2022 versucht, eine Steuer auf Einwegverpackungen und -geschirr einzuführen, wurde aber nach einer Klage von *McDonalds* durch Gerichtsbeschluss (VGH Baden-Württemberg) zunächst daran gehindert, die Steuer zu erheben.

Laut Statistischem Bundesamt[2] hat das kommunale Steuereinkommen seit 2019 kontinuierlich von 776.379 Mio. € in 2019 auf 739.992 Mio. € in 2021 abgenommen, obgleich die Aufgaben – auch in der Betreuung von Geflüchteten oder bei Aufgaben in der Bekämpfung der SARS-CoV-2-Pandemie – zugenommen haben.

Zentrale Bezugsgröße der kommunalen *Daseinsvorsorge* ist das *Gemeinwohl,* sind nicht die Partikularinteressen einzelner Personen oder Personengruppen. Der Begriff *Gemeinwohl* ist aber ebenso unbestimmt wie jener der Daseinsvorsorge. Die theoretische Auseinandersetzung, wie der Begriff inhaltlich zu fassen ist, reicht bis zu antiken Denkern zurück (z. B. bis zu *Aristoteles,* der die Aufgabe der Polis darin sah, das Glück der Gemeinschaft zu sichern – Glück ist nicht weniger diffus als Gemeinwohl). Das Gemeinwohl, als ein a priori festgelegter Inhalt, der alle Bedürfnisse aller zu jeder Zeit einschließt, scheint eher nicht zu existieren. Orientierung für Inhalte können die psychischen Grundbedürfnisse „sozialer Anschluss", „Selbstwerterhalt" und „Autonomie (Kontrolle)" geben, wie sie u. a. von Deci und Ryan (2000) definiert wurden. Die Bedingungen der Möglichkeit zu schaffen, damit Bürgerinnen und Bürger die Chance

---

[2] Statistisches Bundesamt (deStatis): https://www.destatis.de/DE/Themen/Staat/Steuern/Steuereinnahmen/Tabellen/steuerhaushalt-kassenmaessige-steuereinnahmen-nach-steuerverteilung.html;jsessionid=50F7AA6F714AF14781547E4A9B99DB58.live711; letztmalig aufgerufen April 2022.

haben, sie mit ihrer Aktivität und sozialen Teilhabe zu befriedigen, könnte der Auftrag an die Kommunen in der Gemeinwohlorientierung sein.

In der kommunalen Daseinsvorsorge geht es nicht darum, die (psychischen) Grundbedürfnisse einzelner Bürgerinnen und Bürger direkt zu befriedigen. Aufgabe der Kommune ist es vielmehr, den Rahmen gemeinsamer Werte, Einstellungen und Orientierungen zu schaffen, die es den Bürgerinnen und Bürgern ermöglichen, aktiv zu sein und sozial teilzuhaben, damit sie ihre Bedürfnisse befriedigen können. Kommunen sollten also Chancengerechtigkeit oder – mit stärkerem Bezug zum Thema des Buchs – *gesundheitliche Chancengleichheit* sichern, herstellen oder wiederherstellen. Diese Zielsetzung rekurriert auch auf politikwissenschaftliche Ansätze von Sen (2020) und Nussbaum (2015), die politisches Handeln einfordern, das Möglichkeitsräume öffnet, die dem Individuum Verwirklichungschancen bieten (siehe Kap. 4).

2.3 Behörde, Dienstleistungs- oder Bürgerkommune?

Kommunale Verwaltung handelt institutionell. Sie folgt in ihrem Handeln einem Leitbild, einem Ideal und Regeln, die das Verhältnis der Verwaltung zu den Bewohnerinnen und Bewohnern der Kommune betreffen. Über das Verhältnis der Bürgerinnen und Bürger zur kommunalen „Gewalt" wurde bereits in der *Nassauer Denkschrift* des *Freiherrn vom Stein* debattiert.[3] Seitdem sind über 200 Jahre vergangen. Die Einstellungen und Erwartungen der Bürgerinnen und Bürger an die Politik und Verwaltung und der Verwaltungsmitarbeitenden an die Bürgerinnen und Bürger haben sich seitdem verändert. Das Ideal des kommunalen Verwaltens hat sich geändert.

Mit Gründung der Bundesrepublik Deutschland war Verwaltungshandeln von obrigkeitsstaatlichem Denken geprägt, wenn auch Ziebill (1954, S. 7) zu Beginn der 1950er Jahre bereits festhält:

> *„Was vor allem nottut, ist dies: Dem Deutschen klarzumachen, dass er sich auch persönlich für die öffentlichen Angelegenheiten mitverantwortlich fühlen muss; dass sich die Verpflichtung des Bürgers im demokratischen Staat nicht in der Abgabe des Wahlzettels erschöpft, sondern dass auch die öffentliche Verwaltung möglichst weitgehend unter Zuziehung von Bürgern geführt werden muss. Was uns fehlt, ist eine bürgerschaftliche Verwaltung."*

Die politische Restauration nach 1945 rekrutierte Verwaltungsfachkräfte für die Kommunalverwaltungen, die bereits im „Tausendjährigen Reich" Dienst getan hatten. In den „Köpfen" dieser beamteten und angestellten Mitarbeiterinnen und Mitarbeiter waren Führerprinzip und Staatsautorität noch immer präsent. Ihre Einstellungen und Haltungen

---

[3] Freiherr vom Stein: *Über die zweckmäßige Bildung der obersten und der Provinzial-, Finanz- und Polizei-Behörden in der preußischen Monarchie*, 1807.

2.3 Behörde, Dienstleistungs- oder Bürgerkommune?

bestimmten, wie mit dem Begehren von Bürgerinnen und Bürgern umzugehen sei. Bürgerinnen und Bürger galten als „Untertanen", die bittstellend auftraten. Verwaltungsmitarbeitende gewährten ihnen – im Rahmen der geltenden Gesetze und Vorschriften – Rechte oder verweigerten sie ihnen. Die kommunale Verwaltung agierte als Behörde. Bürgerinnen und Bürger „gingen zum Amt". Entsprechend waren Umgangston und gegenseitiges Wahrnehmen: „die da oben und wir da unten". Gleichwohl trug die Verwaltungsspitze den Titel Bürgermeisterin oder -meister und eignete sich mit dem „Bürger" ein Etikett an, das nicht zum Ideal des behördlichen Handelns (z. B. gestatten, gewähren, dulden, verweigern) passte.

Der Begriff Bürger hat seine Wurzeln in der Antike (siehe Textbox). Nach *Aristoteles* hatte er in den Poleis Teilnahmerechte am Richten und an Entscheidungen, die das Gemeinwohl betrafen. Seit der *Französischen Revolution* und der Losung „Freiheit, Gleichheit, Brüderlichkeit" gestalten Bürgerinnen und Bürger (citoyen) im Sinne der Aufklärung das Gemeinwesen in eigener Verantwortung mit und nehmen am politischen Leben teil. Das Verständnis von der Kommune als einer Behörde deckt den Anspruch an Teilhabe nur über die Repräsentation der Bürgerinnen und Bürger in den Gemeindegremien.

> **Bürger**
> Bürger ist ein mit Bedeutung aufgeladener Begriff. Zur Bürgerschaft gehören alle Bewohnerinnen und Bewohner einer Gemeinde, die das 18. Lebensjahr erreicht haben, die deutsche oder eine Staatsangehörigkeit eines europäischen Mitgliedsstaats besitzen und seit mindestens einem Vierteljahr in der Gemeinde wohnen. Sie haben Rechte (z. B. Wahlrecht) und Pflichten (z. B. Steuern).
>
> Im Zuge der Französischen Revolution entstand das Ideal des *Citoyen,* eines mündigen Akteurs, der die Geschicke des Gemeinwesens aktiv mitgestaltet, statt sich – wie das deutsche Besitzbürgertum – auf Privilegien zurückzuziehen, um einen kulturellen Lebensstil zu pflegen, sich ansonsten aber aus allem „Politischen" herauszuhalten. Der kaisertreue deutsche Besitzbürger handelte ganz im Sinne des Aufrufs von *Minister Graf von der Schulenburg-Kehnert* 1806 nach der verlorenen Schlacht von Jena und Auerstedt: „Ruhe ist die erste Bürgerpflicht!"

In den 1990er Jahren erweiterte sich das institutionelle Selbstverständnis der meisten kommunalen Verwaltungen. Bürgerinnen und Bürger wurden von Bittstellenden zu Kundinnen und Kunden. Verwaltungshandeln wurde Dienstleistung. Der Umgangston in den Ämtern wurde damit freundlicher, der Zugang zum Amt einfacher (inzwischen, wenn auch noch zu zaghaft, auf digitalem Wege). Kommunen richteten Servicecenter ein. Es entstand die *Dienstleistungskommune*. Leistungen wurden nicht mehr als behördliches Ermessen im Rahmen geltender Gesetze und Ordnungen definiert und administriert, sondern die Bedarfe und Bedürfnisse der Bürgerinnen und Bürger waren – und sind bis heute – Richtschnur des Verwaltungshandelns. Der Wechsel in der Sicht auf die Belange der Bürgerinnen und Bürger wurde von intensiven Diskussionen in der *Kommunalen Gemeinschaftsstelle für Verwaltungsmanagement* (KGSt) begleitet, die als Fachverband von Städten, Gemeinden und Landkreisen gegründet wurde und Kommunen berät.

Seit Beginn der 2000er Jahre diskutieren die kommunalen Spitzenverbände (Landkreis-, Städtetag und Städte- und Gemeindebund) die *Bürgerkommune* als ein neues, zeitgemäßes Ideal ihres Verwaltungshandelns. Einige Kommunen setzen das Ideal bereits um. Bürgerinnen und Bürger sollten jetzt aktiv Mitgestaltende des Gemeinwesens sein und so den Erwartungen folgen, die Ziebill bereits 1954 formuliert hatte. Sie sollen nicht mehr nur über ihre Stadt- oder Gemeinderätinnen und -räte repräsentiert an den Angelegenheiten des Gemeinwesens teilnehmen, sondern möglichst direkt mitentscheiden. Bürgerbeteiligung oder Partizipation sind zu wichtigen Schlagworten des kommunalen Handelns geworden (Bennighaus et al. 2016) und nicht wenige Autorinnen und Autoren in den Politikwissenschaften sehen in der Beteiligung eine zwingende Notwendigkeit, die Demokratie zu sichern.

In einem Aufsatz der *Böckler Stiftung* hat sich Plamper (2000, S. 27) mit dem Ideal der Bürgerkommune auseinandergesetzt:

„In einer Bürgerkommune wirken Menschen, private und öffentliche Institutionen, darunter die Kommune, bezogen auf ein kommunales oder regionales Territorium freiwillig, zur Förderung des Gemeinwohls gleichberechtigt, kooperativ und sich ergänzend (Ko-planung und Ko-produktion) zusammen. Niemand ist ausgeschlossen."

Das Ideal der Bürgerkommune korrespondiert auch mit den Erwartungen, die in der *Deklaration von Alma-Ata* der Weltgesundheitsorganisation (WHO) an die Gesundheitsförderung formuliert wurden. Gesundheitsförderung soll demnach „Betroffene zu Beteiligten" machen, statt patriarchalisch, top-down, gesundheitsbewusstes und gesundheitsförderliches Verhalten anzuordnen oder gar zu verordnen.

Für die Gesundheitsförderung *mit* der Kommune stellt sich damit die Aufgabe, geeignete Formate zu finden, um Bürgerinnen und Bürger nicht nur teilhaben, sondern mitentscheiden und mitgestalten zu lassen (siehe Abschn. 7.4).7-6

2.4 „Große gesellschaftliche Herausforderungen" verlangen nach Antworten kommunaler Politik und Verwaltung

Der Beginn des zweiten Viertels des 21. Jahrhunderts hat uns die Herausforderungen drastisch vor Augen geführt, mit denen sich Kommunen heute und zukünftig konfrontiert sehen. Das Coronavirus SARS-CoV-2 hat eine Pandemie ausgelöst. An COVID-19 sind Millionen von Menschen erkrankt. Allein in Deutschland sind bis zum Januar 2023 mehr als 160.000 Menschen an den Folgen der Infektion verstorben. Die Gesundheitsversorgung drohte wiederholt an die Grenzen ihrer Aufnahmekapazität zu gelangen. Maßnahmen – die nur in Kriegszeiten und bei Naturkatastrophen erforderlich sind – wie eine Triage, wurden als mögliche Szenarien diskutiert, um den „Ansturm" von schwerkranken COVID-19-Patientinnen und -Patienten versorgen zu können. Wirtschaft und Handel haben Verluste infolge des zeitweisen „Lockdowns" geschrieben. Das kulturelle Leben war nahezu vollständig eingeschränkt. Kindergärten und Schulen wurden geschlossen und die Bedürfnisse und Bedarfe der Kinder wurden – wie man heute weiß – vernachlässigt. Um die Wirtschaft zu stützen, hat der Staat gewaltige Summen aus Steuermitteln aufgebracht.

Nicht genug der akuten Bedrohungen und daraus resultierenden Belastungen und Beanspruchungen, sind auch die andauernden *großen gesellschaftlichen Herausforderungen* noch nicht einmal in Ansätzen gemeistert (Wissenschaftsrat 2015). Der Klimawandel zeigt sich häufiger mit Starkregen, Stürmen und Hitzeperioden. Das Jahr 2022 war das wärmste Jahr seit Aufzeichnung der Wetterdaten. Böden und Grundwasser werden durch eine industrielle Landwirtschaft mit Pestiziden und Fungiziden überlastet. Die Luft zum Atmen wird durch die Emission von Feinstaub und andere Stoffe kontaminiert. Die Biodiversität nimmt dramatisch ab. Vor allem in Städten leiden Menschen unter Hitze, Lärm und Feinstaub. Gleichzeitig nimmt der Anteil der vulnerablen Personen in der Bevölkerung zu (demografischer Wandel) und – vor allem junge Menschen – drängen für Studium und Ausbildung in die Städte (Urbanisierung). Attraktive ländliche Kommunen, die also über Arbeitsplätze, Bildungseinrichtungen und Wohnungen verfügen, in denen auskömmliche Verdienstmöglichkeiten bestehen und ein sicheres Aufwachsen von Kindern gewährleistet wird, erleben einen Trend zur „Landlust". Struktur- und finanzschwache ländliche Regionen kämpfen dagegen mit Wegzug und Leerstand (Sixtus et al. 2022). In der Stadt und im städtischen Umfeld fehlt hingegen bezahlbarer Wohnraum. Nicht genug an fragilen Zuständen der Kommunen, wurde die kommunale Infrastruktur in den zurückliegenden beiden Jahrzehnten vernachlässigt: Straßen und öffentliche Gebäude befinden sich (teilweise) in einem maroden Zustand. Hinzu kommen weitere „Nöte", die sich in den Kommunen bemerkbar machen, wie gestörte Lieferketten und fehlende Facharbeitende. Und zu allem deuten sich auch noch Verwerfungen im Sozialkapital an, die sich in einem nachlassenden Vertrauen in die politischen Institutionen zeigen und die Demokratie gefährden.

Zivilgesellschaft, Politik, Verwaltung, Wirtschaft und Wissenschaft sind gefordert, das Gemeinwesen resilient zu gestalten, auch indem sie Lebensweisen und die Produktion von Gütern nachhaltig transformieren. Schneidewind (2019) hat sieben Wenden beschrieben, die dringlich eingeleitet werden müssen, um die großen gesellschaftlichen Herausforderungen zu bestehen: 1) Wohlstands- und Konsumwende (z. B. Entschleunigung), 2) Energiewende (z. B. regenerative Energiegewinnung), 3) Ressourcenwende (z. B. Boden- und Wasserschutz), 4) Mobilitätswende (z. B. Rad- und Fußverkehr stärken), 5) Ernährungswende (z. B. Tier- und Umweltschutz), 6) urbane Wende (z. B. die „grüne und/oder blaue" Stadt im Stadtplanungskonzept) und 7) industrielle Wende (z. B. nachhaltige Ausrichtung der Grundstoffindustrien).

Der *Wissenschaftliche Beirat für globale Umweltveränderungen* hat vier „I" definiert, die zum Gelingen der sieben Wenden befördert werden müssten: Innovation, Investition,

Inklusion und Infrastrukturentwicklung (Kraas et al., 2016). Diese vier „I" sind Teil der Agenda 2030 mit den 17 Nachhaltigkeitszielen (SDG)[4] der Vereinten Nationen (UN) (siehe Kap. 10).

Alle erforderlichen und dringlichen Transformationen fordern die Kommunalpolitikerinnen und -politiker, die Verwaltungsmitarbeitenden und die Bürgerinnen und Bürger heraus. Sie betreffen die Bevölkerungsgesundheit. In den Kommunen vollziehen sich die Veränderungen. Dort werden die Konsequenzen im Lebensalltag der Menschen unmittelbar spürbar und wirken sich direkt und indirekt auf die Gesundheit der Kinder, Jugendlichen und Erwachsenen aus. Zur Erläuterung einige Beispiele: Während sommerlicher Hitzeperioden sterben mehr Menschen als im normalen statistischen Durchschnitt eines Jahres. Unter erhöhten Feinstaubwerten erkranken Menschen an Stoffwechsel- (Diabetes Typ 2) und Atemwegserkrankungen. Lärm führt zu koronarer Herzerkrankung. Die Liste krankmachender Umwelteinflüsse ließe sich verlängern und um pathogene soziale Einflüsse ergänzen. Die Beispiele sollen als Hinweis genügen, bevor wir in Kap. 4 ausführlicher Umwelteinflüsse auf die Bevölkerungsgesundheit referieren.

Die kommunalen Spitzenverbände haben 2017 eine Initiative auf den Weg gebracht, um Kommunalpolitikerinnen und Kommunalpolitiker und Verwaltungsmitarbeitende zu motivieren und zu befähigen, ihre Kommunen nachhaltig zu gestalten. Die *Bertelsmann-Stiftung* betreibt eine Internetplattform, die Daten und Informationen zu den 17 UN-SDG bereitstellt[5]. Auch das *Bundesinstitut für Bau-, Stadt- und Raumordnung* engagiert sich mit einer eigenen Bezugsquelle, um Kommunalpolitikerinnen und -politiker zu motivieren, ihr Handeln an den UN-SDG zu orientieren[6]. Eine „Indikatorenliste" unterstützt Kommunalpolitikerinnen und -politiker und Verwaltungsmitarbeitende, jene Bedarfe zu identifizieren, die auf dem Weg zur Nachhaltigkeit gedeckt werden sollten.

Explizit wird die Bevölkerungsgesundheit im UN-SDG 3 Gesundheit und Wohlergehen thematisiert. Aber auch die 16 weiteren UN-SDG haben Auswirkungen auf die Bevölkerungsgesundheit. Setzen die Kommunalpolitikerinnen und -politiker die UN-SDG um, dann verhalten sie sich gesundheitsermöglichend. Sie erleichtern individuelles Gesundheitsverhalten und motivieren gesundheitsbeeinflussendes Verhalten.

Konkrete Handlungsziele und Praxisbeispiele, gegliedert nach unterschiedlichen Typen von Kommunen (Kreistypen, Gemeindetypen), finden Kommunalpolitikerinnen und -politiker und Verwaltungsmitarbeitende auch auf der Website des *Deutschen Instituts für Urbanistik*[7].

In Tab. 2.1 haben wir die 17 UN-SDG aufgelistet und gesundheitliche Assoziationen beispielhaft angedeutet. Auf einzelne Ziele und gesundheitliche Assoziationen gehen wir in Kap. 10 näher ein. Hier sollen die Stichworte in Tab. 2.1 zunächst genügen.

---

[4] https://sdgs.un.org/goals; letztmalig aufgerufen März 2023.
[5] www.wegweiser-kommune.de, www.sdg-portal.de; letztmalig aufgerufen März 2023.
[6] www.inkar.de; letztmalig aufgerufen März 2023.
[7] www.difu.de; letztmalig aufgerufen März 2023.

Tab. 2.1 UN-Nachhaltigkeitsziele und Assoziationen zur Bevölkerungsgesundheit

Nr.	Nachhaltigkeitsziele	Assoziationen zur Bevölkerungsgesundheit (Stichworte/Beispiele)
01	Keine Armut	Armut erhöht das Risiko der Erkrankung und des vorzeitigen Versterbens (u. a. Brunnett 2021).
02	Kein Hunger	Hunger führt zur Auszehrung und bedroht das Leben unmittelbar.
03	Gesundheit und Wohlergehen	… sind Ziele der kommunalen Gesundheitsförderung.
04	Hochwertige Bildung	Eine Fülle von Daten belegt, dass Bildung (u. a. Rathmann 2019) mit dem Gesundheitsverhalten und mit Morbidität und Mortalität assoziiert ist.
05	Geschlechtergleichstellung	Die Berücksichtigung von Geschlechts- und Genderkonzepten führt zu einer stärkeren Wirkung von gesundheitsförderlichen Interventionen (u. a. Bolte et al. 2018).
06	Sauberes Wasser und Sanitärversorgung	Sauberes Wasser und Sanitärversorgung sind seit den Anfängen der Stadtentwicklung zentral für die Bevölkerungsgesundheit, um ernsthafte Infektionserkrankungen des Magen-Darm-Trakts zu verhindern.
07	Bezahlbare und saubere Energie	Wärme und Energie zur Nahrungszubereitung sind essentielle Rahmenbedingungen, um gesund aufzuwachsen und zu altern; fossile Energieerzeugung belastet die Umwelt mit Feinstaub-Emissionen und beschleunigt durch CO_2-Emissionen den Klimawandel
08	Menschenwürdiges Arbeits- und Wirtschaftswachstum	Wirtschaftswachstum, das auf der Ausbeutung menschlicher Arbeitskraft basiert, schädigt die Gesundheit der Arbeitskräfte und reduziert die Bevölkerungsgesundheit (u. a. Schmucker, 2020).
09	Industrie, Innovation und Infrastruktur	Innovation und Infrastruktur werden vom *Wissenschaftlichen Beirat für globale Umweltveränderungen* als zwei von vier Aufgaben benannt, um die erforderlichen gesellschaftlichen Wenden zu meistern; die gebaute Umwelt beispielsweise ist mit gesundheitlichen Outcomes assoziiert (z. B. Böhme et al. 2020) und die Digitalisierung kann kommunale Gesundheitsförderung stärken (u. a. Zens et al. 2020).
10	Weniger Ungleichheiten	Wie beim Nachhaltigkeitsziel „01 Armut" und „05 Geschlechtergleichheit" angemerkt, zeigen Daten, dass soziale Ungleichheit die Bevölkerungsgesundheit maßgeblich mindert (u. a. Lampert et al. 2018).
11	Nachhaltige Städte und Gemeinden	Nachhaltigkeit ist ein zentrales Ziel der kommunalen Gesundheitsförderung; sie bedeutet für die kommunale Gesundheitsförderung eine Entwicklung der Kommune zu einer Lebenswelt, die jetzigen und zukünftigen Generationen ermöglicht, ihre Bedarfe zu stillen und ihre Grundbedürfnisse zu befriedigen (u. a. Trojan und Fehr 2020; Schlicht et al. 2021).

(Fortsetzung)

Tab. 2.1 (Fortsetzung)

Nr.	Nachhaltigkeitsziele	Assoziationen zur Bevölkerungsgesundheit (Stichworte/Beispiele)
12	Verantwortungsvolle Konsum- und Produktionsmuster	Eine nachhaltige Nahrungsmittelproduktion trägt dazu bei, dass die Biodiversität erhalten und die Bodenfruchtbarkeit gesichert werden, stellt Nahrung bereit, die den Bedarf an essentiellen Nährstoffen deckt (z. B. Renner et al. 2021).
13	Klimaschutz	Starkregen und Hitze sind nur zwei Auswirkungen des Klimawandels, die Bevölkerungsgesundheit unmittelbar bedrohen (z. B. Ecker et al. 2021).
14	Leben unter Wasser	Die Verschmutzung der Weltmeere mit Ölrückständen, die Belastung mit Plastikmüll und die Überfischung ruinieren eine bedeutsame Nahrungsquelle (u. a. Lehmköster und Löschke 2021).
15	Leben an Land	Die Art und Weise, wie Land bewirtschaftet, Mobilität organisiert oder Umwelt ge- und bebaut wird, entscheidet mit über die Ressourcen einer gesundheitsförderlichen Umwelt (z. B. van Rüth et al. 2019).
16	Frieden, Gerechtigkeit und starke Institutionen	Die Bevölkerungsgesundheit zu erhalten und zu steigern, ist eine Querschnittaufgabe der kommunalen Politik, Verwaltung und zivilgesellschaftlicher Akteurinnen und Akteure und Institutionen (z. B. Grossmann und Prümel-Philippsen 2021).
17	Partnerschaften zur Erreichung der Ziele	In Netzwerken wie dem *Gesundes Städtenetzwerk* (u. a. Weth 2020) tauschen sich kommunale Akteurinnen und Akteure aus und profitieren von den Erfahrungen anderer Kommunen.

Die 17 *UN-SDG* und die mit ihnen verknüpften indirekten und direkten gesundheitlichen Auswirkungen zeigen sich direkt in der Kommune. Werden sie erreicht, dann beschreiben sie eine Kommune als lebenswert oder gesund.

Der Begriff „liveable community" taucht seit einigen Jahren in der Literatur zur Stadtentwicklung auf (z. B. Kyttä et al. 2016; Ruth und Franklin 2014). „Liveability" wird im Zuge des Trends zur Urbanisierung, der in Deutschland bis zum Beginn der 2020er Jahre nachweisbar war (z. B. Stawarz und Rosenbaum-Feldbrügge 2020) und inzwischen gebremst zu sein scheint (Sixtus et al. 2022), zu einem Ziel der Stadtentwicklung.

Statt autogerecht sollten Städte als Begegnungs- und Bewegungsraum gestaltet sein, mit Mischnutzung und hoher Aufenthaltsqualität (siehe dazu ein gemeinsames Positionspapier von fünf Verbänden).[8] *Liveability* ist im Deutschen am ehesten mit lebenswert übersetzt. Das Etikett meint zwar mehr als die bloße Bewohnbarkeit und existenzielle Sicherung der Daseinsvorsorge, ist inzwischen aber ein „Buzzword" geworden. Mit dem

---

[8] https://difu.de/presse/pressemitteilungen/2022-07-01/lebenswerte-innenstaedte-mit-zukunft-verbaendeallianz-legt-positionspapier-vor; letztmalig aufgerufen März 2023.

Gebrauch des Begriffes sind die Inhalte weder für alle Adressatinnen und Adressaten noch für alle Zeiten und für alle politischen Konstellationen verbindlich definiert. Was eine lebenswerte Kommune ausmacht, entscheidet sich subjektiv und abhängig von der Lebenslage und der Lebensphase der Bewohnerinnen und Bewohner. Für junge Menschen sind andere Kriterien relevant als für ältere Menschen, für Eltern mit kleinen Kindern wiederum andere als für Alleinstehende (Ruth & Franklin 2014).

Die lebenswerte Kommune betrifft mindestens die „gut" ausgebaute Infrastruktur (z. B. den ÖPNV, die Informations- und Kommunikationstechnik) wie das Angebot von und die Zugänglichkeit zu Dienstleistungen oder die Ästhetik und Funktionalität der gebauten Umwelt. Auch ein intaktes Sozialgefüge und ein gefestigtes Sozialkapital (Hartung, 2019) sind Elemente einer lebenswerten Kommune. Das Etikett lebenswert steht auch für die subjektive Einschätzung, gesund und sicher in einer Gemeinde leben zu können und in die Gemeinschaft der Bürgerinnen und Bürger integriert zu sein. Giles-Corti et al. (2022a) listen weitere Indikatoren einer lebenswerten Kommune auf.

Das Gefühl der Zugehörigkeit (sense of belonging) zur kommunalen Gemeinschaft spiegelt ein psychologisches Grundbedürfnis, das mit einer ganzen Reihe gesundheitlicher Wirkungen assoziiert ist (Allen et al. 2021). In den 1960er Jahren hatte *Alexander Mitscherlich* die Anonymität der Städte beklagt und zum „Unfrieden" angestiftet (Mitscherlich 2016). Soweit sollte es nicht kommen müssen und es ist zu verhindern, indem alle, die in einer Kommune Verantwortung tragen, gemeinsam mit den Bürgerinnen und Bürgern daran arbeiten, ihre Kommune als einen Ort zu gestalten, in dem sie gerne leben, sich aufgehoben und respektiert fühlen, aktiv sein und am sozialen Leben teilhaben können.

Was in einer Kommune zu tun ist, was der Kommune fehlt oder was vorhanden ist und gestärkt werden sollte, ob Elemente der Infrastruktur oder ein gestörtes soziale Gefüge, korrigiert werden müssen, um eine Kommune lebenswert(er) zu gestalten, obliegt – ob der inhaltlichen Unbestimmtheit des Begriffs – der Aushandlung (Deliberation) der kommunalen Entscheiderinnen und Entscheider mit den Bürgerinnen und Bürgern. Die Mitgestaltung der Bürgerinnen und Bürger verweist auf die WHO-Deklaration von *Alma-Ata,* die fordert, Gesundheitsförderung partizipativ zu organisieren (siehe zu den diversen Verlautbarungen der WHO Trojan und Fehr 2020).

Die „gesunde Kommune" – Wohin soll sich eine Kommune entwickeln, um als „gesund" zu gelten?

Zusammenfassung

Seit Veröffentlichung der Ottawa Charta zur Gesundheitsförderung der WHO im Jahr 1986 plädieren Gesundheitsorganisationen, ebenso wie Ministerien und zugeordnete Einrichtungen, z. B. die *Bundeszentrale für gesundheitliche Aufklärung* (BZGA), als auch gesetzliche Krankenversicherungen (gKV) dafür, in Programmen und Maßnahmen der Prävention und Gesundheitsförderung die Lebenswelt der Menschen zu adressieren. Barrieren sollen beseitigt werden, die individuelles Gesundheitsverhalten behindern. Ressourcen sollen gestärkt werden, die individuelles Gesundheitsverhalten erleichtern.

Die Ottawa-Charta hat das Grundverständnis gesundheitswissenschaftlicher Konzepte, Ansätze und Ziele, die in Programmen formuliert und über Maßnahmen und Aktivitäten umgesetzt werden, entscheidend beeinflusst. Häufig ist sogar die Rede von einem Paradigmenwechsel. Bis in die 1980er Jahre blickte Prävention auf Entitäten, die „krank machen", auf die Pathogenese nichtansteckender, chronisch-degenerativer Erkrankungen. Das gestörte Zusammenwirken von biologischen und psychischen Entitäten wurde als krankheitsursächlich angesehen. Entsprechend war Risikoabwehr (Prävention) das vornehmliche Ziel vorausschauenden Handelns.

Mit der Ottawa-Charta änderte und erweiterte sich der Blick. Der fällt seitdem auch auf die Salutogenese, auf das, was Menschen in ihrer Lebenswelt gesund erhält und was das Wohlbefinden steigert. Gesundheitsförderung ergänzt seitdem die Gesundheitsprophylaxe (z. B. Impfungen) und -prävention (z. B. körperliche Aktivität). Programme der Prävention und Gesundheitsförderung werden seitdem mit Verweis auf sozialökologische Modelle theoretisch fundiert. Die Kommunen wurden im Lebensweltenansatz zu zentralen Orten für Räume, die individuelles Gesundheitsverhalten ermöglichen, um persönliche Ziele zu verwirklichen.

3.1 Ökologische Resilienz – Transformationsziel des Politikfelds „Gesunde Kommune"

Legt man dem Bemühen um die gesunde Kommune die ICF zugrunde, dann will man die Funktionstüchtigkeit und deren zentrale Komponenten – Aktivität, Teilhabe, Umwelt-Person-Wechselwirkungen, Körperfunktionen und -störungen – so beeinflussen, dass Aktivität und soziale Teilhabe erleichtert werden. Man will die Kommune gesund entwickeln, statt sie (ausschließlich) als Plattform für ein Angebot an typischen Handlungsfeldern der Prävention und Gesundheitsförderung (z. B. Bewegung, Ernährung) zu nutzen.

Alle sind in einer Kommune von der Komplexität der Transformationsaufgabe herausgefordert. Festzulegen, was eine gesunde Kommune inhaltlich ausmacht, ist anspruchsvoll. Die Inhalte mit geeigneten Handlungen zu verfolgen und schließlich Strukturen und Prozesse dauerhaft zu verankern, ist zudem gesellschaftspolitisch ambitioniert.

Mit Stadt- und Gemeindeentwicklung befassen sich neben den Gesundheitswissenschaften weitere Disziplinen und Professionen. Sie kreieren ähnliche, auch miteinander korrespondierende Konzepte, wie eine Kommune so gestaltet werden sollte, dass die Bürgerinnen und Bürger dort gerne und „gut" leben.

Schlicht et al. (2021) haben dafür geworben, Kommunen ökologisch resilient zu entwickeln. In der Stadtplanung wurden Konzepte zur Zukunftsstadt veröffentlicht, die mit der Vision der gesunden Kommune korrespondieren. Die großen gesellschaftlichen Herausforderungen beschleunigen ein Umdenken traditioneller, am Autoverkehr orientierter Stadt- und Raumplanungen. Statt autogerecht soll die Zukunftsstadt alten- und/oder generationengerecht, klimaresilient, nachhaltig, erholsam, bewegungsfördernd, lebenswert und gesund sein.

Welches Transformationsziel Kommunen letztlich verfolgen, hängt vom Bedarf, den vorhandenen Stärken (Assets), den verfügbaren Ressourcen einer Kommune und nicht zuletzt vom Gestaltungswillen – also der Bereitschaft der Kommunalpolitikerinnen und -politiker und der Verwaltungsmitarbeitenden – ab, die gebaute, soziale, natürliche und ökonomische Umwelt so zu entwickeln, dass die körperliche, mentale, seelische und funktionale Gesundheit der Bewohnerinnen und Bewohner profitiert.

Aktivität und soziale Teilhabe, die von einer intakten (natürlichen, gebauten, sozialen und ökonomischen) Umwelt gestützt und gefördert werden, sind in der ICF als Schlüsselkomponenten der Gesundheit benannt. Sie sind zugleich Kriterien, an denen sich bemisst, ob sich die Bevölkerungsgesundheit durch die erreichten Transformationsziele verbessert hat.

3.1.1 Ökologische Resilienz als Transformationsziel

Um das Transformationsziel der ökologisch resilienten Kommune näher zu bestimmen, zeichnen wir die Debatte um den Resilienzbegriff kurz nach, auch weil dieser – vor allem in der Ratgeberliteratur, die Hinweise für ein „besseres Leben" geben will – Konjunktur hat, dort aber häufig unreflektiert verwendet wird (siehe zur Begriffsbestimmung in unterschiedlichen Wissenschaftsdisziplinen Wink 2016).

Bereits in den 1950er Jahren findet man den Begriff Resilienz in der psychologischen Forschung. Furore machte der Begriff in den 1970er Jahren nach Veröffentlichung der *Kauaii-Studie,* die von der Entwicklungspsychologin *Emmy Werner* initiiert und geleitet wurde (z. B. Werner und Smith 1977). In einem prospektiven Studiendesign hatten die Forschenden den Lebensweg von Kindern auf Hawaii begleitet, deren Voraussetzungen für ein gelingendes und glückliches Leben denkbar ungünstig erschienen: Armut, Alkohol-/Drogenmissbrauch, Kriminalität und Gewalt bestimmten das Aufwachsen der Kinder in den Familien. Aus einer milieutheoretischen Perspektive, die der Umwelt den entscheidenden Entwicklungseinfluss zumisst, mussten die Kinder „scheitern". Sie trugen ein hohes Risiko – genauso wie ihre Eltern – zu verarmen, kriminell zu werden und in ihrer geistigen und körperlichen Entwicklung zurückzubleiben. Im Beobachtungszeitraum der *Kauaii-Studie* traf das auch auf 2/3 der Kinder zu. Aber einem guten Drittel der Kinder gelang es, den ungünstigen Milieubedingungen unbeschadet zu „entkommen". Sie erwiesen sich, so Werner und Smith (1982), trotz ihrer widrigen Lebensumstände als widerstandsfähig oder als resilient.

Widerstandsfähigkeit gegen äußere Bedrohungen und Rückkehr zum Zustand vor einem äußeren Schock gilt als zentrale Facette der personalen Resilienz. In einer Gleichgewichtsmetapher besagt das Konzept, dass eine Person nach einem instabilen emotionalen und/oder kognitiven Zustand, der von äußeren Störungen (Schocks, Krisen) verursacht wurde, zu einem stabilen Zustand vor der Störung, zum „Status quo ante" zurückkehrt. Diese Fähigkeit, zum Zustand vor einem äußeren Schock zurückzukehren, hat der Ökologe Holling (1973) als *engineering resilience* bezeichnet. Er hat damit das Verständnis von Resilienz in den Materialwissenschaften aufgegriffen, die damit die Eigenschaften eines Materials beschreiben, auf Druck- oder Zugkräfte zu reagieren. Damit hat Holling zugleich darauf hingewiesen, dass Resilienz noch anders zu denken ist.

Als Transformationsziel der gesunden Kommune ist *ökologische Resilienz* entscheidend anders nuanciert. Dort beschreibt Resilienz die Eigenschaft eines Systems, äußere Schocks zu tolerieren, aus der Krise zu lernen und sich in einem neuen Gleichgewichtszustand zu stabilisieren (Holling, 1973). Der neue Gleichgewichtszustand, statt die (bloße) Rückkehr zum „Status quo ante", ist die entscheidende Differenz im Verständnis der ökologischen Resilienz (für eine vertiefte Behandlung siehe u. a. Folke et al. 2016).

In Abb. 3.1 haben wir den Unterschied zwischen beiden Varianten der Resilienz grob vereinfachend skizziert.

Neben die Widerstandsfähigkeit gegen äußere Schocks treten im Verständnis der ökologischen Resilienz Wandelbarkeit und Lernfähigkeit einer Kommune. Personale Resilienz bedeutet die Fähigkeit eines Systems, zum Status quo ante zurückzukehren. Die Fähigkeit des Systems, sich aufgrund von äußeren Schocks zu wandeln und aus

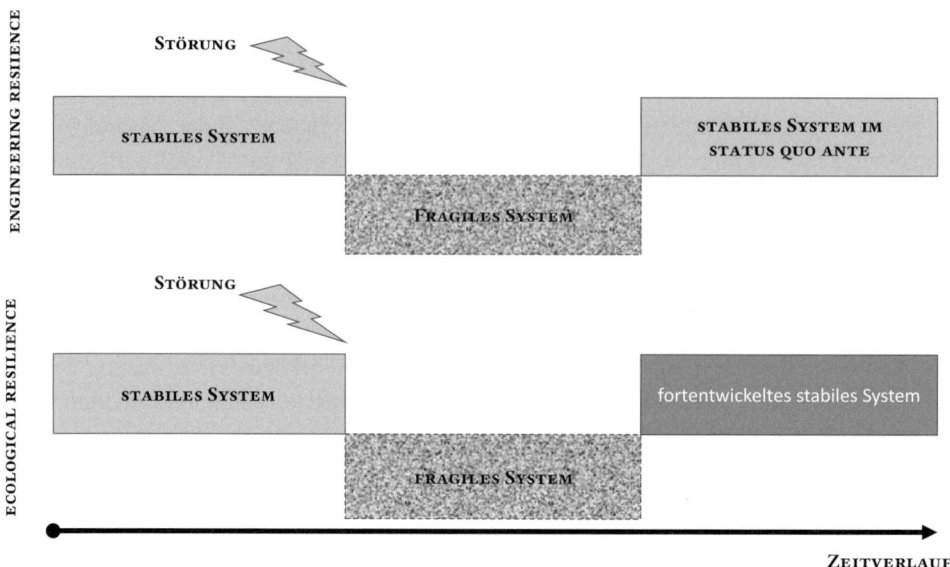

Abb. 3.1 „Engineering Resilience" und „ökologische Resilienz"

einer Krise zu lernen, erweitert die Widerstandsfähigkeit. Sie folgt der Beobachtung, dass natürliche Systeme nicht nur zu ihrem Ursprungszustand zurückkehren, wenn sie mit Störungen konfrontiert werden. Sie verändern sich vielmehr im Lichte der Herausforderungen. Sie wandeln sich, um zu überleben und weiter zu gedeihen, auch wenn sich ihre Milieubedingungen krisenhaft verändert haben. Das gelingt ihnen, solange ihre Fähigkeiten zur Anpassung, zur Veränderung und zum Lernen nicht dauerhaft durch Krisen erschöpft werden. Natürliche Systeme sind also nicht nur anpassungs-, sondern auch und vor allem lern- und wandlungsfähig. Das markiert ihre zentrale evolutive Eigenschaft.

Zugespitzt formuliert und auf soziale Systeme wie Kommunen bezogen: Es trägt nicht in die Zukunft, wenn unter den Bedingungen der großen gesellschaftlichen Herausforderungen Konzepte bemüht werden, mit denen sich Kommunen an äußere Bedrohungen in der Hoffnung anpassen (Adaptation), sie müssten Schocks nur lange genug ertragen, bis sie von selbst abklingen, um danach die gewohnten Lebensweisen (Status quo ante) wieder aufzunehmen und fortzuführen. Soziale Systeme müssen vielmehr lernen und sich wandeln (Mitigation), um mit innovativen Konzepten auf die Herausforderungen der Zukunft zu antworten.

Dazu lohnt es sich, noch einen Blick in natürliche Vorgänge zu werfen. In der Natur adaptieren und wandeln sich Systeme von den zellulären Strukturen bis zum Gesamtorganismus. Sie durchlaufen vier identisch aufeinanderfolgende Entwicklungspfade, die mit exploitation, conservation, release und re-configuration bezeichnet werden. In den kleineren Einheiten (etwa in Zellen) verlaufen Prozesse schneller, in den größeren

Einheiten (etwa in Organen) laufen sie langsamer ab. Das Modell der Panarchie, das wir im 2. Kapitel bereits kurz gestreift haben, beschreibt diese Prozessdynamik.

Ein natürliches System strebt in der Auseinandersetzung mit seinem Umweltmilieu fortwährend nach neuen stabilen Zuständen. Ein für alle Zeiten und unter allen Bedingungen definiertes Gleichgewicht zwischen äußeren Anforderungen und inneren Antworten ist nicht erstrebenswert. Vielmehr ermöglichen multiple Gleichgewichte einem natürlichen System, Umweltressourcen (schonend) zu nutzen, um im ersten Stadium 1) zu reifen und zu wachsen (exploitation) und sie im zweiten Stadium 2) zu nutzen, um die Überlebensfähigkeit des Systems zu erhalten und langfristig zu stabilisieren (conservation). Wird das System durch (veränderte) Umweltbedingungen bedrängt oder gar existenziell bedroht, löst es sich im dritten Stadium 3) aus den bisherigen, stabilen Umweltverbindungen (release). Es arrangiert sich im vierten Stadium 4) mit den neuen Umweltgegebenheiten als Gesamtsystem oder auch nur mit widerstandsfähigen Subsystemen (re-configuration/re-organising) oder es zieht sich aus einer lebensfeindlichen Umwelt zurück. Leistungsfähige Systeme, mit hoher innerer Verbundenheit der Subsysteme und hoher Widerstandsfähigkeit gegen äußere Störungen, meistern die Herausforderungen der sich ändernden Umweltbedingungen eher als Systeme mit schwacher Widerstandsfähigkeit und hoher Krisenanfälligkeit.

> **Ökologische Resilienz**
> Ökologische Resilienz ist das maß an äusserem und innerem „Druck", den ein System zu tolerieren vermag, bevor es sich in einem neuen Gleichgewichtszustand stabilisiert (Holling, 1973).

Kommunen sind sozialökologische Systeme. Sie durchlaufen ähnliche Adaptations- und Wandlungsprozesse wie natürliche Systeme. Auch Kommunen streben nach Stabilität und Wachstum. Sie müssen ihre Strukturen und ihre sozialen Gefüge neu organisieren und konfigurieren, wenn sie ökonomisch, sozial oder ökologisch herausgefordert sind. Sie „verwahrlosen" oder scheitern – beispielsweise aufgrund dramatischer Eingriffe und Ereignisse in ihrer natürlichen Umwelt (z. B. weil sie einem voranschreitenden Bergbau weichen müssen oder von massiven Überflutungen bedroht werden) oder aufgrund massiver Bedrohungen im Inneren wie Vandalismus und Terror.

Kommunen adaptieren sich an äußere Schocks. Sie wandeln sich daraufhin aber nicht infolge eines genetisch determinierten Programms, wie es natürliche Systeme tun. Kommunale Adaptation und Mitigation ereignen sich oft sogar zufällig und für die Betroffenen auch unvorhergesehen. Ob es einer Kommune gelingt, sich anzupassen und auf Herausforderungen lernend zu reagieren, hängt auch nicht alleine von den Potenzialen und Fähigkeiten (der Widerstandsfähigkeit) der politischen und zivilgesellschaftlichen Akteurinnen und Akteure ab. Entscheidend ist auch, ob die handelnden Personen willens und bereit sind, die Strukturen und den Zusammenhalt der Kommune zu verändern und die Kommune als lernendes System zu gestalten. Die

Kommunalpolitikerinnen und -politiker und die Bürgerinnen und Bürger gestalten ihre Lebenswelt. Sie wirken als Veränderungsagentinnen und -agenten aktiv oder versäumen es, rechtzeitig präventiv zu handeln. Angesichts des Klimawandels, der sich u. a. mit Hitzewellen und Starkregenereignissen zeigt, lassen sich das „Überraschtsein" und das Beharren auf dem Bestehenden allzu häufig beobachten.

Das traditionelle Verständnis der Engineering Resilience passt zu einer einfachen, teilweise auch noch zu einer komplizierten, nicht aber zu einer komplexen Welt. In einer einfachen und komplizierten Welt sind zukünftige Zustände offensichtlich oder sie sind durch Expertinnen und Experten vorhersagbar. Auch die Ursache-Wirkungs-Gefüge sind bekannt oder von Expertinnen und Experten erkennbar. Sozialökologische Systeme, wie Kommunen, sind aber komplex beschaffen. Die Vorhersagbarkeit ihrer nichtlinearen und dynamischen Entwicklung ist unwahrscheinlich, wenn nicht gar unmöglich. Ursache-Wirkungs-Zusammenhänge sind erst im Nachhinein zu erahnen. Die Eigenschaften einfacher (offensichtlicher), komplizierter oder komplexer Systeme haben Kurtz und Snowden (2003; siehe auch Folke et al. 2016) im *Cynefin-Ansatz* beschrieben (siehe Textbox). Hammond (1996) hat die Eigenschaften und Konsequenzen, die aus der Komplexität sozialökologischer Systeme und deren Kontext für Entscheidungen resultieren, im Titel seines Buchs griffig formuliert: *„Nicht reduzierbare Unsicherheit, unausweichliche Fehler und unvermeidliche Ungerechtigkeit"* (im Original: „irreducible uncertainty, inevitable error, unavoidable injustice").

Cynefin-Rahmenmodell für differente Kontextbedigungen
Cynefin ist ein Begriff aus dem Walisischen, der ins Deutsche nur ungenau zu übersetzen ist und in etwa bedeutet, dass wir in einem Raum leben, in dem wir gleich mehrere Vergangenheiten haben: kulturelle, evolutionäre, ontogenetische etc. Das *Cynefin*-Rahmenmodell wurde entwickelt, um die Beschaffenheit differenter Kontexte zu ordnen und mit dazu passenden Handlungen zu steuern. *Cynefin* ist ein Modell des Wissensmanagements.

Kontexte werden in dem Modell zunächst den beiden Dimensionen „order" und „unorder" zugeteilt. Auf der Achse „order" finden sich die beiden Domänen „clear" (oder „obvious")und „kompliziert", auf der Achse „unorder" die beiden Domänen „komplex" und „chaotisch". Das Kriterium für die Zuordnung sind die Ursache-Wirkungs-Beziehungen.

In den order-Domänen sind die Kontexte, wenn die kausalen Beziehungen offensichtlich sind, von Laien oder, wenn die Beziehungen kompliziert sind, von Expertinnen und Experten zu erkennen. In den unorder-Domänen sind sie nicht zu erkennen oder allenfalls im Nachhinein zu bestimmen.

Für jede Domäne gibt es eine passende Handlungsoption. In offensichtlichen Kontexten sind standardisierte Operationen und *B*est Practice angezeigt. In komplizierten Kontexten sind Expertinnen und Experten mit einem spezifischen Fachwissen gefragt. Komplexe Kontexte verlangen nach einer emergenten Praxis und ebenso wie chaotische Kontexte nach innovativen Antworten.

> Für die vier Domänen haben die Autoren eine typische Reihenfolge von Operationsmodi vorgeschlagen, um die Suche nach Lösungen zu unterstützen. In der Domäne „obvious" lautet die Empfehlung „sense – categorize – respond", in der Domäne „kompliziert" „sense – analyze – respond", in der Domäne „komplex" lautet die Reihenfolge „probe – sense – respond" und im Chaos lautet sie „act – sense – respond".
>
> Das Cynefin-Modell kennt noch einen weiteren Zustand, den die Autoren mit *d*isorder bezeichnet haben. In solchen Kontexten ist nicht erkennbar, was eigentlich vorliegt, was mit was interagiert und was passieren kann.

3.1.2 Das Transformationsziel „ökologische Resilienz" verfolgen

In der Gesundheitsförderung *mit* der Kommune geht es nicht immer und auf alle Fälle um revolutionäre oder radikale Änderungen des Gesamtsystems, mithin also um eine komplette Umwandlung kommunaler Strukturen und sozialer Verbindungen (Reorganisation/-konfiguration). Um die Bedingungen für mehr gesundheitliche Verwirklichungschancen zu verbessern, reicht in manchen Fällen bereits eine geringere Transformation der kommunalen Umwelt(en).

Zum Beispiel könnten attraktive und sichere Wege geschaffen werden, die gerne „begangen" werden. Oder es könnten ästhetische Gebäude und öffentliche Räume gestaltet werden, die zum Begehen und zum Verweilen einladen. Es könnte auch angezeigt sein, intakte Sozialbezüge in Nachbarschaften zu fördern oder den Zugang zu naturnahen Erholungsräumen zu erleichtern. Auch die Infrastruktur an den Klimawandel anzupassen (z. B. durch begrünte Fassaden und Albedo-Oberflächen, durch „Stadtblau" wie Brunnen, offene Gewässer und durch „Stadtgrün" wie Straßenbäume, Parks etc.), könnte eine Transferaufgabe sein, die der Bevölkerungsgesundheit nützt.

In der Gesundheitsförderung *mit* der Kommune stellt sich – neben anderen – die Aufgabe, solche Einstellungen der Bürgerschaft und der Kommunalpolitikerinnen und -politiker als auch der Verwaltungsmitarbeitenden zu stützen, die gesundes Verhalten wertschätzen und den Erhalt und die Förderung der Bevölkerungsgesundheit als eine sozial relevante kommunale Aufgabe begreifen. Es gilt, sowohl das beeinflussende Gesundheitsverhalten von Bürgerinnen und Bürgern als auch das ermöglichende Gesundheitsverhalten von Kommunalpolitikerinnen und -politikern und der Verwaltungsmitarbeitenden zu motivieren.

Das gesundheitsbeeinflussende und das gesundheitsermöglichende Verhalten resultieren nicht alleine aus einem rationalen Abwägungsprozess. Sie sind also nicht alleine das Ergebnis einer vernünftigen Absicht. Neben dem Willen und der Bereitschaft, unerwünschte kommunale Zustände zu ändern, teilen Kommunalpolitikerinnen und -politiker, die Verwaltungsmitarbeitenden und die Bürgerinnen und Bürger soziale Identität, die ihre Einstellungen und ihre Entscheidungen (meist implizit) lenkt und möglicherweise – entgegen aller Vernunft – riskantes Verhalten bevorzugt. Soziale Identität offenbart sich als Wissen und Gefühl, einer Gruppe – hier einer Kommune oder einer Nachbarschaft in einer Kommune – anzugehören und deren Werte, Normen und Einstellungen zu teilen. Werte, Einstellungen und das dafür typische Verhalten erwachsen nicht zuletzt aus Traditionen, die in der Gemeinde hoch bewertet werden, aber nicht per se vernünftig, gesundheitsfördernd sind.

Bousquet et al. (2021) haben den Einfluss von tradierten Inhalten, die sich im Selbstverständnis von Bürgerinnen und Bürgern manifestiert haben, am Beispiel der Hansestädte Lübeck und Rostock illustriert. In beiden Städten müssen die Stadtmütter und -väter auf die Herausforderungen der Zukunft reagieren. Die soziale Identität der Kommunalpolitikerinnen und -politiker Lübecks ist stark von hanseatischer Tradition geprägt. Sie handeln im Bewusstsein der kulturellen Bedeutung ihrer Stadt. Der Verweis auf die hanseatische Tradition legt nicht zuletzt fest, dass – wenn immer möglich – die gewachsene Bausubstanz, die Fassadengestaltung und die Pflasterung der Gehwege erhalten werden sollten, um das historische Stadtbild nicht zu zerstören. Also wird man die historischen Pflaster in der Lübecker Altstadt nicht ohne Weiteres durch Beläge ersetzen, auf denen ältere, gehbehinderte Bürgerinnen und Bürger einfacher gehen können. Die Stadt schreibt dazu:

> „Pflastern wir neu, müssen wir die Ästhetik und Funktionalität zum Wohl der allgemeinen Sicherheit im öffentlichen Raum abwägen. So haben wir im Zuge der Neugestaltung der Promenade gegenüber den Salzspeichern am Traveufer chinesische Granitplatten sowie ein Pflaster mit gebrochenen Kanten gewählt, um den Altstadtcharakter beizubehalten. Außerdem sind die Steine so eben wie möglich verfugt. Auch historische Pflasterflächen, die zum Teil tiefe Fugenrillen haben, verdichten wir sukzessive."[1]

Die Kommunalpolitikerinnen und -politiker in Rostock sind mit dem Verlust an wirtschaftlicher Prosperität und zunehmender Arbeitsmigration konfrontiert. Das verändert den Bevölkerungsaufbau ihrer Stadt. Um für junge Menschen attraktiv zu bleiben, ihnen einen Arbeitsplatz zu sichern, könnten die wirtschaftlichen (auch touristischen) Konsequenzen von Veränderungen des Stadtbilds möglicherweise wesentlicher sein, als es der Erhalt der historischen Bausubstanz ist.

Während es also sein könnte, dass die Kommunalpolitikerinnen und -politiker Lübecks Herausforderungen mit Blick auf das historisch geprägte Potenzial und aus hanseatischem Selbstverständnis lösen wollen, könnten die handelnden Personen Rostocks eher vor dem Hintergrund der bereits erfahrenen Verletzlichkeit ihrer städtischen Strukturen und ökonomischen Lebensbedingungen agieren (z. B. infolge der „Wende" 1989).

---

[1] https://www.luebeck.de/de/stadtleben/kultur/historische-pflaster/index.html; letztmalig aufgerufen März 2023.

Bei aller Unterschiedlichkeit in den Veränderungspotenzialen einer Kommune, in der sozialen Identität, im Willen und der Bereitschaft der Akteurinnen und Akteure, existieren allgemeine Prinzipien, an denen sich Kommunalpolitikerinnen und -politiker und Verwaltungsmitarbeitende orientieren können, um ihre Kommune ökologisch resilient zu gestalten (siehe Folke et al. 2016). Wir fassen die Prinzipien in modifizierter Form zusammen.

Ökologische Resilienz wird umso wahrscheinlicher erreicht, wenn:

- vielfältige soziale Bindungen und redundante Strukturen gepflegt und aufrechterhalten werden
- soziale Verbundenheit und das Sozialkapital (bridging, bonding, linking) aktiv gesteuert und, wo immer möglich, gestärkt werden (siehe Textbox)
- systemisches Denken in der Verwaltung und den politischen Gremien gefördert wird
- Partizipation in Entscheidungen und soziale Teilhabe der Bürgerinnen und Bürger ermöglicht werden
- die Fähigkeit zu lernen ermutigt wird
- polyzentrisches Regieren ermöglicht wird und
- dafür gesorgt wird, dass sich Anpassungs- und Lernprozesse, die sich in einem Quartier oder einer Nachbarschaft entwickeln oder die in der Gesamtkommune gedacht und vorangetrieben werden, korrespondieren und sich gegenseitig stützen.

▶ **Merkmale des Sozialkapitals** Bridging, bonding und linking sind Begriffe, die in Theorien zum Sozialkapital verwendet werden. Bridging meint Bindungen zwischen Menschen mit unterschiedlichen Merkmalen. Bonding meint Bindungen zwischen Menschen mit ähnlichen Merkmalen und Linking steht für Bindungen zwischen Menschen und politischen Institutionen.

Zum letzten Punkt in der Liste noch einige Bemerkungen. Im Konzept der Panarchie, das für die ökologische Resilienz zentral ist, werden die beiden Verknüpfungsfunktionen Revolte und Gedächtnis unterschieden. Revoltenprozesse laufen von den kleineren zu den größeren, Gedächtnisprozesse von den größeren zu den kleineren Einheiten eines Systems. Kleinere kommunale Einheiten, z. B. Gruppen von Bürgerinnen und Bürgern, Bewohnerinnen und Bewohner von Quartieren oder Nachbarschaften können die Gesamtkommune über die Revoltenfunktion „unter Druck setzen" und motivieren, die kommunalen Strukturen zu verändern und den Zusammenhalt zu stärken. Protestaktionen, Eingaben, Leserbriefe, direkte Einflussnahme auf gewählte Mitglieder im Kreistag, im Stadt- oder Gemeinderat oder in der Verwaltung sind typische Formate einer (friedfertigen) Revolte. Umgekehrt kann die Gesamtkommune Nachbarschaften, Quartiere und Gruppen über die Gedächtnisfunktion an gemeinsame Verabredungen erinnern. Sie kann sogar deren Verhalten steuern, indem sie den Teilsystemen beispielsweise Ressourcen zuweist oder vorenthält. Beide Verknüpfungsfunktionen bestimmen das Agenda-Setting im Policy Cycle (siehe Kap. 5).

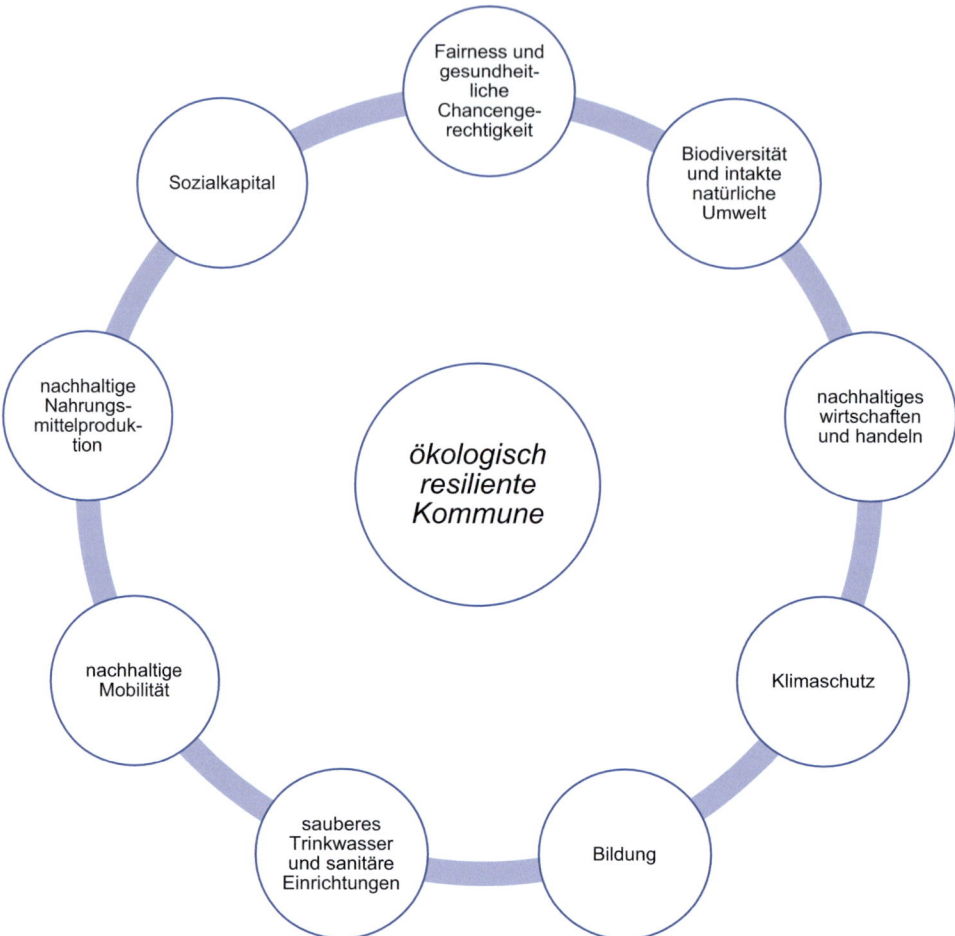

Abb. 3.2 Politikfeder einer „ökologisch resilienten" Kommune

Beispiele für Politikfelder (Policies), die eine Kommune behandeln könnte, um sich ökologisch resilient zu entwickeln, zeigt Abb. 3.2.

Ganz oben in der Grafik steht die Schaffung einer fairen oder chancengerechten kommunalen Umwelt. Fairness und Chancengerechtigkeit sind zugleich Ziel und Kriterium für alle weiteren Politikfelder: Es gilt, allen Bürgerinnen und Bürgern Chancen zu eröffnen, sich gesund zu verhalten und ihre Lebensziele zu verwirklichen. Das gelingt beispielsweise durch Politiken, die

- Biodiversität erhalten, indem in die natürliche Umwelt nur schonend eingegriffen wird, Parkanlagen und Grünflächen in der Kommune naturnah angelegt und sorgsam gepflegt werden

3.1 „Ökologische Resilienz" – Transformationsziel des Politikfelds ...

- ressourcenschonendes Wirtschaften und Handeln zur Maxime erheben
- vor fatalen Konsequenzen des menschengemachten Klimawandels schützen (Hitze, Starkregen, Hagel, Stürme, Überschwemmungen)
- allen Bewohnerinnen und Bewohnern der Kommune ermöglichen, sich zu bilden
- Verkehrswege anlegen, die das Zufußgehen und den Radverkehr erleichtern und es verkehrssicherer machen
- landwirtschaftliche Produktionsweisen bevorzugen, die Böden und Wasser schonen und
- das Sozialkapital der kommunalen Gemeinschaft, über das Ehrenamt und über nachbarschaftliche Unterstützung, fördert.

Weitere Politiken, wie etwa die Entsorgung von Abwasser, sind kommunale Pflichtaufgaben, die gesundheitliche Belange grundlegend berühren und für die sichergestellt werden muss, dass sie auch angesichts äußerer Schocks erledigt werden.

3.1.3 Möglichkeitsräume und Verwirklichungschancen

Angelehnt an die Idee der fairen Ernährungsumgebungen, die in einem Positionspapier von der *Deutschen Gesellschaft für Ernährung* (DGE) als Bedingung der Möglichkeit einer nachhaltigen Ernährung formuliert wurden (Renner et al. 2021), ist es – wie gerade angedeutet – Aufgabe der Kommunalpolitikerinnen und -politiker in der Gesundheitsförderung *mit* der Kommune die kommunale Umwelt fair zu gestalten. Die DGE bezieht sich in ihrem Positionspapier auf ein Gutachten des *Wissenschaftlichen Beirats für Agrarpolitik, Ernährung und gesundheitlichen Verbraucherschutz* (WBAE, o. J.), der Ernährungsumgebungen dann als „fair" bezeichnet, wenn sie auf die

> „Wahrnehmungs- und Entscheidungsmöglichkeiten der Konsumenten abgestimmt, gesundheitsfördernd, sozial- und umwelt- und tierwohlverträglich sind und damit zur Erhaltung der Lebensgrundlagen heutiger und zukünftig lebender Menschen beitragen." (WBAE o. J., S. 653).

Gesundheitsförderung *mit* der Kommune zielt auf eine faire Umwelt, die es allen Bewohnerinnen und Bewohnern ermöglicht, sich so zu verhalten, dass es ihrer Gesundheit nützt und sie gesundheitliche Risiken meiden oder mindestens reduzieren können (Schlicht et al. 2021). Eine faire kommunale Umwelt erleichtert es den Bürgerinnen und Bürgern – im Sinne der ICF –, zentrale Gesundheitskomponenten zu verwirklichen, also aktiv zu sein und sozial teilzuhaben, egal ob die betreffende Person körperlich eingeschränkt und/oder sozial benachteiligt ist. Fairness ist damit zugleich Ziel und Kriterium, an dem sich die ökologisch resiliente Kommune bemisst (z. B. über den Grad der Zugänglichkeit zu kommunalen Ressourcen).

Durch gesundheitsermöglichendes Verhalten im Verbund mit der Zivilgesellschaft gestalten Kommunalpolitikerinnen und -politiker und Verwaltungsmitarbeitende ihre

Kommune fair. Geht die Initiative von den Kommunalpolitikerinnen und -politikern aus und wird die ökologisch resiliente Kommune von den politischen Gremien als Transformationsziel beschlossen, dann werden in der kommunalen Steuerung (Governance) Gedächtnisfunktionen etabliert, um den Anpassungs- und Wandlungsprozess der Kommune zu unterstützen. Angeregt werden kann das Bemühen um faire kommunale Umwelten aber auch durch revoltierendes Verhalten von Bürgerinnen und Bürgern, wenn sie Politiken für mehr „Grün", mehr „Blau", mehr Verkehrssicherheit im Fuß- und Radverkehr, für saubere Umwelt, Hitzeschutz oder anderes von den politischen Akteurinnen und Akteuren und der Verwaltungsspitze einfordern.

Die Forderung, Möglichkeitsräume zu schaffen, korrespondiert mit der Aufforderung von Nussbaum (2015) an Kommunalpolitikerinnen und -politiker, „Fähigkeiten zu schaffen". Die Forderung lehnt sich auch an Glass und McAtee (2006) an, die Umwelten als (entscheidende) Regulatoren des individuellen Gesundheitsverhaltens und als Angriffspunkte gesehen haben, damit Programme, Maßnahmen und Aktivitäten der Gesundheitsförderung die Bevölkerungsgesundheit substanziell verbessern.

Möglichkeitsräume stehen hier nicht für geografische Entitäten, sondern werden im Sinne von Kant als Bedingungen gesehen, die gesundheitsförderliche Denk-, Erlebnis- und Verhaltensmöglichkeiten der Bürgerinnen und Bürger einer Kommune zulassen und erleichtern. In der Gerontologie wird der Begriff beispielsweise dem der „structural lags" entgegengestellt. Structural lags begrenzen nach Riley et al. (1994) das Verhalten der älteren Bevölkerung, weil die Gesellschaft Lebensweisen als schicklich oder unschicklich bewertet. Aufgrund ihrer körperlichen und geistigen Fitness können alte Menschen oft mehr, als man ihnen zugesteht. Man hindert sie aber (implizit) daran, weil bestimmte Verhaltensweisen für jüngere Menschen „reserviert" scheinen. Für alte Menschen gelten diese Verhaltensweisen als unangemessen oder unschicklich, als ein Verhalten, das sich in dem Alter „nicht gehört". Möglichkeitsräume passen die Verhaltens- und Erlebensoptionen nicht nur den individuellen Potenzialen an. Sie erweitern sie sogar. Gesundheitsförderung **mit** der Kommune wird zu einem Vorhaben, das auf Ressourcen zielt. Im Fähigkeitenansatz von *Martha Nussbaum* und im Wohlfahrtsansatz von *Amartya Sen* findet die Position eine politisch-philosophische Basis (Frahsa et al. 2020).

In Abb. 3.3 ist der Zusammenhang zwischen Möglichkeitsräumen, Verwirklichungschancen und den beiden zentralen Komponenten der Gesundheit, Aktivität und soziale Teilhabe, illustriert. Integriert in die Abbildung sind auch Bezüge zu 15 der 17 UN-Nachhaltigkeitsziele.

Die Systemkomponenten, die in Abb. 3.3 erscheinen, die Ökosphäre mit ihren biologisch-chemischen Substraten, die Stadt-/Dorfgemeinschaft und die Bürgerinnen und Bürger, die in einer Gemeinde wohnen und die Gemeinschaft ausmachen, sind untrennbar miteinander verbunden. Sie beeinflussen einander in komplexen Transaktionsprozessen. Strukturelle Änderungen im System „Kommune" (z. B. in der Infrastruktur, in der Gesundheitsvorsorge und -versorgung, in Bildungseinrichtungen) und im Zusammenhalt der Stadt- oder Dorfgemeinschaft (im Sozialkapital) verändern auch die Einstellungen der Bürgerinnen und Bürger. Sie bedingen ein dazu passendes Verhalten.

3.1 „Ökologische Resilienz" – Transformationsziel des Politikfelds …

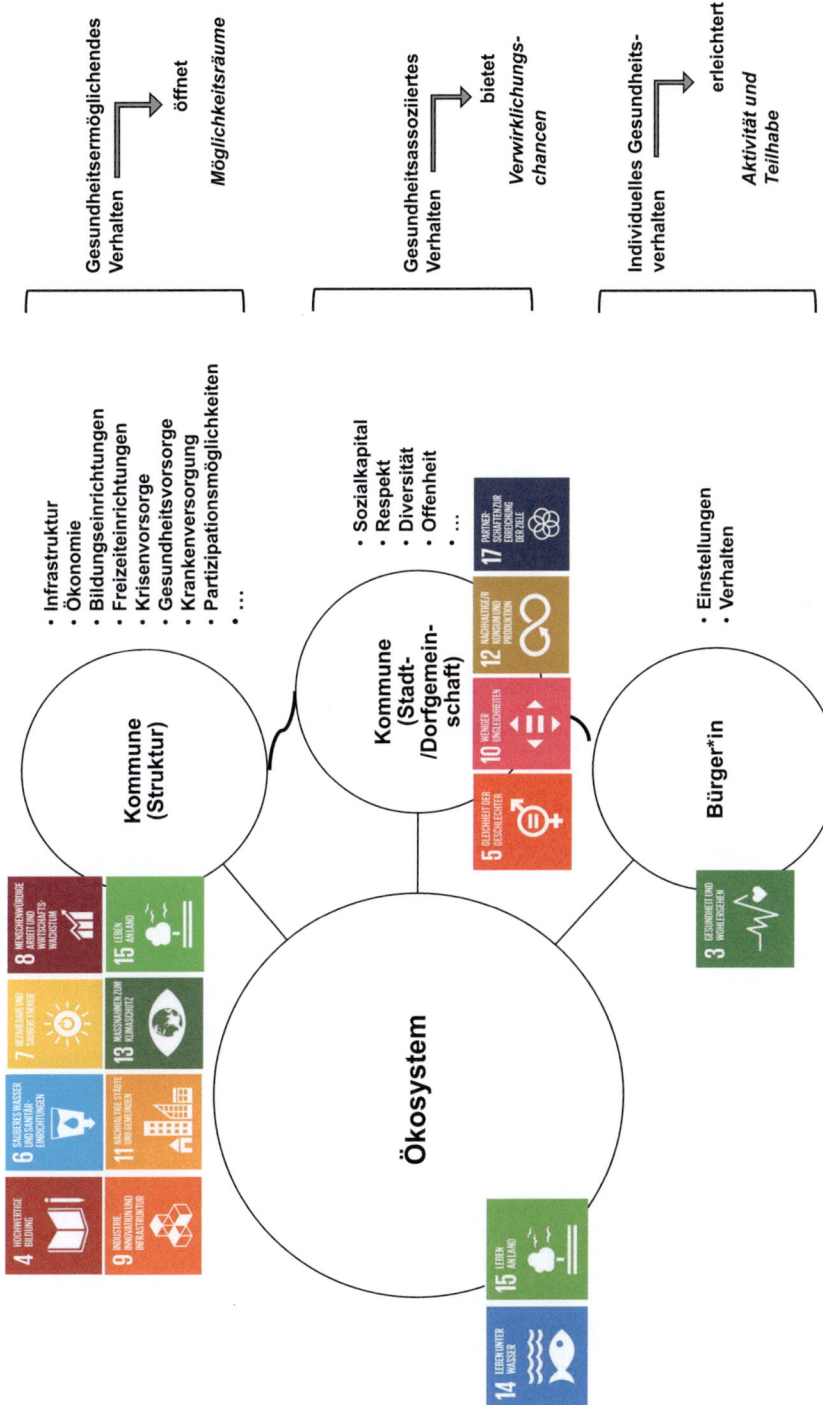

Abb. 3.3 Systemkomponenten, mögliche Politikfelder und UN-Nachhaltigkeitsziele in der Gestaltung einer „ökologisch resilienten" Kommune

Die Entitäten entwickeln sich koevolutionär, oftmals auch in unvorhergesehener Weise und nicht immer absichtsvoll. Möglichkeitsräume öffnen sich, wenn *Gelegenheitsfenster* (windows of opportunity; siehe Kap. 5 und 6) aufgestoßen und Räume aktiv geschaffen werden, damit Bürgerinnen und Bürger *Verwirklichungschancen* für Aktivität und Teilhabe erkennen und ergreifen.

Die Gesundheitsförderung *mit* der Kommune will die Strukturen und den Zusammenhalt der Lebenswelt „Kommune" aktiv gestalten, statt darauf zu hoffen, dass sie sich zufällig in erwünschter Weise entwickeln. Die ökologisch resiliente Kommune, das Transformationsziel der Gesundheitsförderung *mit* der Kommune, ist sozialökologisch fundiert. Die Transformation zum Ziel verlangt, die von der WHO in der Ottawa-Charta bereits 1986 propagierten Forderungen nach Health in all Policies (HiaP) und Health in all Governance (HiaG)umzusetzen.

3.2 Sozialökologie: zur Interaktion von Person und Umwelt

Werden Bürgerinnen und Bürger von den kommunalen Strukturen und dem Grad des Zusammenhalts einer Stadt- oder Dorfgesellschaft in ihrem Verhalten beeinflusst oder determinieren die Struktur der Kommune und der Zusammenhalt der Bürgergemeinschaft das individuelle Verhalten der Bürgerinnen und Bürger?

Vulgärsoziologisch, auf der Grundlage des dialektischen Materialismus formuliert, lautet die Frage: Bestimmt das Sein das Bewusstsein oder schafft das Bewusstsein das Sein? (Siehe Textbox.)

> **Karl Marx zum Verhältnis von Struktur und Verhalten**
> *Karl Marx* (1818–1883) schrieb in seinem Werk *Zur Kritik der politischen Ökonomie* (1859), nicht das Bewusstsein der Menschen bestimme ihr Sein, sondern umgekehrt das gesellschaftliche Sein bestimme ihr Bewusstsein. *Marx* drückte damit seine Überzeugung aus, dass die Lebensumstände – bei ihm insbesondere die Produktionsbedingungen, unter denen die Arbeiterschaft gezwungen sei, ihre materielle Existenz zu sichern – ein dafür typisches Bewusstsein und damit auch Verhalten zur Folge habe. Er widersprach damit dem Idealismus *Georg Friedrich Wilhelm Hegels* (1770–1831). Der ging davon aus, dass die gesellschaftliche Wirklichkeit von einer absoluten Idee geprägt sei, aus dem Denken und Verhalten resultiere. Karl Marx stellte – wie es heißt – „Hegel auf den Kopf".

Das Verhältnis von Struktur, von Zusammenhalt (Sozialkapital) und individuellem Verhalten ist eine zentrale Frage gesellschaftswissenschaftlicher Erkenntnislogik, der wir uns im Folgenden mit einigen Stichworten widmen wollen, um die Forderung der WHO nach einer sozialökologisch fundierten Gesundheitsförderung näher zu bestimmen.

3.2.1 Person-Umwelt-Interaktion

Für die eine Gruppe von Anhängerinnen und Anhängern theoretischer Entwürfe, etwa dem des Strukturalismus, beeinflusst die objektiv gegebene Struktur der Kommune in einer verbindlichen Weise das Handeln der Bürgerinnen und Bürger. Die Struktur erzwingt quasi ein typisches Handeln. Die objektiv gegebenen Lebensumstände bestimmen, auf welche Anreize die Bürgerinnen und Bürger in welcher Art und Weise reagieren. In konträren theoretischen Ansätzen, etwa im methodologischen Individualismus, erklärt sich die soziale Struktur über das Handeln der Bürgerinnen und Bürger. Sie gestalten die Struktur als aktive Agentinnen oder Agenten. Für diese Auffassung steht etwa Coleman (1991), der in einer mathematischen Modellierung gesellschaftlicher, kollektiver und individueller Prozesse (grafisch illustriert als die *colemansche Badewanne*) davon ausging, dass Handelnde je eigene Interessen verfolgen und über Ressourcen verfügen und, an beiden orientiert, Strukturen mittels gesellschaftlicher Ereignisse (z. B. in Wahlen) kontrollieren. Um ihre Interessen zu wahren, tauschen sie sich mit anderen Bürgerinnen und Bürgern aus.

Auch in der Psychologie haben sich Autorinnen und Autoren mit dem Verhältnis von Person und Umwelt befasst und es als „inter- und transaktional" komponiert. Heckhausen (1989) nannte die Beziehung im Lehrbuch zur Motivationspsychologie den „dritten und vierten Blick auf die Ursachenlokalisation von Handeln". Der dritte Blick richtet sich auf die Interaktion von Person und Umwelt. Er bezieht sich auf *Kurt Lewins* Verhaltensgleichung $V = f(P,U)$ (Lewin, 1947): Verhalten folgt aus dem Zusammenwirken von Person und Umwelt. Der vierte Blick gilt der gegenseitigen Beeinflussung von Person und Umwelt. Dieser Blick rekurriert auf Artikel in einem von Magnusson und Endler (1977) herausgegebenen Sammelband. Statt auf die Interaktion richtet sich der vierte Blick auf die Transaktion.

In einer Kommune kann man sich Transaktion als Kreismodell vorstellen: Bürgerinnen und Bürger beeinflussen mit ihrem Verhalten die Struktur der Kommune und den Zusammenhalt der Gemeinschaft. Struktur und Zusammenhalt wiederum wirken auf das Verhalten der Bürgerinnen und Bürger ein, die damit erneut Struktur und Zusammenhalt beeinflussen und so weiter und so weiter. Bandura et al. (1979) sprachen in der sozialkognitiven Lerntheorie vom reziproken Determinismus zwischen Person und Umwelt.

Dass Umwelt und Person interagieren und sich transaktional, also wechselseitig beeinflussen, existiert als Denkmodell in den Gesellschaftswissenschaften bereits zu Beginn des 20. Jahrhunderts. Am soziologischen Institut der Universität Chicago entstand seinerzeit eine Forschungsrichtung, die einen einseitig gerichteten und objektiv steuernden Einfluss der Umwelt auf die Person oder der Person auf die Umwelt verwarf. Nach *William* und *Dorothy Thomas* ist das zentrale *Thomas-Theorem* der *Chicago Group of Sociology* benannt. Die beiden schlossen aus Beobachtungen des Alltagsverhaltens, dass Menschen nicht aufgrund objektiver Gegebenheiten in einer bestimmten Art und

Weise handeln, sondern weil sie der Situation eine subjektive Bedeutung beimessen. Thomas und Thomas (1928, S. 572) sagten:

„If men define situations as real, they are real in their consequences."

Menschen handeln also aufgrund subjektiver Bedeutungszuschreibungen. Sie handeln aber auch nicht völlig unabhängig von objektiv gegebenen Tatbeständen. Die Forschungen der *Chicago-School of Sociology* begründeten den sozialökologischen Ansatz, der auch die Gesundheitswissenschaften seit Mitte der 1980er Jahre theoretisch fundiert.

In seiner *Feldtheorie* hatte Lewin (1947) Verhalten aus dem Zusammenwirken von Umwelt- und Person-Merkmalen über die oben bereits genannte Funktionsgleichung $V = f(U, P)$ erklärt, ohne aber näher zu qualifizieren, wie denn U und P interagieren oder wie sie transaktional verknüpft sind. Der Verhaltensgleichung fehlte also ein mathematisches Zeichen, das U und P verknüpft. In sozialökologischen Ansätzen werden P und U unauflöslich transaktional, multiplikativ verknüpft: $V = f(P \times U)$.

Die multiplikative Verknüpfung von Person und Umwelt hat Konsequenzen für die Gesundheitsförderung. Sie legt fest, dass präventive und gesundheitsfördernde Interventionen über Programme, Maßnahmen und Aktivitäten nur dann erfolgreich und dauerhaft wirken können, wenn sowohl die Umwelt – die Lebenswelt – als auch die Person mit ihren Motiven, Einstellungen, Erwartungen, Fähigkeiten und Fertigkeiten adressiert werden. Dabei verschieben sich die Schwerpunkte des Person- und Umwelteinflusses im Lebensverlauf. Mit zunehmendem Alter und nachlassender funktionaler Tüchtigkeit limitiert Umwelt das Verhalten stärker als die personale Funktionstüchtigkeit die Umwelt kontrolliert (zusammenfassend mit Bezug zur körperlichen Aktivität älterer Menschen Schlicht & Oswald, 2018). Also wird es für die Gruppe der Menschen im höheren Lebensalter wichtiger, Umweltbarrieren zu beseitigen oder Mittel zu gewähren, um Barrieren zu überwinden (z. B. ambient assisted living) (siehe Kap. 10).

Der Blick auf die Verknüpfung von Person und Umwelt (Lebenswelt) ist die zentrale Forderung der Ottawa-Charta für Gesundheitsförderung aus dem Jahr 1986. Auf die Ottawa-Charta folgten weitere Verlautbarungen, deren Etiketten ebenfalls die Städte benennen, in denen die Repräsentantinnen und Repräsentanten der WHO-Länder tagten (z. B. Helsinki-Deklaration; für einen Überblick siehe Kaba-Schönstein 2017a). Die WHO-Mitgliedstaaten forderten in der Ottawa-Charta, einen Prozess zu initiieren, der allen Menschen ein höheres Maß an Selbstbestimmung (Kontrolle) über ihre Gesundheit ermöglicht und sie befähigt, ihre Gesundheit zu stärken. Prävention und Gesundheitsförderung sollten in einer Gesamtpolitik Lebenswelten gesundheitsförderlich gestalten (Kaba-Schönstein 2017b).

Zu den Konsequenzen des transaktionalen Zusammenwirkens von Person und Umwelt noch einige Bemerkungen: In einer Kommune leben Frauen, Männer und Diverse. Sie sind jung oder alt, einheimisch oder von anderen Kommunen zugezogen oder es sind geflüchtete Menschen mit begrenztem Aufenthaltsstatus. Viele Bewohnerinnen und Bewohner sind gesund, manche gesundheitlich eingeschränkt oder schwer erkrankt. Manche sind gebildet, einige arm und andere reich, auch sind einige sozial marginalisiert. Was auch immer sie – je nach Kategorie (z. B. gesund, krank), die man bemühen will – auszeichnet, sie leben gemeinsam in der Kommune. Damit teilen sie aber nicht zwingend ihre proximale soziale und gebaute Umwelt. Sie verfolgen auch nicht alle die identischen persönlichen (Lebens-)Ziele. Aufgrund von Vorerkrankungen oder Beeinträchtigungen oder aufgrund ihrer sozialen Lage sind sie unterschiedlichen gesundheitlichen Risiken ausgesetzt. Ihre Chancen, gesund zu leben und sich gesundheitsförderlich zu verhalten, unterscheiden sich zum Teil beträchtlich voneinander. Bürgerinnen und Bürger einer Kommune, die in der sozialen Schichtung „unten" stehen, tragen ein höheres Risiko zu erkranken und früher zu versterben als jene, die in der sozialen Schichtung „oben" angesiedelt sind. Von diesem *Sozialgradienten* der Gesundheit, der die Differenz in der sozialbedingten Morbidität und Mortalität ausdrückt, legen wissenschaftliche Befunde umfangreich Zeugnis ab (z. B. Lampert et al. 2017).

Typische Settings einer Kommune sind Organisationen wie Kindergärten und Schulen, die erziehen und bilden. Typische Settings sind auch Betriebe, die produzieren oder Handwerks- und sonstige Dienste anbieten, und weitere Organisationen, in denen Bewohnerinnen und Bewohner formale Mitglieder sind. Dadaczynski et al. (2016) haben darauf verwiesen, dass in einigen theoretischen Ansätzen auch Gruppen als Setting gedacht werden, deren Mitglieder Merkmale tragen, die sie gesundheitlich vulnerabel machen, weil sie typische Einstellungen und Werthaltungen einer sozialen Zugehörigkeit teilen, die sie wiederum zu einem dafür typischen Verhalten motivieren, ohne aber einer formalen Organisation anzugehören. Wir haben das eingangs thematisiert und die Konsequenzen für Programme und Maßnahmen der kommunalen Gesundheitsförderung angedeutet. Folgt man dem Vorschlag, dann könnten in einer Kommune beispielsweise allein lebende alte Menschen, die im Falle einer akuten und ernsten gesundheitlichen Beeinträchtigung Gefahr laufen, unversorgt zu bleiben, als Setting gelten. Als ein weiteres Setting im weiten Verständnis des Begriffs könnten Schwangere begriffen werden, die gegenüber einer ganzen Reihe von Risiken verletzlich sind und für die Geburtsvorbereitung eines passenden Angebots bedürfen, das sowohl sie selbst als auch den Fötus schützt und für gesunde Reifungsbedingungen des Fötus bereits im Mutterleib sorgt. Auch der wachsende Anteil der pflegenden Angehörigen könnte als Setting begriffen werden. Diese Gruppe, meistens sind es Frauen, schultert in der Regel mehrere Belastungen zugleich (z. B. Pflege, Haushalt, Versorgung der Kinder, berufliche Tätigkeit), die noch dazu emotional beanspruchen und ohne Unterstützung in eine Überforderung münden können. Auch die in Städten wachsende Zahl von Wohnungslosen, die ihr Leben „auf der Straße" verbringen, könnte als Setting begriffen werden. In allen Fällen ergibt sich eine für das Setting typische Interaktion aus personalen und settingtypischen Merkmalen (eine Synomorphie).

3.2.2 Die Lebenswelt „Kommune" und die Settings adressieren

Wir haben betont, dass ein weites Begriffsverständnis von Setting Konsequenzen für Politikfelder und Politiken der Gesundheitsförderung *mit* der Kommune hat: Die Konzentration von gesundheitsfördernden Programmen, Maßnahmen und Aktivitäten auf ein Setting hat eine andere Veränderungsstrategie und Zielsetzung zur Folge als die Konzentration auf das individuelle Verhalten der Mitglieder eines Settings. Die Strukturen eines Settings und den Zusammenhalt der Mitglieder nichtorganisationaler Settings – wie allein lebende Menschen oder Schwangere oder Wohnungslose – „gesund" zu verändern, ist aber schwieriger, als Strukturen und den Zusammenhalt organisationaler Settings wie Kindergärten, Schulen oder Betrieben zu verändern.

Blicken wir dazu näher hin: Die Kommune mit ihren Nachbarschaften und Quartieren ist ein *Meta-* oder *Super-Setting,* wie Bloch et al. (2014) vorgeschlagen haben, oder – wie wir vorschlagen – eine Lebenswelt. Die kommunale Infrastruktur wie Bildungseinrichtungen, Sport- und Erholungsmöglichkeiten, die gebaute Umwelt, die Versorgung mit Gütern, die vorherrschenden Werte und Erwartungen, die aus der sozialen Identität der Gemeindemitglieder resultieren, das gegenseitige Vertrauen der Bürgerinnen und Bürger und das Vertrauen der Bürgerinnen und Bürger in die Institutionen, können individuelles Gesundheitsverhalten behindern oder erleichtern. In der Nachbarschaft oder in einem Quartier behindert oder erleichtert der Zusammenhalt das individuelle Gesundheitsverhalten über Werthaltungen und Erwartungen, die bestimmen, ob ein Verhalten als sozial angemessen akzeptiert wird.

Bürgerinnen und Bürger konfrontieren sich gegenseitig mit – oft nur impliziten – Erwartungen, wie man sich „richtig" zu verhalten hat, um als zugehörig zur Gemeinschaft eines Quartiers oder einer Kommune zu gelten. In der Kinder- und Jugendliteratur hat *Andreas Steinhöfel* sehr eindrücklich in seinem Roman *Anders* beschrieben, was es heißt, „aus der Norm zu fallen". Der Held des Romans erleidet zu seinem 11. Geburtstag gleich zwei Unfälle. Er fällt in ein Koma, aus dem er erst nach einem dreiviertel Jahr wieder aufwacht. Seitdem ist er „anders", will auch *Anders* genannt werden. Er hat keine Erinnerung mehr an die Vergangenheit, verfügt aber nunmehr über eine Menge neuer Fähigkeiten, vor allem die Fähigkeit der Synästhesie. Die ermöglicht ihm, die psychische Verfassung von anderen Menschen sehr genau wahrzunehmen.

Einstellungen und Erwartungen werden auch dann (kommunikativ) transportiert, wenn eine Gemeinde sich als „familienfreundlich", „bewegungsfreundlich" oder „altenfreundlich" deklariert. In dörflichen Gemeinden und Kleinstädten dürften derartige Etiketten stärker auf das Verhalten wirken als in anonymen Stadtgesellschaften. Wo jeder jede und jeden kennt und verwandtschaftliche Beziehungen die Sozialstruktur bestimmen, ist gegenseitige Verhaltenskontrolle allgegenwärtig.

Häufig wird das Zusammenwirken von Ökosphäre, Lebenswelt und Person in der gesundheitswissenschaftlichen Literatur in einem Mehrebenenmodell grafisch geordnet;

unten die Person und über ihr spannen sich die weiteren Ebenen auf. Ebenen bilden eine hierarchische Beziehung ab. Im Sinne der ökologischen Resilienz sehen wir das Zusammenwirken der Teilsysteme panarchisch geordnet (Gunderson und Holling 2002). Die Beziehungen der Elemente sind in einer Panarchie offener, nicht starr und auch nicht vertikal strukturiert wie in einer Hierarchie.

Für das Zusammenwirken der kommunalen Systemeinheiten sind zyklische Anpassungs- und Wandlungsprozesse (wachsen, akkumulieren, reorganisieren/-konfigurieren) und Funktionen (Revolte und Gedächtnis) zwischen den Einheiten, nicht aber Dekrete, Anweisungen oder andere Formate hierarchischer Ordnungen zentral. Die Forderung, Gesundheitsförderung solle „bottom-up", partizipativ statt „top-down" organisiert werden (siehe u. a. Laaser et al., 2016), korrespondiert eher mit einem Modell der Panarchie denn mit einem der Hierarchie.

Maßgeblich für die ökologisch resiliente Gestaltung der Kommune und der Settings ist das Verhalten der Personen in ihrer Funktion, politisch entscheiden und damit gesundes Verhalten ermöglichen zu können, oder in ihrer Rolle signifikanter anderer, die mit ihrem Verhalten gesundes Verhalten vorleben und dadurch individuelles Gesundheitsverhalten unterstützen. Das Verhalten der Bürgerinnen und Bürger, der Mitglieder von Settings wie Kindergärten oder Schulen und der Kommunalpolitikerinnen und -politiker sowie der Verwaltungsmitarbeitenden in der Lebenswelt „Kommune" beeinflussen sich gegenseitig.

Nehmen wir an, eine Person ist motiviert, sich gesund zu verhalten. Signifikante andere beeinflussen ihr individuelles Gesundheitsverhalten, indem sie als Verhaltensmodell fungieren. Kommunalpolitikerinnen und -politiker sowie Verwaltungsmitarbeitende ermöglichen individuelles und beeinflussendes Gesundheitsverhalten, indem sie die Struktur der Gemeinde und den Zusammenhalt der Stadt-/Dorfgemeinschaft über die vier „I" (Innovation, Infrastrukturentwicklung, Inklusion und Investition) adressieren.

Indem wir das Verhalten der Akteurinnen und Akteure betonen, plädieren wir dafür, die typische dichotome Gegenüberstellung aufzugeben, die *Verhaltensprävention,* die individuelles Gesundheitsverhalten adressiert, von der *Verhältnisprävention*, die Strukturen eines Settings oder einer Lebenswelt thematisiert, unterscheidet. In der paradigmatischen Logik der Sozialökologie ist die Trennung von Verhalten und Verhältnissen künstlich.

Fassen wir zusammen: Die Verhältnisse ändern sich in der Gesundheitsförderung *mit* der Kommune durch das Verhalten der Kommunalpolitikerinnen und -politiker, der Verwaltungsmitarbeitenden und der Bürgerinnen und Bürger. Sie „gestalten" gemeinsam die Struktur der und den Zusammenhalt in der Kommune, indem sie etwas tun, aber auch indem sie etwas unterlassen. Kommunalpolitikerinnen und -politiker agieren selbst dann als Veränderungsagentinnen und -agenten, wenn sie sich nicht im Politikfeld „Gesunde Kommune" engagieren.

> **Struktur**
> Der Begriff Struktur wird in diesem Buch mehrdeutig und ohne Festlegung auf eine spezifische Theorie (z. B. Akteur-Netzwerk-Theorie) verwendet. Er ist zum einen Ordnungsbegriff, der die organisationalen Teileinheiten des Systems „Kommune" meint (politische und verwaltende Ordnung), dann wird er auch synonym zur Infrastruktur (Gebäude, Straßen, Wasserversorgung und andere langlebige Anlagen etc.) gebraucht und schließlich – eher im soziologischen Sinne – als ein Begriff, der die Interaktionen der Mitglieder der Kommune spiegelt (z. B. Sozialstruktur).

Die ökologisch resiliente Kommune, die wir als Transformationsziel der kommunalen Gesundheitsförderung mit der Kommune deklarieren, ist nicht das einzige Ideal einer Kommune. Sie taugt aber als Metakonzept, das andere Visionen und Konzepte integrieren kann. In der wissenschaftlichen Literatur werden weitere Konzepte diskutiert, die mal mehr und mal weniger stark mit der Bevölkerungsgesundheit assoziiert sind (siehe Kap. 10).

3.3 Weitere (Teil-)Ziele der „Gesundheitsförderung *mit* der Kommune"

Oft reichen bereits geringe Veränderungen in der Umwelt, um sich dem Ideal der ökologisch resilienten Kommune zu nähern. Das ist etwa der Fall, wenn allen Bevölkerungsgruppen erleichtert wird, sich sicher zu Fuß oder mit dem Fahrrad von A nach B zu bewegen. Manchmal sind aber auch radikale Veränderungen des Gemeinwesens und Umbauten der Infrastruktur notwendig, damit vulnerablen Gruppen wie Kindern oder älteren Menschen ermöglicht wird, gesunde Luft zu atmen, sich mit anderen auszutauschen, respektiert zu werden, zu spielen, sich aktiv im Alltag zu verhalten, ausreichend mit Obst, Gemüse und frischem Wasser zu versorgen oder sich zu erholen.

An Entwürfen für eine Kommune, in der Menschen gerne und gesund leben, fehlt es nicht. Eher fehlt es an der konsequenten Umsetzung von tragfähigen Konzepten. Städtebauliche Konzepte sind in dem Zusammenhang zu nennen, von denen man viel erwartet, ihnen aber skeptisch begegnet, denn wie der dänische Stadtplaner *Jan Gehl* formuliert haben soll (zit. nach Kunzig, 2019, S. 85):

> „There is a great confusion about how to show the city of the future. Every time the architects and visionaries try to paint a picture, they end up with something you definitely would not like to go anywhere near."

Die vom französischen Stadtplaner *Le Corbusier* entworfene *Charta von Athen* beschwor die Nutzungsentmischung (vor allem wohnen, arbeiten, sich erholen) als ideales

Stadtkonzept. In der autogerechten Stadt (z. B. Stuttgart), der Ville Nouvelle oder der Planstadt (z. B. die Lyoner Planstadt L'Isle d'Abeau) und auch in der industrieaffinen Stadt (z. B. Wolfsburg, Salzgitter) wurde das städtebauliche Konzept verwirklicht.

In heutigen städtebaulichen Visionen ist man von der Nutzugsentmischung abgerückt. Als erstrebenswert gelten stattdessen die Stadt der kurzen Wege oder die lebenswerte Stadt (Hall und Pfeifer 2000). Im *New Urbanism* besinnen sich Stadtplanende auf die Gestalt der gewachsenen, für alte europäische Städte typischen Gestalt, in der leben, arbeiten und erholen räumlich nicht getrennt waren (Häußermann und Siebel 2000).

Neben der lebenswerten Stadt sind auch die Konzepte der klimaresilienten, bewegungsfördernden, erholsamen, (restorative) alten-/familien-/generationengerechten oder 15-min-Stadt Konzepte, an denen sich politische und zivilgesellschaftliche Akteurinnen und Akteure orientieren können, um eine Kommune gesund zu entwickeln. Mit den Konzepten werden Inhalte verfolgt, die erst in ihren Themenfeldern konkret(er) beschreiben, wohin sich eine Kommune entwickeln soll. Wir referieren die prominentesten Konzepte im Schnelldurchlauf (siehe auch Textbox).

> **Konzepte zur Gestaltung der Stadt/Gemeinde**
> *Lebenswerte Kommune*: Ein Konzept, das die gebaute und soziale Umwelt und Komponenten der Infrastruktur integriert. Eine lebenswerte Kommune gewährt Sicherheit, Zugänglichkeit zu Dienst- und Versorgungsleistungen, ist alters-, status- und ethnisch inklusiv und attraktiv für Bürgerinnen und Bürger als Ort des Wohnens, Lebens und Arbeitens.
>
> Klimaresiliente Kommune: Ein Konzept, das die Adaptations- und Wandlungsfähigkeit der kommunalen Infrastruktur und der Versorgungsleistungen betont, um sich gegen die Auswirkungen des Klimawandels – insbesondere gegen Hitze und Unwetterereignisse – zu wappnen.
>
> *Bewegungsfördernde Kommune*: Ein Konzept, das darauf drängt, die gebaute Umwelt so zu gestalten, dass Menschen sich gerne und oft darin zu Fuß oder mit dem Rad bewegen und Varianten körperlich aktiver Freizeitaktivität nutzen.
>
> *Altengerechte Kommune*: Ein Konzept, welches die nachlassende Funktionstüchtigkeit und vulnerable Verfasstheit älterer Bürgerinnen und Bürger beachtet und die Infrastruktur und die kommunalen Dienstleistungen so gestaltet, dass ältere Menschen aktiv sein und sozial teilhaben können. Die Stadt *Griesheim* hat den Blick auf Bürgerinnen und Bürger geweitet, die in ihrem Alltag beeinträchtigt oder behindert sind, und nennt ihr Konzept besitzbare Kommune. Andere Konzepte, etwa mit Bezug auf Kinder und das gesunde Aufwachsen, sind die bespielbaren Kommunen.
>
> *Erholsame (restorative) Kommune*: Ein jüngeres Konzept, das auf bewährten umweltpsychologischen Theorien und empirischen Erkenntnissen fußt und die mentale Gesundheit adressieren will, ist die restorative Kommune. Eine solche Kommune trägt in ihrer gebauten und sozialen Umwelt dafür Sorge, dass Stress

> und negative Emotionen abgebaut und Wohlbefinden und mentale Prozesse positiv stimuliert werden.
>
> *Resiliente Kommune*: Das Konzept der resilienten Kommune nährt sich aus dem Konzept der ökologischen Resilienz. Es zielt auf die Struktur(en) und den Zusammenhalt der kommunalen (Sub-)Systeme, um diese adaptiv und lernfähig zu gestalten, sodass sie auch unter Einwirkung äußerer Störungen und stressender Schocks noch gedeihen und den Bewohnerinnen und Bewohnern Chancen auf Aktivität und Teilhabe ermöglichen.

Lebenswerte Kommune. Umfassend – weil nicht auf ein einzelnes Themenfeld, wie etwa auf die Auswirkungen des Klimawandels bezogen – ist das Konzept der *lebenswerten Kommune*. Allerdings ist das Konzept diffus definiert. In ihm wird die Infrastruktur ebenso adressiert wie die Interaktion in der sozialen Umwelt (Zusammenhalt). Die Stadtgesellschaft soll sich zu einer kommunalen Gemeinschaft entwickeln, die sich durch ein hohes Sozialkapital auszeichnet.

Beispielsweise unterhält die *American Association of Retired Persons* (AARP) eine Website, die mit Programmen und Maßnahmen die Entwicklung von Städten und Gemeinden zu einer lebenswerten Kommunen anstoßen und begleiten will[2]. Die AARP schreibt einen Preis aus, unterhält einen Newsletter und will die Lebenslage und Lebensweisen der älteren Bevölkerung (älter als 65 Jahre) verbessern. In einem Policy Book[3] definiert die Organisation eine „lebenswerte Kommune" als

> „… one that is safe and secure. It offers choices in where to live and how to get around. And it equitably serves residents of all ages, ability levels, incomes, races, ethnicities, and other backgrounds."

Einzelne Themenfelder wie die kommunalen Finanzen, Steuern, Sicherheit, Beschäftigung, Gesundheitsversorgung und andere, die unterschiedliche kommunale Politikfelder berühren, werden im Policy Book der AARP in 15 Kapiteln behandelt.

> **Gesellschaft und Gemeinschaft**
> Wir verwenden die Begriffe Gesellschaft und Gemeinschaft im Folgenden nicht durchgängig trennscharf, daher hier einige begriffliche Erläuterungen.

---

[2] https://www.aarp.org/livable-communities/about/info-2014/what-is-A-livable-community.html; letztmalig aufgerufen März 2023.

[3] https://policybook.aarp.org/; letztmalig aufgerufen März 2023.

> Im soziologischen Sprachgebrauch gelten Gesellschaften allgemein als eine begrenzte Anzahl von Personen, die sich in ihren Merkmalen unterscheiden, aber in einem Sozialraum miteinander leben und direkt und indirekt interagieren.
>
> Der Terminus Gemeinschaft bezeichnet dagegen eine soziale Gruppe, deren Mitglieder sich zusammengehörig respektive zugehörig (belonging) fühlen. Die Mitglieder eint soziale Identität („Wir"). Gemeinschaften gelten als ursprüngliche Form des Zusammenlebens von Menschen.
>
> Vor allem die Veröffentlichung *Gemeinschaft und Gesellschaft* von *Ferdinand Tönnies,* die 1887 erschienen ist, hat die theoretische Befassung mit den beiden Konstrukten angeregt.[4]

Weltweit beurteilen Organisationen (z. B. Monocle's Quality of Life Survey, Economist Intelligence Unit's Global Liveability Ranking, Mercer Quality of Living Survey oder Liveability Survey der Deutschen Bank) die Lebensqualität von Städten. In 2021 standen im Economist Intelligence Unit Global Liveability Ranking Auckland (Neuseeland), Osaka (Japan) und Adelaide (Australien) auf den ersten drei Plätzen des Rankings. In Europa führten Zürich und Genf die Liste an. Monocle's Quality of Life Survey nannte Kopenhagen (Dänemark), Zürich (Schweiz) und Helsinki (Finnland) als die drei führenden lebenswerten Städte. Der Mercer Quality of Living Survey listete 2019 Wien (Österreich), Zürich (Schweiz) und Vancouver (Kanada) an Platz 1 bis 3.

Welche Stadt das Ranking jeweils anführt, entscheidet sich über die Bewertungskriterien und die Gewichtungen, auf die das Urteil jeweils gründet. Dass mal die einen, dann wieder andere Städte im Rangplatz vorne platziert werden, demonstriert, dass eine verbindliche Definition der lebenswerten Stadt fehlt. Vielmehr entscheidet eine bunte Mischung an Faktoren und Daten aus der Wirtschaft, der Umwelt, der Sicherheit, der Kultur, der Gesundheitsversorgung, aber auch aus diffusen Zuschreibungen wie „Stil" und „Glücksempfinden" (z. B. „Happiness" bei der Deutschen Bank) über die Rangfolge der Städte.

Auch die gesundheitswissenschaftliche Forschung befasst sich mit Kriterien und nennt Messverfahren, um zu beurteilen, wie weit eine Kommune auf dem Weg zur lebenswerten Kommune vorangekommen ist. Am weitesten gediehen ist der Urban Liveability Index der Arbeitsgruppe um *Billie Giles-Corti* (z. B. Higgs et al. 2019) (siehe Textbox).

---

[4]Tönnies, F. (2019). Gemeinschaft und Gesellschaft. 1880–1935. In B. Clausen & D. Haselbach (Hrsg.). *Ferdinand Tönnies Gesamtausgabe* (Band 2). Berlin/Boston: DeGruyter.

> **Urban Liveability Index**
> Der Urban Liveability Index nach Higgs et al. (2019) ist ein aufwendiges Verfahren. Die Berechnung des Index stützt sich auf sieben Domänen (Transport, soziale Infrastruktur, Beschäftigung, Gehfreundlichkeit, Wohnen, grüne Infrastruktur, Umwelt), denen Messoperationen zugeordnet werden, die sich dann zu Teilindizes bündeln. Die quantitativen Beurteilungen der Teilindizes werden zu einem Urban Liveability Index (composite index) verrechnet.
>
> Zum Beispiel werden in der Domäne „Transport" die Anzahl der Haltestellen für Zug (800 m Entfernung), Bus (400 m Entfernung) und Straßenbahn (600 m Entfernung) erfasst und zum Teilindex „proximaler Zugang zum öffentlichen Verkehr" zusammengefasst. In der Domäne „Soziale Infrastruktur", um ein weiteres Beispiel anzuführen, werden Bildungseinrichtungen (z. B. Schulen), Sport- und Freizeiteinrichtungen (z. B. Schwimmbäder), Kultureinrichtungen (z. B. Museen), Einrichtungen der Frühförderung (z. B. Kindergarten), Gemeindezentren (z. B. Alteneinrichtungen) und Gesundheitseinrichtungen (z. B. Apotheken), die sich in einem Umkreis um die Wohnung von 800 m (Kinderhort) bis 3,2 km (Kino) befinden, erfasst. Diese Daten werden anschließend zum Teilindex „Sozialer Infrastrukturmix" verrechnet.

Healthy City. Einen weiteren, eher breiten Zugang zur kommunalen Entwicklung beschreibt das Konzept der *gesunden Städte*/Kommunen (healthy cities), das bereits 1986 von der WHO im Zuge der Ottawa-Charta für Gesundheitsförderung verbreitet wurde. Bis zum Februar 2023 hatten sich in Deutschland über 90 Kommunen dem Gesunde-Kommune-Netzwerk angeschlossen[5], um sich über Ideen, Erfahrungen und Umsetzungsschritte auszutauschen. Sie beabsichtigen, durch gesundheitsermöglichendes Verhalten eine kommunale Umwelt zu gestalten, die – wie die WHO[6] definiert –:

> „… seeks to put health high on the political and social agenda of cities and to build a strong movement for public health at the local level. It strongly emphasizes equity, participatory governance and solidarity, intersectoral collaboration and action to address the determinants of health."

Um zu beurteilen, ob sich eine Kommune durch Gestaltungsmaßnahmen gesund entwickelt oder entwickelt hat, dienen Indikatorenlisten des Gesunde-Kommune-Netzwerks.

Auch ein *Health Impact Assessment* (HIA) (Linden & Töppich, 2021) könnte sich dazu eignen. Ein HIA enthält Kriterien und Messoperationen, dem Werte zugeordnet

---

[5] https://gesunde-staedte-netzwerk.de/das-netzwerk/; letztmalig aufgerufen März 2023.
[6] https://www.who.int/europe/groups/who-european-healthy-cities-network; letztmalig aufgerufen März 2023.

wurden, um vor Ort in einer Kommune – in einem iterativen Prozess, der qualitative und quantitative Methoden nutzt – Programme und Maßnahmen bereits in der Konzeption, dann in der Umsetzung und schließlich in der Wirkung zu bewerten.[7] Ein HIA ist ein hybrides Werkzeug, das Elemente der entwicklungs- und bewertungsorientierten Evaluation enthält (siehe zu den Evaluationstypen Kap. 8). Im *International Journal of Environmental Research and Public Health* sind 2021 erste Beiträge einer Sonderausgabe zum Thema erschienen. In Deutschland stehen für das *HIA* die Begriffe *Gesundheitsfolgenabschätzung* oder Gesundheitsfolgenanalyse.

Erholsame Kommune (restorative community). Einen besonderen Aspekt der Umwelt greift die Vision der restorative cities/communities auf (Roe und McCay 2021). Die hinter dieser Vision stehende Idee bezieht sich auf einen Forschungszweig der Umweltpsychologie, dessen Autorinnen und Autoren empirische Arbeiten angeregt und theoretische Modelle zur Erklärung von erholenden und emotional positiv getönten Umweltwirkungen verschiedentlich bewährt haben (zu den Erklärungen der Phänomene siehe u. a. Kaplan & Kaplan, 1989). In den Studien hat sich gezeigt, dass Patientinnen und Patienten schneller genesen, wenn sie ins „Grüne" blicken statt auf Gebäudefassaden. Es hat sich auch gezeigt, dass der Aufenthalt im Wald das Immunsystem stärkt und dass auch Stadtbäume und Büsche Erholung fördern und Stimmung steigern, während graue Fassaden den Blutdruck erhöhen und den Stoffwechsel stören. Auch die kognitive und körperliche Entwicklung von Kindern profitiert von einer grünen Wohnumwelt. Im Konzept der *erholsamen Kommune* summieren sich Elemente anderer Strategien und Konzepte, die in erster Linie darauf ausgerichtet sind, die gebaute Umwelt grüner, blauer, begeh- und bespielbarer zu machen und den Zusammenhalt im Quartier zu stärken.

Klimaresiliente Kommune. Auf die Bevölkerungsgesundheit konzentrieren sich auch Konzepte, die durch die 17 Nachhaltigkeitsziele der UN und der dazu erforderlichen Transformationsprozesse motiviert werden. Mitigative und adaptive Maßnahmen, mit denen u. a. den Auswirkungen des Klimawandels (z. B. Starkregen und Hitzeperioden) begegnet werden soll, stehen im Zentrum des Konzepts der klima*resi*lienten Kommune. Hitze gefährdet vor allem ältere Menschen und behindert damit das Erreichen des nationalen Gesundheitsziels „Gesund älter werden". Während Hitzeperioden steigt die Übersterblichkeit (nicht nur) der älteren Bevölkerung dramatisch an. Kommunen sind herausgefordert, ihre vulnerablen Bevölkerungsgruppen (Kinder, Schwangere, chronisch Erkrankte und Ältere) gegen die negativen Einflüsse extremer Temperaturen zu schützen. Aber auch andere Wetterphänomene infolge des Klimawandels, Starkregen etwa, bedrohen die Bevölkerungsgesundheit, wie sich 2021 in Rheinland-Pfalz und Nordrhein-Westfalen dramatisch offenbart hat. Starkregen hat dort zu einem Hochwasser geführt, das fast 200 Menschen das Leben gekostet hat. Hitze-, Hochwasserschutz und

---

[7] Zu weiteren Details siehe: https://www.who.int/tools/health-Impact-assessments; letztmalig aufgerufen März 2023.

weitere Maßnahmen zur Abwehr gesundheitsgefährdender Konsequenzen des menschengemachten Klimawandels sind zentrale Aufgaben kommunaler Daseinsvorsorge. Sie tragen signifikant zur Bevölkerungsgesundheit bei.

Bewegungsfördernde Kommune. Das Konzept der aktiven oder bewegungsfördernden Kommune ist bereits älter, nichtsdestotrotz aber in der Konzentration auf die Ermöglichung eines zentralen individuellen Gesundheitsverhaltens bedeutsam. Die WHO hat 2018 einen Aktionsplan erstellt, der darauf abzielt, die gebaute Umwelt von Städten und Gemeinden so umzubauen, dass es der Bevölkerung im Alltag erleichtert wird, körperlich aktiv zu sein. Der körperlichen Aktivität wird eine prominente Rolle zugewiesen, weil sitzende Lebensweise und körperliche Inaktivität der Bevölkerung in den entwickelten Industrienationen hohe Versorgungskosten verursachen. In 2013 beliefen sich die jährlichen direkten Kosten infolge der Inaktivität weltweit auf 54 Mrd. Internationale Dollar. Die zusätzlichen Verluste an Produktivität, die sich aufgrund von Erkrankungen und vorzeitiger Sterblichkeit ergaben und die dem Bewegungsmangel zurechenbar sind, bezifferten sich auf 14 Mrd. Internationale Dollar (Wali et al. 2022). Neben den Kosten, die durch die sitzende und inaktive Lebensweise verursacht werden, wird das Konzept der bewegungsfördernden Kommune von Fakten gestützt, die zeigen, dass Gesundheit von körperlicher Aktivität profitiert. Selbst Aktivität in geringer Intensität, die für Alltagsbewegungen typisch ist (etwa für den Gang zu Ämtern, zum Bäcker in der Nachbarschaft oder ein Spaziergang in der Freizeit), reduziert das Risiko kardiometabolischer Erkrankungen, erhält die Funktionstüchtigkeit im Alter und erhöht das Wohlbefinden (Dishman et al. 2021). Körperliche Aktivität „zahlt" zudem auf einige der 17 UN-Nachhaltigkeitsziele ein, worauf Nigg und Nigg (2021) hingewiesen haben.

Die WHO empfiehlt gesunden Kindern und Jugendlichen täglich mindestens 60 min moderat bis hoch intensiv oder dreimal pro Woche mit hoher Intensität körperlich aktiv zu sein. Für gesunde Erwachsene empfiehlt sie 150 bis 300 min moderate oder 75 bis 150 min intensive Intensität pro Woche (World Health Organization, 2020). Das Gesamtvolumen kann über kürzere Aktivitätseinheiten kumuliert oder auch zu einer Gelegenheit, etwa am Wochenende (sogenannte weekend warriors), realisiert werden (z. B. täglich 3 mal 10 min im flotten Spaziergangtempo an 5 Tagen pro Woche oder 1 mal 150 min am Wochenende).

Einer körperlich aktiven Alltagsgestaltung, die zu einem ausreichenden Volumen der Gesamtaktivität beiträgt, steht häufig eine gebaute Umwelt – im wahrsten Sinne des Wortes – im Weg, die im städtebaulichen Konzept des vorigen Jahrhunderts am Autoverkehr ausgerichtet wurde. Das Ziel der kommunalen Entwicklung und also auch einer Neuausrichtung städtebaulicher Merkmale im Konzept der bewegungsfördernden Kommune ist es, die „Geh-" (Walkability) und „Radfahrfreundlichkeit" (Bikeability) der Kommune zu erhöhen, indem Hindernisse (z. B. fehlende Wegeverbindungen, unsichere und unbeleuchtete Straßenuntertunnelungen, fehlende Gehwege) beseitigt und stattdessen sichere und attraktive Geh- und Radwege angelegt und Zugangsmöglichkeiten zu Park- und Freizeitanlagen geschaffen werden (siehe zur *Walkability* Bucksch & Schneider, 2014 und zur bewegungsfördernden Kommune Sallis et al. 2006). Kommunen klagen über finanzielle Nöte und erwägen, ihr öffentliches Schwimmbad aufzugeben. Damit entscheiden Kommunalpolitikerinnen und -politiker über den kommunalen Haushalt. Sie entscheiden aber auch über einen Möglichkeitsraum zur körperlich aktiven Lebensweise und damit, ob sie gesundheitliche Verwirklichungschancen einengen oder erweitern, unabhängig von der Bedingung der Möglichkeit für Kinder, schwimmen zu lernen.

Ein Leitfaden der zeigt, wie Kommunalpolitikerinnen und -politiker für das Konzept der bewegungsfördernden Kommune sensibilisiert werden können und wie es dann schrittweise in der kommunalen Praxis umgesetzt werden kann, wurde im *EUBeKo-Projekt* (siehe Kap. 11) unter Leitung des Erstautors entwickelt.[8] Auch die *Bundeszentrale für gesundheitliche Aufklärung* (BZgA) hat ein Planungswerkzeug entwickelt, das den idealtypischen Prozess zeigt, um eine Kommune bewegungsförderlich zu gestalten.[9] Das Planungswerkzeug der BZgA bezieht sich auf die körperliche Aktivität älterer Menschen. Das prinzipielle Vorgehen, um eine Kommune bewegungsförderlich zu gestalten, ist aber für alle Altersgruppen identisch. Die US-amerikanischen *Centers for Disease Control and Prevention* (CDC) stellen ebenfalls ein Planungswerkzeug zur Verfügung.[10]

3.4 Die Bedeutung des kommunalen Handelns für die nationalen Gesundheitsziele

Teile der Bevölkerung in Deutschland riskieren – wie in vielen anderen entwickelten Staaten –, bereits im mittleren Lebensalter am Herz-Kreislauf-System (z. B. Herzinfarkt) und am Stoffwechsel (z. B. Diabetes Typ 2) zu erkranken, dadurch an Funktionstüchtigkeit und Lebensqualität einzubüßen sowie, beeinträchtigt und behindert, vorzeitig zu versterben. Das Erkrankungs- und Sterberisiko ist zum einen durch Bewegungsmangel, Fehlernährung, den Konsum von Drogen (vor allem Alkohol, Rauchen), durch Schlafmangel sowie hektische Betriebsamkeit bedingt, zum anderen durch Umweltnoxen (Feinstaub, Lärm) und Umweltbedingungen (z. B. Hitze) verursacht und auch noch sozialstrukturell ungleich verteilt.

Die gesundheitliche Situation der deutschen Bevölkerung ist im Vergleich zu jener der westeuropäischen Nachbarn und vor allem zu jener der skandinavischen Länder auffällig. Das zeigen Daten der *Europäischen Statistikbehörde,* und das lässt sich in den Gesundheitsberichten, die vom *Robert Koch-Institut* herausgegeben werden, nachlesen

---

[8] https://www.bundesgesundheitsministerium.de/ministerium/ressortforschung/handlungsfelder/forschungsschwerpunkte/bewegungsfoerderung/eubeko.html; letztmalig aufgerufen März 2023.

[9] https://www.aelter-werden-in-balance.de/impulsgeber-bewegungsfoerderung/; letztmalig aufgerufen März 2023.

[10] https://www.cdc.gov/physicalactivity/community-strategies/active-communities-tool/index.html; letztmalig aufgerufen März 2023.

(Lange und Finger, 2017; Robert Koch-Institut 2015). In der Bevölkerung Deutschlands ist die Prävalenz multimorbider Erkrankungen bereits im fünften Lebensjahrzehnt hoch. Schon im Kindes- und Jugendalter nimmt die Zahl der Diabetiker vom Typ 2 zu. Problematisch im Verhalten ist vor allem, dass Kinder und Jugendliche zu wenig Obst und Gemüse verzehren. Gesundheitlich riskant sind auch die monatlich sechs oder mehr alkoholischen Getränke, die Erwachsene zu einer Gelegenheit trinken. Dazu sitzt ein Fünftel der Erwachsenen täglich länger als 4 h und verfehlt das von der WHO empfohlene Volumen körperlich-sportlicher Aktivität (Manz et al. 2022).

Nationale Bemühungen zielen in der Prävention und Gesundheitsförderung auf die Folgen von Verhaltens- und Umweltrisiken für die Bevölkerungsgesundheit. Zu Beginn der 2000er Jahre wurde vom *Bundesministerium für Gesundheit* dazu die Definition nationaler Gesundheitsziele initiiert, die seit 2006 vom *Kooperationsverbund gesundheitsziele.de* gelistet werden. Dem Verbund gehören der Bund, die Länder, die Selbstverwaltung und weitere Akteurinnen und Akteure des Gesundheitswesens an. Näheres zum Verbund und den Zielen findet sich unter der URL des Kooperationsverbunds.[11] Über die Hintergründe der derzeit zehn Ziele (siehe Textbox) informieren Faktenblätter ebenso wie über konkrete Absichten und mögliche Umsetzungsschritte und verweisen vereinzelt (u. a. zum Ziel „Gesund älter werden") auch auf die Rolle der Kommunen für die Zielerreichung.

> **Die zehn *n*ationalen Gesundheitsziele (Stand Januar 2023)**
> - Diabetes mellitus Typ 2: Erkrankungsrisiko senken, Erkrankte früh erkennen und behandeln
> - Brustkrebs: Mortalität vermindern, Lebensqualität erhöhen
> - Tabakkonsum reduzieren
> - Gesund aufwachsen: Lebenskompetenz, Bewegung, Ernährung
> - Gesundheitliche Kompetenz erhöhen
> - Depressive Erkrankungen: verhindern, früh erkennen, nachhaltig behandeln
> - Gesund älter werden
> - Alkoholkonsum reduzieren
> - Gesundheit rund um die Geburt
> - Patientensicherheit erhöhen

Mit den zehn Zielen werden zum einen gesundheitliche Konsequenzen adressiert, die sich durch individuelles Gesundheitsverhalten beeinflussen lassen (Ziel 1: Diabetesrisiko senken, Ziel 2: Brustkrebsmortalität vermindern und Lebensqualität erhöhen, Ziel

---

[11] https://gvg.org/themen/nationale-gesundheitsziele/; letztmalig aufgerufen März 2023.

6: Depressive Erkrankungen verhindern). Die Ziele betreffen zum anderen riskantes Verhalten (Ziel 3: Tabak- und Ziel 9: Alkoholkonsum reduzieren). Sie benennen schließlich die Gestaltung ganzer Lebensabschnitte (Ziel 4: Gesund aufwachsen, Ziel 7: Gesund älter werden und Ziel 9: Gesundheit rund um die Geburt), streben eine erhöhte Gesundheitskompetenz an (Ziel 5: Gesundheitliche Kompetenz erhöhen, Souveränität von Patientinnen und Patienten stärken) und wollen die Sicherheit von Patientinnen und Patienten (Ziel 10) in Therapien steigern.

Die Ziele sind am Bedarf orientiert. Der ergibt sich aus der Prävalenz nichtansteckender Erkrankungen in der deutschen Bevölkerung oder aus Auffälligkeiten in der Versorgung. Die Ziele beschreiben einerseits einen als defizitär beklagten Zustand (z. B. hohe Prävalenzen) oder eine Gefährdungslage (z. B. Entwicklungsrisiken im Kindes- und Jugendalter). Die Bemühungen, um die Ziele zu erreichen, bedingen einen unterschiedlichen Grad an Interventionskomplexität. Ein spezifisches Suchtverhalten zu verhindern, ist kompliziert, dafür Sorge zu tragen, dass Kinder gesund aufwachsen, ist komplex.

In einer Kommune können Politikerinnen und Politiker, Verwaltungsmitarbeitende und die Bürger und Bürgerinnen Umweltrisiken mindern oder verhindern. Damit ermöglichen sie individuelles gesundes Verhalten. Die Gestaltung einer bewegungsfördernden oder restorativen Kommune sind Beispiele für Interventionsziele, die auf die Umwelt gerichtet sind. Auch die klimaresiliente Kommune adressiert ein Umweltrisiko, indem sie beispielsweise mit der Beschattung öffentlicher Plätze oder mit hitzeabsorbierenden Straßenbelägen älteren Menschen im Hochsommer ermöglicht, draußen aktiv zu sein (Schlicht, 2020). Kommunalpolitikerinnen und -politiker können auf Luftreinhaltung drängen, um das Risiko der Bevölkerung – hier vor allem vulnerabler Gruppen wie Kinder, Schwangere und Ältere – hinsichtlich schadstoffbedingter Gesundheitsgefahren zu senken. Sie können von Landwirten eine Bestellung von Anbauflächen verlangen, die Biozide und Stickstoffe nur sehr zurückhaltend verwenden. So wird das Trinkwasser vor Kontamination geschützt, die Biodiversität bleibt erhalten und die Chancen der Bürgerinnen und Bürger, gesund aufzuwachsen und gesund älter zu werden, wachsen. Kommunalpolitikerinnen und -politiker können auch auf die soziale Umwelt wirken, indem sie gesundheitsbeeinflussendes Verhalten in typischen kommunalen Settings (z. B. Kindergärten, Schulen, kommunale Betriebe, Verwaltung) motivieren und eine Kultur schaffen, die individuelles Gesundheitsverhalten erleichtert.

Kurzum: Kommunalpolitikerinnen und -politiker, die über die politische Agenda entscheiden, und zivilgesellschaftliche Akteurinnen und Akteure, die das Agenda-Setting beeinflussen, stellen mit dem, was sie tun, und mit dem, was sie lassen, Weichen für das Erreichen oder Verfehlen der nationalen Gesundheitsziele.

Eine ökologisch resiliente Kommune handelt im Lichte der großen gesellschaftlichen Herausforderungen proaktiv. Sie ist widerstands-, anpassungs- und lernfähig. Sie leitet die erforderlichen Transformationsprozesse vorausschauend ein. Sie erhöht damit die Verwirklichungschancen der Bevölkerung, damit diese ihre Gesundheit stärken und steigern kann.

Auch pandemische Ereignisse – wie SARS-CoV-2 und andere, die noch folgen werden – verliefen glimpflicher, träfe ein Virus auf eine gesundheitlich robuste Bevölkerung in einer intakten Umwelt. Singer (2009) hat die Interaktion biologischer Entitäten (z. B. von Viren) mit Zuständen und Bedingungen in der (sozialen, gebauten, natürlichen) Umwelt (z. B. enge Wohnverhältnisse, chronisch kranke Bevölkerung) als Syndemie bezeichnet (siehe dazu die Textbox in Kap. 1). Die Prävalenz von chronischen, nichtansteckenden Erkrankungen in einer Bevölkerung ist der fruchtbare Boden, der die Saat von viralen Ansteckungen aufgehen und gut gedeihen lässt. Der Physiologe *Claude Bernard* soll mit dem Mikrobiologen und Chemiker *Louis Pasteur* über die Ursache von Infektionskrankheiten gestritten und ihm entgegengehalten haben:

> „Le microbe n'est rien, le terrain c'est tout." („Der Keim ist nichts, der Boden ist alles.")

Die „Beschaffenheit des Bodens" ist sicher nicht „alles", wie *Claude Bernard* gesagt haben soll. Die Struktur und der Zusammenhalt in einer Kommune (der „Boden") ist aber mitentscheidend für die Bevölkerungsgesundheit und also auch für den Realisierungsgrad der nationalen Gesundheitsziele.

Umwelt und Gesundheit: die Folgen des reziproken Determinismus

4

> **Zusammenfassung**
>
> Menschen gestalten mit dem, was sie tun, ihre Umwelt. Und das, was sie „anrichten", gelangt zu ihnen zurück, positiv wie negativ. Umwelt, ob natürlich, gebaut, sozial, ökonomisch oder kulturell, fördert oder schränkt die körperliche und kognitive Entwicklung von Kindern und Jugendlichen ein. Sie schützt, unterstützt oder behindert das „gesund alt werden". Umweltbedingungen beeinflussen die Bevölkerungsgesundheit mit einem geschätzten Anteil von 20 % (attributabler Einfluss); den Rest bedingen Lebensweisen und genetische Ausstattung. Der negative Einfluss wird – sofern es beispielsweise nicht gelingt, den Klimawandel und den Biodiversitätsverlust zu bremsen und die Luftschadstoffbelastung zu senken – zunehmen. Nicht nur klimatische Einflüsse wie Hitze, chemische Noxen wie Stickoxide oder Feinstaubpartikel, auch die Gestalt der gebauten Umwelt, ob Vegetation vorhanden ist und gepflegt wird, ob (Verkehrs-)Lärm emittiert, Biodiversität reduziert, das soziale Klima gestört oder die politische Kultur vernachlässigt werden, beeinträchtigt oder fördert die Bevölkerungsgesundheit.

Bürgerinnen und Bürger gestalten ihre kommunale Umwelt durch ihre Lebensweise. Sie leben in ihr, pflegen, stören oder zerstören sie. Im Sinne der sozialökologischen Transaktion von Person und Umwelt oder des reziproken Determinismus, wie Bandura es genannt hat, bleibt nichts von dem, was sie tun, „ungesühnt". Sie können die Konsequenzen ihres Tuns entweder genießen oder müssen sie ertragen und sich entscheiden, kommunale Umwelt zukünftig anders beeinflussen zu wollen. Wir schauen in diesem Kapitel auf die positiven und negativen Konsequenzen der kommunalen Umwelt für die Bevölkerungsgesundheit.

© Der/die Autor(en), exklusiv lizenziert an Springer-Verlag GmbH, DE, ein Teil von Springer Nature 2023
J. Bucksch und W. Schlicht, *Kommunale Gesundheitsförderung*,
https://doi.org/10.1007/978-3-662-67720-9_4

Sommerhitze, Überschwemmungen, verpestete Luft, kontaminiertes Trinkwasser, versauerte Böden, aussterbende Wildbienen- und Vogelpopulationen, Lärm, gegenseitiges Misstrauen, Vandalismus, triste Betonsiedlungen einerseits, die regionale Versorgung mit Nahrungsmitteln, eine attraktive Bebauung, einladende Park- und Grünanlagen andererseits sind (mögliche) Zustandsbeschreibungen einer kommunalen Umwelt, von der die Bevölkerungsgesundheit beeinträchtigt wird oder von der sie profitiert.

4.1 Der Zustand der Umwelt ist (auch) Sache der politischen Kommune

Die Gestaltung einer gesundheitsförderlichen kommunalen (natürlichen, sozialen, gebauten, technischen) Umwelt ist eine zentrale Aufgabe der Entwicklung zur ökologisch resilienten Kommune. In der Kommune wird gelebt. Dort werden Güter produziert, wird mit Gas, Öl, Holz, Wind oder Sonne Energie erzeugt und geheizt. Nahrung wird mit Anbaumethoden produziert, die entweder den Boden abtragen, ihn „versauern" und das Trinkwasser durch den Eintrag von Stickstoff- und Nitratdünger kontaminieren oder aber die natürlichen Umweltressourcen schonend nutzen. Bürgerinnen und Bürger verhalten sich sozial integrativ und inkludieren Bürgerinnen und Bürger mit auffälligen Merkmalen oder grenzen sie sozial aus. In Kommunen werden „erholende" und gesundheitsförderliche Umwelten geschaffen und gepflegt oder vernachlässigt (z. B. Grünanlagen, Parks).

Der Nexus Umwelt und Gesundheit steht wiederkehrend auf der Agenda von Printmedien, Radio und Fernsehen. Vor allem negative gesundheitliche Folgen sind den Redaktionen Nachrichten „wert". In den Sommermonaten sind die Folgen von Hitze und Starkregen, in den Herbst- und Wintermonaten ist „Smog" ein Thema. Trotz der medialen Präsenz des Themas scheinen aber hier und da Kommunalpolitikerinnen und -politiker als auch Verwaltungsmitarbeitende zu meinen, was sie da im „Heute Journal", in der „Tagesschau", in den „Tagesthemen" oder in einer regionalen oder überregionalen Zeitung über Überschwemmungen, Hitze, Stürme, Luftverschmutzung und andere – meist krisenhafte – Phänomene lesen, hören und sehen, sei die eigene Sache nicht, gehe „andere" Kommunen etwas an und beträfe deren Bürgerinnen und Bürger. Also müsse man nicht selbst, sondern es müssten die „Anderen" tätig werden, um die in der Umwelt lauernden gesundheitlichen Gefahren abzuwenden. Manche meinen auch, viele dieser Phänomene seien entweder einer natürlich wiederkehrenden Symptomatik zuzuschreiben, zu der menschliches Verhalten keinen Beitrag leiste, oder sie seien nun mal in Kauf zu nehmen, wolle man die wirtschaftliche Prosperität der Kommune nicht gefährden. Angesichts der wissenschaftlichen Fakten ist diese Haltung mindestens unverständlich.

Ganz offensichtlich klafft zwischen politischem Tun und wissenschaftlichem Wissen, beispielsweise zu den fatalen Konsequenzen des menschengemachten Klimawandels, eine Umsetzungslücke. Dabei hatte der schwedische Nobelpreisträger *Svante Arrhenius* (Arrhenius, 1896) bereits im 19. Jahrhundert auf der Grundlage von Berechnungen vorhergesagt, dass sich das Klima durch die Nutzung fossiler Brennstoffe (Öl, Gas, Kohle) problematisch erwärmen werde. Angesichts der heutigen Beobachtungen war seine Erwartung sogar zu optimistisch. *Arrhenius* ging seinerzeit davon aus, dass es noch Jahrhunderte bräuchte, bis eine messbare Temperaturerhöhung nachweisbar sei. Wir wissen es heute besser, die Temperaturzunahme ist längst nachweisbar.

Der *Wissenschaftliche Beirat der Bundesregierung Globale Umweltveränderungen* (WBGU) hat – nach vorherigen Themen – auch unter dem Eindruck der SARS-CoV-2 Pandemie, ein Gutachten zum Zusammenwirken von Umwelteinflüssen und Gesundheit erstellt, und dazu Thesen und Fragen veröffentlicht.[1] In seinem Gutachten fordert der *WBGU* Gesellschaft, Wirtschaft und Politik auf, eine umfassende gesellschaftliche und wirtschaftliche Transformation auf den Weg zu bringen, die ein gesundes Leben auf einem gesunden Planeten sichert (siehe Kap. 10 zur planetaren Gesundheit).

Der *WBGU* fordert die (Kommunal-)Politikerinnen und -Politiker als auch Verwaltungsmitarbeitende auf, die bereits verfügbaren Steuerungsstrategien und -instrumente (z. B. Steuern, Anreize etc.) einzusetzen, um die Bevölkerungsgesundheit „systemisch mit Umweltbelangen zu verzahnen". Politik, Verwaltung, Zivilgesellschaft und Wirtschaft – so der *WBGU* – sollten Umwelt gesundheitsförderlich gestalten. Sie sollten also nicht nur den Schutz der Gesundheit adressieren. Neben Risikovorsorge und Risikominderung sollten sie eine salutogene Strategie verfolgen. Städte und Gemeinden sieht der *WBGU* in besonderer Weise gefordert:

> *„Die Art, wie wir künftig Städte, aber auch ländliche Räume planen und (um-)bauen, prägt soziale Strukturen, Lebensweisen, Energie-, Wasser- und Mobilitätssysteme. Naturbasierte Lösungen können dabei den Schutz von Klima, Biodiversität (auch in Städten) und Gesundheit miteinander verbinden. Lokal angepasste, effizientere Wasser- und Sanitärkonzepte können durch Wasser übertragbare Krankheiten reduzieren. Gesunde Lebensräume ermöglichen Lebensweisen, die die Entstehung körperlicher und psychischer Erkrankungen verhindern und mit einem geringeren ökologischen Fußabdruck einhergehen."* (WBGU, 2022)

Auch das *Nuffield Council of Bioethics*[2] ermuntert Kommunalpolitikerinnen und -politiker, sich mit Umwelt, Gesundheit, Gesundheitsversorgung und weiteren gesundheitsrelevanten Topoi in einem kommunalen Zukunftsprogramm, das sie „horizon scanning" nennen, zu befassen.

Kommunalpolitikerinnen und -politiker können die Umwelt ihrer Gemeinde vorsorgend, mitigierend und adaptierend so gestalten, dass die Bevölkerungsgesundheit gesichert und gefördert wird. Sie können die Folgen für die Gesundheit der Bevölkerung in der Planung (z. B. Flächennutzung), der Versorgung (z. B. Wärmeversorgung, ÖPNV) und im Energieverbrauch (z. B. Straßenbeleuchtung) zum Kriterium

---

[1] https://issuu.com/wbgu/docs/wbgu_ip_2021_planetaryhealth; letztmalig aufgerufen März 2023.
[2] https://www.nuffieldfoundation.org/research/nuffield-council-on-bioethics; letztmalig aufgerufen Januar 2023.

ihrer politischen und administrativen Entscheidungen machen. Sie können Bürgerinnen und Bürger beraten (z. B. zur Energieversorgung, zum Bauen mit nachhaltigen Baustoffen) und durch finanzielle Anreize (z. B. für die Gebäudedämmung, die Installation von Solarthermie oder Photovoltaikanlagen) motivieren, mit der Umwelt so umzugehen, dass aus individuellem Verhalten kein Risiko für die Umwelt erwächst oder ein bereits bestehendes Risiko (z. B. Klimawandel) nicht noch verstärkt wird.

Mit Blick auf den kommunalen Klimaschutz haben Paar et al. (2022) für die vier Einflussbereiche Planung, Versorgung, Energieverbrauch und Beratung Maßnahmen empfohlen. Welge (2018) und auch andere Autorinnen und Autoren haben die Möglichkeiten kommunalen Umwelthandelns in einem Positionspapier der *Friedrich-Ebert-Stiftung* (FES) beschrieben. Die dort genannten Handlungsfelder betreffen den Klima-, den Lärmschutz und die Luftqualität. Auch im Papier der FES werden Maßnahmen in den Handlungsfeldern mit der kommunalen Verpflichtung begründet, die Bevölkerungsgesundheit zu schützen. Gesundheitsermöglichendes Verhalten wird in der Stellungnahme der FES als Pflichtaufgabe der kommunalen Daseinsvorsorge gefordert (siehe Abschn. 2.2). Das ist mehr als die bloße Sicherung der Existenzbedingungen. Im Forderungspapier der *Klimaallianz Deutschland* wird die gängige Praxis beschrieben (Klima-Allianz Deutschland 2023, S. 2):

> *„In deutlichem Widerspruch zu den Handlungsnotwendigkeiten stehen … häufig die zur Verfügung stehenden Ressourcen der Kommunen. Es fehlt an Personal, straffen Verwaltungsverfahren, rechtlichen Grundlagen und vor allem an ausreichenden finanziellen Mitteln."*

Was dort beschrieben wird, gilt nicht nur für den Klimaschutz, sondern allenthalben auch die Gestaltung der weiteren Umwelten, die mit der Bevölkerungsgesundheit assoziiert sind.

4.1.1 Umweltschutz, Gesundheitsschutz und Gesundheitsförderung

Werfen wir einen Blick auf die Fakten, die Anlass zu den Aufforderungen des *WBGU* und des *Nuffield Council of Bioethics* geben. Epidemiologische Daten zeigen, dass klimatische Einflüsse, Schadstoffe in der Atemluft und kontaminiertes Trinkwasser, Radon, Lärm oder soziale Devianz die Morbidität und Mortalität der Bevölkerung erhöhen. Die Daten zeigen auch, dass eine am Zufußgehen und Radfahren statt am Autoverkehr ausgerichtete Bebauung mit viel „Grün" (Bäume, Büsche, Sträucher, Fassaden- und Dachbegrünung) und „Blau" (z. B. Brunnen, Bäche) die Gesundheit stärkt und das Wohlbefinden fördert. Die Evidenz der Daten begründet nachgerade eine Pflicht, die städtische oder dörfliche Umwelt mit Blick auf die Bevölkerungsgesundheit zu gestalten. Der Zustand der natürlichen, sozialen, gebauten, wirtschaftlichen und kulturellen Umwelt beeinflusst die Bevölkerungsgesundheit direkt und indirekt in deutlichem Ausmaß.

Die Aufforderung an Kommunalpolitikerinnen und -politiker gründet auf epidemiologische Fakten. Allerdings ist die Umsetzung geeigneter Politiken rechtlich und finanziell behindert. Der Klimaschutz ist in Deutschland beispielsweise rechtlich weder so gefasst noch so finanziert, dass Kommunen hier substanziell aktiv werden können. Das ist umso nachteiliger, als beispielsweise ein gutes Drittel des Energieverbrauchs auf Gebäude entfällt und alleine über eine nachhaltigere Wärmezufuhr ein wesentlicher, klimarelevanter Beitrag von den Kommunen geleistet werden könnte. Den Kommunen wurde die Wärmeplanung übertragen.

Klimaschutz ist gegebenen Konsequenzen für die Bevölkerungsgesundheit kommunale Pflicht, aber keine explizite Pflichtaufgabe der Daseinsvorsorge wie der Brandschutz, die Wasserversorgung, die Abfallbeseitigung und weitere Pflichten. Die Denkfabrik und Lobbygruppe *AGORA-Energiewende* schätzt, dass 170 Mrd. € fehlen, um Kommunen zu ertüchtigen, Klimaschutz wirksam umzusetzen. Ein zivilgesellschaftliches Bündnis aus Umweltverbänden und Gewerkschaften hat den Missstand der unzureichenden finanziellen Ausstattung der Kommunen, um Klimaschutz zu betreiben, im Januar 2023 auf der Grundlage eines Rechtsgutachtens beklagt und eine Änderung des Grundgesetzes angemahnt.[3]

Welche Risiken und welche Chancen die von Menschen gestaltete Umwelt für die Bevölkerungsgesundheit bergen, referieren wir im Folgenden kursorisch. Wir nehmen jene wesentlichen Umweltphänomene in den Blick, die durch das gesundheitsermöglichende Verhalten der Kommunalpolitikerinnen und -politiker und der Verwaltungsmitarbeitenden und durch die Lebensweise der Zivilgesellschaft beeinflusst werden können. Wir verzichten auf ein detailliertes Referat von Daten und Fakten. Unser Ziel ist, Kommunalpolitikerinnen und -politiker und Verwaltungsmitarbeitende – sofern sie es nicht bereits sind – zu sensibilisieren und zu motivieren, die Gesundheit der Bürgerinnen und Bürger durch Umweltanpassung (Adaptation) und -gestaltung (Mitigation) zu sichern und zu fördern.

In Abb. 4.1 sind die Zusammenhänge von Umwelt und gesundheitlichen Endpunkten illustriert.

Im Zentrum von Abb. 4.1 sind verschiedene gesundheitliche Beeinträchtigungen, wie die Chronisch Obstruktive Lungenerkrankung (COPD), Schlafstörungen, Bluthochdruck und andere Erkrankungen genannt, für die eine Assoziation zu Umweltbedingungen nachgewiesen ist. Die Krankheiten betreffen Bürgerinnen und Bürger einer Kommune, die Luft atmen, die mit chemischen Noxen (CO_2, NO_X etc.) kontaminiert ist. Die Bürgerinnen und Bürger wohnen und arbeiten in Gebäuden, die mit fossiler Energie und/oder Holz beheizt werden und klimaschädliche Gase und Feinstaub emittieren. Die Raumluft der Gebäude kann Radon enthalten. Auf den Straßen

---

[3] https://www.klimabuendnis.org/newsroom/news/news-detail/rechtsgutachten-klimaschutz-und-anpassung-gehoeren-ins-grundgesetz.html; letztmalig aufgerufen März 2023.

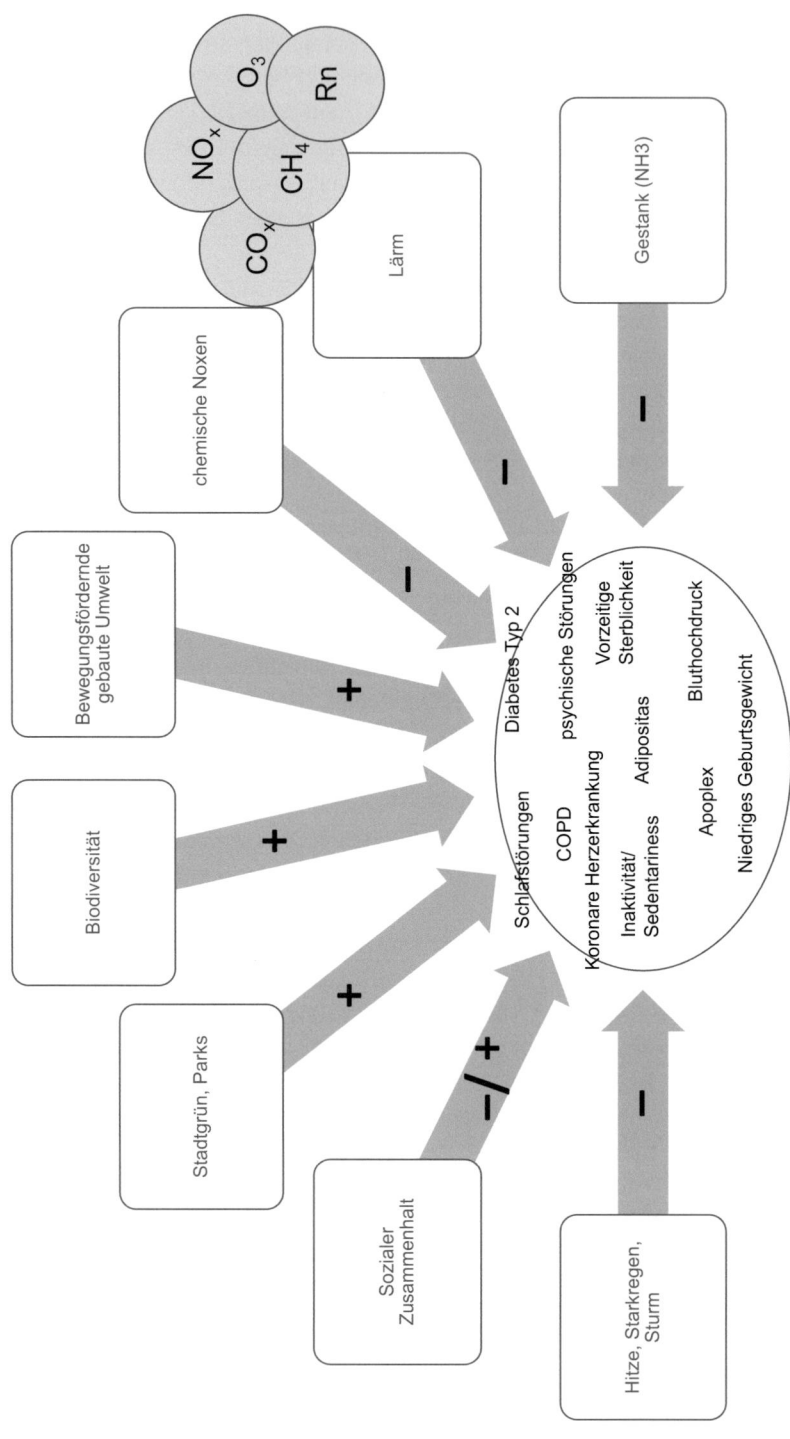

Abb. 4.1 Umweltphänomene und -auswirkungen auf gesundheitliche Endpunkte (Anmerkungen: − negativer Einfluss, + positiver Einfluss, CO_x = Kohlenstoffe, NO_x = Stickoxide, CH_4 = Methan, O_3 = Ozon, Rn = Radon)

der Stadt und des Dorfs sind die Bürgerinnen und Bürger mit dem Auto unterwegs und tragen, wenn sie ein Auto mit Verbrennungsmotor nutzen, selbst zur Emission von Stickoxiden bei. Sie leiden unter Hitze, Starkregen oder Sturm. Sie trinken sauberes oder nitratbelastetes Wasser und bereiten damit Babynahrung zu. Auch Lärm oder Gestank kann sie belästigen. Ihre Nachbarschaft können sie als „intakt" oder „gestört" erleben, weil die Bürgerinnen und Bürger einander respektieren und sich gegenseitig stützen oder sich gegenseitig diskriminieren. Sie finden in der Kommune aber auch „grüne Plätze" vor, um sich zu erholen. Möglicherweise sind Straßen und Plätze bereits so gestaltet, dass sie dazu einladen, sie zu begehen, darauf zu verweilen und mit anderen zusammenzutreffen.

Gebäude, öffentliche Plätze und Räume und die soziale Umwelt einer Kommune gilt es so zu gestalten, dass Menschen gerne aktiv am Leben teilhaben. Statt auf politische Akteurinnen und Akteure des Bundes oder der EU zu verweisen und von denen zu fordern und darauf zu vertrauen, dass sie auf der supranationalen oder nationalen politischen Ebene Umweltprobleme lösen und gesundheitsförderliche Umwelten schaffen, sind Kommunalpolitikerinnen und -politiker aufgerufen, in ihrer Kommune aktiv zu werden. Bürgerinnen und Bürger sollten Maßnahmen zur Umweltgestaltung anregen. Sie sollten politische Akteurinnen und Akteure ermahnen und von ihnen fordern die kommunale Umwelt ökologisch resilient zu gestalten (siehe Kap. 3 zur Revoltenfunktion und die Forderung des Bündnisses aus Umweltschutzverbänden und Gewerkschaften zum kommunalen Klimaschutz).

4.1.2 Die Befassung mit dem Nexus „Umwelt und Gesundheit" ist nicht neu

Die Forderung, man solle Umwelt gesundheitsförderlich oder zumindest risikoärmer gestalten, ist nicht neu. Sie gründet sich auf jeweils sich verändernde Schwerpunkte, Perspektiven und Verständnisse von dem, was mit Umwelt gemeint ist. Der Begriff ist je nach zeitgeschichtlichem Abschnitt und je nach Disziplin, die ihn verwendet hat, uneinheitlich definiert. Ein kurzer Abriss der historischen Befassung mit der Umwelt in ihrer Wirkung auf die Bevölkerungsgesundheit illustriert das.

Medizin
In der Arbeits-, Umwelt- und Sozialmedizin sind neben den hygienischen Bedingungen (vor allem im Bereich der Nahrungsmittelproduktion wie im Fleischerhandwerk) auch und vor allem Umwelteinflüsse wie Stäube, chemische Noxen oder Lärm der zentrale Forschungsgegenstand, Analysekern und Interventionsfokus, um gesundheitliche Risiken zu minimieren.

Bereits Mitte des 19. Jahrhunderts hatten Mediziner die hygienischen, aber auch die sozialen Bedingungen der seinerzeit entstehenden Industriemetropolen (z. B. Berlin,

London) beklagt. Das Leben in den Städten wurde als riskant für die öffentliche Gesundheit identifiziert. Ärztinnen und Ärzte mahnten politische Konzepte und administrative Eingriffe an, um die Bevölkerung vor Infektionskrankheiten wie Cholera oder Tuberkulose zu schützen (zusammenfassend Trojan und Fehr 2020).

Seit Menschen sesshaft wurden und sich in großen Siedlungen niederließen (vor ca. 9000 Jahren), werden sie von Seuchen heimgesucht. Nach *Christi Geburt* tragen die Seuchen Namen: um 170 n. Chr. Geburt die Antoninische, dann die Cyprianische (um 260), gefolgt von der Justinianischen Pest zwischen 541 und 770. Am bekanntesten ist die Pestseuche, der Schwarze Tod, die im Mittelalter (1346–1353) bis zu 125 Mio. Menschen das Leben nahm. Im 19. Jahrhundert beginnen die Seuchen 1817 mit einer ersten Cholerapandemie, auf die sechs weitere Pandemien folgten (die letzte 1961, die bis heute immer wieder auflodert und jährlich bis zu 4 Mio. Menschenleben fordert). Dazwischen und danach plagten sich Menschen mehrmals mit Influenzapandemien (die russische Grippe 1889–1890, die asiatische 1957/58). Seither grassieren zoonotische Viren wie Lassa (erstmals 1969), Ebola (erstmals 1976), AIDS (erstmals 1980), *SARS* (erstmals 2002/3), SARS-CoV-2 (erstmals 2019). Es werden weitere folgen, weil menschliche Siedlungen in die Lebensräume der Tiere eindringen, die Trennung von Wild- und Haustieren vernachlässigt wird und der Umgang mit Wildtieren in Asien und Afrika (Wet-Markets) das Überspringen der Viren von einer Spezies auf die andere erleichtert. Derzeit steht das H5N1-Virus (vulgo: die Vogelgrippe) im Verdacht, ein kommender Kandidat für eine Pandemie zu sein. Die *Intergovernmental Platform on Biodiversity and Ecosystem Services* (IBES) warnt, dass von den geschätzten 1,7 Mio. Viren, die sich in Säugetieren und Vögeln vermehrt haben – die aber derzeit noch unentdeckt sind –, 540.000 bis 850.000 in der Lage sein könnten, Menschen zu infizieren. Jährlich treten etwa fünf neue Erkrankungen auf, die sich pandemisch verbreiten könnten.

Gesellschaftswissenschaften. Auch die Gesellschaftswissenschaften wenden sich seit einigen Jahren dem Nexus „Umwelt und Gesundheit" zu. Die Rede ist dort von einem environmental shift, der in der Stadtplanung, der Umweltpsychologie und den Sportwissenschaften zu beobachten ist. In den Sportwissenschaften wird die Beschaffenheit der gebauten Umwelt beispielsweise als Einflussgröße behandelt, von der abhängt, wie oft und wie lange Menschen im Alltag zu Fuß gehen oder mit dem Rad fahren oder in ihrer Freizeit Sport treiben. Sport und Bewegung in der Natur und die dadurch ausgelösten psychischen Wirkungen sind unter dem Stichwort green exercise ein Thema der Sportpsychologie (Rogerson et al. 2020). Mit einem „bewegungsfreundlichen Umbau" der gebauten Umwelt und der Möglichkeit, wohnortnah „naturnahe Räume" (auch in der Stadt, in Parks) aufzusuchen, sollen die Bewohnerinnen und Bewohner motiviert und es ihnen leicht gemacht werden, im Alltag und in der Freizeit zu Fuß zu gehen oder sich auf dem Rad fortzubewegen, um das Risiko nichtansteckender Erkrankungen zu reduzieren (Laddu et al. 2021).

Die Umweltpsychologie befasst sich mit dem Einfluss von Umwelt auf das Erleben und Verhalten von Menschen. Umweltpsychologische Forschung konzentriert sich auf den Einfluss der natürlichen (z. B. Klima, Wetter, Landschaft), der räumlich-sozialen

(z. B. Gebäude, Nachbarschaften) und der kulturell-zivilisatorischen Umwelt (z. B. technische und kulturelle Entwicklungen wie die Digitalisierung). Forschungsfragen kreisen dort zum einen um die durch Umwelt ausgelösten kognitiven und emotionalen Prozesse, um den Schutz der Umwelt und um Bedingungen, unter denen Menschen Verantwortung für ihre Umwelt übernehmen. Die Umweltpsychologie rekurrierte zunächst auf ein subjektives Verständnis von Umwelt, das vom Biologen *Jakob von Uexküll (1864–1944)* initiiert wurde. Umwelt wurde demnach als Ausschnitt aus der physischen Welt begriffen, dem eine Person Bedeutung beimisst. Heute wird der Begriff Umwelt weiter gefasst und auf Räume und Prozesse bezogen, in denen Zivilisation und Natur wechselwirken.

Stadt- und Raumplanung. Die Disziplinen der Stadt- und Raumplanung sind auf der Suche nach der lebenswerten Stadtgestalt. Sie konzentrieren sich in ihren Konzepten und Entwürfen auf die physische Umwelt, die Beschaffenheit von Gebäuden oder Straßen, die das soziale und kulturelle Leben (z. B. öffentliche Räume zur sozialen Begegnung, Wohnen, Arbeiten, Freizeit oder das kulturelle Angebot) beeinflusst.

Gesundheitswissenschaften (Public Health). Die Gesundheitswissenschaften befassen sich gleich aus mehreren Perspektiven mit dem Nexus „Umwelt und Gesundheit", nahe an den Themen der Stadtplanung unter dem Stichwort *Urban Health* mit Blick auf die gesundheitlichen Folgen des „städtischen Lebens" (Schlicht 2017). Das Augenmerk von Urban Health gilt der gebauten und sozialen Umwelt, die nichtansteckende Erkrankungen wie COPD, KHK, Diabetes Typ 2 und psychische Störungen begünstigen.

In Deutschland lebten 2020 schon deutlich mehr als 60 % der Bürgerinnen und Bürger in städtischen Regionen.[4] Städtisches Leben kann offenbar „krank machen". Davor hatte bereits *Alexander Mitscherlich* 1965 in seinem viel zitierten Buch *Die Unwirtlichkeit der Städte* gewarnt und – so der Untertitel des Buchs – zum „Unfrieden angestiftet". Ein halbes Jahrhundert später wählte Adli (2017) für sein Buch den provokanten – der amerikanischen Fernsehserie *Sex and the City* entlehnten – Titel *Stress and the City*. *Mazda Adlis* Thema ist der ambivalente Einfluss der städtischen Lebensweise auf die psychische Gesundheit: Einerseits ist da das alltägliche städtische Leben mit seiner Hektik, die krank macht, dann aber sind da auch und andererseits die kulturellen Angebote, die anregen und stärken können.

In den Gesundheitswissenschaften steht noch mehr als die lebenswerte Stadt auf der Agenda von Forschung und Praxis. Konzepte wie One Health, Planetary Health oder EcoHealth basieren allesamt auf der Ottawa-Charta zur Gesundheitsförderung der WHO (1986), mit ihrer sozialökologischen Strategie einer nachhaltigen Umweltgestaltung. Die einzelnen Public-Health-Konzepte konzentrieren sich auf jeweils spezifische Anliegen. Das One-Health-Konzept konzentriert sich auf die gegenseitige Abhängigkeit der

---

[4] Eine verbindliche Definition von Stadt fehlt. Statistisch (Einwohner*innenzahl) oder auch rechtlich (Stadtrechte) variieren die Zuordnungen; geografisch wird Stadt über mehrere Merkmale definiert (Paesler 2008).

Gesundheit von Pflanzen, Tieren und Menschen und auf das Bemühen, die Resilienz zu erhöhen. Das EcoHealth-Konzept nimmt die Ökosphäre in den Blick und damit die systemische Komplexität von natürlich-biologischer, physischer, sozialer und ökonomischer Umwelt und deren Wechselwirkung mit der Gesundheit der Menschen. Die Vertreterinnen und Vertreter dieses Konzepts wollen politische Prozesse für einen nachhaltigen Umgang mit der Umwelt anstoßen. Das Planetary-Health-Konzept schließlich nimmt Anleihen bei den genannten Konzepten und legt den Schwerpunkt auf das globale Ökosystem, das es zu schützen gilt. Alle Konzepte haben eigene Wissensgemeinschaften gebildet, die Agenda-Setting betreiben: die *National One Health Commission,* das *Eco-Health Programme* des *International Development Research Centre of Canada* und die *Planetary Health Association*. Eine ausführliche Abhandlung zu den diversen Fokussen findet sich in Malsch (2021). (siehe auh Kap. 10).

Der Nexus „Umwelt und Gesundheit" hat also seit einiger Zeit bereits Konjunktur und wird dabei aus verschiedenen disziplinären Perspektiven und mit unterschiedlichen Schwerpunktsetzungen beschrieben und erklärt.

4.2 Umwelteinflüsse, die Gesundheit bedrohen – der Blick auf die Pathogenese

Im Folgenden referieren wir einige Fakten zu den gesundheitlichen Einflüssen von Umweltbedingungen. Dabei trennen wir zwischen pathogenen und salutogenen Bedingungen.

4.2.1 Klimawandel (insbesondere Hitze)

In seltener Einigkeit dringen Wissenschaftlerinnen und Wissenschaftler darauf, „Treibhausgase" zu reduzieren. Die fortdauernden Emissionen von CO_x, NO_x und CH_4 beschleunigen den Klimawandel. Extremwetterereignisse wie Hitze, Dürre, Starkregen, Tornados in Gebieten, die das Windphänomen bislang nicht kannten (z. B. im Mai 2022 in Paderborn), Wasserknappheit (z. B. 2022 in Brandenburg und anderen Landesteilen), Missernten, Überschwemmungen (z. B. 2021 im Ahrtal). Infektiöse Erkrankungen wie Malaria, Gelb- und Dengue-Fieber, Zika, Cholera etc. – die heute die Bevölkerung in den Ländern des „globalen Südens" bedrohen – werden zukünftig auch die heimische Bevölkerung plagen (Semenza und Paz 2021).

Mora et al. (2022) haben berechnet, dass mit dem Klimawandel Viren, Bakterien, krankheitsübertragende Tiere und Kleinstlebewesen – die heute bereits mehr als 50 % der bekannten Infektionskrankheiten bedingen – und darüber hinaus bislang unbekannte Noxen auch die Bewohnerinnen und Bewohner der mittleren und nördlichen Breitengrade infizieren werden. Wir werden, wenn es misslingt, den Klimawandel zu stoppen, also auch in Deutschland binnen eines halben Jahrhunderts Ausbrüche von Botulismus, Cholera, Malaria, Dengue-Fieber, aseptischer Meningitis und weitere, bislang noch unbekannte Erkrankungen erleben. Letztlich sind Kommunalpolitikerinnen und -politiker und auch Verwaltungsmitarbeitende gut beraten, „unknown probabilities of global Impact" oder den „schwarzen Schwan" zu antizipieren und ihre Kommune mit One-Health-, Planetary-Health- oder *E*coHealth-Konzepten gegen fatale Ereignisse zu wappnen.

Blauer Himmel, Badewetter – endlich mal wieder „richtig Sommer". Für Mitte Juli 2022 prognostizierte der *Deutsche Wetterdienst* für die Rheinebene Deutschlands 40 °C Lufttemperatur. Der bisherige Temperaturrekord von 41,2 °C aus dem Jahr 2019, gemessen in Duisburg-Baerl und Tönnisvorst, beides nordrhein-westfälische Kommunen, drohte „gerissen" zu werden. Zu den wärmsten Jahren in der Zeitreihe seit Aufzeichnung von Wetterdaten gehörte das Jahr 2023. Es wird – dazu bedarf es keiner seherischen Fähigkeiten – nicht das letzte der „wärmsten" Jahre gewesen sein.

Die allermeisten Bürgerinnen und Bürger fühlen sich bei Temperaturen von über 25 °C „thermisch unbehaglich".[5] Nicht genug, haben Gasparrini et al. (2015) – anhand umfangreichen Datenmaterials aus verschiedenen Regionen der Welt – eine zunehmende Übersterblichkeit errechnet, wenn klimaverändernde Treibhausgasemissionen nicht gestoppt werden und Hitzeperioden häufiger auftreten.

Das Klima verändert sich in unseren Breiten seit Jahrzehnten systematisch nachteilig für die Gesundheit. Hitzetage häufen sich, halten länger an und Jahr für Jahr werden höhere Spitzenwerte der Lufttemperatur erreicht. Jährlich sind in den vergangenen zwei Jahrzehnten bis zu 7000 Menschen in Deutschland infolge von Sommerhitze vorzeitig verstorben. Hohe Lufttemperaturen von mehr als 30 °C, begleitet von einer hohen Luftfeuchte und fehlender nächtlicher Abkühlung, schädigen die Gesundheit (Siegmund-Schultze 2019). Hält der Trend zu heißen Sommertemperaturen in den kommenden Jahre an – wovon auszugehen ist –, werden laut *EU-Kommission* bis Mitte des Jahrhunderts 90.000 Menschen in der EU an *Hitzestress* verstorben sein.

Die epidemiologische Forschung verwendet mit dem Ernteeffekt (harvesting effect) einen zynisch klingenden Begriff, der das Ausmaß der Bedrohung noch deutlicher macht. Hitzebedingte Todesfälle sind keine Ernteeffekte. Hitze führt zwar auch dazu, dass gebrechliche und schwerkranke Menschen, die nur noch wenige Wochen oder Monate zu leben haben, früher aus dem Leben scheiden. Hitzestress beschleunigt in dieser Gruppe das Ableben um einige Tage oder wenige Wochen. Zusätzlich versterben aber bei sommerlicher Hitze auch junge und gesunde Menschen an den direkten und indirekten Folgen des Hitzestresses. Diese Menschen hätten noch viele Jahre leben können.

---

[5] „Thermische Behaglichkeit", siehe EN ISO 7730.

Im 6. Zustandsbericht des *Weltklimarats* (Intergovernmental Panel on Climate Change 2022) (IPCC) sagen die Autorinnen und Autoren zukünftige Hitzewellen vorher, die sich pro Jahr bis zu dreimal häufiger und um 1,2 °C heißer ereignen werden als in der Vergangenheit. An Kernrisiken des Klimawandels nennt das *IPCC* die hitzebedingte Übersterblichkeit, Ernteausfälle durch Hitze und Trockenheit, Wasserknappheit und Überflutungen. In norddeutschen Regionen drohen mit dem Anstieg des Meeresspiegels ganze Landschaften im Meer zu versinken (z. B. die Halligen vor der Insel Pellworm).

Der jüngste Bericht einer Gruppe des IPCC prognostiziert Düsteres (Armstrong McKay et al. 2022). Selbst das in Paris vereinbarte „1,5-°C-Ziel" des Temperaturanstiegs schließt *Kipppunkte* im Klimageschehen nicht sicher aus (siehe Textbox). Die 2 °C, auf welche der Anstieg derzeit zusteuert, machen multiple Kipppunkte sogar wahrscheinlicher.

Hoffnung macht, dass offenbar auch gesellschaftliche Kipppunkte existieren, die politisch Verantwortliche drängen, das Schlimmste noch abzuwenden (Otto et al. 2020). Abwenden können Kommunalpolitikerinnen und -politiker Schlimmeres, wenn sie ihre Gemeinden CO_2-neutral ausrichten.

> **Kipppunkte**
> Kipppunkte (tipping points) sind Schwellen im Klimasystem, zu denen bereits geringe Veränderungen massive und unumkehrbare Folgen für das Klima haben. Ab dem Moment verstärken sich Prozesse gegenseitig. Eine Rückkehr zum ursprünglichen Zustand ist dann nicht mehr möglich.
>
> Gesellschaftliche Kipppunkte werden als Zeitpunkte diskutiert, zu denen Bürgerinnen und Bürger ein Problem derart augenfällig wird, dass eine Leugnung oder ein Ignorieren nicht mehr gelingt und also zwingend und dringlich Problemlösungen angestrebt werden. Hier öffnet sich ein Gelegenheitsfenster (window of opportunity) für Kommunalpolitikerinnen und -politiker und Bürgerinnen und Bürger, den Sachverhalt auf die Agenda zu bringen und ihn mit geeigneten Politiken zu adressieren.
> .Die Rede ist dort von „Social Tipping Interventions".

Das *Exzellenzcluster Climate, Climatic Change, and Society (CLICCS)*[6] an der Universität Hamburg hat in jüngst veröffentlichten Modellrechnungen auf die Relevanz gesellschaftlicher Transformationsprozesse hingewiesen, um die Klimazukunft zu beeinflussen. Die Hoffnung trügt demnach, dass alleine technische Innovationen es wahrscheinlicher machen, dass die in Paris vereinbarte 1,5-°C-Schwelle des globalen Temperaturanstiegs nicht „gerissen" wird. Mit Blick auf die Kommunen entstehen

---

[6] www.cliccs.uni-hamburg.de; letztmalig aufgerufen März 2023.

Handlungsoptionen durch gesellschaftliche „Treiber", die eine Dekarbonisierung unterstützen, politische Vereinbarungen der Vereinten Nationen, transnationale Initiativen, nationale Gesetzgebung, Revoltenprozesse von Bürgerinnen und Bürgern (Klimaproteste und soziale Bewegungen), Kapitalabzug aus fossiler Ökonomie und Wissensproduktion. Die Kommunen können transformativ über nachhaltige kommunale Politiken agieren, die auf den Verkehr, die Energieerzeugung, die Bodenbearbeitung, den Düngemitteleintrag in der Landwirtschaft gerichtet sind. Jede/r einzelne Bürgerin und Bürger kann mit ihrem/seinem Konsumverhalten dazu beitragen, dass die Transformation zu einer klimaneutralen Lebensweise gelingt.

Versagt die Abwehr der bedrohlichen Entwicklungen, sind die Folgen für die Bevölkerungsgesundheit fatal. Romanello et al. (2021) haben politische Akteurinnen und Akteure im *2021 Report of the Lancet Countdown on health and climate change* daher dazu aufgefordert, die notwendigen Transformationsprozesse in Wirtschaft, Verkehr und Energienutzung dringlich voranzutreiben. Die Bürgerinnen und Bürger haben sie aufgefordert, ihr individuelles Verhalten zu ändern[7]. Nur in einer gemeinsamen Anstrengung von Politik, Verwaltung und Zivilgesellschaft lässt sich die Klimakrise abwenden oder lassen sich die antizipierten negativen Auswirkungen wenigstens noch abmildern.

Um die Dringlichkeit des Handelns noch einmal deutlich herauszustellen, noch einige Bemerkungen zum pathogenen Einfluss sommerlicher Hitze. Bei einer tagelang anhaltenden Lufttemperatur von 30 °C und fehlender nächtlicher Abkühlung drohen Kollaps und Tod, das haben wir bereits ausgeführt. Als Todesursache erscheint auf dem Totenschein meist Herzinfarkt, Schlaganfall oder Nierenversagen, selten aber „Hitzestress". Im *Deutschen Ärzteblatt* haben Chen et al. (2019) die Zahl der hitzebedingten Herzinfarkte kalkuliert, die bis zur Mitte des Jahrhunderts die Region Augsburg betreffen werden. Gelänge es, den Anstieg der Jahresmitteltemperatur auf 1,5 °C zu begrenzen, sänke die Zahl der Infarkte um 6 Fälle. Bei einem Anstieg auf 2 °C stiege die Zahl dagegen bereits um 18 Fälle und bei 3 °C um mehr als das Dreifache auf 63 Fälle. Vicedo-Cabrera et al. (2021) haben weltweit verfügbare Studiendaten metaanalytisch integriert, darunter auch Daten der Jahre 1993–2015 aus 12 Orten in Deutschland. Die Daten zur Berliner Bevölkerung zeigten beispielsweise, dass das Sterberisiko bei einer Lufttemperatur von 28 °C im Mittel bereits um 57 % angestiegen war, verglichen mit einem 10-Tages-Intervall mit einer Temperatur, bei der die Zahl der Verstorbenen am geringsten war.

Die Zahl der Hitzetage ist in Deutschland in den zurückliegenden beiden Jahrzehnten linear angestiegen, Dauer und Intensität haben zugenommen. Für die

---

[7] Während der *CO_2*-Fußabdruck jedem Einzelnen zeigt, was er mit seiner Lebensweise zum Klimawandel Schädliches beiträgt, illustriert der *CO_2*-Handabdruck, was jemand bereits durch die Umstellung seiner Lebensweise erreicht hat und erreichen kann.

Gesundheitsförderung *mit* der Kommune ist bedeutsam zu wissen, wie stark der „menschengemachte" Anteil Hitzewellen begünstigt. Noch immer wird hier und da die Meinung vertreten, dass man Wetter letztlich ertragen müsse, man sich allenfalls anpassen könne, da es sich um natürliche, von menschlichem Verhalten (insbesondere von der Emission von CO_2, Methan, NO_x) unabhängige Phänomene handele. Tatsächlich werden Hitzeperioden nicht alleine, sie werden aber deutlich durch menschliches Handeln verursacht. Für Deutschland beziffert sich der Anteil, der durch menschliches Handeln verursacht wird, auf über 60 %. Anthropogene Ursachen dominieren also die natürlichen Ursachen des Klimawandels. Vicedo-Cabrera et al. (2021) zeigen, dass im Durchschnitt mehr als 1/3 der hitzebedingten Toten auf den anthropogenen Klimawandel zurückzuführen sind.

Selbst wenn man statt der Übersterblichkeit „weichere" Gesundheitsmaße wählt, bleibt „Hitzestress" ein signifikantes Gesundheitsrisiko vor allem für vulnerable Bevölkerungsgruppen: Kinder, alte Menschen, Schwangere. Auch für alle, die in irgendeiner Weise bereits durch kardiometabolische oder Atemwegserkrankungen vorbelastet sind, drohen unter Hitze gesundheitliche Schäden.

Die Betroffenen berichten über Schwindel, Benommenheit, Regulationsstörungen des Herz-Kreislauf-Systems, Atemprobleme, Kopfschmerzen und Erschöpfung. Auch affektive Auffälligkeiten, unter ihnen Aggressivität, nehmen zu. Gesundheitsförderliche Aktivitäten nehmen dagegen ab. Der oben zitierte *Lancet Countdown* zeigt in einer eindrucksvollen Grafik (S. 1627), dass der durchschnittliche Stundenumfang „sicher durchzuführender" körperlicher Aktivität mit dem Anstieg der Lufttemperatur seit 1991 linear abgenommen hat. Bei 28 °C wbgt[8] ist die physiologische Anpassungsfähigkeit gestört. Selbst für körperlich gesunde Personen sind dann lang andauernde und intensive körperliche Freizeitaktivitäten schädlich, während sie bei „normalen Temperaturen" um die 20–25 °C wbgt die Gesundheit fördern.

Dass vor allem menschliches Verhalten die Zunahme und Intensität von Hitzeperioden mitverursacht, unterstreicht die Dringlichkeit für gesundheitsermöglichendes Verhalten. Analysen und Anpassungsstrategien finden sich u. a. in Porst et al. (2022).

Beschränkt sich kommunales Handeln auf Maßnahmen der Adaptation, dann wird vulnerablen Menschen empfohlen, sich während sommerlicher Hitze in ihre Wohnung zurückziehen und die Raumtemperatur – durch feuchte Tücher, Ventilatoren oder andere Maßnahmen – zu kühlen. Das hilft, bedingt aber einen gesundheitlichen Nebeneffekt, der in seiner Größe bislang nicht beziffert wurde. Mitglieder vulnerabler Gruppen sind in der Regel bereits unzureichend körperlich aktiv. Ihre körperliche Aktivität wird weiter reduziert, wenn sie ihre „vier Wände" über mehrere Tage nicht mehr verlassen (Schlicht 2020). Hitze erschwert vulnerablen Menschen ein wesentliches individuelles Gesund-

---

[8] Die Berechnungen nutzen die „wet bulb globe temperature" (wbgt). In die wbgt fließen die Lufttemperatur, die Luftfeuchte, die Windgeschwindigkeit und die Sonneneinstrahlung ein.

heitsverhalten oder verhindert es sogar. Hitze schränkt Aktivität und Teilhabe und damit die beiden zentralen gesundheitsrelevanten Komponenten ein, die in der *International Classification of Functioning and Diseases* (ICF) genannt werden.

Nicht in allen Kommunen ist die Bedrohung durch sommerliche Hitze gleich stark und also ist es auch nicht für alle Kommunen gleichermaßen dringlich, sich mit Hitzeaktionsplänen auf Sommerhitze einzustellen, um vulnerable Bevölkerungsgruppen zu schützen. Das *Umweltbundesamt* hat eine interaktive Karte veröffentlicht, die Kommunen verwenden können, um die „Lage vor Ort" zu beurteilen.[9] Die Karte nutzte – zum Zeitpunkt unseres Aufrufens – Daten bis zum Jahr 2022. Für die kommenden Jahre lassen sich die Entwicklungen aber fortschreiben, da die Zunahme der jährlichen Hitzetage seit 1980 einem stark ansteigenden linearen Trend folgt (Jacob et al. 2020). Hitzehotspots lagen bislang vor allem im Südwesten (Baden-Württemberg) und im Nordosten (Brandenburg) Deutschlands. Sie werden dort auch zukünftig vermehrt auftreten.[10]

Eine weitere Karte des *Umweltbundesamts* zeigt, dass sich die Klimate aller Regionen in Deutschland bereits um ca. 100 600 km nach Süden verschoben haben.[11] Ein Ausschnitt aus der Entwicklung bis Ende des Jahrhunderts illustriert die Verschiebungen: Die Klimabedingungen der meisten deutschen Städte ähneln heute bereits den früheren (1961–1990) Klimabedingungen von Mittelitalien bis Kroatien. Als Beispiel nennen wir nur die norddeutschen Städte *Hamburg* und *Bremerhaven* und die nordostdeutsche Stadt *Stralsund.* In ihnen wird bis zum Ende des Jahrhunderts eine klimatische Situation herrschen, wie sie heute zwischen den südfranzösischen Städten *Nantes* und *Bordeaux* vorzufinden ist.

Wie gut sind die betroffenen Kommunen und Regionen auf derartige Szenarien vorbereitet? Wie kommen sie ihrer Aufgabe des Hitzeschutzes nach? Eher schlecht, wie in einem Beitrag in der Wochenzeitung *Die Zeit,* Nr. 26 vom 23. Juni 2022, nachzulesen war. Auf Anfrage der *Zeit*-Redaktion an die 400 deutschen Landkreise hatten 299 Landkreise geantwortet. Von denen verfügte lediglich 1/5 über ein Konzept zum Schutz ihrer vulnerablen Gruppen. Nur 10 % der Landkreise, die geantwortet hatten, waren in der Lage, die Anzahl ihrer Bürgerinnen und Bürger zu beziffern, für die *Hitzestress* lebensgefährlich ist.

---

[9] https://www.umweltbundesamt.de/daten/umwelt-gesundheit/gesundheitsrisiken-durch-hitze#indikatoren-der-lufttemperatur-heisse-tage-und-tropennachte; letztmalig aufgerufen März 2023.

[10] Die Vorhersagen des „International Panel on Climate Change" (IPCC) operieren mit verschiedenen Szenarien, sogenannte representative concentration pathways, die von vorindustriellen Werten 1850 ausgehen und unterschiedliche Begrenzungen des Temperaturanstiegs zugrunde legen.

[11] https://www.umweltbundesamt.de/klimatische-zwillingsstaedte-in-europa#undefined; letztmalig aufgerufen März 2023.

4.2.2 Lärm nervt und macht krank

Der Alltag der meisten Stadtbewohnerinnen und -bewohner ist laut. Aber auch die Bewohnerinnen und Bewohner ländlicher Regionen können Lärm ausgesetzt sein. Rasenmäher, Laubbläser, Autoverkehr, Flugzeuge, Eisenbahnen, Traktoren und andere landwirtschaftliche Maschinen, Handwerksbetriebe und anderes Gewerbe (z. B. Schreinereien, Schlossereien) emittieren Lärm.

Der Gesetzgeber hat darauf reagiert, weil Lärm nicht nur zu Ärger und Verdruss führt und Schlafstörungen verursacht, sondern weil er nachweislich die körperliche und mentale Gesundheit beeinträchtigt und sogar tödlich wirkt. Kommunen mit über 100.000 Einwohnerinnen und Einwohnern waren nach *Bundes-Immissionsschutz-Gesetz* bis Ende Juni 2022 verpflichtet, die regionale Lärmverteilung respektive -konzentration zu kartieren. Kriterien, die Kommunen zum Lärmschutz verpflichten, sind: Hauptverkehrsstraßen, die mit einem Verkehrsaufkommen von mehr als 3 Mio. Kraftfahrzeugen pro Jahr, und/oder Haupteisenbahnstrecken, die mit einem Verkehrsaufkommen von mehr als 30.000 Zügen pro Jahr durch den Ort führen, und/oder die Lage der Gemeinde an Großflughäfen mit einem Verkehrsaufkommen von mehr als 50.000 Starts und Landungen pro Jahr.

Bereits bei einem Schallpegel von 65 Dezibel (dB) (z. B. eine intensiv geführte Unterhaltung) sind veränderte physiologische Reaktionen messbar. 80 dB werden als „laut" empfunden (z. B. der Verkehr an einer Hauptverkehrsstraße) und ab 95 dB wird es unerträglich laut (z. B. eine Fräsmaschine). Schädigungen des Gehörs treten ab einem Schallpegel von 85 dB auf. Nachts werden Geräusche typischerweise als lauter empfunden als tagsüber und auch die Frequenz der Geräusche beeinflusst das Empfinden („brummend" oder „kreischend").

Vor gut zehn Jahren haben Theakston und Weltgesundheitsorganisation (2011) im Auftrag der WHO geschätzt, wie viele in Gesundheit verbrachte Lebensjahre (DALYs) durch Lärm verloren gehen. Die Zahlen sind hoch: Etwas mehr als 60.000 DALYs gehen auf das Konto lärmbedingter ischämischer Herzerkrankungen, mehr als 40.000 sind auf kognitive Einschränkungen in der Entwicklung von Kindern und Jugendlichen zurückzuführen. Fast 1 Mio. DALYs gehen auf das Konto lärminduzierter Schlafstörungen und mehr als 20.000 gesunde Lebensjahre gehen durch einen Tinnitus verloren. Mehr als eine halbe Million gesunder Lebensjahre gehen verloren, weil Menschen sich durch Lärm belästigt fühlen.

Cai et al. (2021) haben alle verfügbaren Einzelstudien, die bis zum Jahr 2020 veröffentlicht wurden, in einer Metaanalyse integriert und das Sterberisiko für jede Zunahme des Lärms um 10 dB L_{Den}[12] kalkuliert. Sind Menschen längere Zeit Verkehrs-

---

[12] L_{DEN} ist ein gewichteter Jahresmittelwert, der den Schallpegel am Tag (12 h), am Abend (4 h) und in der Nacht (8 h) einbezieht. Nächtlicher Lärm wird höher gewichtet als der am Abend.

lärm ausgesetzt, steigt ihr Risiko, an einer ischämischen Erkrankung zur versterben (KHK, Schlaganfall), für jeden Anstieg des Schallpegels um 10 dB L_{Den} um 3 %. Bereits bei einer Dauerbeschallung von knapp 60 dB L_{Den} wird es gesundheitlich riskant. Für Menschen, die an städtischen Durchgangsstraßen leben, sind mehr als 60 dB der tägliche Lärmpegel, den sie ertragen müssen und der sie langfristig krank machen kann.

Lärm macht nicht nur körperlich, sondern auch seelisch und mental krank. In einer Metaanalyse von Hegewald et al. (2020) stieg für jede Zunahme des Fluglärms um 10 dB L_{Den} das Risiko für eine depressive Störung um 12 %. Wegen der unzureichenden Anzahl und der mangelhaften Qualität von Originalstudien konnten die Autorinnen und Autoren zwar keine statistisch signifikanten Wirkungen von Straßen- und Eisenbahnlärm auf Depression, Angststörungen oder kognitive Einbußen ermitteln. Schon 2018 hatten Clark und Paunovic (2018) die unzureichende Studienlage und die eher schwache methodische Qualität der bislang publizierten Studien beklagt und darauf hingewiesen, dass Handlungsbedarf in der Forschung besteht. Aber das methodisch-statistische Defizit der Originalstudien indiziert nicht, dass Eisenbahn- oder Autolärm für die Inzidenz von mentalen und kognitiven Störungen irrelevant ist. So betonen auch Hegewald et al., dass Maßnahmen, die Straßenverkehrs- und Eisenbahnlärm reduzieren, präventiv geeignet sind, das Risiko von Depressivität oder Angststörungen zu mindern.

Was alles an lärmmindernden Maßnahmen in einer Kommune denkbar und geeignet ist, listet Welge (2018) auf: Lärmschutz in der Bauleit- und Straßenplanung, „lärmarme" Straßenbeläge, Schallschutzfenster, Lärmschutzwände, Geschwindigkeitsreduktion, Ausweisung „lärmarmer" Quartiere, Förderung des ÖPNV und des Rad- und Fußverkehrs, Parkraumbewirtschaftung. Auch das Sperren von Straßenabschnitten für den Individualverkehr reduziert Lärm: Eine Reduzierung des Straßenverkehrs in einer ansonsten viel befahrenen Straße um die Hälfte senkt den Schalldruckpegel bereits um 3 dB.

Wenn auf den Straßen der Städte und Dörfer zukünftig mehr elektrisch angetriebene PKW verkehren, wird das den Straßenverkehrslärm substanziell reduzieren. Wie so oft, haben positive Maßnahmen aber auch unerwünschte Nebenwirkungen. Die wünschenswerte Lärmreduktion durch den Elektroantrieb wird vermutlich Einbußen in der Verkehrssicherheit bedingen. Der Nebeneffekt trifft alte Menschen (mit eingeschränktem Hörvermögen) und Kinder vermutlich stärker als Jugendliche und jüngere Erwachsene, weil heranrollende Autos von alten Menschen und Kindern eher „überhört" werden. Der Gesetzgeber hat auf diesen Nebeneffekt bereits mit einer Verordnung reagiert. Seit dem 1. Juli 2020 ist verpflichtend geregelt, in alle neu entwickelten Elektro- und Hybridautos ein Acoustic Vehicle Alert System einzubauen, das bis zu einer Geschwindigkeit von 20 km/h hörbar vor der Annäherung des Fahrzeugs warnt. Bei höheren Geschwindigkeiten sollen die Rollgeräusche der Fahrzeuge ausreichend sein, um sie nicht zu überhören.

4.2.3 Bedrohungen durch Luftverschmutzung: Feinstaub, Ozon, Gestank

Wenig Luft zum Atmen, der Himmel mit einem Schleier überzogen, Hustenreiz und Atemnot sind vertraute Schilderungen und Bilder aus Industriemetropolen und Ballungszentren wie *Los Angeles*. Beschrieben wird das Phänomen denn auch mit dem Etikett des L.A.-Smog. Aber nicht nur in den USA, auch in Deutschland fallen Städte mit „schlechter Luftqualität" auf: zum Beispiel der „Feinstaubalarm" in Stuttgart. Das war in den vergangenen Wintern wiederholt Thema in der lokalen und überregionalen Presse.
Wie konstatierte *Willy Brand* 1961 in der Bonner Beethovenhalle?

> *„Erschreckende Untersuchungsergebnisse zeigen, dass im Zusammenhang mit der Verschmutzung von Luft und Wasser eine Zunahme von Leukämie, Krebs, Rachitis, Blutbildveränderungen sogar schon bei Kindern festzustellen ist. Es ist bestürzend, dass diese Gemeinschaftsaufgabe, bei der es um die Gesundheit von Millionen Menschen geht, bisher fast völlig vernachlässigt wurde. Verehrte Anwesende und besonders Freunde aus dem Revier: Der Himmel über dem Ruhrgebiet muss wieder blau werden."* (WAZ vom 25.10.2010)

Man weiß es also bereits lange und es wurde auch etwas unternommen. Der Himmel über dem Ruhrgebiet ist seit den 1960er Jahren tatsächlich blau(er) geworden, wenn auch weder im Ruhrgebiet noch anderswo die Verschmutzung „aus der Luft ist". Industrieanlagen, motorisierter Straßenverkehr – in den Hafenstädten auch Schiffsverkehr – emittieren Stickoxide, Schwefeldioxid und Kohlenmonoxid. Zusätzlich entstehen Feinstäube, wenn Holz und andere Materialien bearbeitet werden. Es entsteht Feinstaub durch den Betrieb von Holzöfen, den Abrieb von Autoreifen und Bremsbelägen und nicht zuletzt – in einem beträchtlichen Umfang – durch das sich alljährlich wiederholende Ritual, das neue Jahr mit Böllern und Raketen zu begrüßen. Auch die Landwirtschaft emittiert Feinstaub bei der Feldbearbeitung.

In Mastbetrieben erzeugt Vieh Ammoniakgestank und emittiert Methan. In den Sommermonaten bildet sich zudem Ozon (O_3) aus einer Melange von Kohlenmonoxid (CO), Stickoxiden (NO_x), flüchtigen Kohlenwasserstoffen (VOC), Wasserdampf und Sonneneinstrahlung (UV-Strahlen).

Für das Jahr 2019 bezifferte die *Europäische Umweltagentur* die Zahl der Menschen auf fast 54.000, die in Deutschland infolge der Belastung der Atemluft mit Feinstaub ($PM_{2,5}$) verstarben. Infolge der Luftbelastung mit Stickstoffdioxiden (NO_x) und Ozon (O_3) verstarben weitere 6000 respektive 3500 Menschen. Gut die Hälfte der luftschadstoffbedingten Todesfälle hätten vermieden werden können, wären die Schwellenwerte für die Emission von Luftschadstoffen nicht über längere Zeiträume überschritten worden (World Health Organization 2021b).

Feinstaub und Stickoxide
Rajagopalan und Landrigan (2021) haben den Zusammenhang von Luftverschmutzung und kardiovaskulären Erkrankungen in einem Beitrag für das *New England Journal of*

Medicine beleuchtet. Die beiden Autoren beziehen sich auf Daten der *Global Burden of Disease-Studie* (GBD 2019 Risk Factors Collaborators 2020). In 2019 wurde der Luftverschmutzung eine Krankheitslast (Burden of Disease) von 9 Mio. Toten zugeschrieben. Davon entfielen über 60 % der Sterbefälle auf fatale kardiovaskuläre Ereignisse (z. B. Herzinfarkte, Schlaganfälle) (siehe Textbox).

> *Burden of Disease* Burden of Disease, im Deutschen Krankheitslast, steht für die gesamten, kumulierten Folgen einer Krankheit oder einer Reihe von Krankheiten, die in einer Bevölkerung Behinderungen bedingen. Die Folgen betreffen die somatische und mentale Gesundheit und die soziale Teilhabe sowie die Kosten für die Versorgung der erkrankten Menschen. Die Differenz zwischen einer idealen Situation, in der jede Person frei von Krankheit und Behinderung lebt, und dem kumulierten realen Gesundheitszustand der Bevölkerung ist die Krankheitslast.

Auch die Zahl der neu erkrankten Diabetikerinnen und Diabetiker (Diabetes Mellitus Typ 2), der Patientinnen und Patienten mit Niereninsuffizienz und der kardiopulmonal erkrankten Menschen erhöht sich durch Luftverschmutzung. Vermutlich wird der Anteil der Krankheitsinzidenz infolge der Luftverschmutzung sogar noch unterschätzt (Rajagopalan und Landrigan 2021, S. 1881).

Während einige Schadstoffe in der EU nicht mehr in die Umwelt ausgebracht werden, weil deren Produktion in Ländern verboten ist, die sich der *Stockholm-Konvention* vom 17. Mai 2014 angeschlossen haben (Arsen, Blei, Quecksilber, Kadmium und eine Reihe von chemischen Substanzen wie Biophenole und andere organische Stoffe), wird Feinstaub immer noch in großen Mengen emittiert. In einer Studie an acht europäischen Kohorten (u. a. einer Kohorte aus dem Ruhrgebiet) haben Strak et al. (2021) gezeigt, dass die Bevölkerungsgesundheit durch die Feinstaub- und Stickoxidkonzentration der Luft selbst dann noch beeinträchtigt und geschädigt wird, wenn die Konzentrationen unterhalb der gesetzlich vorgegebenen Schwellenwerte bleiben. Bei nahezu allen Personen der Gesamtstichprobe waren die Luftbelastungen mit Feinstaub und NO_x tatsächlich niedriger als die Schwellenwerte, die von der EU (z. B. $PM_{2,5}$ <25 µg/m^3) oder der WHO (z. B. $PM_{2,5}$ <10 µg/m^3; NO_x <40 µg/m^3) empfohlen werden. Dennoch war das relative Erkrankungsrisiko (RR) gegenüber einer Umwelt mit „sauberer Luft" erhöht. Feinstaub und auch NO_x – egal in welcher Konzentration – gefährden beide die Gesundheit. Sie machen kommunales Handeln selbst dort dringlich, wo die WHO- und EU-Schwellenwerte unterschritten werden.

> **Feinstaub-Partikelgrößen**
> Feinstaub wird nach Größenklassen unterschieden. PM10 ist ein Staub mit einer Partikelgröße von 10 µm. Saharastaub oder auch kleinste Pollen fallen in diese

> Kategorie. PM2,5-Stäube wie Dieselruß haben einen Partikeldurchmesser von weniger als 2,5 µm. PM0,1 sind ultrafeine Stäube mit einem Durchmesser von weniger als 0,1 µm, die beispielsweise aus Flugzeugturbinen stammen.
> Insbesondere Stäube mit einer Partikelgröße unter 2,5 µm (PM2,5) verursachen gesundheitliche Probleme. Die EU-Kommission schätzt die Zahl der feinstaubbedingten vorzeitigen Todesfälle auf 300.000 Menschen per anno.

Ozon (O_3)

Auch eine dauerhafte Exposition mit Ozon (O_3) verursacht gesundheitliche Schäden. O_3 ist ein aggressives Gas. Eingeatmet schädigt es nicht nur die Lunge. Da Stickoxide die Konzentration von O_3 reduzieren, sind Menschen in ländlichen Gemeinden in den Sommermonaten stärker von O_3 betroffen als Bewohnerinnen und Bewohner der benachbarten Städte, obgleich dort durch den Autoverkehr mehr O_3 entsteht.

Der O_3-Grenzwert, ab dem Bürgerinnen und Bürger informiert und aufgefordert werden, sich zu schützen, liegt bei 180 µg/m^3 Luft. Ab einer Konzentration von 240 µg/m^3 Luft wird in den Kommunen Ozonalarm ausgelöst. Ab diesem Grenzwert können Fahrverbote für Fahrzeuge mit Verbrennungsmotor angeordnet werden. Um die Gesundheit der Bürgerinnen und Bürger zu schützen, sieht die Verordnung vor, dass über einen Zeitraum von drei Jahren der maximale 8-h-Wert/Tag von 180 µg/m^3 Luft an 25 Tagen nicht überschritten werden darf. Von 2019 bis 2021 wurde diese Schwelle an 9 % der Messstationen überschritten. Das waren weniger als im Dreijahreszeitraum zuvor (Kessinger et al. 2022). Es tut sich also etwas, aber es tut sich noch zu wenig, wenn man die Daten von Sun et al. (2022) betrachtet. Die Autorinnen und Autoren hatten in einer Metaanalyse mit Daten aus 25 Studien mit insgesamt über 220 Mio. Probanden ermittelt, dass das Sterberisiko mit jedem Anstieg der Luftkonzentration an O_3 um 10 ppBV um 14 % (95-%-Vertrauensintervall 9–19 %) zunimmt. Nach einzelnen Erkrankungen getrennt, ergaben sich 25 % signifikante Zunahmen für die Sterblichkeit an Atemwegserkrankungen, 56 % für COPD, 19 % für kardiovaskuläre und 74 % für kongestive Kardiomyopathien.[13]

Bodennahes O_3 wird in erster Linie vom Straßenverkehr erzeugt, wenn die Fahrzeuge mit fossilen Brennstoffen (Benzin, Diesel) angetrieben werden. In die Nutzung von Verkehrsmitteln können Kommunalpolitikerinnen und -politiker zum Wohle der Gesundheit ihrer Bürgerinnen und Bürger planend und regulierend eingreifen (Diekelmann et al. 2018).

---

[13] Bei einer kongestiven Kardiomyopathie sind die beiden unteren Herzkammern vergrößert. Sie erzeugen aber keine ausreichende Pumpleistung mehr.

Gestank

Manchmal „stinkt es zum Himmel". Das tut es nicht nur im ländlichen Raum aufgrund landwirtschaftlicher Abfallprodukte (Gülle). Auch in Innenstädten stinkt es, wenn auch in einer anderen Geruchsintensität und -qualität. Im ländlichen Raum sind es Ausgasungen von Müllhalden, Müllverbrennungsanlagen, Tiermastbetrieben; in den Innenstädten sind es Abgase des Autoverkehrs und von Industrieanlagen, die „zum Himmel" stinken. In der wissenschaftlichen Literatur wird die Belastung der Luft mit Gerüchen und Gestank allerdings nur selten thematisiert.

Guadalupe-Fernandez et al. (2021) konnten 23 Originalstudien in einer Metaanalyse integrieren (darunter sechs Arbeiten aus Deutschland), in denen Menschen, die nahe an Mastbetrieben oder müllverarbeitenden Anlagen wohnten, gebeten wurden, zu beurteilen, wie sie sich durch Gerüche belästigt fühlen. In allen 23 Studien berichteten die befragten Anwohnerinnen und Anwohner über Befindlichkeitsstörungen. In sieben Studien klagten sie zusätzlich über Kopfschmerzen. Das *Odds Ratio* (OR) für Kopfschmerzen war um 15 % höher gegenüber geruchsfreien Wohnsiedlungen. In fünf Studien war das relative Risiko (RR) für Hustenreiz 10 % höher im Vergleich zu Personen, die dem Gestank nicht ausgesetzt waren. Als weitere Folgen der Geruchsbelästigung berichteten die Befragten über Stimmungseinbußen, Übelkeit und Appetitverlust.

4.2.4 Kontaminiertes Trinkwasser vergiftet den Organismus

Im Jahr 2018 haben die Richterinnen und Richter am *Europäischen Gerichtshof* Deutschland wegen zu hoher Nitratwerte im Grundwasser verurteilt. An 28 % der Messstationen in Deutschland lag die Nitratbelastung über dem zulässigen Grenzwert von 50 mg/l Wasser. Die Bundesregierung wurde aufgefordert, die Situation zu verbessern.

Für die erhöhten Werte ist der Eintrag von chemischen Düngemitteln und von Gülle ursächlich. Am stärksten sind landwirtschaftliche Nutzflächen wie Grünland, Ackerflächen und Gemüseanbauflächen in Norddeutschland (Schleswig-Holstein und Niedersachsen) belastet. Aber auch einzelne Agrarflächen in Ost- und Süddeutschland sind stark belastet.

Nitrat wandelt sich im Grundwasser zu Nitrit. Picetti et al. (2022) haben Daten aus 111 Studien zum Zusammenhang von Nitrat oder Nitrit und Krebserkrankungen metaanalytisch integriert. Sie fanden positive Assoziationen zum Magenkrebs. Für jede Zunahme an Nitrationen um 10 mg/l Trinkwasser war das relative Risiko für Magenkrebs um das 1,9-Fache erhöht.

Nitrit wirkt aber nicht nur karzinogen. Bei Kindern ist der Stoff am *Blue Baby Syndrome* beteiligt (der Methämoglobinämie). Nitrit reduziert auch die Fähigkeit der Schilddrüse, Jod aufzunehmen. Bei Jodmangel hypertrophiert die Schilddrüse („Kropfbildung"), um den Jodmangel auszugleichen. Zudem bedingt die Aufnahme von Nitrit ein zu niedriges Geburtsgewicht (Brender 2020).

Kommunen haben Einfluss auf die Art und Weise, wie ortsansässige Landwirtinnen und Landwirte den Boden bestellen. Sie können über Verfügungen den Eintrag von Bioziden, also Insektiziden, Fungiziden, Herbiziden, beschränken und über Pachtverträge eine nachhaltige Bodenbestellung vertraglich vereinbaren. Sie können auf ihren eigenen Grünflächen den Eintrag von Bioziden und Düngemitteln deutlich reduzieren, ohne gegen die Unterhaltspflicht der kommunalen Grünanlagen zu verstoßen. Im Jahr 2022 haben sich bereits über 550 Gemeinden entschieden, ihre Grünflächen pestizidfrei zu pflegen.

4.2.5 Radon macht die Lunge krank

In manchen Kellern in einigen Regionen Deutschlands lauert eine reale Gefahr, nicht zu riechen, unsichtbar und dennoch bedrohlich. *Radon* ist ein natürlich vorkommendes radioaktives Gas, das aus Bodenschichten aufsteigt. An 5–14 % der Lungenkrebsfälle in Deutschland ist die Radonimmission ursächlich beteiligt (Gaskin et al. 2018; Gredner et al. 2018). Die Zerfallsprodukte des Gases schädigen das Lungengewebe. Nach Tabakrauch ist Radon die zweitstärkste Quelle für das Lungenkarzinom in Deutschland.

Bei schlechter Belüftung sammelt sich Radon in den Wohnräumen an. Bei seinem Zerfall entstehen radioaktive Isotope von Blei, Polonium und Wismut, die sich an Staubteilchen anlagern und mit der Atemluft aufgenommen werden.

Wie der Hitzestress und wie die Nitratbelastung des Trinkwassers ist auch die Radonbelastung regional unterschiedlich verteilt. Anhand einer Karte des *Bundesamts für Strahlenschutz* können Kommunalpolitikerinnen und -politiker, Verwaltungsmitarbeitende und Bürgerinnen und Bürger sehen, ob ihr Landkreis aufgrund der natürlichen Radonemission belastet ist[14]. Baden-Württemberg, Bayern, Niedersachsen, Sachsen, Sachsen-Anhalt und Thüringen haben Radonvorsorgegebiete ausgewiesen, für die ein erhöhter Bedarf an Schutzmaßnahmen besteht, weil die Radonkonzentration mit einem Wert von 300 Becquerel pro m^3 Raumluft überdurchschnittlich häufig überschritten wird und das Krebsrisiko damit signifikant ansteigt.

Radon lässt sich nicht aus der Welt schaffen. Die Ausgasung in Wohn- und Bürogebäude kann aber durch bauliche Maßnahmen reduziert werden. Für die Bautätigkeit in Gemeinden mit hoher Belastung existieren dazu einschlägige Vorschriften. Dazu gehört der Hinweis an Bauinteressenten, die Bodenplatte ihres Neubaus so abzudichten, dass das Gas nicht in die Wohnräume eindringen kann. In Radonvorsorgegebieten gelten zudem gesonderte gesetzliche Regelungen für den Neubau und den Arbeitsplatz. Für Bestandsgebäude sehen die Regelungen dagegen keine Pflicht vor, baulich nachzubessern. Kommunen haben aber eine Informations- und Beratungspflicht, um ihre Bürgerinnen und Bürger zu Schutzmaßnahmen zu motivieren.

---

[14] https://www.bfs.de/SharedDocs/Bilder/BfS/DE/ion/umwelt/radon-karte-innenraeume.jpg?__blob=poster&v=19; letztmalig aufgerufen März 2023.

4.2.6 Biodiversitätsverluste bedrohen die Lebensgrundlagen

Heute braucht man auf einer längeren Autofahrt den Schwamm für die Windschutzscheibe nur noch selten. Den benötigten Autofahrerinnen und -fahrer in der Vergangenheit, um die „Leichen" der Insekten zu entfernen, die sich nach längerer Fahrt auf der Windschutzscheibe ausgebreitet hatten. Man benötigte ihn, um wieder klare Sicht zu haben. Der Schwamm selbst wird nicht vermisst. Dass wir ihn entbehren können, ist aber ein Indiz, dass sich in der Umwelt etwas bedrohlich verändert hat.

Beobachtet wird ein teils dramatischer Rückgang der Artenvielfalt. Insekten nehmen an Zahl und Vielfalt ab, Rebhühner gibt es kaum mehr zu sehen und auch Vogelarten werden seltener. Jeden Tag verschwinden mehr als 100 Tier- und Pflanzenarten von unserer Erde. Das Tempo, mit dem das geschieht, ist heute um 1000-mal schneller als in der Vergangenheit. Die *Intergovernmental Science Policy Platform on Biodiversity and Ecosystems Services* (IPBES) mit Sitz in Bonn warnt vor einem Massensterben, wenn es nicht gelingt, den Klimawandel einzudämmen und die Umwelt zu schützen.

Rachel Carson hatte den „stummen Frühling" als ein bedrohliches Szenario bereits zu Beginn der 1960er Jahre in einem dystopischen Ausblick auf die Zukunft beschrieben (Carson und Auer 2021). Sterben die Insekten, sterben die Vögel. Sterben die Insekten, bleibt die Bestäubung von Pflanzen aus, die wir für die Nahrungsproduktion benötigen. *Carson* machte damals Pestizide als hauptursächlich für das Artensterben aus. Weitere Ursachen, die heute bekannt sind: Flurbereinigungen, in denen viele kleine Acker- und Wiesenflächen zu großen Flächen zusammengefasst wurden und aus denen Bäume, Hecken und Brachflächen verschwanden; Monolandwirtschaft, die Fruchtfolgen ignoriert und mehre Jahre in Folge die gleiche Frucht (vor allem Mais) auf dem gleichen Acker anbaut; die Bodenbearbeitung in der industriellen Landwirtschaft, die mit Dünger, Pestiziden und Herbiziden den Ertrag steigert, dabei aber bodenbewohnende Kleinstlebewesen zerstört; die Düngung von Magerwiesen und die wiederholte Mahd der Wiesen; Kreiselmäher, denen Feldhasen, Feldhamster und Rehkitze zum Opfer fallen; Rasenflächen in Hausgärten, Schottergärten oder Gabionen und monotone Gartenbepflanzungen, die Insekten, Schmetterlinge und Vögel meiden, weil sie den einen keine Nahrung und den anderen keinen Schutz bieten.

Landwirtinnen und Landwirte bauen an, wie es politisch gewollt respektive „belohnt" wird. Die EU setzt mit ihren Agrarsubventionen auf Flächen statt auf Artenschutz. Erste vorsichtige Veränderungen deuten sich an. Die EU will bis 2030 den Einsatz von Pestiziden um die Hälfte reduzieren. Landwirtinnen und Landwirte erhalten Fördermittel, wenn sie einen Teil ihrer Fläche aus der Bewirtschaftung nehmen und dort Blüh- und Schonstreifen anlegen. Zum Umdenken hat die sogenannte Krefeld-Studie beigetragen, in der darüber berichtet wurde, dass die Biomasse von Fluginsekten im Beobachtungszeitraum 1989–2016 um 75 % zurückgegangen war (Hallmann et al. 2017).

Was hat das nun mit der Bevölkerungsgesundheit und kommunalen Gesundheitsförderung zu tun? Eine Menge, wie ten Brink et al. (2016) oder die World Health

Organization (2021a) berichtet haben. Kurzgefasst: Wir brauchen die Natur, um gesund zu leben und zu überleben. Neben materiellen Diensten (eco system services) wie Nahrung, gewährt uns intakte Natur sauberes Wasser, Erholungsmöglichkeiten, stellt natürliche Medikamente oder Grundlagen für Medikamente zur Verfügung, verhindert infektiöse Erkrankungen und lässt uns saubere Luft atmen.

Smith et al. (2022) haben mathematisch modelliert, was es für die Gesundheit der Bevölkerung bedeutete, gingen jene Insektenpopulationen zugrunde, die im Obst- und Gemüseanbau Blüten bestäuben. Die Autorinnen und Autoren bilanzieren den weltweiten Verlust an Obst-, Gemüse- und Nussproduktion aufgrund unzureichender Bestäubung auf bis zu 5 %. Der Verlust an Früchten wiederum bedingte jährlich über 420.000 (95 %-CI: 86.000–691.000) zusätzliche Todesfälle, weil sich die Bevölkerung nicht ausreichend mit gesunden Lebensmitteln (Obst und Gemüse) versorgen könnte. Der Verlust der Nahrungsmittelproduktion ist in Ländern mit einem niedrigen ökonomischen Status gravierender als in Ländern mit einem hohen ökonomischen Status. Allerdings waren die modellierten Auswirkungen auf den Nahrungsmittelkonsum, auf die Erkrankungsraten und die Sterblichkeit in Ländern mit mittlerem und hohem Einkommen größer als in Ländern mit einem niedrigen ökonomischen Status. Unzureichende Bestäuberpopulationen sind also für eine hohe Krankheitslast und eine hohe vorzeitige Sterblichkeit verantwortlich. Die Modellierungsergebnisse unterstreichen, dass es dringlich ist, eine „biodiverse Umwelt" aktiv zu fördern. Das diente nicht nur der Insektenpopulation, sondern vor allem der Bevölkerungsgesundheit.

Kommunen verfügen über naturnahe Flächen, die sie selbst pflegen oder an landwirtschaftliche Betriebe verpachten. Sie können sich für naturnahe Bepflanzungen ihrer Grünflächen entscheiden. Sie können Bäume, Hecken und Sträucher pflanzen, statt Rasenflächen anzulegen, auf denen nichts blüht. Sie können Pachtverträge mit Auflagen zur Bewirtschaftungsmethode und zum Dünger- und Pestizideinsatz versehen. Mit ihren politischen Entscheidungen gestalten sie ihre kommunale Umwelt naturnah oder eintönig und für Insekten wenig einladend.

4.3 Umwelteinflüsse, die Gesundheit fördern – der Blick auf die Salutogenese

Das in den vorangegangenen Abschnitten gemalte Bild ist düster. Rekapituliert wurden Daten, die Umwelt zu einem gesundheitlichen Risiko machen. Umwelt kann die Gesundheit aber auch fördern.

4.3.1 Naturerleben

Menschen „treibt" es hinaus ins Grüne. Dort suchen sie sich zu entspannen und von Alltagsmühen „durchzuatmen". Mit dem Konzept der erholsamen Kommune haben wir bereits angedeutet, dass die Bevölkerungsgesundheit von der baulichen Gestaltung, von Vegetation und unterstützenden soziale Beziehungen profitieren kann.

Seit einigen Jahren ist die gesundheitsförderliche Wirkung des Waldbadens (Shinrin Yoku) Thema der populärwissenschaftlichen Literatur und nicht selten auch dubioser touristischer Angebote. Jenseits aller esoterischen Erwartungen, die mit dem Waldbaden einhergehen, haben die positiven Wirkungen, die aus dem Aufsuchen von naturbelassenen Landschaften und von Parklandschaften resultieren, einen wissenschaftlichen Kern (World Health Organization 2021a). Der Aufenthalt in der „freien Natur" fördert die Gesundheit und das subjektive Wohlbefinden (Vanaken und Danckaerts 2018).

Twohig-Bennett und Jones (2018) haben in einer Metaanalyse über 100 Studien integriert. Sie fanden diverse gesundheitliche Wirkungen für den Aufenthalt in der Natur (z. B. Blutdrucksenkung, erhöhtes HDL, gesteigerte subjektive Gesundheit). Mindestens 66 % der Originalstudien konnten zudem eine signifikante Reduktion neurologischer, kardiovaskulärer, krebsassoziierter und respiratorischer Sterblichkeit belegen. Gesler (2018) dürfte der erste Autor gewesen sein, der naturnahen Landschaften heilende „Kraft" attestiert hat. Er nannte sie *therapeutische Landschaften*.

In einer jüngst veröffentlichten Studie, die sich einer ausgefeilten statistischen Methode bedient hat (latente Klassenanalysen), haben Huynh et al. (2022) die immateriellen oder intangiblen Wirkungen der Natur auf das subjektive Wohlbefinden analysiert. Geschaut wurde auf den cultural eco-system service. Darunter versteht die Forschung den immateriellen Vorteil, den Menschen aus dem Aufenthalt in der Natur ziehen: Sie werden spirituell angeregt und profitieren in ihrer kognitiven Entwicklung. Die Zahl ihrer reflexiven Gedanken nimmt zu, sie denken präziser, erholen sich von Alltagslasten und machen positive ästhetische Erfahrungen.

Die Autorinnen und Autoren fanden 13 Wirkmechanismen der Natur: Sie: 1) vermittelt Ruhe und Entspannung, erzeugt Gefühle von Weite, Klarheit, Freiheit und entlastet von Alltagssorgen, 2) fördert das Spielerische, Freundlichkeit, Fröhlichkeit und Warmherzigkeit, mithin fördert sie psychische Reife, 3) hat gesundheitliche Vorteile, 4) wirkt identitätsstiftend und vermittelt ein Gefühl von Zugehörigkeit, 5) macht zufrieden, 6) stärkt sozialen Zusammenhalt durch gemeinsame Aktivitäten im Freien, 7) begünstigt die kognitive Entwicklung durch die Beobachtung von Tieren und Pflanzen und den Umgang mit ihnen, 8) verbindet Alt und Jung, wenn alte Menschen ihr Wissen über natürliche Vorgänge an junge Menschen weitergeben, 9) leistet einen intangiblen und auch messbaren ökonomischen Beitrag, wenn sie touristisch genutzt wird, 10) liefert symbolische Bedeutsamkeit durch den Tausch von Naturprodukten und das Schmücken mit Pflanzen, 11) erzeugt Spiritualität, wenn Vorgängen in der Natur eine metaphysische Bedeutung beigemessen wird, 12) vermittelt das Gefühl von Transzendenz, indem sie als „größer als man selbst" empfunden wird, und 13) bietet dort einen ästhetischen Genuss, wo sie vom Betrachtenden als „schön" deklariert wird. Die Natur ist also ein gesundheitswirksamer „Schatz", den zu hüten Aufgabe und Auftrag der Kommunalpolitikerinnen und -politiker und der Bürgerinnen und Bürger ist.

Naturräume werden als „angenehm" und „erholsam" empfunden, wenn sie wie Kaplan und Kaplan (1989) mutmaßten, Aufmerksamkeit restaurieren, die sich im Alltag erschöpft hat. Mit der *Perceived Environmental Restorativeness Scale* aus der Arbeitsgruppe von *Terry Hartig* (z. B. von Lindern et al. 2017) lassen sich die Erholungspotenziale der Umwelt messen. Die „Dimensionen des Inventars lauten:" Wegtauchen aus dem Alltag (being away; z. B. frei sein von sonstigen Verpflichtungen), faszinierende Gestalt (fascination; z. B. in dieser Landschaft gibt es viel zu entdecken, das macht neugierig), Kohärenz (extent-coherence; z. B. alle Merkmale in dieser Landschaft sind stimmig und passen zueinander) und Passung (compatibility; z. B. alles, was die Landschaft bietet, erfüllt meine Bedürfnisse).

4.3.2 Vegetation in der Kommune

Nicht nur Wald, Feld und Wiese, auch das „Siedlungsgrün" kann Gesundheit stärken (Claßen und Bunz 2018). Kondo et al. (2018) haben dazu 68 experimentelle, quasi-experimentelle und Längsschnittstudien gesichtet, die bis 2017 veröffentlicht wurden. Yang et al. (2021) haben 40 Metaanalysen und Übersichtsarbeiten gesichtet und die Befunde in einem „Umbrella Review" zusammengefasst. „Grüne und blaue Umgebung" in Siedlungen reduziert das relative allgemeine und spezifische (z. B. durch Schlaganfall verursachte) Sterblichkeitsrisiko. Surrogatparameter der kardiometabolischen Gesundheit und auch subjektive Berichte über die Schlafqualität und zur seelischen Gesundheit fallen bei den Bewohnerinnen und Bewohnern günstiger aus, die in Siedlungsgebieten mit einer hohen Dichte der Vegetation (Zahl der Bäume, Sträucher je qm Siedlungsfläche) wohnen und arbeiten, verglichen mit jenen Bewohnerinnen und Bewohnern, die in „grauen Betonsiedlungen" wohnen. Menschen in „grüner und blauer Umgebung" sind körperlich aktiver. Sogar über ein niedrigeres Niveau an kriminellen Übergriffen in Siedlungen mit mehr „Grün" wurde berichtet. Kinder und Jugendliche entwickeln sich in einer Umwelt mit einer hohen Vegetationsdichte gesünder als in Quartieren mit einem geringerem Bewuchs von Bäumen und Sträuchern (Engemann et al. 2019).

Das alles könnte man auch anders lesen: In „grünen und blauen Quartieren" leben meistens Menschen, die über ein höheres Einkommen verfügen und sich also das Wohnen dort leisten können (die Rede ist hier auch von selektiver Migration). Der Sozialgradient der Gesundheit zeigt, dass Menschen die mit höherem Einkommen auf der „Sonnenseite" des Lebens stehen, auch die gesünderen Menschen sind. Die statistische Evidenz für die positive Wirkung von Vegetation ist aber nicht zu leugnen und die Befunde von experimentellen Interventionsstudien deuten sogar an, dass die positive gesundheitliche Wirkung tatsächlich durch die Vegetation bedingt ist (Tillmann et al. 2018).

Wie so oft, wenn es um komplexere „P × U-Wirkungsgefüge" geht, ist der Effekt belegt, der Mechanismus aber nicht abschließend geklärt. Hypothetische Annahmen, warum „Grün" und „Blau" in der Natur und in Siedlungen wirken, reichen von der Zuschreibung einer dem Menschsein innewohnenden und aus der Stammesgeschichte herrührenden Tendenz zur Biophilie bis zu komplexen Aufmerksamkeitsprozessen (siehe oben mit Verweis auf Kaplan und Kaplan 1989), die in einer „erholsamen Landschaft" ausgelöst werden (siehe in einer vereinfachten Darstellung der Erklärungsansätze Schlicht 2018).

Selbst wenn die Erklärung noch aussteht, wäre es wünschenswert, dass bereits die statistische Evidenz Stadtplanende dazu motivierte, Baukörper und Straßenzüge nicht nur so zu gestalten, dass der Verkehr fließt oder dass Gebäude ästhetisch ansprechend anmuten, sondern auch so, dass möglichst viele „grüne Areale", „grüne Fassaden" und „grüne Dächer" ein Stadt- und Dorfbild prägen.

4.3.3 Aktivitätsförderliche Bedingungen in der Kommune

Neben der „grünen" zielt auch das Ideal einer „bewegungsfördernden gebauten Umwelt" auf die Bevölkerungsgesundheit (siehe auch Kap. 10). *Walkability* und *Bikeability* sind die Stichworte (Bucksch und Schneider 2014). Gut begehbare und zur Aktivität einladende Geh- und Fußwege, attraktive Ziele in fußläufiger Nähe, verbundene Wege und Straßen, gut erkennbare und eindeutige Wegehinweise sowie ausgeleuchtete Wege fördern die Alltagsbewegung (Salis et al. 2016). Nach Travert et al. (2019) wird die Wirkung durch eine transaktionale Beziehung von personalen (z. B. Einstellungen, Absichten), physischen (z. B. Zugänglichkeit, Verfügbarkeit) und subjektiv wahrgenommenen Umweltfaktoren (z. B. Sicherheit, Bequemlichkeit) beeinflusst.

Nigg und Nigg (2021) resümieren, dass mit kommunaler Bewegungsförderung auch einige der 17 UN-Nachhaltigkeitsziele bedient werden (siehe auch Abb. 3.2 und Kap. 10). Über (weitere) kommunale Initiativen, die auf die Nachhaltigkeitsziele abheben, berichten beispielsweise die *Bertelsmann-Stiftung,* das *Deutsche Institut für Urbanistik* oder der *Städtetag*. Dort finden sich Beispiele für kommunale Umsetzungsstrategien und -maßnahmen.[15] Ein Leitfaden, der Akteurinnen und Akteure führt, um ihre Kommune bewegungsförderlich zu gestalten, resultiert aus dem *EUBeKo*-Projekt der PH Heidelberg (siehe Kap. 11).[16]

4.3.4 „Gute" Nachbarschaft

Wirkt auch die „soziale Umwelt" auf die Bevölkerungsgesundheit? Was man intuitiv vermutet, zeigt sich auch in wissenschaftlichen Studien, die analysiert haben, ob sich

---

[15] Zum Beispiel: https://sdg-portal.de/de/; https://www.bertelsmann-stiftung.de/de/publikationen/publikation/did/sdg-indikatoren-fuer-kommunen-all; https://www.staedtetag.de/themen/sdg-indikatoren-kommunen-nachhaltigkeitsmanagement; letztmalig aufgerufen März 2023.

[16] https://www.ph-heidelberg.de/gefoe/forschungsprofil/kommunale-gesundheits-und-bewegungsfoerderung; letztmalig aufgerufen März 2023.

die Bevölkerungsgesundheit unterscheidet, wenn das *Sozialkapital* einer Gemeinde hoch oder niedrig ist. Das Sozialkapital ist ein mehrdeutiges Konstrukt. In den Arbeiten zur gesundheitlichen Wirkung (z. B. Pérez et al. 2020) wird es meistens im Sinne von Putnam (1993) verwendet, vereinzelt aber auch mit Bezug zum Ansatz von Bourdieu (1983). Mit einem hohen Sozialkapital zeichnet sich eine Kommune dadurch aus, dass sich die Bürgerinnen und Bürger gegenseitig respektieren, den kommunalen Institutionen vertrauen und ihre Gemeinschaft aktiv mitgestalten. Vereinsaktivitäten oder das Zusammenwirken in zivilgesellschaftlichen Netzwerken bauen Vertrauen auf und stärken den gegenseitigen Respekt. Im Übrigen ist das nicht zuletzt auch eine wesentliche Bedingung für das stabile Funktionieren eines demokratischen Gemeinwesens (siehe dazu Münkler 2022).

Ehsan et al. (2019) haben ein Umbrella Review veröffentlicht, in das Daten aus 20 Überblicksarbeiten einbezogen wurden. Die Autorengruppe konstatierte eine „starke Evidenz" für eine positive Assoziation von Sozialkapital und mentaler Gesundheit. Die Arbeitsgruppe um Pérez et al. (2020) hat 98 Primärstudien aus acht Übersichtsarbeiten zusammengefasst, die untersucht hatten, ob sich die Qualität des nachbarschaftlichen Zusammenlebens (u. a. soziales Kapital, soziale Kohäsion, soziale Unterstützung, Teilhabe und Integration) auf die Inzidenz und Prävalenz von Erkrankungen, auf das individuelle Gesundheitsverhalten und den subjektiven Gesundheitsstatus auswirkt. In der Analyse von Pérez et al. zeigte sich, dass die Bewohnerinnen und Bewohner in Nachbarschaften mit einem starken Zusammengehörigkeitsgefühl (soziale Kohäsion) häufiger und länger körperlich aktiv waren. In einer Nachbarschaft mit einem hohen Sozialkapital fanden sich auch weniger übergewichtige Personen in der Bevölkerung als in Nachbarschaften, die sich weniger „über den Weg" trauten und weniger gegenseitig respektierten. Insgesamt fand die Autorengruppe eine ganze Reihe positiver Zusammenhänge zwischen einer guten Qualität nachbarschaftlicher Beziehungen und der Bevölkerungsgesundheit. Auch hier sind die Mechanismen, die solche Wirkungen verursachen, bis heute noch nicht vollständig verstanden. (siehe Textbox).

> **Soziale Kohäsion und soziales Kapital**
> Soziale Kohäsion ist ein Begriff der Sozialpsychologie. Er wird verwendet, wenn der Grad der Zusammengehörigkeit und das Gefühl der Zugehörigkeit zu Gruppen beschrieben wird. Eine hohe soziale Kohäsion zeigt sich in gemeinsamen Motiven und Zielen einer Gruppe, die einen starken inneren Zusammenhalt bewirken.
>   Sozialkapital oder auch soziales Kapital wird in der soziologischen Literatur unterschiedlich verwendet. Bei *Pierre Bourdieu* steht der Begriff für „feine Unterschiede" zwischen Personengruppen. Soziales Kapital ist dort Macht, die aus der Zugehörigkeit zu einer gesellschaftlichen Gruppe erwächst. Eingesetzt wird das soziale Kapital von Einzelnen, um ihren Status innerhalb einer Gesellschaft zu markieren. Bei *Robert D. Puttnam* beschreibt Sozialkapital die Bereitschaft der Bürgerinnen und Bürger zu kooperieren. Dazu benötigen sie Vertrauen, das aus

> Reziprozität entsteht, der Erwartung, für eine Leistung, die man gewährt, vom anderen „entlohnt" zu werden. *Nan Lin* versteht unter Sozialkapital soziale Netzwerke, denen der Einzelne beitritt, um Ressourcen zu gewinnen (Macht, Karriere, Informationen etc.).
>
> Seit einigen Jahren werden *B*onding-, *B*ridging- und *L*inking-Sozialkapital, eine Unterscheidung, die von *Michael Woolcock* in die Debatte eingeführt wurde, diskutiert und ihre Auswirkungen auf Individuum und Gesellschaft beschrieben. Bonding-Sozialkapital schafft Vertrauen innerhalb der eigenen Gruppe (Loyalität, Solidarität, gegenseitige Hilfe), *B*ridging-Sozialkapital überträgt Vertrauen in die Gesellschaft, zu anderen Gruppen (Austausch von Ideen und Informationen) und Linking-Sozialkapital meint die Verbindung zu Institutionen, um die Bedingungen der Möglichkeit zu erhöhen, eigene Zwecke zu verfolgen.

Sozialkapital wirkt auf die Bevölkerungsgesundheit. Also ist eine aktiv betriebene Quartiersentwicklung in einer Gemeinde ein zentraler Baustein, um nachbarschaftliche Beziehungen zu stärken und dadurch die Bevölkerungsgesundheit zu fördern. Auch die Integration geflüchteter Menschen und die Inklusion beeinträchtigter und behinderter Menschen sind damit zentrale Bausteine einer gesundheitsfördernden Kommunalpolitik. Der *Treffpunkt Kommune*[17], ein Serviceportal der Zeitschrift *der gemeinderat,* hat den Themen Migration und Inklusion Serien mit Beispielen und Anregungen gewidmet (siehe auch Kap. 9).

4.4　„Stellschrauben", um eine gesundheitsförderliche kommunale Umwelt zu gestalten

In den vorangegangenen Abschnitten haben wir bereits auf Veröffentlichungen hingewiesen, die mit Empfehlungen und Umsetzungsbeispielen darauf zielen, die gesundheitlichen Risiken von Umweltbelastungen zu mindern oder Gesundheit durch Umweltgestaltung zu fördern. Wir haben auch die finanziellen Limitationen genannt, die Kommunalpolitikerinnen und -politiker daran hindern können, ihre Umwelt (radikal) ökologisch resilient zu transformieren.

Eingriffsmöglichkeiten in die Verursachungsketten von negativen oder positiven gesundheitlichen Auswirkungen der Umwelt haben Kommunalpolitikerinnen und -politiker und Verwaltungsmitarbeitende, indem sie Gesundheitsschutz und -förderung zum Gegenstand der Planung (z. B. Bauplanung), der Versorgung (z. B. Trinkwasserversorgung) und der Energieerzeugung (z. B. Stromerzeugung) machen. Eingreifen können

---

[17] https://www.treffpunkt-kommune.de/?s=Quartier; letztmalig aufgerufen März 2023.

sie auch, um Bürgerinnen und Bürger zu einer nachhaltigen Lebensweise zu motivieren. Letztlich können auch Regeln und Verordnungen einem gesundheitsschützenden und -fördernden Verhalten dort dienen, wo es an Einsicht und Rücksichtnahme fehlt.

Die *Friedrich-Ebert-Stiftung,* um nur eine von mehreren Einrichtungen und Think-Tanks herauszugreifen, die Kommunen Wissen und Fertigkeiten im Umgang mit Umweltherausforderungen geben will, schreibt in *Grundwissen Kommunalpolitik: Kommunale Umweltpolitik:*

> „Die Kommunen mit ihren vielfältigen Funktionen als Planungsträger für die Ansiedlung von Anlagen der erneuerbaren Energien, als Eigentümer von kommunalen Gebäuden, als größter öffentlicher Auftraggeber von umweltfreundlichen Waren und Investitionen sowie als Versorger und Erzeuger mit/von Strom und Wärme über kommunale Energieunternehmen (Stadtwerke) sind wichtige Akteure für eine erfolgreiche Umsetzung der klimapolitischen Ziele." (Welge 2018, S. 2)

So lässt sich ergänzen: Das Allermeiste, was in den Kommunen unterlassen oder getan wird, um auf die Umweltbedingungen zu antworten, zahlt auf die Bevölkerungsgesundheit ein.

In Tab. 4.1 orientieren wir uns an den vier von Paar et al. (2022) vorgeschlagenen Handlungsfeldern, auf denen Kommunen wirken können, nennen beispielhaft Möglichkeiten, über die Kommunen verfügen und Wirkungen (Impact), die daraus resultieren.

Die Bevölkerungsgesundheit definiert ein Aufgabengebiet, das alle Ressorts der Kommunalpolitik und -verwaltung berührt. Also verteilen sich die Zuständigkeiten auf verschiedene kommunale Ämter. Der Sachverhalt wird von der WHO, so es die Politik betrifft, unter dem Stichwort Health in all Policies (siehe Abschn. 5.5) und, so es die Steuerung betrifft, als Health in all Governance behandelt und propagiert (Böhm et al. 2020).

Neben Kommunalpolitikerinnen und -politikern und Verwaltungsmitarbeitenden sind auch die Bürgerinnen und Bürger als Verbündete gefragt, um die kommunale Umwelt gesund zu gestalten. Eine Gruppe, die hier besondere Verantwortung – z. B. mit Blick auf Hitzestress – trägt, ist die (Hausärzte)schaft einer Gemeinde. Sie könnte sich beispielsweise angesichts drohender Hitzetage vorsorgend um ihre Patientinnen und Patienten kümmern, um Medikation an die hohen Temperaturen anzupassen (Lehmkuhl 2020). Für die regionale Versorgung mit Nahrungsmitteln und den Schutz der Biosphäre und des Trinkwassers trägt die Gruppe der ortsansässigen Landwirtinnen und -wirte Verantwortung.

Letztlich ist aber jede Bürgerin und jeder Bürger mit seiner Lebensweise für die kommunale Umwelt mitverantwortlich: Mit der Nutzung des Verkehrsmittels, mit Mülltrennung und -vermeidung, mit dem Kauf von Nahrungsmitteln und anderen Produkten, die nachhaltig erzeugt wurden, mit der Art, wie Gärten gestaltet werden, mit dem Respekt gegenüber Minderheiten und mit weiteren Handlungen. Kommunalpolitik sollte die Verwirklichungschancen ermöglichen, sollte also Rahmenbedingungen für nachhaltiges Verhalten schaffen (zur Nachhaltigkeit siehe Kap. 10).

4.4 „Stellschrauben", um eine gesundheitsförderliche kommunale …

Tab. 4.1 Umweltphänomene und exemplarische Einflussmöglichkeiten einer Kommune

Umwelt-phänomen	Handlungsfelder kommunaler Einflussmöglichkeiten				Impact auf die Bevölkerungs-gesundheit
	Planung	Versorgung	Energie	Beratung/ Anreize für	
Hitze (Klima)	• Hitzereflektierende statt -speichernde Straßenbeläge • Offene und fließende Gewässer • Beschattung von Straßen und Plätzen • Hitzeaktionspläne		• Ausbau der erneuer-baren Energien • Energie-ein-sparung	• Gebäude-dämmung • Dach- und Fassaden-begrünung • Garten-bepflanzung mit trocken-resistenten und schatten-spendenden Pflanzen • Trink- und Aktivitäts-verhalten	• Minderung des hitzestress-induzierten Sterblichkeits-risikos
Luftschad-stoffe	• Verkehrsreduktion • Rückbau von Straßen und Parkplätzen • Durchfahrverbote für „Verbrenner" • Grünflächen, Bäume • Funktionsmischung	• ÖPNV	• Erneuer-bare Energien • Energie-ein-sparung	• Photovoltaik • Solarthermie	• Minderung der Inzidenz kardio-pulmonaler und kardio-vaskulärer Erkrankungen
Lärm	• Flüsterasphalt • „Grüne" und Lärm-schutzwände			• Isolierglas-fenster	• Reduktion des Risikos ischämischer Erkrankungen, des Tinnitus und psychischer Störungen
Trink-wasser	• Begrenzung des Düngereintrags in Wassereinzugs-gebieten • Ansiedlungsverbote oder Regulierung des Viehbestands für Mastbetriebe			• Umstellung auf bio-dynamische Anbau-methoden	• Verhinderung von Ver-giftungen durch kontaminiertes Trinkwasser
Radon	• Vorgaben für Bau-interessierte in Radonbelastungs-gebieten			• Bau-interessenten	• Reduktion des Lungenkrebs-risikos

(Fortsetzung)

Tab. 4.1 (Fortsetzung)

Umwelt-phänomen	Handlungsfelder kommunaler Einflussmöglichkeiten				Impact auf die Bevölkerungs-gesundheit
	Planung	Ver-sorgung	Energie	Beratung/ Anreize für	
Biodiversität	• „Insektenfreundliche" Bepflanzung und Düngung kommunaler Grünanlagen • Dach- und Fassadenbegrünung öffentlicher Gebäude			• „Insekten-freundliche" Bepflanzung und Düngung von Gärten • Blumen-wiesen statt Rasen	• Erhalt der natürlichen Lebensgrund-lagen
Gebaute Umwelt	• Öffentlicher Raum als Begegnungsstätte • Straßen- und Wege-verbindungen • Rad- und Gehwege	ÖPNV			• Steigerung der Alltagsaktivität
Grüne Umwelt	• Parkanlagen • Vegetation in Wohn-gebieten			• Garten-gestaltung mit Büschen, Sträuchern und Bäumen statt mit Schotter und Gabionen	• Steigerung des Erholungs-potenzials • Förderung der Entwicklung von Kindern und Jugendlichen

Gesundheitsförderung *mit* der Kommune – ein wissensbasierter politischer Prozess

5

> **Zusammenfassung**
>
> Bevor die Entscheidung getroffen wird, eine Kommune ökologisch resilient zu entwickeln, muss die Bevölkerungsgesundheit zunächst als ein kommunal bedeutsames Anliegen erkannt und akzeptiert werden. Die Bevölkerungsgesundheit muss als soziales Problem identifiziert werden, für dessen Lösung Politik und Verwaltung Verantwortung tragen. Die gesunde Kommune muss als Politikfeld auf die Agenda der Kommunalpolitik gelangen, die ökologische Resilienz als Transformationsziel definiert werden. Über Programme, Maßnahmen und Aktivitäten sollte dann anschließend auf der Grundlage von (wissenschaftlichem) Wissen entschieden werden. Interventionen sollten also nicht auf Ideologien und Glaubenssätzen basieren, sondern evidenzbasiert und evidenzinformiert erfolgen. Sie sollten außerdem auf einem tragfähigen theoretischen Fundament gründen. Der gesamte Prozess der politischen Befassung und die Einflussnahme auf den politischen Prozess wird im Policy Cycle abgebildet.

5.1 „Gesundheitsförderung *mit* der Kommune" – ein wissenschaftlich fundierter Prozess

5.1.1 Evidenzbasiert und -informiert

In einer idealen Kommune – die sich Gesundheitswissenschaftlerinnen und -wissenschaftler und Gesundheitsfördernde gedanklich vorstellen und erträumen – steht die gesunde Kommune neben anderen Politikfeldern auf der politischen Agenda. Sie wird als ein zentrales soziales Problem angesehen. Entscheidungen in anderen

Politikfeldern werden immer und zunächst hinsichtlich ihrer Konsequenzen für die Gesundheit der Bürgerinnen und Bürger hinterfragt. Wie durch ein Vergrößerungsglas (health lens) schauen alle Ressortverantwortlichen bei allen Entscheidungen (z. B. Verkehr, Siedlungsbau, Grünanlage) immer auch auf die Folgen für die Bevölkerungsgesundheit (Gesundheitsfolgenabschätzung). Politiken werden entschieden, personale und materielle Ressourcen zugewiesen, Programme, Maßnahmen und Aktivitäten laufend gesteuert, umgesetzt und überwacht. Die Wirkung von Interventionen wird festgestellt und nachfolgende Politiken werden im Lichte der Evaluationsergebnisse angepasst.

Anders als im Wunschbild, steht die gesunde Kommune aber nicht selbstverständlich auf der Agenda einer Kommune. Selbst dort, wo sie als wichtiges Politikfeld deklariert wurde, ist noch offen, was zu tun ist und welche Einheiten und Institutionen steuern, lenken, überwachen und evaluieren. Selbst wenn Politiken festgelegt wurden, woher wissen Kommunalpolitikerinnen und -politiker und Verwaltungsmitarbeitende, ob sie das „Richtige" tun, um ihre Kommune ökologisch resilient zu entwickeln und so die Bevölkerungsgesundheit zu stärken? Haben sie die transaktionale Wechselwirkung von Verhalten und Umwelt im Blick, orientieren sie sich am Paradigma der Sozialökologie? Wenn, dann vermutlich eher zufällig.

Vorab können sie tatsächlich nicht wissen, dass sie das „Richtige" tun. Sie sollten sich aber, so von Philipsborn und Rehfuess (2021, S. 305),

> „… auf der Basis des besten aktuell verfügbaren Wissens entscheiden, die Expertise von Fachleuten und Stakeholder integrieren und die Werte und Vorlieben der Bevölkerung in angemessener Weise berücksichtigen."

Die EU, die OECD und die WHO fordern – durchaus strittig –, politische Entscheidungen evidenzbasiert zu treffen und Politiken ebenso zu gestalten (siehe dazu u. a. mehrere Publikationen einer Arbeitsgruppe um Oxman, z. B. Oxman et al. 2009 in der Zeitschrift *Health Research Policy and Systems*). Während das den allermeisten Kommunalpolitikerinnen und -politikern eine analytische Expertise abverlangte, über die sie nicht ohne Weiteres verfügen, muss man genau das aber von Expertinnen und Experten der Gesundheitsberufe verlangen. Von denen wird evidenzbasiertes Intervenieren erwartet und sogar explizit eingefordert (Rehfuess et al. 2021; Haring und Siegmüller 2018; siehe dazu auch das Memorandum der *Bundeszentrale für gesundheitliche Aufklärung* von De Bock et al. 2020). Ein Evidenznachweis ist also für alle Interventionen gefordert, an denen professionelle Fachkräfte des Gesundheitswesens mit der Absicht beteiligt sind, die Bevölkerungsgesundheit zu schützen und zu fördern (von Philipsborn und Rehfuess 2021b).

Evidenzbasiert (evidence based) handelt, wer eine Intervention an den Erkenntnissen klinisch-epidemiologischer Studien (vor allem an jenen aus echten experimentellen Studien) orientiert. Wer *evidenzinformiert* handelt, der bezieht neben dem aktuellen Erkenntnisstand der klinisch-epidemiologischen Forschung auch Befunde aus anderen wissenschaftlichen Disziplinen ein und orientiert sein Handeln auch an Erkenntnissen, die mit Methoden gewonnen wurden, deren interne Validität schwächer ist als die des experimentellen Vorgehens, z. B. Beobachtungsstudien und Quasiexperimente. Wir diskutieren die methodischen Probleme, die mit der Forderung nach Evidenz verbunden sind, ausführlicher in Kap. 8.

Das Verständnis eines Begriffs erschließt sich nach Popper (1994) aus seinem Gebrauch. Der orientiert sich für evidenzbasiert und -informiert am Akronym STIIP. Gefordert ist demnach:

- **S**ystematische Sichtung und Bewertung von Studienergebnissen (sofern das Studienmaterial für einen Gegenstand bereits ausreicht, systematische Reviews und Metaanalysen)
- **T**ransparenz im Umgang mit Unsicherheit (Bekenntnis von Wissensdefiziten, wo keine verlässlichen Aussagen getroffen werden können)
- **I**ntegration und Partizipation auch von Erfahrungen von Mitgliedern der Zielgruppen in die Entscheidungen
- Umgang mit personalen und institutionellen *I*nteressenskonflikten
- Ein strukturierter, reflektierter **P**rozess.

Der strukturierte und reflektierte Entscheidungsprozess, mit dem die Akteurinnen und Akteure das strategische Vorgehen und die Inhalte der Intervention festlegen, orientiert sich wiederum an fünf Beschreibungsdimensionen, die das Akronym TIKKA bilden:

- **T**heorie (z. B. sozialökologisches Paradigma und „Theorien mittlerer Reichweite"[1])
- **I**nterdisziplinarität (Berücksichtigung der Erkenntnisse mehrerer wissenschaftlicher Disziplinen)
- **K**ontextabhängigkeit (Bedenken der Eigenarten des spezifischen Handlungsrahmens)
- **K**omplexitätsgrad
- **A**llgemeine gesellschaftliche Aspekte (z. B. Akzeptanz einer angestrebten Veränderung durch die Betroffenen, Machbarkeit von Interventionen).

Fasst man alle Kriterien zusammen, dann ergibt sich, dass Gesundheitsförderung der *Kommune* wissenschaftlich fundiert erfolgen sollte. Das ist mehr als die Orientierung an Wissen, also evidenzbasiertes und -informiertes (kompatibel mit und auf der Grundlage des bestverfügbaren aktuellen wissenschaftlichen Wissens) Vorgehen. Wissenschaftlich fundiert bedeutet auch, dass das Vorgehen sich an Theorien orientiert, ethisch legitimiert ist, die Nebeneffekte der Intervention kalkuliert und den Aufwand an Ressourcen rechtfertigt, der damit immer auch verbunden ist (Schlicht und Zinsmeister 2015).

---

[1] „Theorien mittlerer Reichweite" sind nach Merton (2000) Aussagesysteme, die empirisch fundiert und bewährt sind, während das für „Universaltheorien" nicht gilt. Zu Theoriebegriffen in der Gesundheitsförderung siehe auch Schlicht und Zinsmeister (2015).

Der Soziologe *Max Weber* hat das so geforderte Handeln als zweckrational bezeichnet (Weber 1985, S. 566). Zweckrational handelt,

> *„… wer sein Handeln nach Zweck, Mittel und Nebenfolgen orientiert und dabei sowohl die Mittel gegen die Zwecke, wie die Zwecke gegen die Nebenwirkungen, wie endlich auch die verschiedenen möglichen Zwecke gegeneinander rational abwägt: also jedenfalls weder affektuell (und insbesondere nicht emotional), noch traditional handelt."*

Wenn also weder Affekte noch Traditionen (einmal erworbene und gefestigte Einstellungen und Handlungsmuster) das Handeln in der kommunalen Gesundheitsförderung leiten sollten, dann das Wissen. Aber welches ist gemeint?

5.1.2 Welches Wissen sollte das Handeln in der „Gesundheitsförderung *mit* der Kommune" leiten?

Kommunalpolitikerinnen und -politiker, Verwaltungsmitarbeitende und Bürgerinnen und Bürger haben eine mehr oder minder elaborierte und begründete Vorstellung davon, wie sich Sachverhalte, allgemeine Phänomene und singuläre Ereignisse in ihrer Kommune erklären lassen, was sie verursacht und wie und wohin sie sich entwickeln werden. Diese „privaten" Vorstellungen resultieren aus traditionellen Einstellungen, Alltagserfahrungen, ideologischen Überzeugungen, Weltanschauungen, Glaubenssätzen, sozialen Austauschprozessen und Ratschlägen von Expertinnen und Experten.

Wir haben im Kapitel 1 bereits auf System-, Transformations- und Zielwissen hingewiesen, das kommunale Akteurinnen und Akteure benötigen, um ihre Kommune im Lichte der großen gesellschaftlichen Herausforderungen zu transformieren. Der Wissenschaftstheoretiker *Mario Bunge* (1985) hat Wissensarten unterschieden, die darüber informieren, was – wie Goethe den Dr. Faust sagen lässt – „die Welt im Inneren zusammenhält".

> *„Ist's Lieb'? Ist's Hass? Die glühend uns umwinden,*
> *Mit Schmerz und Freuden wechselnd ungeheuer,*
> *So daß (sic!) wir wieder nach der Erde blicken,*
> *Zu bergen uns im jugendlichsten Schleier."*
> (Goethe, Faust Teil I)

Wir ordnen die von Bunge benannten Wissensarten und erläutern sie kurz am Beispiel des Hitzeschutzes.

Im *nomologischen* Wissen oder *Bedingungswissen* werden Aussagen zu gesetzesartigen Zuständen getroffen. Die Aussagen müssen „wahr", also mit den aktuell bekannten Methoden des wissenschaftlichen Tuns geprüft und empirisch bewährt sein. Der Zusammenhang von Ursache und Wirkung kann im Bedingungswissen deterministisch (zutreffend versus unzutreffend) oder probabilistisch (trifft wahrscheinlich zu versus trifft wahrscheinlich nicht zu) formuliert sein. Deterministisch formuliert ist beispielsweise die Aussage: „Sind Fassaden begrünt, dann verändert das Blattwerk die Strahlungsbilanz an der Hauswand. Luftpolster zwischen Blattwerk und Wand und Verdunstung verändern die thermischen Umgebungsbedingungen." Träte die Wirkung nur mit einer definierten Wahrscheinlichkeit ein, wäre die Aussage probabilistisch zu formulieren: „Sind Fassaden begrünt, verändert das Blattwerk wahrscheinlich die Strahlungsbilanz an der Hauswand. (…)." Für die Gesundheitsförderung **mit** der Kommune bewahrt nomologisches Wissen als Hintergrundwissen Akteurinnen und Akteure davor, auf Traditionen und Glauben gründende Annahmen oder ideologische Verkündigungen als „wahr" zu deuten.

Zusätzlich zum Bedingungswissen sind *nomopragmatisches* Wissen und *technologische Regeln* bedeutsame „Leitplanken" für die praktische Umsetzung von Politiken in der Kommune. In beiden Wissensarten wird *Veränderungswissen* formuliert. Die im nomopragmatischen Wissen und den technologischen Regeln enthaltenen Empfehlungssätze informieren, wie sich Sachverhalte herstellen oder vermeiden lassen.

Nomopragmatisches Wissen beschreibt Handlungen, die unter definierten Ausgangsbedingungen wahrscheinlich zu Handlungsfolgen führen. Ein Beispiel, das in pragmatischer Beziehung zur oben getroffenen Gesetzesaussage steht, lautet: „Wenn Dächer und Fassaden begrünt werden, dann reduziert das bei großer Hitze die Lufttemperatur und senkt mit der Wahrscheinlichkeit „p" das Risiko ernsthafter gesundheitlicher Schäden und des vorzeitigen Versterbens von gesundheitlich vulnerablen Bürgerinnen und Bürgern."

Technologische Regeln sind aus dem *nomopragmatischen* Wissen abgeleitete Empfehlungen für Handlungen (mache, tue, unterlasse), mit denen Transformationsziele erreicht werden sollen. Auch hier das Beispiel fortgeführt: „Um das Risiko ernsthafter Erkrankungen und erhöhter Übersterblichkeit vulnerabler Bevölkerungsgruppen mit der Wahrscheinlichkeit „p" zu senken, begrüne Fassaden und Dächer."

Dass Aussagen „wahr"[2] oder besser, „empirisch bewährt" sind, ist das Gültigkeitskriterium für Aussagen des nomologischen Wissens. Dass die in den Aussagen enthaltenen Handlungen wirken (Wirksamkeit, Effektivität) und nützen (Effizienz), sind dagegen Gültigkeitskriterien der beiden anderen Wissensarten.

▶ **Definition diverser Wissensarten** Nomologisches oder Bedingungswissen trifft Aussagen über gesetzesartige Zustände, die deterministische oder probabilistische Zusammenhänge zwischen Ursache und Wirkung benennen: „Für alle x gilt: Wenn x auf A zutrifft, dann trifft auf x B zu" oder „Wenn x auf A zutrifft, dann trifft mit der Wahrscheinlichkeit *p* auf x B zu."

---

[2] Der Wahrheitsbegriff wird in den Sozialwissenschaften weniger streng verwendet als in den Naturwissenschaften. Gemeint ist vor allem die Übereinstimmung der Aussagen einer Theorie mit empirischer Beobachtung der Wirklichkeit. Die Beobachtung der Wirklichkeit wiederum hängt nicht zuletzt von den zum gegebenen Zeitpunkt verfügbaren Methoden ab. Wahrheit ist in den Sozialwissenschaften also historisch gebunden.

Nomopragmatisches Wissen trifft Aussagen über Handlungen, die unter definierten Ausgangsbedingungen definierte Handlungsfolgen herbeiführen. Sie sind oft als probabilistische Ursache-Wirkungs-Beziehungen formuliert: „Wenn man H unter der Ausgangsbedingung A tut, dann kann man mit der Wahrscheinlichkeit p die Folgen F feststellen."

Technologische Regeln empfehlen Handlungen, um unerwünschte Zustände in erwünschte zu überführen. Sie stehen in pragmatischer Beziehung zum *nomopragmatischen* Wissen: „Um F zu erreichen, empfiehlt es sich, unter der Ausgangsbedingung A, H zu tun."

An anderer Stelle haben wir zwischen evidenten, alltagswirksamen und alltagstauglichen Aussagen unterschieden (Schlicht 2018a). Wir werden das in Kap. 8, in dem wir uns mit der Evaluation befassen, vertiefen und dort auch die evidenzbasierte Praxis um die Forderung nach einer *praxisbasierten Evidenz* ergänzen.

Wie die Wissensarten korrespondierend zusammenhängen, vor allem aber wie es gelingen könnte, evidente Sachverhalte in praktisches (alltagswirksames und -taugliches) Handeln zu überführen, das wird in der Implementierungsforschung diskutiert (z. B. Brownson et al. 2018). Die dort geführten methodisch anspruchsvollen Debatten – die wir hier nicht weiter vertiefen – beklagen nicht zuletzt den Sachverhalt, dass Studienergebnisse, die aus experimenteller Gesundheitsforschung resultieren, die also Evidenz liefern, für Bedingungen stehen, welche die Komplexität der Alltagsbedingungen von Betroffenen unzulässig reduzieren und daher nur bedingt für die praktische Anwendung taugen. In der Medizin wird dazu die Abfolge „from bench to bed, from bed to community" gefordert: Ergebnisse aus dem Labor gelangen unter kontrollierten klinischen Bedingungen in die Behandlung. Erst wenn sich die Behandlung im kontrollierten klinischen Setting bewährt hat, wird sie zur Standardbehandlung in der Routine der stationären und ambulanten Versorgung.

Neben den Wissensarten, die einen bewährten wissenschaftlichen Kern haben, existiert noch *Tatsachenwissen,* das einen singulären Sachverhalt feststellt, ohne zu verallgemeinern und ohne „Wenn-dann-" oder „Je-desto-Verknüpfungen" zu verwenden. Die Aussage beispielsweise: „Frau Maier hat während einer tagelang anhaltenden Hitzeperiode mit einer Lufttemperatur von >33 °C einen Schlaganfall erlitten" beschreibt eine Tatsache.

Halten wir noch einmal als wichtige Forderung fest: Gesundheitsförderung *mit* der Kommune muss wissenschaftlich fundiert erfolgen. Die Handelnden müssen Veränderungswissen nutzen und bewährte Regeln – in komplexen Kontexten auch Heuristiken – anwenden, die durch Gesetzeswissen fundiert oder mindestens mit ihm kompatibel sind. Die Entwicklung zur ökologisch resilienten Kommune ist wünschenswerterweise in einen theoretischen Rahmen eingebettet und ethisch legitimiert. Nebenwirkungen werden kalkuliert und Programme und Maßnahmen sind hinsichtlich ihres Aufwands wirtschaftlich angemessen. Gesundheitsförderung *mit* der Kommune darf also nicht als eine Veranstaltung stattfinden, die auf Traditionen, Glaubensbekenntnissen, Ideologien oder gar esoterischer Quacksalberei fußt.

In ihrer Alltagsroutine handeln weder Kommunalpolitikerinnen und -politiker noch Verwaltungsmitarbeitende durchgängig wissenschaftlich fundiert, sondern häufiger auf der Grundlage „naiver" Annahmen, ideologischer Positionen und tradierter Routinen. So aber dürfen Fachkräfte des Gesundheitswesens nicht handeln. Sie müssen wissenschaftlich fundiert agieren. Die Forderung nach wissenschaftlicher Fundierung schließt nicht aus – wie noch gezeigt wird –, dass die Erfahrungen von Kommunalpolitikerinnen und -politikern, von Verwaltungsmitarbeitenden und von Bürgerinnen und Bürgern berücksichtigt und auch deren Bedürfnisse bedacht werden sollten, wenn Politiken formuliert und umgesetzt werden, um Transformationsziele zu erreichen.

5.2 Eine Kommune ökologisch resilient gestalten – ein politischer Prozess

Politische Entscheidungen in Kommunen resultieren – selbst dort, wo ihnen System-, Transformations- (nomopragmatisches Wissen und technologische Regeln) und Zielwissen zugrunde liegt – aus kontroversen Abwägungsprozessen. Welches Problem, welche Bedingung letztlich behandelt, welchem Anliegen Bedeutung beigemessen, welchem Aufmerksamkeit gewidmet wird und welche Ressourcen der Behandlung des sozialen Problems zugemessen werden, hängt zum einen vom Wissen ab und unterliegt zum anderen den Interessen, Werthaltungen, Lebensstilen, Vorlieben und Einstellungen der Kommunalpolitikerinnen und -politiker.

Schließlich hängen kommunalpolitische Entscheidungen auch von der Intensität ab, mit der die Bürgerinnen und Bürger Erwartungen an die Personen in den politischen Ämtern (Landrätin oder Landrat, Bürgermeisterin oder -meister) und/oder an die gewählten Mitglieder der politischen Gremien formulieren (von Philipsborn et al. 2020).

Bereits die Entscheidung, welchem Sachverhalt Kommunalpolitikerinnen und -politiker überhaupt und welchem sie vordringlich Aufmerksamkeit widmen, resultiert aus impliziten und expliziten Abwägungen über den Nutzen und die Wirksamkeit für die Bevölkerungsgesundheit, aber auch aus politischen Vorteilen, die Mandatsträgerinnen oder -träger aus der Beschäftigung mit einem Politikfeld erzielen können.

Die Aufmerksamkeit, die Kommunalpolitikerinnen und -politiker einem Problem zuwenden können, ist begrenzt. Sachverhalte, die zu Politikfeldern werden, konkurrieren um die Aufmerksamkeit. Auf der staatlichen Ebene konkurrieren Politikfelder in den großen Linien, die Wählerinnen und Wähler der Parteien von ihren gewählten Vertreterinnen und Vertretern erwarten: Wirtschaft, Umwelt, Finanzen etc. In der Kommune ist die Konkurrenz vergleichsweise kleinteiliger: Kinderbetreuung, Wirtschaftsförderung, kulturelles Leben etc. Einige Politikfelder stehen wie selbstverständlich auf der Agenda einer Kommune. Sie folgen dem kommunalen Auftrag zur Daseinsvorsorge. Wasser- und Energieversorgung, Bauen und Wohnen, Wirtschaftsförderung, Verkehrsplanung und -lenkung, Soziales, Bildung, Dorf-/Stadtentwicklung, Zivilschutz (z. B. Feuerwehr,

Rettungsdienste) und die Unterbringung geflüchteter Menschen bestimmen alle, mal stärker mal weniger intensiv, die Tagespolitik einer Kommune.

Der Förderung der Bevölkerungsgesundheit wird in den kommunalpolitischen Gremien und der kommunalen Verwaltung seltener Aufmerksamkeit gewidmet als den Zielen der gerade genannten Politikfelder. Denn, so kann man allenthalben hören, Gesundheit sei doch kein soziales, sondern in erster Linie ein „Problem" jedes/r Einzelnen. Damit sei es allenfalls ein Sachverhalt, den die kassen- und zahnärztlichen Vereinigungen und die Krankenkassen betreuen. Für die Bevölkerungsgesundheit sei auch das Land und/oder der Bund zuständig. Immerhin gäbe es doch zuständige Bundes- und Landesministerien und zu- und untergeordnete Behörden (z. B. die BZgA), die sich mit dem Politikfeld befassen müssten. Warum also sollte die Kommune sich darum kümmern und auch noch knappe Ressourcen investieren?

Weil Politikfelder um Aufmerksamkeit, Zeit, Geld und Personal konkurrieren, ist es also keinesfalls selbstverständlich, dass sich die Politikerinnen und Politiker der kommunalpolitischen Gremien und der Mitarbeitenden der kommunalen Verwaltung mit der Förderung der Bevölkerungsgesundheit befassen. Der Blick auf kommunale Umwelten in Kap. 4 hat aber gezeigt (und das von der WHO propagierte Konzept der Gesundheit in allen Politikfeldern („health in all policies")) fordert sogar, dass Kommunalpolitikerinnen und -politiker auch die Bevölkerungsgesundheit fördern sollten (Böhm et al. 2020).

Gesundheitsfördernde Bemühungen, die sich darauf beschränken, individuelles Gesundheitsverhalten zu motivieren und aufrechtzuerhalten, haben die Bevölkerungsgesundheit nur unzureichend verbessert (siehe Kaps. 1 und 3). Die bevorzugte, „downstream" genannte Interventionslogik wirkt nicht nachhaltig ohne gleichzeitige „upstream-" oder policy-basierte Strategie (zur Anwendung der Metapher „downstream" und „upstream" im Kontext von gesundheitlicher Chancengleichheit siehe McMahon 2021). Fudge et al. (2020, S. 135) haben dazu geschrieben:

> „… we note the policy-action gap and the failure to recognise the complexity in policy responses, the continuing growth of cities and the ongoing inability to address basic health needs."

Verlautbarungen, Positionen, Strategien und Pläne der WHO – formuliert 1986 in der Ottawa-Charta und in nachfolgenden Konferenzen (z. B. der Global Action Plan on Physical Activity 2018–2030[3]) – fordern seit vier Jahrzehnten, Interventionen nicht allein darauf zu konzentrieren, individuelles Gesundheitsverhalten zu motivieren, sondern die Lebensumwelt(en) einzuschließen. Als paradigmatisches Fundament empfehlen sie die Sozialökologie (z. B. Stokols 1996). Um das komplexe Gefüge einer Lebenswelt

---

[3] https://apps.who.int/iris/bitstream/handle/10665/272722/9789241514187-eng.pdf; Letztmalig aufgerufen Februar 2023.

abzubilden, aus dem Gesundheit erwächst oder Krankheit droht, bemühen sie häufig sogenannte *Determinantenmodelle*.

Grafisch aufbereitet, steht im Zentrum der Determinantenmodelle das Individuum mit seiner genetischen Ausstattung, seinen Einstellungen und Motiven, das von Umwelten (z. B. Familie, Nachbarschaft etc.) umgeben ist, die sein Gesundheitsverhalten und seine Gesundheit beeinflussen. Bekannt und häufig kopiert ist das Regenbogenmodell von Dahlgren und Whitehead (1993). Wie das Regenbogenmodell nennen auch andere Modelle potenzielle Gesundheitsdeterminanten, ohne darüber zu informieren, wie die Person- und Umweltdeterminanten miteinander verknüpft sind.

Barton und Grant (2006) haben Gesundheitsdeterminanten grafisch anders angeordnet. Sie beziehen sich in ihrem Modell auf die „policy-action-gap", um politische Entscheidungen zu betonen. Die erachten sie für dringlich geboten, um Städte gesünder zu gestalten. Aber auch im Modell von Barton und Grant steht die individuelle Gesundheit im Zentrum der Grafik.

Rückt statt der individuellen Gesundheit das gesundheitsermöglichende und -beeinflussende Verhalten der Kommunalpolitikerinnen und -politiker, Verwaltungsmitarbeitenden und Bürgerinnen und Bürger ins Zentrum der Grafik und also auch der Aufmerksamkeit derjenigen, die entscheiden, stellt sich zunächst die Frage, wie die gesunde Kommune auf die politische Agenda kommt und welche Politiken geeignet sind, um Person-Umwelt-Transaktionen problemangemessen zu adressieren.

In Abb. 5.1 haben wir uns an einen Vorschlag von Golden et al. (2015) angelehnt. In der grafischen Anordnung sind Politiken integriert, mit denen Möglichkeitsräume (Umwelten) geschaffen werden, um es den Bürgerinnen und Bürgern zu erleichtern, gesundheitsrelevante Verwirklichungschancen zu ergreifen.

Das Modell in Abb. 5.1 lehnt sich im Weitesten an die Stufen des *Policy Cycle* der *Politikfeldanalyse* an: 1) Ein Sachverhalt wurde als soziales Problem wahrgenommen, 2) Agenda-Setting wird betrieben, 3) das Politikfeld wird ausformuliert, 4) über Politiken wird entschieden, 5) sie werden implementiert und 6) der Prozess und die Ergebnisse werden evaluiert.

Grob lassen sich im Zeitverlauf des politischen Prozesses zwei große Abschnitte erkennen: 1) Der Zeitabschnitt, bis ein Sachverhalt als Politikfeld definiert ist, und 2) der Zeitabschnitt, nachdem ein Sachverhalt als soziales Problem auf der Agenda steht und Politiken ausgearbeitet und umgesetzt werden.

Die vier Kästen in Abb. 5.1 deuten die sich gegenseitig stützende Entwicklung des Politikfeldes und von Politiken der kommunalen Gesundheitsförderung lediglich an.

Im Multiple-Streams-Ansatz, der auf Kingdon (1984) zurückgeht und von Howlett et al. (2009) erweitert wurde, werden mit dem „Problem-", „Policy-", „Politik-", „Prozess-" und „Programmstrom" (teilweise) voneinander unabhängige „Ströme" unterschieden, die – sofern keine Störungen auftreten – so münden, dass ein Sachverhalt als gesellschaftlich (sozial) relevantes Problem erkannt (Problemwahrnehmung) und auf die Agenda genommen wird (Agenda-Setting). Für das als sozial relevant deklarierte Problem werden dann Politiken formuliert, mit denen das Problem schließlich gelöst

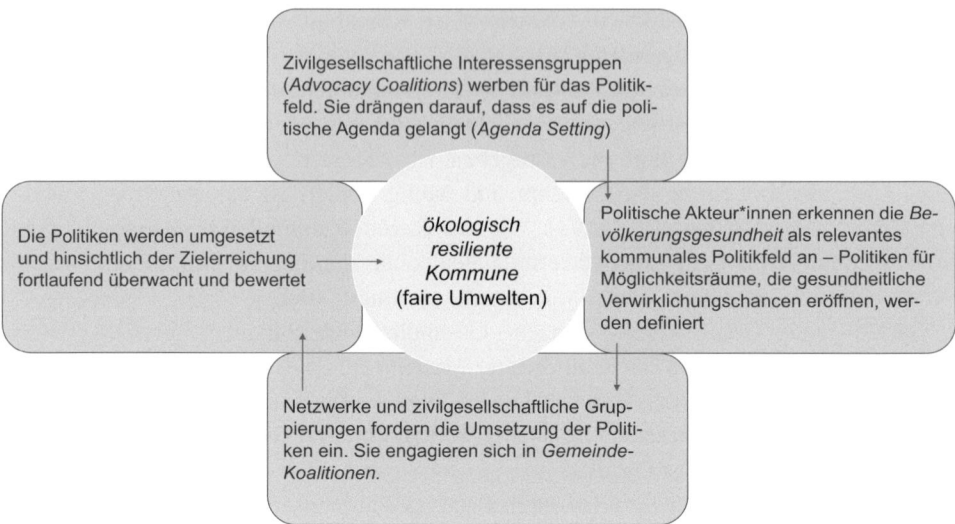

Abb. 5.1 Übertragung des Policy-Cycle-Modells auf die Entwicklung des Transformationsziels „ökologisch resiliente Kommune"

wird (policy making und policy implementation). Der Multiple-Streams-Ansatz will (vor allem) das Agenda-Setting näher beschreiben.

- Im Problemstrom „treiben" gleichsam viele Sachverhalte im kommunalen Politikgeschehen nebeneinander her. Sie konkurrieren darum, von der Zivilgesellschaft, der kommunalen Politik und der Verwaltung als sozial relevant anerkannt zu werden. Wenn Kommunalpolitikerinnen und -politiker das Problem auf die Tagesordnung der Gemeinde setzen, widmen sie ihm Aufmerksamkeit und sind bereit, Ressourcen zuzuweisen.
  Ein Anlass, die gesunde Kommune auf die Agenda zu setzen, könnte beispielsweise die Verschiebung im Altersaufbau einer Stadt- oder Dorfbevölkerung sein. Manchmal – so wie zurzeit – treten herausfordernde Ereignisse auch zeitgleich auf. Sie indizieren den Bürgerinnen und Bürgern, den Kommunalpolitikerinnen und -politikern und den Verwaltungsmitarbeitenden, dass die Bevölkerung vulnerabel ist und die Strukturen der Gemeinde und der Zusammenhalt in der Stadt-/Dorfgesellschaft bedroht sind.
- Im Policy-Strom schlagen Expertinnen und Experten wie Gesundheitswissenschaftlerinnen und -wissenschaftler, Angehörige medizinischer Berufe, Stadtplanende, Angehörige der Verwaltung, Mitglieder von Parteien, Wählergruppen oder Bürgerinnen und Bürger Ideen vor, was alles zu tun ist, damit die gesunde Kommune Wirklichkeit wird. Gesucht werden praktikable Lösungen, die von der Mehrheit der Bürgerinnen und Bürger akzeptiert werden. Da sowohl Kommunalpolitikerinnen und

-politiker, Verwaltungsmitarbeitende wie auch Bürgerinnen und Bürger häufig bereits Lösungen präferieren, bevor ein soziales Problem konkret gefasst wurde, fließt der Policy-Strom häufig von der Lösung zum Problem, oder – wie es auch heißt – „eine Lösung sucht sich ein passendes (Teil-)Problem".
- Im Politics-Strom geht es um Zuständigkeiten. Wer ist für was verantwortlich, wer entscheidet? Aber auch: Wie ist die Stimmung in der Bürgerschaft?
- Im Prozessstrom, den Howlett et al. hinzugefügt haben, wird genauer festgelegt, wie Politiken strukturell verankert werden, und
- im Programmstrom werden standardisierte Prozeduren für die Umsetzung der Politiken definiert und verantwortliche Akteurinnen und Akteure benannt.

In jedem Strom übernehmen unterschiedliche Akteurinnen und Akteure die Hauptrolle: Personen aus Wissensgemeinschaften (epistemic communities), die mit dem Problem seit längerem inhaltlich befasst sind (z. B. Public-Health-Fachgruppen wie die *Deutsche Gesellschaft für Sozialmedizin und Prävention* oder wissenschaftliche Beiräte wie der *WBGU)*, Politikerinnen und Politiker in instrumental constituencies, die ein bestimmtes Werkzeug zur Problemlösung – häufig unabhängig vom Problem – favorisieren, informelle *Policy-Netzwerke,* denen das Problem „am Herzen liegt" und die dafür werben, dass es in einer bestimmten Art und Weise gerahmt und gelöst wird.

Auf der supranationalen und nationalen Ebene, aber auch in größeren politischen Gemeinden, sind Policy-Unternehmerinnen und -Unternehmer und Policy Broker aktiv. Die Rolle von Policy-Unternehmerinnen und -Unternehmern wurde von Kingdon (1984) bereits im Multiple-Streams-Ansatz behandelt. Knaggård (2015) hat dann zusätzlich als weitere Akteurinnen und Akteure Policy Broker benannt. Die Rolle der Broker nehmen Personen ein, die über Sachkenntnis im Politikfeld verfügen. Policy-Unternehmerinnen und -Unternehmer promoten das Politikfeld und vernetzen Personen und Organisationen miteinander. Policy Broker tragen mit Sachverstand dazu bei, Lösungen sachgerecht (am besten evidenzbasiert und -informiert) umzusetzen.

Policy-Unternehmerinnen und -Unternehmer werben dafür, dass die gesunde Kommune auf die Agenda einer Gemeinde gelangt (Müller et al. 2022). Diese Akteurinnen und Akteure sind nicht, wie der Begriff „Unternehmer" vermuten lässt, in einer Kommune zwingend in einer professionellen Funktion (wie etwa Lobbyisten, Verbandsvertreterinnen und -vertreter) unterwegs. Einige, ggf. sogar die meisten Policy-Unternehmerinnen und -Unternehmer sind in einer Kommune interessierte Laien, denen es aus unterschiedlichen Gründen wichtig ist, dass sich eine Kommune um die Bevölkerungsgesundheit kümmert. Solche Bürgerinnen und Bürger haben Müller et al. (2022) als „Kümmerer" bezeichnet. Sie stoßen die kommunalpolitische Auseinandersetzung mit dem Problem an.

Wir sehen vor allem die Rolle der Policy Broker als bedeutsam für die Gesundheitsförderung *mit* der Kommune an, weil der komplexe Entwicklungsprozess zur ökologisch resilienten Kommune nicht ohne Sachverstand/Expertise zu leisten ist. Die *World Federation of Public Health Associations* sieht in ihrer Global Charter Fachkräfte der Prävention und Gesundheitsförderung – wie sie etwa in den gesetzlichen Krankenkassen, bei Ministerien, in der BZgA, im ÖGD oder in anderen Organisationen tätig sind – in der Verantwortung, als Policy Broker zu agieren (Lomazzi 2016). Prominent, so scheint es, sollen derzeit vor allem die Mitarbeitenden der gesetzlichen Krankenkassen die Rolle von Policy Brokern einnehmen. Der von den Spitzenverbänden der gesetzlichen Krankenkassen gemeinsam verabschiedete Leitfaden zum § 20 SGB V fordert das Engagement der Kassen in der kommunalen Gesundheitsförderung.[4]

Die Rolle der Policy Broker könnten, neben den Präventionsfachkräften der gesetzlichen Krankenkassen, auch die Mitglieder des Öffentlichen Gesundheitsdienstes (ÖGD) ausfüllen. Auch Mitglieder kommunaler Partizipationsformate, die in einigen Bundesländern auf Landkreisebene etabliert wurden (z. B. die kommunalen Gesundheitskonferenzen in Baden-Württemberg oder die Regionalkonferenzen in Bayern), können als Policy Broker agieren, wenn sie fachlich ausgewiesen sind. Das trifft auch auf Mitarbeitende der Verwaltung oder auf Quartiersmanagerinnen und -manager zu, die mit ihrem Know-how Kommunalpolitikerinnen und -politiker und Verwaltungsmitarbeitende beraten, widerstreitende Interessen ausbalancieren und die Entwicklung zur ökologisch resilienten Kommune fachlich unterstützen.

Die wissenschaftliche Basis für eine Orientierung der kommunalen Gesundheitsförderung an den Erkenntnissen der Politikfeldanalyse ist bis heute lückenhaft. Derzeit orientiert sich das europäische Forschungskonsortium *Policy Evaluation Network* (PEN) am *Multiple-Streams-Ansatz*. Gearbeitet wird dort an systematischen Umsetzungs- und Evaluationsstrategien. Mit den Strategien wird das Ziel verfolgt, der Bevölkerung zu ermöglichen, körperlich aktiv zu sein und sich „gesund" zu ernähren (Lakerveld et al. 2020).

Der Multiple-Streams-Ansatz geht davon aus, dass politische Prozesse parallel, sich teilweise gegenseitig bedingend, aber teils auch unabhängig voneinander ablaufen. Wir sehen den Prozessverlauf eher einer liegenden Acht ähnelnd denn einem Kreismodell oder gar einem Flussdiagramm folgend, das an einer Stelle startet und mit der Wirkungsfeststellung endet. Die liegende Acht ist für das Panarchiemodell kennzeichnend, dass der ökologischen Resilienz nach Holling zugrunde liegt. In Abb. 5.2 haben wir das illustriert. Der Einstieg in den Prozess beginnt mit dem Agenda-Setting (auf der linken Seite der Abbildung).

Den politischen Prozess, der vom Sachverhalt Bevölkerungsgesundheit zum sozialen Problem Bevölkerungsgesundheit und damit zum Politikfeld gesunde Kommune führt, das im politischen Prozess bearbeitet wird, betrachten wir im Folgenden noch etwas näher.

---

[4] Siehe dazu die revidierte Fassung des Leitfadens vom 21.12.2022 unter https://www.gkv-spitzenverband.de/media/dokumente/krankenversicherung_1/praevention__selbsthilfe__beratung/praevention/praevention_leitfaden/Leitfaden_Pravention_GKV_2022_barrierefrei.pdf; letztmalig aufgerufen März 2023.

5.2 Eine Kommune ökologisch resilient gestalten …

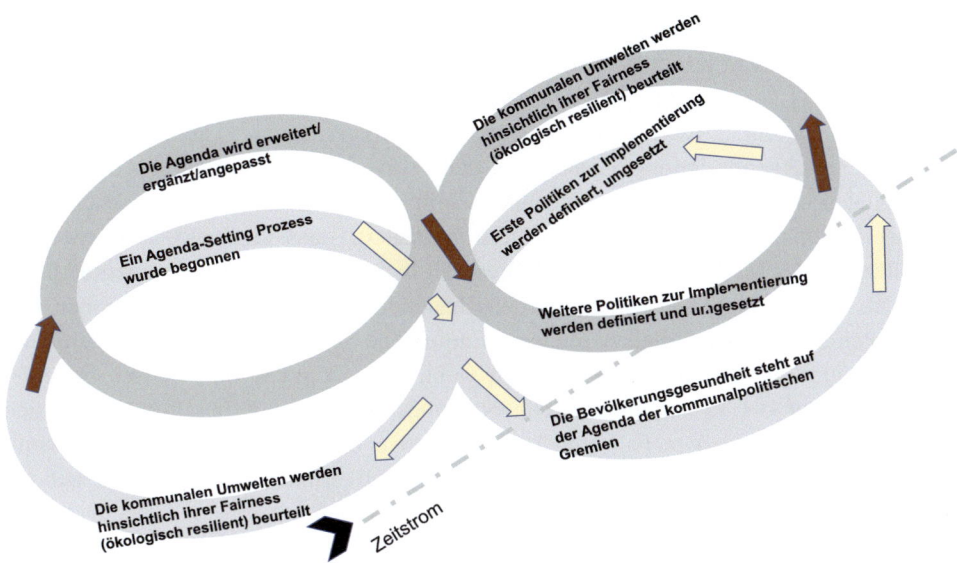

Abb. 5.2 Policy Cycle als liegende Acht

5.2.1 Die Bevölkerungsgesundheit wird als sozial relevant definiert und das Politikfeld Gesunde Kommune auf die politische Agenda gesetzt

Die gesunde Kommune soll in einer Kommune auf die Tagesordnung der Kommunalpolitik. Damit das geschieht, müssen Kommunalpolitikerinnen und -politiker überzeugt sein oder werden, dass es sich bei der Bevölkerungsgesundheit um ein soziales Problem handelt, dem sie ihre Aufmerksamkeit widmen sollten. Das Problem kann von den kommunalen Entscheiderinnen und Entscheidern aus eigener Überzeugung auf die Agenda gesetzt werden (inside initiation). Möglicherweise liegt die Bevölkerungsgesundheit aber auch einzelnen Bürgerinnen und Bürgern oder Gruppen in einer Gemeinde „am Herzen". Sie fordern von den Kommunalpolitikerinnen und -politikern Lösungen für das von ihnen als sozial relevant deklarierte Problem ein. Bürgerinnen und Bürger, einzeln oder in Interessensgruppen, stoßen – im Sinne des Panarchiemodells – dann eine Revoltenfunktion (outside initiation) an. Kommunalpolitikerinnen und -politiker geben dem „Druck" nach und setzen das Problem auf die Tagesordnung der politischen Entscheidungen.

Mit Fragen, warum und wie ein Sachverhalt als gesellschaftlich relevantes Problem erkannt wird, das dringlich behandelt werden sollte, haben sich beispielsweise Berger und Luckmann (1999) und Goffman (2019) beschäftigt. Nach deren Auffassung wirken Interaktionsprozesse Weltanschauungen, Überzeugungen, Ideen, Meinungen, Vorannahmen und politisch-gesellschaftliche Positionen werden ausgetauscht. Erfahrungen der Akteurinnen und Akteure, die auf objektiven Daten und auf subjektiven Deutungen der Alltagswirklichkeit basieren werden gespiegelt. Die (kommunale) Wirklichkeit wird – wie Berger und Luckmann (1999) es genannt haben – gesellschaftlich konstruiert.

In einer älteren – trotz des Alters aber einflussreichen – These der Medienforschung, der Agenda-Setting-These, wird den Print- und audiovisuellen – heute auch den digitalen – Medien ein entscheidender Einfluss im *Agenda-Setting* zugeschrieben (Rössler 2019). Die Agenda-Setting-These postuliert, dass sich die Frequenz und Intensität, mit der Medien über einen Sachverhalt berichten, auf den Relevanzgrad überträgt, den die Zeitungslesenden, Fernsehzuschauenden und andere Rezipientinnen und Rezipienten einem Sachverhalt beimessen. Empirische Studien zur These belegen, dass diese Annahme insbesondere dann zutrifft, wenn über Skandale oder Krisen berichtet wird (z. B. über die Kontamination von Nahrungsmitteln mit Giftstoffen, Pandemien oder Hitzestress). In jedem Fall sind kommunikative Bemühungen erforderlich, damit die Bürgerinnen und Bürger und die Kommunalpolitikerinnen und -politiker auf die Förderung der Bevölkerungsgesundheit aufmerksam werden.

Bis ein Politikfeld „reif" für die Agenda ist, vergeht in der Regel Zeit. Mal wird das Problem durch äußere Ereignisse auffällig. Mal rumort es bereits eine Weile, aber es gibt Widerstände, es auf die Agenda zu nehmen, oder es fehlt den Verantwortlichen an Einsicht, dass nicht nur der Schutz vor Krisen, sondern auch die Förderung der Bevölkerungsgesundheit eine kommunale Aufgabe ist. Dann muss Überzeugungsarbeit geleistet werden. Hier agieren die bereits genannten Policy-Unternehmerinnen und -Unternehmer. Das können Organisationen oder Personen sein, denen der Sachverhalt wichtig ist. Oft sind sie auch mit den Kommunalpolitikerinnen und -politikern und mit Verwaltungsmitarbeitenden vernetzt und werden von ihnen (an)gehört. Sie können die politische Agenda einer Kommune allerdings nur beeinflussen, wenn ein Sachverhalt im kommunalen Diskurs oder im Problemstrom bereits als soziales Problem diskutiert wird. Sie surfen nach Auffassung von Howlett et al. eher auf der Welle des kommunalen Diskurses, als sie die Welle selbst auslösen.

Policy-Unternehmerinnen und -Unternehmer und -Broker, wollen, dass das Problem inhaltlich in ihrem Sinne verstanden wird. Sie sind mal inner- und mal außerhalb der kommunalen Verwaltung und der politischen Gremien aktiv. Für sie ist klar, dass eine salutogene Sicht auf die Bevölkerungsgesundheit auf die Agenda der kommunalen Politik gehört. Sie verfügen über Wissen, stecken gleichsam im Thema „drin". Für ihre Absichten suchen sie Verbündete, um Kommunalpolitikerinnen und -politiker zu sensibilisieren und zu motivieren, Ressourcen zu widmen und Lösungen zu definieren, von denen sie überzeugt sind, dass sie sachangemessen sind. Kommunalpolitikerinnen und -politiker sollen akzeptieren, dass nicht nur der Kanon der kommunalen Pflichtaufgaben und die wirtschaftliche Prosperität der Kommune, sondern auch das Sozialkapital und das Wohlergehen der Bürgerinnen und Bürger eine zentrale kommunalpolitische Aufgabe definieren. Sie sollen erkennen, dass individuelles Gesundheitsverhalten aktiv ermöglicht werden muss.

Tab. 5.1 Varianten im Agenda-Setting (Nach Cobb et al. (1976))

Die Initiative für ein als sozial relevant deklariertes Problem geht aus von …	Die Beteiligung/Zustimmung der Zivilgesellschaft (der Öffentlichkeit) ist …	
	Gegeben	Gering bis nicht vorhanden
Kommunalpolitischen Gremien	Das Politikfeld wird bestätigt und umgesetzt	Für das Politikfeld wird im Nachhinein Unterstützung mobilisiert
Zivilgesellschaftlichen Akteurinnen und Akteuren	Das Politikfeld wird extern initiiert	Das Politikfeld wird intern initiiert

Schauen wir noch einmal näher hin:

Warum wird dem einen Sachverhalt Aufmerksamkeit zuteil und einem anderen nicht? Warum findet die Zivilgesellschaft ein Thema wichtig, aber die politisch Verantwortlichen nehmen es nicht auf die Agenda, und umgekehrt? Auf diese Fragen haben neben anderen Howlett et al. (2009) und Schneder und Janning (2006) geantwortet. Wie also gelangt die gesunde Kommune auf die Agenda der politischen Tagesgeschäfte?

Gelingt es, das (eigentlich komplexe) Thema einfach und widerspruchsfrei so zu formulieren, dass sich die Bevölkerung angesprochen und betroffen fühlt, erscheint es angesichts von äußeren Bedrohungen und Herausforderungen dringlich, Lösungen zu finden, ist die gesunde Kommune an bereits vorhandene Routinen anderer Politikfelder anschlussfähig und ist das Problem mit symbolischer Bedeutung „aufgeladen", dann hat die gesunde Kommune „gute Chancen", die Aufmerksamkeit der Kommunalpolitikerinnen und -politiker zu gewinnen.

Cobb et al. (1976) haben vier typische Modi des Agenda-Setting unterschieden, die in Tab. 5.1 gezeigt sind.

Sowohl die Bürgerinnen und Bürger als auch die Kommunalpolitikerinnen und -politiker können aktiv werden, um einen Sachverhalt als sozial relevantes Problem auf die Agenda zu bringen. Die Bürgerinnen und Bürger können darauf drängen, es im politischen Raum der Kommune zu behandeln. Die Kommunalpolitikerinnen und -politiker können es auf die Agenda nehmen. Die Möglichkeiten für Kommunalpolitikerinnen und -politiker und Verwaltungsmitarbeitende sind unmittelbarer als die Möglichkeiten zivilgesellschaftlicher Akteurinnen und Akteure. So ist es plausibel, Initiativen, die von politischen und administrativen Entscheiderinnen und Entscheidern ausgehen (offizielle Agenda), als umsetzungs- und Initiativen, die von der Zivilgesellschaft ausgehen (öffentliche Agenda), als diskussionsbereit zu deklarieren.

Das Gemeindeparlament und/oder der Gemeindevorstand (Landrätin, Bürgermeisterin etc.) können sich bei ihren Initiativen auf die Verwaltung der Gemeinde stützen. Sie können diese anweisen, ihnen mit Informationen und Maßnahmen zur Hand zu gehen. Den zivilgesellschaftlichen Akteurinnen und Akteuren bleiben jenseits der sich wiederholenden Wahltermine – in denen sie jene Vertreterinnen und Vertreter in die Gremien oder an die Verwaltungsspitze wählen, von denen sie wissen oder annehmen, dass sie ihr Interesse an der Bevölkerungsgesundheit teilen und sich um dessen Behandlung kümmern wollen – in einer laufenden Legislaturperiode Möglichkeiten, gegen Entscheidungen der „Regierung" und des Gemeinde-/Stadtrats oder Kreistags zu opponieren. Sie können Eingaben machen, Leserbriefe schreiben oder auch demonstrieren. Sie können Kommunalpolitikerinnen und -politiker direkt ansprechen oder andere legale Varianten nutzen, die ihnen die demokratische Verfassung gewährt. Sie können tätig werden, um politisch Verantwortliche auf den aus ihrer Sicht sozial relevanten Sachverhalt aufmerksam zu machen. Sie können „Druck" ausüben, damit die gesunde Kommune zum Politikfeld wird.

Policy-Unternehmerinnen und -Unternehmer spielen im Prozess des Agenda-Settings auf der supranationalen und nationalen Ebene eine Schlüsselrolle. In der Kommune sind es die von Müller et al. genannten „Kümmerer". Wie bereits ausgeführt, sind das informierte und vernetzte Personen, die auftreten, wenn sich für die gesunde Kommune bereits ein Gelegenheitsfenster geöffnet hat. Sie verknüpfen Lösungen für das Problem mit der günstigen Gelegenheit, es als sozial relevant auf die Agenda zu setzen. Wenn es, einmal auf der Agenda, von unterschiedlichen Gruppen widerstreitend bearbeitet wird, kommen *Policy Broker* „ins Spiel". Die sind sachverständig, mit Wissen und Kenntnissen ausgestattet und können innerhalb und zwischen Interessensgruppen vermitteln (brokerage). Policy Broker können Verwaltungsangestellte oder -beamtinnen und -beamte sein (z. B. aus dem Öffentlichen Gesundheitsdienst, ÖGD) oder von außen im politischen Prozess als Angehörige von Wissensgemeinschaften (epistemic communities) agieren (z. B. der WBGU etc.). Sie „rahmen" das Politikfeld über diverse Formate der Wissensvermittlung. Sie nutzen Fachmedien oder andere Formate wie Positionspapiere, Policy-Papiere etc. Policy Broker entscheiden nicht. Sie beeinflussen aber die Richtung von Entscheidungen, indem sie beispielsweise herausheben, dass die Bevölkerungsgesundheit über einen salutogenen, sozialökologischen und partizipativen Ansatz adressiert werden sollte, weil das dem State of the Art in den Gesundheitswissenschaften folgt und mit den „Vorgaben" der WHO korrespondiert.

Wird ein Politikfeld von der kommunalen Spitze oder dem Gemeinde-/Stadtrat auf die Agenda gesetzt und wird die Befassung mit dem Problem von den Bürgerinnen und Bürgern gutgeheißen, werden Politiken formuliert und umgesetzt. Sind die Bürgerinnen und Bürger dagegen der Auffassung, das Problem, dass da von der Spitze der Gemeinde behandelt wird, sei nachgeordnet, eigne sich nicht als Politikfeld und ihm fehle es an hinreichender sozialer Relevanz, die es rechtfertige, Ressourcen zu widmen, dann stimulieren und mobilisieren Kommunalpolitikerinnen und -politiker die öffentliche Meinungsbildung. *Cobb et al.* hatten diesen Modus autoritären Regierungen zugeschrieben, die im Nachhinein bemüht sind, ein Politikfeld zu legitimieren. So weit muss man nicht gehen. Auch in Kommunen gibt es Themen und werden Entscheidungen getroffen, um deren öffentliche Zustimmung erst im Nachhinein geworben wird.

Geht die Initiative von der Zivilgesellschaft aus, lassen sich auch hier zwei Modi des Agenda-Setting beobachten. Einmal richten sich zivilgesellschaftliche Akteurinnen und Akteure von außen an die Entscheiderinnen und Entscheider (externe Initiierung). Sie lobbyieren und ringen öffentlich darum, dass sich Politik und Verwaltung eines nach ihrer Auffassung sozial relevanten Problems annehmen, es als Politikfeld auf die Agenda nehmen, Politiken formulieren und Ressourcen zuordnen sollen. Das ist anders bei der internen Initiierung. Dort findet die Beeinflussung der Kommunalpolitikerinnen und -politiker und der Verwaltungsmitarbeitenden im Verborgenen, unter Ausschluss der Öffentlichkeit statt. Interessensgruppen mit einem Zugang zur Spitze der Verwaltung und der Politik artikulieren ihr Anliegen, indem sie die politischen Entscheiderinnen und Entscheider direkt beeinflussen, ohne daraus öffentliches Aufheben zu machen. Deliberation, die für das demokratische Gemeinwesen eigentlich konstitutiv sein sollte, ist bei dieser Variante insofern eingeschränkt, als privilegierte Gruppen ein Thema platzieren wollen.

Selbstverständlich wollen auch Kommunalpolitikerinnen und -politiker Bedingungen, damit Schwangere in ihrer Gemeinde geschützt und unterstützt werden. Sie wollen, dass Kinder gesund aufwachsen und ältere Menschen gesund alt werden. Sie wollen, dass Hitze niemanden umbringt. Sie wollen auch, dass pandemische Ereignisse ihre Kommune nicht in chaotische Zustände stürzen. Dennoch, weder die Zivilgesellschaft noch die kommunalen Gremien oder das Spitzenpersonal der Verwaltung pflichten per se bei, dass der Gesundheitsförderung *mit* der Kommune, der Entwicklung der ökologisch resilienten Kommune, Aufmerksamkeit und Ressourcen gewidmet werden sollten. Bei knappen Ressourcen stehen meist naheliegende und vermeintlich bedeutendere Politikfelder im Fokus (z. B. die Wirtschaftsförderung).

Policy windows (auch als windows of opportunities, im Deutschen als Gelegenheitsfenster bezeichnet) erleichtern das Agenda-Setting. *Otto von Bismarck* soll gesagt haben:

„Man muss den Mantel der Geschichte ergreifen, wenn er vorüberweht."

Gelegenheitsfenster öffnen sich in verschiedenen Varianten. Sie bedingen sich manchmal auch gegenseitig. Hitzeperioden, pandemische Ereignisse oder die Erkenntnis, dass die Stadt-/Dorfbevölkerung in den kommenden Jahren deutlich altern wird, öffnet ein spillover window. Hier springt gleichsam der „Funke von einem Politikfeld zum Politikfeld der gesunden Kommune über". Ein anderes Fenster öffnet sich zufällig (random window). Das könnte passieren, wenn eine Kommune über ein neues Konzept der primären Versorgung nachdenkt, weil die Hausarztpraxis schließt, keine Nachfolgerin oder keinen Nachfolger findet, aber von einem Investor übernommen werden soll. Wenn die Wahl zu einer geänderten Zusammensetzung des Kreistags oder Gemeinderats führt, dann rücken möglicherweise der Schutz und die Förderung der Bevölkerungsgesundheit auf der Agenda nach vorne. Hier öffnet sich dann ein routinized window. Ein ähnliches Fenster könnte aufgestoßen werden, wenn ein neu ins Amt gewähltes Stadtoberhaupt eine andere politische Zielsetzung verfolgt als die Amtsvorgängerin oder der -vorgänger. In diesem Fall öffnet sich ein discretionary window.

Für das Politikfeld Gesunde Kommune haben sich seit 2019 gleich mehrere Fenster geöffnet. Die SARS-CoV-2 Pandemie ist noch nicht aus dem Gedächtnis des kommunalpolitischen Problemstroms verschwunden. Mit der Pandemie wurde auffällig, dass die Menschen umso stärker von ernsthaften Krankheitsverläufen betroffen waren, als sie durch chronisch-degenerative Erkrankungen vorgeschädigt und vulnerabel waren (Syndemie). Gesundheitsförderung kann die „chronische Last" reduzieren. Ein anderes Fenster öffnet sich durch das unmittelbare Erleben des Klimawandels. Hitzewellen mit Temperaturen über 30 °C und vereinzelt sogar über 40 °C haben im vergangenen Jahrzehnt wiederkehrend und auch 2023 die Bürgerinnen und Bürger geplagt und die Übersterblichkeit erhöht. Die *Europäische Dürrebeobachtungsstelle* berichtet zudem, dass nahezu 50 % des europäischen Kontinents von Dürre bedroht sind. Der *Deutsche Bauernverband* befürchtete für das Jahr 2022 bis zu 40 % Ernteausfälle, weil es wochenlang nicht geregnet hatte. Das rückt den Nexus „Umwelt und Gesundheit" in den Fokus und verlangt dringliche Antworten.

Politikerinnen und Politiker wie Bürgerinnen und Bürger erleben derzeit, dass Risiken kumulieren. Die Bevölkerungsgesundheit ist davon direkt und indirekt betroffen. Mit erhobenem Zeigefinger den Einzelnen zur ermahnen, doch bitte mal sein Verhalten zu ändern, wehren die Risiken weder ab, noch machen sie die Kommune resilient. Die Herausforderungen werden die kommenden Jahre anhalten. In der Hoffnung, dass die Bedrohungsintensität abflaut, ähneln Politikerinnen und Politiker und Bürgerinnen und Bürger dem Kaninchen, das vor der Schlange erstarrt, letztlich aber nur darauf wartet, gefressen zu werden. Vor dem Hintergrund der massiven Risiken für die Bevölkerungsgesundheit sind radikale gesellschaftliche Transformationen dringlich. Die Probleme sind augenfällig und spürbar, die Gelegenheit damit günstig, um Kommunalpolitikerinnen und -politiker zu überzeugen, dass es geboten ist, Kommunen ökologisch resilient aufzustellen und kommunale Umwelten antifragil zu gestalten (siehe Textbox).

> **Fragil versus Antifragil**
>
> In seinem Buch *Antifragilität*[5] unterteilt *Nassim Nicholas Taleb* Gesellschaften in Systeme, die fragil, instabil und störanfällig sind und denen deshalb droht, dass sie aufgrund von Krisen im Chaos versinken oder gar vollständig verschwinden. Systeme, die Krisen bestehen, sind mit einer besonderen Robustheit ausgestattet, die *Taleb* Antifragilität nennt. In antifragilen Systemen treiben Störungen positive Entwicklungen sogar an.
>
> Man muss *Taleb* nicht in seinen teils polemischen Zuspitzungen und schon gar nicht seiner provokanten These folgen, dass es besser sei, die Zukunft gar nicht erst zu planen, da alle Versuche, das verlässlich zu tun, aufgrund der Komplexität von sozialen Systemen scheitern müssten.

---

[5] Taleb, N.N. (2014). *Antifragilität. Anleitung für eine Welt, die wir nicht verstehen.* München: Pantheon.

> Wir müssen vielmehr lernen, mit Herausforderungen und Krisen umzugehen, und können uns darauf mit Szenarien einstellen, die den schwarzen Schwan antizipieren oder die „unknown probability of social impacts" mitdenken.

5.2.2 Gesundheitsförderliche Politiken werden definiert, umgesetzt und die Wirkungen evaluiert

Steht die gesunde Kommune auf der Agenda, dann konkurriert das Politikfeld weiterhin mit anderen Politikfeldern um die knappen kommunalen Ressourcen. Zivilgesellschaftliche Akteurinnen und Akteure, Wissenschafts- und Interessensgemeinschaften beobachten, wie sich das Politikfeld entwickelt, ob Politiken definiert und ausreichend Ressourcen bereitgestellt werden. Sie fragen nach, was geplant ist und warum etwas nicht getan wurde oder wird. Sie protestieren, wenn sie feststellen oder meinen, dass im Bemühen um Problemlösungen nachgelassen wurde. Das alles lässt sich derzeit in den Protesten der Gruppen „Fridays for Future" oder „Last Generation" beobachten.

Im neuen Politikfeld Gesunde Kommune bildet sich ein Subsystem zwischen Kommunalpolitikerinnen und -politikern, den Verwaltungsmitarbeitenden und der Zivilgesellschaft heraus. Advocacy Coalitions „streiten" im Policy-Subsystem um die aus ihrer Sicht beste(n) Lösung(en). (siehe Kap. 6).

Sind Lösungen definiert, geht es darum, sie in Programme, Maßnahmen und Aktivitäten umzusetzen und ihre Wirkung zu beurteilen. Dazu wiederum können sich Netzwerke bilden (aus Personen oder Organisationen wie Vereine), die sich engagieren und mit Ressourcen unterstützen, damit umgesetzt wird, was erforderlich ist. Netzwerke lösen spezifische Aufgaben, für die sie kompetent sind. Kümmern sich die einen beispielsweise um die „gute Nachbarschaft" im Quartier, kümmern sich andere um die Schulwege der Kinder, damit diese sicher mit dem Rad oder zu Fuß zur Schule gelangen. Arbeiten die einen an einem Hitzeaktionsplan mit, können andere aktiv sein, um älteren Mitbürgerinnen und -bürgern soziale Teilhabe zu ermöglichen.

Folgen sie dem Transformationsziel der ökologisch resilienten Kommune, dann tragen die Netzwerke mit ihren Aktivitäten zur Zielerreichung bei. Sie verhalten sich gesundheitsbeeinflussend und -ermöglichend. Sie helfen, Möglichkeitsräume zu öffnen, die für Verwirklichungschancen genutzt werden können.

5.3 Grundlegende Haltungen, Strategien, Instrumente und Rollen im politischen Prozess

Um die verschieden politischen Ströme in den Abschnitten des Politikzyklus zu lenken, werden strategische Empfehlungen und Instrumente empfohlen, von denen einige auch bereits im Kontext der Gesundheitsförderung angewendet wurden (Klepac Pogrmilovic et al. 2018). Wir orientieren uns im Folgenden an einem Positionspapier von Barry und Saloner (2021), das die Autorinnen und Autoren mit Blick auf die Opioidkrise in den USA entwickelt haben (siehe Tab. 5.2).

Tab. 5.2 Wesentliche Schritte einer policy-orientierten Vorgehensweise mit Beispielen, was zu bedenken und was zu tun ist

Schritt	Was ist zu bedenken?	Was ist zu tun – auf was sollte aufmerksam gemacht werden?	Wie könnte das aussehen (Andeutungen)?
I Definition des Problems als sozial relevant	• Problemdefinitionen diktieren und begrenzen, was auf die Agenda einer Kommune kommt • Quantifizierungen verdeutlichen ein detektiertes Problem • „Geschichten" erhöhen die emotionale Betroffenheit und machen es wahrscheinlicher, dass ein Sachverhalt als sozial relevant anerkannt wird	• Bevölkerungsgesundheit ist ein soziales kommunales Problem • Die Tragweite und Dringlichkeit wird durch Mengenangaben deutlich • Anteilnahme wird motiviert	• Eine Kommune, die sich um die Gesundheit kümmert, hat in der Konkurrenz um gewerbliche Ansiedlungen Standortvorteile • In der Kommune leben zukünftig mehr als x % Angehörige vulnerabler Gruppen (alte Menschen, Alleinlebende, Arme etc.) • Familie Muster zieht aus Musterdorf weg, weil dem Autoverkehr mehr Bedeutung zugemessen wird als der Lebensqualität der Bürgerinnen und Bürger
II Priorisieren und Aufmerksamkeit lenken	• Das Politikfeld muss salient werden, um nachhaltig verfolgt zu werden • Die Aufmerksamkeit wechselt mit dem Aufwand für dringliche Probleme • Gelegenheitsfenster bieten Chancen, um für ein Problem zu sensibilisieren und zu werben	• Die Art und Weise, wie wir leben und arbeiten, beeinflusst die Umwelt • Heute an der Gesundheit zu sparen, führt morgen zu hohen Reparaturkosten • Die derzeitig anstehenden „großen gesellschaftlichen Herausforderungen" sind mit der Bevölkerungsgesundheit assoziiert	• Vernachlässigung der Bevölkerungsgesundheit führt zu höheren Sterberaten, belastet das Gesundheits- und Sozialsystem • Kalkulation, dass vor Ort mit geringem Aufwand bereits eine Menge erreicht werden kann • SARS-CoV-2 hat gezeigt, dass gesundheitlich vorbelasteten Menschen ernsthafte Krankheitsverläufe drohen, die das Gesundheitssystem (auch vor Ort) überlasten

(Fortsetzung)

5.3 Grundlegende Haltungen, Strategien, Instrumente und Rollen …

Tab. 5.2 (Fortsetzung)

Schritt	Was ist zu bedenken?	Was ist zu tun – auf was sollte aufmerksam gemacht werden?	Wie könnte das aussehen (Andeutungen)?
III Alternativen abwägen	• Austauschbeziehungen („Trade-offs") bedenken • Optimale Politikfelder sind evidenzbasiert und evidenzinformiert	• Was der Gesundheitserhaltung an Ressourcen zufließt, kann an anderer Stelle nicht noch einmal ausgegeben werden • Programme und Maßnahmen sollten ein theoretisches Fundament haben und wissenschaftlich begründet sein	• Gesundheit ist ein Querschnittsthema, das u. a. auch durch eine nachhaltige kommunale Verkehrs- und Umweltpolitik adressiert wird • Wissenschaftliche Studien (Metaanalysen) belegen eine substanzielle Risikoreduktion für nichtansteckende Erkrankungen in Höhe von x %, wenn …
IV Skalieren	• Implementieren nutzt Skalenebenen (Individuen, Gruppen, Settings, Quartiere, Gesamtbevölkerung) und differente Methoden • Regeln und Vorschriften sind eine mögliche Maßnahme, aber konfliktträchtig • Anreize und Anstöße sind motivierender und ändern Einstellungen	• Nicht alle Probleme aller in allen Subsystemen der Kommune lassen sich mit der gleichen Methode adressieren • Das Thema ist komplex – daher lösen standardisierte Operationen oder Kopien von Best Practice die Probleme nicht • Statt zu „zwingen" ist „motivieren" die nachhaltigere Strategie	• Vulnerable Gruppen, „auffällige" Quartiere, Settings und Bedarfe zu adressieren ist zielgenauer und in der Regel wirksamer als ein „One-fits-all"-Ansatz der universellen Prävention • Um die Komplexität zu beherrschen, mit Gruppen und Personen zusammenarbeiten, die über vielfältige Expertise verfügen (operative Koalition bilden) • „Nudging" und „Boosting" sind Strategien, die sich wissenschaftlich bewährt haben
V Evaluieren	• Neben dem Feststellen und Bewerten von Wirkungen ist Entwicklung ein Evaluationsziel • Evaluation braucht methodische Expertise, die Geld kostet	• Evaluation bereits in den Politikentwürfen bedenken und als „entwicklungsorientierte Evaluation" konzipieren • Mittel für die Evaluation reservieren; sie hilft Entscheidungen zu fundieren	• Unter Nutzung von Programmtheorien und logischen Modellen wirkungsorientiert statt maßnahmenfokussiert arbeiten

Damit sich die ökologische Resilienz als Entwicklungsaufgabe einer Kommune verstetigt, das Politikfeld Gesunde Kommune sich also dauerhaft etabliert, statt wiederholt anlassbezogen mit Einzelmaßnahmen in singulären Projekten in kommunalen Settings wie Kindergärten oder Schulen mit ausgewählten Themen (z. B. Übergewichtsprävention) „steckenzubleiben", hat die WHO vor einem Jahrzehnt eine Skalierung des Gesamtprozesses der Gesundheitsförderung angemahnt (WHO & ExpandNet 2010). Weber et al. (2022) haben die Aufforderung der WHO aufgegriffen und die vorhandene Literatur zu Interventionen, in denen es darum ging, das Ausmaß der körperlichen Aktivität zu steigern, systematisch referiert. Das Rahmenmodel, das sie aus der Literatur entwickelt haben, detailliert Komponenten des Policy-Zyklus. Die Zuständigkeit für die einzelnen Komponenten obliegt unterschiedlichen Akteurinnen und Akteuren außerhalb und innerhalb einer Kommune.

Daraus ergibt sich für die praktische Umsetzung der Gesundheitsförderung *mit* der Kommune als eine wichtige Aufgabe, Rollen zu definieren, Zuständigkeiten zu klären und Instrumente zu benennen, um Maßnahmen komplexer Programme zu steuern. Um das Ganze praxisorientierter einzuordnen, explizieren wir die Rollen und Zuständigkeiten im Folgenden am Problem sommerlicher Hitzeperioden.

Im Englischen steht für die Steuerungsinstrumente das Akronym *NATO: n*odality, *a*uthority, *t*reasure und *o*rganization (Hood 1986). Mit diesen vier Steuerungskategorien sind die Einfluss- und Entwicklungsmöglichkeiten angesprochen, die Kommunalpolitikerinnen und -politikern (*government*) und Verwaltungsmitarbeitenden zur Verfügung stehen, um die Umsetzung von Politiken zu steuern (governance).

Nehmen wir an, eine kommunale Verwaltung sei durch wiederholte Notfalleinsätze aufgrund einer länger anhaltenden Hitzeperiode sensibilisiert, dass es dringlich geboten sei, die Bürgerinnen und Bürger über mögliche Schutzmaßnahmen gegen Hitzestress zu informieren. Die Verwaltung könnte die Bürgerinnen und Bürger dazu anregen, Fassaden und Fenster zu beschatten. Sie könnte auf eine ausreichende Flüssigkeitszufuhr hinweisen oder Maßnahmen empfehlen, die geeignet sind, um Hitze „aus den Wohnungen zu halten". Sie könnte Hausärztinnen und -ärzte, Mitarbeitende von Pflegediensten und/oder Apothekerinnen und Apotheker motivieren, erkrankte Personen über die Notwendigkeit zu informieren, die Medikamenteneinnahme den Temperaturen anzupassen. Kommunikative, informationelle Aktionen und Maßnahmen, wie sie gerade angedeutet wurden, werden der Steuerungskategorie Nodalität zugeordnet. Andere Varianten der *Nodalität* sind überzeugen, ermahnen, nachfragen und offenlegen. Auch das Setzen von Zielen, die Definition und die Erinnerung an soziale Normen und Methoden der Einstellungsänderung sind Varianten der Nodalität. Seit einiger Zeit ist auch eine versteckte Form der informationellen Einflussnahme geradezu en vogue geworden. Sie resultiert aus Überlegungen der Verhaltensökonomie und ist als *N*udging geläufig. Darauf gehen wir in Abschn. 5.4 näher ein.

Wenn Vorschriften erlassen, Regeln definiert, wenn angeordnet, geboten und verboten wird, dann nutzen die Verantwortlichen Varianten der Steuerungskategorie Autorität. Im Beispiel einer anhaltenden Hitzeperiode könnte die Verwaltung der Bevölkerung die Entnahme von Trinkwasser für die Autowäsche oder die Gartenbewässerung untersagen.

Innovative Aktivitäten und Maßnahmen zum Hitzeschutz verursachen vor allem dann Kosten, wenn sie die gebaute Umwelt verändern (z. B. das Verlegen eines Straßenbelags, der hitzedämpfend wirkt). Die Finanzierung solcher Innovationen muss im kommunalen Haushalt vorsorglich budgetiert werden. Das Erheben kommunaler Steuern für klimaschädliche Produkte oder finanzielle Anreize für Bürgerinnen und Bürger, die sich beispielsweise entscheiden, eine Photovoltaikanlage zu installieren, und die damit einen Beitrag zum Klimaschutz leisten, sind Varianten der Kategorie Finanzierung.

Bleiben noch Aktivitäten und Maßnahmen der Steuerungskategorie Organisation zu nennen. Unter diese Kategorie fallen sämtliche Aktivitäten, die zu Zusammenschlüssen von Bürgerinnen und Bürgern, zu Vernetzungen führen. Das können Patenschaften sein, die Bürgerinnen und Bürger übernehmen, um Mitglieder vulnerabler Gruppen (z. B. Hochaltrige) an heißen Tagen zuhause aufzusuchen und sie daran zu erinnern, geeignete Maßnahmen gegen die Hitze zu ergreifen. Auch für Straßenbäume können „Patenschaften" übernommen werden, sie wöchentlich zu gießen und die Stadtgärtnerei zu entlasten und der Gemeinde Kosten zu sparen. Neben freiwilligen Organisationen können Kommunen auch *QUANGOs* (quasi-autonomous non-government organizations) beauftragen und mit einem (begrenzten) Handlungsmandat ausstatten. In Deutschland sind *QUANGOs* als Mittlerorganisationen geläufig. Sie wirken u. a als Stiftungen oder Vereine und übernehmen (quasi) staatliche Aufgaben, ohne aber selbst eine staatliche Institution zu sein (z. B. der *Deutsche Akademische Austauschdienst*). In *Baden-Württemberg* wirkt beispielsweise die *Stiftung für gesundheitliche Prävention* unter dem Dach des *Ministeriums für Gesundheit, Soziales und Integration* gemeinsam mit „Zustiftern" (u. a. Krankenkassen, Metallindustrie, Rentenversicherung, Pharmaindustrie und weitere Organisationen). Sie vermittelt Wissen auf dem Feld der Prävention. Die Stiftung unterstützt die Gesundheitsziele des Landes. Sie hat derzeit einen Schwerpunkt in der kommunalen Gesundheitsförderung.[6]

Alles in allem steht Kommunalpolitikerinnen und -politikern und den Verwaltungsmitarbeitenden ein gut gefüllter Instrumentenkasten zur Verfügung, um eine Kommune über die einzelnen Abschnitte des Policy Cycle und in passenden Rollen ökologisch resilient zu entwickeln.

Selten werden die Abschnitte des Policy Cycle aber ohne Hindernisse umgesetzt, das haben wir oben bereits angerissen. Von Beginn an konkurriert das Politikfeld Gesunde Kommune mit anderen Politikfeldern, vor allem mit solchen, die sich in Krisensituationen als vermeintlich wichtigere Felder aufdrängen, oder mit solchen, die als kommunale Pflichtaufgaben von den Verantwortlichen nicht ignoriert werden dürfen

---

[6] https://www.praeventionsstiftung-bw.de/; letztmalig aufgerufen März 2023.

und denen dann mehr Aufmerksamkeit und schließlich auch mehr Ressourcen zuteilwerden als der Bevölkerungsgesundheit.

Steht die gesunde Kommune dennoch auf der kommunalen Agenda, ist sie als kommunales Politikfeld akzeptiert und sind Politiken ausformuliert, um die Gemeinde ökologisch resilient zu entwickeln, sind Programme, Maßnahmen und Aktivitäten aber noch nicht umgesetzt. In der einen Kommune fehlt es dem Personal an Zeit, in der anderen fehlt Personal oder es mangelt an finanziellen Mitteln. In einer weiteren Kommune drängt sich unvorhergesehen ein Problem auf, das Aufmerksamkeit, Personal und Mittel bindet (wie 2019 die SARS-CoV-2-Pandemie oder 2022 der Krieg in der Ukraine mit weit über 1 Mio. Menschen, die vor dem Krieg nach Deutschland geflüchtet sind und die in den Kommunen bei bereits vorhandener angespannter Wohnungslage untergebracht und integriert werden müssen). In einer anderen Kommune wiederum ziehen sich möglicherweise Personen aus privaten Gründen aus dem Geschehen zurück, die das Politikfeld bislang maßgeblich „getrieben" haben. Schließlich ändert sich in wieder einer anderen Gemeinde die Zusammensetzung des Gemeinde- oder Stadtrats. Die Mitglieder anderer Parteien oder Wählergruppen teilen andere Einstellungen und Meinungen als die der Vorgängerinnen und Vorgänger. Sie bevorzugen neue oder andere Politikfelder. In einer anderen Kommune schließlich delegieren die politischen Gremien die Umsetzung an die Verwaltung. Verwaltungsmitarbeitende verfolgen aber auch eigene Interessen. Sie können den Vollzug von Aktivitäten und Maßnahmen verzögern. Dieser Sachverhalt wird in der politikwissenschaftlichen Literatur als *principal agent dilemma* thematisiert. Alles in allem gibt es also genügend Anlässe und vermeintliche Zwänge, dass noch vieles schief geht oder gar alles gänzlich scheitert, obgleich das Politikfeld Gesunde Kommune auf der Agenda steht.

Ob kommunale Gesundheitsförderung *mit* der Kommune gelingt, hängt nicht zuletzt von der prinzipiellen Haltung ab, mit der Kommunalpolitikerinnen und -politiker und vor allem auch Verwaltungsmitarbeitende den Bürgerinnen und Bürgern ihrer Kommune begegnen. Der Erfolg hängt also von dem ab, was wir in Kap. 2 unter den Stichwörtern Behörden-, Dienstleistungs- oder Bürgerkommune behandelt haben und hier noch einmal kurz streifen.

In der Behördenkommune wird von Bürgerinnen und Bürgern erwartet, dass sie bürokratische Entscheidungen, Regeln, Verordnungen, Gesetze oder Anweisungen möglichst nicht hinterfragen, sondern befolgen. Bürgerinnen und Bürger befolgen hier letztlich Befehle. Eine solche Top-down-Steuerung ist keine gut bewährte Voraussetzung für das Gelingen einer kommunalen Gesundheitsförderung. Sie führt bei den Bürgerinnen und Bürgern selten zur Einstellungsänderung. Sie hat zudem den Nachteil, dass die Verwaltung nicht nur steuern, sondern auch kontrollieren und bei fehlender Compliance auch sanktionieren müsste.

In der Dienstleistungskommune, auch als New Public Management bezeichnet, sind Bürgerinnen und Bürger Kundinnen und Kunden. Auf dem Markt der Dienstleistungen konkurriert ein kommunales Angebot für die Gesundheitsförderung dann mit Angeboten aus anderen Politikfeldern und von anderen Anbieterinnen und Anbietern. Viele von denen könnten die Bedürfnisse der Bürgerinnen und Bürger unmittelbarer und ggf. einfacher stillen, während die Entwicklung der Kommune zur ökologischen Resilienz ein langfristiges und komplexes Unterfangen ist.

In der Bürgerkommune oder im New-Public-Governance-Ansatz agieren die Bürgerinnen und Bürger als Koproduzentinnen und -produzenten der kommunalen Entwicklung. Sie gestalten gesundheitsrelevante Politiken mit. Mal werden sie von Expertinnen und Experten angeleitet, dann wieder greifen sie auf das Wissen von Wissensgemeinschaften zurück und/oder werden von ihnen zum evidenzbasierten und evidenzinformierten Handeln befähigt. Mal agieren sie selbständig auf der Grundlage gemeinsam vereinbarter Ziele. Gegenseitiges Vertrauen ist in der Bürgerkommune die Basis des Handelns (Wright 2016). Die Bürgerinnen- und Bürgerbeteiligung zahlt auf das Sozialkapital einer Kommune ein und stärkt das Commitment, die Selbstverpflichtung also, den vereinbarten Entwicklungsprozess zum vereinbarten Transformationsziel zu stützen und zu unterstützen. In partizipativen Formaten – beispielsweise in kommunalen Gesundheitskonferenzen – kann es auch gelingen, emergente Praxen zu entwerfen, um in komplexen Kontexten zu bestehen.

Das Ideal für die Gesundheitsförderung *mit der* Kommune wäre der New-Public-Governance-Ansatz. Dort finden sich begünstigende Elemente für eine dauerhafte Verankerung des Politikfeldes: verwaltungsinterne, sektoral übergreifende Zusammenarbeit (Health in all Governance), institutionalisierte Kooperationen mit verwaltungsexternen und zivilgesellschaftlichen Organisationen wie den gesetzlichen Krankenkassen, Wissensgemeinschaften und interessierten Bürgerinnen und Bürgern.

5.4 Exkurs I: Stealth Health Promotion, Nudging, Boosting und Design

Für die Gesundheitsförderung *mit der* Kommune kommt es maßgeblich auf das ermöglichende Verhalten der Kommunalpolitikerinnen und -politiker an. Sie sollen Möglichkeitsräume für Verwirklichungschancen öffnen, die Bürgerinnen und Bürger nutzen können, um ihre Gesundheit zu kontrollieren. Ökologisch resilient wird eine Kommune aber nur, wenn alle Bürgerinnen und Bürger Chancen ergreifen, ihre Lebensweise überdenken und sich nachhaltiger verhalten. Niemand verhält sich angesichts gesundheitlicher Risiken immer vernünftig. Auch Kommunalpolitikerinnen und -politiker werden zu einer Verhaltensänderung nicht schon dadurch motiviert, dass sie auf gesundheitliche Risiken hingewiesen und ihnen Chancen genannt werden, um Risiken abzuwehren und durch geänderte Lebensweisen die eigene und die Bevölkerungsgesundheit zu fördern.

Mit „verdeckten Techniken", die als Nudging, Boosting, Design und Stealth Health Promotion bekannt sind, kann Verhalten motiviert werden, ohne dass ersichtlich wird, dass es um die Abwehr von gesundheitlichen Risiken und die Förderung der Gesundheit geht. Diese Techniken der Verhaltensmodifikation haben sich bewährt, um individuelles Gesundheitsverhalten zu ändern. Sie sind in der Absicht, das Transformationsziel der ökologischen Resilienz zu erreichen, geeignet, um Bürgerinnen und Bürger zu lenken, eine nachhaltige Lebensweise zu praktizieren. „Verdecktes Vorgehen" könnte aber auch gesundheitsermöglichendes Verhalten beeinflussen. Kommunalpolitikerinnen und -politiker tun sich möglicherweise leichter damit, die Bevölkerungsgesundheit zu fördern, wenn Policy-Unternehmerinnen und -Unternehmer nur indirekt und verdeckt argumentieren. Statt auf die Bevölkerungsgesundheit als kommunale Entwicklungsaufgabe abzuheben, könnten die politisch Verantwortlichen aufgefordert werden, die Kommune ökologisch resilient zu entwickeln, also die kommunalen Strukturen robust und lernfähig zu gestalten und den gesellschaftlichen Zusammenhalt zu fördern.

Wir stellen die indirekten Techniken im Folgenden mit den theoretischen Hintergründen und Kerngedanken vor.

5.4.1 Nudging

Die Technik des Nudgings machte durch eine Veröffentlichung von Thaler und Sunstein (2009) Furore. Nudging hat sein theoretisches Fundament in den Arbeiten von Simon (1955) zur bounded rationality und von Tversky und Kahneman (1992) zu Entscheidungsheuristiken. Die Autoren gehen davon aus, dass es die Komplexität des Alltags nicht zulässt, dass Menschen vollständig rational entscheiden, weil es ihnen an notwendigen Informationen entweder fehlt oder sie die Informationen in ihrer Konsequenz nicht vollständig abwägen können. Sie entscheiden stattdessen, indem sie im Wesentlichen drei Heuristiken nutzen: Verfügbarkeit, Repräsentativität und Ankern. Leicht verfügbare Informationen, die repräsentativ für eine Klasse von Informationen stehen, und Informationen zu Entscheidungen anderer Personen beeinflussen unbewusst die eigenen Entscheidungen (siehe Textbox).

> **Entscheidungsheuristiken**
> „Verfügbarkeitsheuristik" beschreibt das Phänomen, dass Inhalte, die am einfachsten erinnert werden, oder solche, die prominent in den Medien behandelt werden, Bedeutung beigemessen wird, ohne weitere Informationen zu sammeln und abzuwägen, ob in einer gegebenen Situation nicht doch besser andere Inhalte eine Entscheidung lenken sollten.
> „Repräsentativitätsheuristik" beschreibt das Phänomen, dass Ereignisse danach bewertet werden, ob sie Prototypen (z. B. typisch Mann, Frau etc.) entsprechen. Objekte, die für eine Klasse repräsentativ wirken, werden mit hoher Wahrschein-

lichkeit der Klasse zugeordnet, obgleich sie bei genauerer Analyse untypisch sind. Die Entscheidung fällt aber so aus, als wäre das Objekt typisch für die Klasse von Objekten.

„Ankerheuristik" beschreibt das Phänomen, dass Entscheidungen durch externe Informationen unbewusst beeinflusst werden. Die Informationen wirken als „Anker", an dem sich die eigene Entscheidung orientiert.

Nudging, im Deutschen am ehesten mit „Anstupsen" übersetzt, macht sich heuristisches Entscheiden zu Nutze, um das Verhalten in eine erwünschte Richtung zu lenken. In der Prävention und Gesundheitsförderung werden Nudges beispielsweise genutzt, um das Ausmaß der körperlichen Aktivität zu steigern oder um Kantinengäste zu veranlassen, zum Gemüseteller statt zur Currywurst zu greifen. Mit points of decision prompts, an Fahrstuhltüren angebracht, wird auf den gesundheitlichen Nutzen der Treppennutzung aufmerksam gemacht. Mit auf dem Boden aufgeklebten Fußabdrücken werden Schritte zur Treppe hin und vom Fahrstuhl weggeführt (Forberger et al. 2019). Salate, Obst, Gemüse werden in Kantinen in Augenhöhe platziert, Teller für kleinere Portionsgrößen gereicht. Weitere choice architecture interventions werden angewendet und wirken in der erwünschten Richtung (Landais et al. 2020).

Letztlich geht es im Nudging darum, eine Option attraktiv zu machen oder – je nach Menschenbild ist das die Kritik, die an der Technik geübt wird – Menschen zu manipulieren. Wenn auch nicht gleich manipulierend, so zielt Nudging mindestens darauf ab, ein Verhalten in eine erwünschte Richtung zu drängen, zu stupsen. Zur Technik des Nudgings gehören auch opt out defaults, beispielsweise wenn Nichtwidersprechen als Zustimmung gewertet wird. Das ist u. a. Praxis der persönlichen Erklärung zur Organspende in Österreich.

Im weitesten Sinne könnte man auch ein Vorgehen als Nudging bezeichnen, dass Entscheiderinnen und Entscheider in der Kommune zu gesundheitsermöglichendem Verhalten drängt. Policy-Unternehmerinnen und -Unternehmer und -Broker könnten den Klimawandel als Gelegenheitsfenster nutzen. Sie könnten Hitzeaktionspläne in einer Kommune anregen und damit eine breitere Debatte über die Gesundheitsförderung *mit* der Kommune eröffnen.

Nudging birgt auch Gefahren, worauf Espinosa et al. (2022) aufmerksam gemacht haben. Diejenigen, die die Technik anwenden, übersehen, dass sie kognitiven Verzerrungen unterliegen können. Sie wirken auf das Verhalten anderer ein, weil sie sich im „Besitz der Wahrheit" wähnen. In bevölkerungsweiten Kampagnen adressieren Nudges letztlich eine fiktive statistische Durchschnittsperson. Sie ignorieren die individuellen Bedarfe und Bedürfnisse einzelner.

5.4.2 Boosts

Boosts sind eine weitere Technik der Verhaltensbeeinflussung. Die Technik verwendet Maßnahmen und Aktivitäten, die es dem Individuum leichter machen, die „richtige" Wahl zu treffen. *Boosts* basieren auf dem Ansatz der *fast-and-frugal heuristics* (Wang et al. 2022), der annimmt, dass Menschen in Entscheidungssituationen aufgabenspezifische einfache, regelbasierte Strategien nutzen, die in ihrem kognitiven Repertoire bereits vorhanden sind. Sie kümmern sich nicht um Informationsdetails, bevor sie entscheiden und handeln. Sie entscheiden vielmehr spontan, ohne kognitiven Aufwand. Als Beispiel für eine Fast-and-frugal-Heuristik wird in der Literatur häufig der Hammer bemüht. Der ist besser geeignet, einen Nagel einzuschlagen als ein Brett zu sägen. Aufgabenspezifisch, einen Nagel einschlagen oder ein Brett sägen, greifen Personen nach dem passenden Werkzeug. Sie wählen Hammer oder Säge passend aus. Sie wägen nicht ab, ob es bei der gegebenen Aufgabenstellung geeigneter wäre, den Hammer oder doch besser die Säge zu verwenden.

Für das individuelle Gesundheitsverhalten könnten sich regelbasierte Strategien beispielsweise zeigen, wenn eine Person gelernt hat, dass ein bestimmtes Verhalten, wie Zufußgehen, ihr gesundheitliches Risiko mindert und ihr „guttut". Sie wird dann zu einem 300 m entfernten Briefkasten zu Fuß gehen, statt abzuwägen, ob sie das Auto nutzen sollte. Heuristisches Entscheiden zeigt sich auch, wenn eine Person automatisch den Naturjoghurt mit Obst aus dem Regal eines Lebensmittelhändlers wählt, statt zum fertig gerührten Fruchtjoghurt mit hohem Zuckeranteil zu greifen, ohne zuvor die Inhaltsetiketten zu studieren und die gesundheitlichen Vor- und Nachteile des einen und anderen Produkts abzuwägen.

Man könnte auch diese verdeckte Technik einsetzen, um das gesundheitsermöglichende Verhalten der Kommunalpolitikerinnen und -politiker zu beeinflussen. Policy Broker könnten beispielsweise Anschluss an Verhaltensroutinen der Kommunalpolitikerinnen und -politiker und der Verwaltungsmitarbeitenden suchen. Hinter deren Routinen stehen institutionelle „Zwänge" und politische Grundüberzeugungen (z. B. die konservative Grundüberzeugung, dass es Pflicht sei, die Schöpfung zu bewahren). An die Grundüberzeugungen könnte appelliert werden. Die Förderung der Bevölkerungsgesundheit bestimmte dann nicht das Argument für die kommunale Transformation, sondern ergäbe sich als „Nebeneffekt" aus der Entwicklung zur *ökologisch resilienten* Kommune.

Auf die Frage, unter welchen Bedingungen Boosts oder Nudges erfolgversprechender sind, um Veränderungsziele zu erreichen, antworten Hertwig (2017), Hertwig und Grüne-Yanoff (2017) und Reijula et al. (2018). Nudges sind eine vergleichsweise billige Interventionstechnik. Damit lassen sich viele Bürgerinnen und Bürger gleichzeitig erreichen. Der individuelle Bedarf und die Bedürfnisse als auch mögliche individuelle Gründe gegen das „manipulierte" Verhalten werden aber ignoriert.

Hertwig (2017) hat sieben Regeln für eine angemessene Auswahl der beiden Techniken genannt, die sich dort allerdings auf die Absicht beziehen, individuelles Gesundheitsverhalten zu ändern (siehe Textbox).

> Welche Technik ist effektiver, um individuelles Gesundheitsverhalten zu ändern?
>
> *Regel 1* Mangelt es Menschen sowohl an der Motivation als auch an der Fähigkeit, sich neue Fertigkeiten anzueignen, damit ein Verhalten gelingt, dann sind Nudges effektiver, um eine Verhaltensänderung zu erreichen.
>
> *Regel 2* Sind Kommunalpolitikerinnen und -politiker und Verwaltungsmitarbeitende unsicher, welche Ziele erreicht werden sollten, herrscht Zielheterogenität und sind Zielkonflikte antizipierbar, dann sind Boosts weniger fehleranfällig.
>
> *Regel 3* Wirken Nudges ausschließlich im Verborgenen, wirken sie manipulativ, paternalistisch. Ihr Einsatz ist ethisch bedenklich.
>
> *Regel 4* Agieren Kommunalpolitikerinnen und -politiker und Verwaltungsmitarbeitende gegen das Gemeinwohl und stattdessen im Interesse von Lobbyisten und Interessensgruppen oder gestatten sie dem „privaten Sektor", manipulative Techniken einzusetzen, dann schützen Boosts die Bürgerinnen und Bürger davor, manipuliert zu werden.
>
> *Regel 5* Ist eine dauerhafte Verhaltensänderung das Ziel, dann sind Boosts unter sonst identischen Bedingungen („ceteris paribus") zweckdienlicher, um ein Ziel zu erreichen.
>
> *Regel 6* Sind unerwünschte Konsequenzen von Nudges nicht auszuschließen (z. B. Spill-over-Effekte[7]), sind Boosts die geeignetere Alternative.

5.4.3 Design

Die Technik des Designs hebt darauf ab, dass sich individuelles Gesundheitsverhalten häufig am Verhalten einer sozialen Bezugsgruppe orientiert – für unser Thema also am gesundheitsbeeinflussenden Verhalten der signifikanten Anderen.

So galt es in den 1970er Jahren auf Baustellen als implizite Norm, alkoholische Getränke bereits während der Arbeitszeit zu konsumieren. Die Folge waren Arbeitsunfälle und Alkoholsucht. Wer als 16-Jähriger zum Maurer, Verputzer (Gipser), Zimmermann usw. ausgebildet wurde, riskierte, in die Alkoholabhängigkeit zu „rutschen". Die Bierflasche gehörte selbstverständlich zur Mittagspause und war zudem Zeichen eines männlichen Habitus. Wer wollte sich schon als junger Mensch, noch nicht gereift, von den älteren Kollegen zeihen lassen, gar kein „echter Mann" zu sein, wenn er statt zum

---

[7] Der „Spill-over-Effekt" beschreibt hier das Phänomen, das ein gesundheitsschützendes Verhalten (z. B. das Sporttreiben) die kognitiv entlastende Legitimation für ein gesundheitsschädigendes Verhalten liefert (z. B. das Rauchen).

Bier zum Kakao oder zum Wasser griff. Das ist Vergangenheit, Normen sind heute auf Baustellen anders gesetzt: Ein „guter Handwerker ist ein nüchterner Handwerker".

Ein in die Zukunft gerichtetes, fiktives Beispiel für Design: Nicht selten rasen Menschen mit einem PS-starken Fahrzeug mit 180 km/h und schneller auf der Autobahn, drängen andere von der Überholspur und nötigen sie mit der Lichthupe, „die Bahn freizugeben". Es bedarf keiner hellseherischen Fähigkeiten, vorherzusagen, dass Rasen angesichts von Energie- und Klimakrise in wenigen Jahren einen (impliziten) Normverstoß darstellen wird, selbst dann, wenn kein formales „Tempolimit" beschlossen wird. Das Wissen, das die Verhaltensänderung nahelegt, ist längst vorhanden, führt aber derzeit noch nicht zur Umkehr: Niedrigere Geschwindigkeiten nützen dem Klima und reduzieren die Zahl der Verkehrstoten.

Richten sich Verhaltensänderungstechniken an eine spezifische Gruppe von Bürgerinnen und Bürgern (wie im Beispiel der Bauarbeiter), dann wirken Normveränderungen über die Technik des Designs (vermutlich) eher und dauerhafter als Boosts und Nudges.

5.4.4 Stealth Health Promotion

Mit der Technik der *Stealth Health Promotion* wird ein Verhalten motiviert, das auf die Bevölkerungsgesundheit „einzahlt", ohne die eigentliche Absicht – den Gesundheitsschutz und/oder die Gesundheitsförderung – zu benennen. Stealth Health Promotion ist also eine Technik, die Gesundheitsverhalten heimlich (stealth) beeinflusst. Über Gesundheit wird nur beiläufig geredet.

Saidla (2018) hat das Vorgehen am Beispiel *Helsinki*s und dem Bemühen beschrieben, gesundheitsschädigende Luftschadstoffe zu reduzieren, indem der Mobilitätsmix zugunsten des Rad- und Fußverkehrs verändert wird (mehr aktiver Transport). Weniger Autoverkehr verbessert die Umweltbedingungen und fördert die Bevölkerungsgesundheit. In der Region um Helsinki bildete sich eine Gemeindekoalition, die Bürgerinnen und Bürger motivieren wollte, mehr mit dem Rad zu fahren und mehr zu Fuß unterwegs zu sein, statt das Auto zu nutzen. Die Bedingungen der Region um Helsinki – dünne Besiedlung und kalte Winter – sprachen gegen die intendierte Veränderung der Mobilitätspräferenzen. Inhaltlich zielte die Kampagne auf den Zugewinn an Attraktivität und Lebensqualität der Stadt und der Region, nicht aber auf die Reduktion der Luftschadstoffe und die verbesserte Bevölkerungsgesundheit. Auch der individuelle Zugewinn an individueller Gesundheit, der durch ein höheres Maß an körperlicher Aktivität bewirkt wird, wurde in der Kampagne nur beiläufig angesprochen.

Statt auf Zugewinne eines gesunden und auf Risiken eines ungesunden Verhaltens abzuheben, also auf externale Anreize, zielt Stealth Health Promotion auf die intrinsische Verhaltenskontrolle. In einem bahnbrechenden Aufsatz haben Deci und Ryan (2000) diverse Selbstregulationsvarianten beschrieben. Sie haben fremdbestimmte von autonomer Motivation unterschieden. Autonom motiviert ist Verhalten, das identifiziert (das

5.4 Exkurs I: Stealth health promotion, nudging, boosting und design

Verhalten ist der Person wichtig, weil es ihren persönlichen Werten entspricht) oder integriert erfolgt (das Verhalten wird um seiner selbst willen praktiziert). In der Stealth Health Promotion wird an die persönlichen Werte und Normen und die Identität einer Person appelliert, statt die gesundheitlichen Vor- und Nachteile des Verhaltens aufzulisten und so extrinsisch zu motivieren.

Robinson (2010, S. S. 21) hatte bereits vor mehr als zehn Jahren, mit Blick auf die zunehmende Übergewichtsprävalenz im Kindes- und Jugendalter, angeregt, an die Identität (das Selbstkonzept) zu appellieren, statt das Ernährungs- und Bewegungsverhalten von Kindern und Jugendlichen über Furcht- oder Vernunftapelle zu adressieren. „Iss mehr Obst und Gemüse, iss weniger Fleisch, beweg dich mehr, sonst drohen dir Krankheit, Behinderung und vorzeitiges Versterben" sind Furchtappelle. Sie wirken, aber nur kurz, und können reaktantes Verhalten erzeugen, wenn die Angesprochenen angesichts der gesundheitlichen Konsequenzen, mit denen ihnen gedroht wird, keinen Ausweg sehen.

> „The appeal of social and ideological movements to school children, college students, and young adults is another feature that may have particular usefulness for prevention. Participation may be even more motivating to young people because they are actively forming their own self-identity, collective-identity, and social-identity, and also perceive they will be impacted greater personally by problems such as climate change, globalization, energy insecurity, and most other social causes." (Robinson 2010, S. 21)

Die verbesserte Bevölkerungsgesundheit wäre bei einem Vorgehen, das der Stealth Health Promotion folgt, nicht das erste Argument für die Entwicklung der Kommune zur ökologischen Resilienz. Gesundheitsermöglichendes Verhalten könnte motiviert werden, indem an religiöse Überzeugungen (z. B. das Gebot, die Schöpfung zu bewahren), an den Umweltschutz (z. B. das Verbot von Massentierhaltung, um den Eintrag von Gülle in das Grundwasser zu verhindern) oder an regionalen Patriotismus (z. B. mehr lokal angebautes Gemüse und Obst konsumieren) der Kommunalpolitikerinnen und -politiker appelliert wird. Auch die Verkehrssicherheit der Kinder (z. B. „Zu Fuß zum Kindergarten und zur Schule" des Verkehrsclub Deutschland) oder die Attraktivität einer Kommune (z. B. naturnahe Gartengestaltung in einer Aktion wie „Unser Dorf soll schöner werden – Unser Dorf hat Zukunft" des *Bundesministeriums für Ernährung und Landwirtschaft*) könnten Motive sein, die in einer Stealth Health Promotion genutzt werden können, um sowohl Kommunalpolitikerinnen und -politiker als auch Bürgerinnen und Bürger zu beeinflussen.

Steht die gesunde Kommune bereits auf der Agenda, könnten Kommunalpolitikerinnen und -politiker und Verwaltungsmitarbeitende die Technik der Stealth Health Promotion nutzen, um ein Verhalten der Bürgerinnen und Bürger zu adressieren, das der Entwicklung zur ökologisch resilienten Kommune dient. Nachhaltige Lebensweisen, wie eine körperlich aktive Mobilität (aktiver Transport), könnten motiviert werden, ohne mit individuellem Gesundheitsschutz und individueller Gesundheitsförderung zu argumentieren. Die Wirkung auf den Einzelnen und auf die Bevölkerungsgesundheit ergäbe sich bei diesem Vorgehen als positive Nebenwirkung des individuellen Verhaltens.

Bürgerinnen und Bürger „heimlich" zu beeinflussen, setzt faire kommunale Umwelten voraus. Nur dann finden Bürgerinnen und Bürger jene Räume vor, die ihnen ermöglichen, sich angemessen zu verhalten. Faire Umwelten – als Indiz einer ökologisch resilienten Kommune – werden am ehesten unter einem Health-in-all-Policies- und Health-in-all-Governance-Ansatz geschaffen, in denen die Konsequenzen für die Bevölkerungsgesundheit aus anderen Politiken anderer Politikfelder stets mitbedacht werden.

5.5 Exkurs II: Health in all Policies – Health in all Governance – Whole-of-Society-Ansatz

5.5.1 Grundlegende Ansätze

In der WHO-Ottawa-Charta (1986) hieß es, für den Gesundheitsschutz und die Gesundheitsförderung sei nicht alleine der Gesundheitssektor verantwortlich, sondern alle Sektoren und Ressorts staatlicher und kommunaler Gebietskörperschaften trügen ihren Anteil dazu bei. Das Stichwort dazu lautete *Health in all Governance* (HiaG).

Den Schutz und die Förderung der Gesundheit definierte die WHO als eine gesamtgesellschaftliche Aufgabe, die sämtliche Politikfelder betrifft. Das Stichwort dazu lautete *Health in all Policies* (HiaP). Entscheidungen in der Wohnungs-, Arbeits-, Ernährungs-, Umwelt-, Sozial-, Bildungspolitik und in anderen Politikfeldern beeinflussen die Gesundheit der Bevölkerung, können schädigen oder fördern.

Nicht alleine Kommunalpolitikerinnen und -politiker und Verwaltungsmitarbeitende sorgen für gesunde Lebensbedingungen. Auch die Zivilgesellschaft und der private Sektor tragen mit ihrer Lebensweise und ihrer Art zu wirtschaften dazu bei, dass Menschen gesund aufwachsen und gesund älter werden können. Das Stichwort lautet hier Whole-of-Society-Ansatz. Zu den Stichwörtern und den damit einhergehenden Forderungen siehe u. a. Böhm et al. (2020) (siehe Textbox).

> **Ansätze der WHO zur Gesundheitsförderung**
> Health in all Policies (HiaP) oder Gesundheit auf/in allen Politikfeldern/-bereichen, verweist darauf, dass Entscheidungen, die den Verkehr, das Bauen, die Landwirtschaft, die innere Sicherheit und weitere Sachverhalte betreffen, Konsequenzen für die individuelle und die Bevölkerungsgesundheit haben. Daraus resultiert die Forderung, die Bevölkerungsgesundheit als Zielgröße bei Entscheidungen auch dann zu adressieren, wenn das Politikfeld einen anderen Sachverhalt berührt.
>
> Health in all Governance (HiaG) zielt auf das Steuerungsverhalten staatlicher und kommunaler Institutionen. Die gesunde Kommune ist als Querschnittsthema

> gefasst. Sie wird in einem intersektoralen Zugang zu einer Steuerungsaufgabe aller Ressorts der kommunalen Verwaltung.
>
> Der *Whole-of-Society*-Ansatz stellt klar, dass die Bevölkerungsgesundheit nur als gesamtgesellschaftliche Aufgabe zu sichern und zu fördern ist; eine Aufgabe, die Kommunalpolitikerinnen und -politiker und Verwaltungsmitarbeitende, öffentlich-rechtliche Organisationen wie Krankenkassen und Bürgerinnen und Bürger gemeinsam lösen müssen.

Kommunalpolitikerinnen und -politiker, Verwaltungsmitarbeitende und jede einzelne Bürgerin und jeder einzelne Bürger sollten mit ihrem respektive seinem Verhalten dazu beitragen, Möglichkeitsräume zu öffnen, die gesundheitliche Verwirklichungschancen ermöglichen.

Die Umsetzung des HiaP-Ansatzes setzt voraus, dass die gesunde Kommune auf der Agenda steht. HiaP betrifft damit die Politikgestaltung (policy making). Je nach Größe einer Gemeinde sind an dieser Aufgabe viele, manchmal aber auch nur wenige Sektoren der kommunalen Verwaltung beteiligt (HiaG). Die Verwaltung in Landkreisen und Städten ist vielfältiger gegliedert als die von Landkommunen. Ob aber nun Landkreis, Stadt oder Dorf, HiaP und HiaG betrifft hier wie dort die Strukturen und die intersektorale Zusammenarbeit von Politik, Verwaltung, Zivilgesellschaft und privatem Sektor. Nachhaltig gelingt der HiaP-Ansatz vor Ort nur, wenn Kommunalpolitikerinnen und -politiker und Verwaltungsmitarbeitende den Schutz und die Förderung der Bevölkerungsgesundheit als politische Aufgabe begreifen, die quer zu den typischen Ressorts von Politik und Verwaltung bearbeitet und bei allen kommunalen Entscheidungen mitbedacht wird. Fehlt die Einsicht bei den verantwortlichen Akteurinnen und Akteuren, fehlen verbindliche Strukturen und festgelegte Prozesse, wird die Bevölkerungsgesundheit nur adressiert, wenn sie augenfällig gefährdet ist: Etwa, wenn eine Hausarztpraxis aus Altersgründen schließt und keine Nachfolge gefunden werden konnte, wenn das Krankenhaus im Landkreis aus wirtschaftlichen Gründen einzelne Abteilungen aufgibt oder wenn sich bei Schuleingangsuntersuchungen eine gehäufte Zahl von motorisch auffälligen und/oder übergewichtigen Kindern vorstellt usw. Ohne verbindliche Übereinkunft zu HiaP und HiaG spielt Gesundheit keine Rolle, wenn über Bebauungspläne, Verkehrslenkung, Ansiedlung von Wirtschaftsbetrieben, Wasser- und Abwasserwirtschaft entschieden wird, obgleich Entscheidungen, die dort getroffen werden, sich auf die Bevölkerungsgesundheit auswirken (siehe Zeeb et al. 2018).

Im Baugesetzbuch wird die Abwägung gesundheitlicher Konsequenzen explizit genannt. In der Umsetzung werden die Konsequenzen aber häufig vernachlässigt. Das lässt sich in städtischen Arealen beobachten. Da wird dann beispielsweise mit viel Glas, viel Beton, versiegelten Flächen und dürftigem Baumbestand städtebaulich „geglänzt". Im Sommer aber erweisen sich solche Flächen dann als kaum begehbar. Dem öffentlichen Raum fehlt es dort an Aufenthaltsqualität; Aktivität und Teilhabe sind begrenzt.

Tab. 5.3 Haltungen, Instrumente und Formate/Maßnahmen eines erfolgversprechenden HiaP- und HiaG-Ansatzes

Haltung(en) der Kommunalpolitikerinnen und -politiker und der Verwaltungsmitarbeitenden	Instrumente	Formate/Maßnahmen
Gesundheit ist ein prioritäres Ziel unserer kommunalen Entscheidungen	• Politische Positionen • Visionen • Programme • Erklärungen • Ordnungen	• Government Attendance • Öffentliche Verlautbarungen • Regierungsprogramme • Memoranden • Rechenschaftsberichte • Leitbildentwicklung
Die Zusammenarbeit von Politik, Verwaltung und Zivilgesellschaft sehen wir als entscheidend für den Erfolg unserer Bemühungen an	• Leitbildentwicklung • Protokolle • Gemeinsame Zieldefinitionen und -vereinbarungen	• Partizipative Formate für die Bürgerinnen- und Bürgerbeteiligung • Korporative und kollektive Netzwerke • „Wissensgemeinschaften"
Gesundheit verstehen wir als einen langfristigen Prozess, der ein dauerhaftes, wiederkehrendes Handeln verlangt	• Mehrjahrespläne mit Stufen und Meilensteinen	• „Health-Lens"-Analyse(n) • „Health-Impact"-Assessment(s)
Für die Politikgestaltung benötigen wir Strukturen	• Koordinierungsstellen • Intersektorale Arbeitsgruppen • Gremien	• Feste Ansprechpersonen mit eindeutigen Mandaten und Anhörungsrechten • Expertinnen-und-Experten-Teams
Für die Politikumsetzung benötigen wir Ressourcen	• Budget	• Personal • Sachmittel

In Tab. 5.3 sind Haltungen (Paradigmen), Instrumente und Formate/Maßnahmen aufgeführt, die eine erfolgreiche Umsetzung des HiaP- und HiaG-Ansatzes wahrscheinlicher machen.

Die meisten Angaben in Tab. 5.3 sind geläufig. Sie sprechen für sich selbst, ohne dass wir näher auf sie eingehen müssen. Wissensgemeinschaften, Health-Lens-Analysen und Health-Impact-Assessments aber sind weniger vertraut. Sie sollen im Folgenden kurz erläutert werden.

5.5.2 Wissensgemeinschaften

Wissensgemeinschaften (epistemic communities) – die wir weiter oben bereits kurz skizziert haben – sind Netzwerke, deren Mitglieder mit ihrer Expertise aktiv gestaltend statt nur als beratende Agentinnen und Agenten im Politikfeld Gesunde

Kommune wirken (Löblová 2018). Die Mitglieder einer Wissensgemeinschaft teilen eine prinzipielle Auffassung, wie sich Gesundheitsprozesse erklären lassen, welche Ursachen zu welchen Wirkungen führen und welche Normen und Werte das politische und administrative Handeln leiten sollten, damit die Bevölkerungsgesundheit geschützt und gefördert wird.

Sie beeinflussen werte- und wissensbasiert die Politikgestaltung einer Kommune. Gemeinsam geteilte Überzeugungen, wie Sachverhalte zu bewerten sind, wie sie über (kausale) Mechanismen zu verändern sind, begründen Programme, Maßnahmen und Aktivitäten (Politiken) und deren Wirkungen.

Mitglieder von Wissenschaftsgemeinschaften verfolgen eine gemeinsame Agenda. Sie wirken häufig als supranationale Agentinnen und Agenten. In der Gesundheitspolitik hat sich beispielsweise eine Gemeinschaft des *Health Technology Assessment* (HTA) organisiert, um die politische Agenda zu beeinflussen. In Deutschland wurde dafür die *Deutsche Agentur für Health Technology Assessment* im *Deutschen Institut für Medizinische Dokumentation und Information* (DIMDI; heute *Bundesinstitut für Arzneimittel und Medizinprodukte*) gegründet. Mit Bezug zum HTA begutachtet auch das *Institut für Qualität und Wirtschaftlichkeit im Gesundheitswesen* (IQWiG) gesundheitspolitische Probleme und bewertet evidenzbasierte Leitlinien. Der *Verein zur Förderung der Technologiebewertung im Gesundheitswesen e. V.* ist politisch aktiv. HTA bewertet den Zusatznutzen (Wirkung, Kosten, Sicherheit) von medizinischen Techniken, Prozeduren, Hilfsmitteln und organisationalen Strukturen und soll Politikerinnen und -politikern dazu dienen, evidenzbasierte und -informierte Entscheidungen zu treffen, z. B., ob eine definierte Therapie in den Leistungskatalog der gesetzlichen Krankenkassen aufgenommen wird.

Wegen der Komplexität der Herausforderungen, denen sich Kommunen gegenübersehen, und der Forderung, wissenschaftlich fundiert zu entscheiden und zu handeln, wächst die Bedeutung von Wissensgemeinschaften in der Gesundheitsförderung *mit* der Kommune. So ist denkbar, dass sich gesundheitswissenschaftliche Hochschulinstitute regional vernetzen. Sie könnten Kommunen auf ihrem Weg zur ökologisch resilienten Kommune begleiten und die Verantwortlichen befähigen, evidenzbasiert und -informiert zu entscheiden und zu handeln. Vereinzelt geschieht das in drittmittelgestützten Forschungsverbünden. Die Zusammenarbeit von Forschung und Praxis ist bislang aber noch kaum strukturell verankert (Zeeb et al. 2022).

5.5.3 Health-Lens-Analysen

Während Gesundheitswissenschaftlerinnen und -wissenschaftler und Fachkräfte, die auf dem Gebiet der Bevölkerungsgesundheit arbeiten, Wirkungen von kommunalen Entscheidungen (z. B. Bauvorschriften, Verkehrsführung etc.) immer auch im Hinblick auf deren gesundheitliche Auswirkungen bewerten und gewichten, ist das bei Kommunalpolitikerinnen und -politikern, Verwaltungsmitarbeitenden, fachfremden

Abb. 5.3 Health-Lens-Analyse

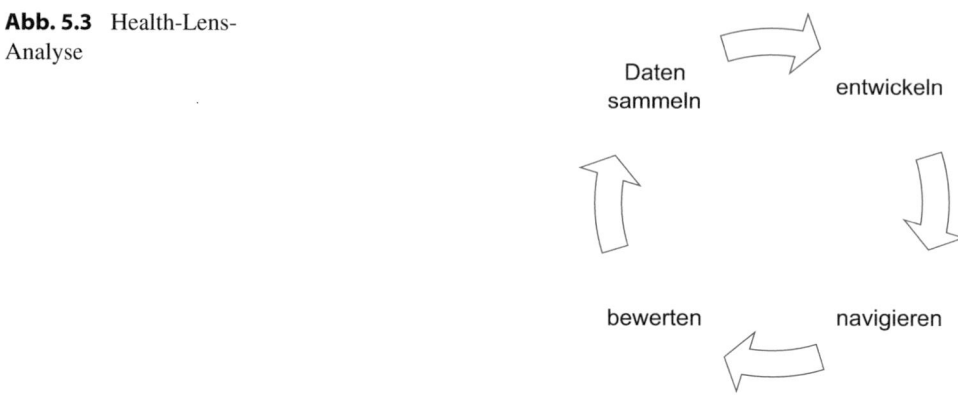

Wissenschaftlerinnen und Wissenschaftlern und auch Mitgliedern der Zivilgesellschaft nicht zwingend der Fall.

Health-Lens-Analysen (HLA) sind Werkzeuge, mit denen Bürgerinnen und Bürger, Kommunalpolitikerinnen und -politiker und Verwaltungsmitarbeitende in einem partizipativen Format (z. B. in einem Workshop) systematisch daran arbeiten, gesundheitlich relevante Auswirkungen kommunaler Probleme zu benennen und ökonomische, soziale und umweltbezogene Entscheidungen zu beeinflussen, die sich gesundheitlich auswirken könnten.

HLA nutzen empirische Daten und subjektive Einschätzungen von Stakeholdern. Anders als Health Impact Assessments setzen HLA bereits in der Politikgestaltung, also vor der Implementierung von Programmen, Maßnahmen und Aktivitäten an. Sie empfehlen aber (noch) nicht, wie am besten vorzugehen ist, um ein Gesundheitsproblem zu lösen und dazu geeignete Politiken zu steuern (Baum et al. 2014; Ron et al. 2021).

Der Begriff „Linse" wurde für das Vorgehen zum einen gewählt, weil die Beteiligten wie durch eine Linse genauer „draufschauen", und zum anderen, weil der Analyseprozess typischerweise einem Kreismodell folgt (Abb. 5.3).

5.6 Das Streben nach ökologischer Resilienz verlangt, innovativ zu gestalten, statt tradiert zu verwalten

Halten wir als Ideal noch einmal fest, was wir im Kap. 3.1 und im Kasten (Overview) als Entwicklungs- oder Transformationsziel der Gesundheitsförderung *mit* der Kommune benannt haben. Sind alle Ströme des politischen Geschehens „im Fluss", werden Hindernisse beseitigt und Stauungen entfernt, dann befördern die „politischen Ströme" einen fortlaufenden Entscheidungs- und Steuerungsprozess, der die Entwicklung der ökologisch resilienten Kommune zum Ziel hat (siehe Textbox zu den Inhalten der ökologisch resilienten Kommune).

> **Ökologisch resiliente Kommune** Die *ökologisch resiliente Kommune* verfügt über robuste, anpassungs-, entwicklungsfähige und faire Strukturen. Sie ermöglichen es den Bürgerinnen und Bürgern, auf ressourcenschonende Weise nachhaltig zu leben. Der Umgang der Bürgerinnen und Bürger untereinander, der Kommunalpolitikerinnen und -politiker und Verwaltungsmitarbeitenden mit den Bürgerinnen und Bürgern ist sozial gerecht, respektvoll, von gegenseitigem Vertrauen getragen und – wo immer notwendig – auch unterstützend. Die natürliche, physisch-technische und soziale Umwelt der Kommune lädt zur sozialen Begegnung (Teilhabe) und zur Aktivität ein. Bürgerinnen und Bürger erleben und gestalten ihre Kommune lebenswert, mit einer hohen Aufenthaltsqualität. Sie sind vom Nutzen einer nachhaltigen Lebensweise überzeugt und praktizieren sie, sofern sie nicht durch äußere Umstände daran gehindert werden.

Dieses Ideal ist niemals geschafft. Als Transformationsziel bleibt es eine fortwährende Entwicklungsaufgabe politischer und zivilgesellschaftlicher Aktivitäten.

Kommunalpolitikerinnen und -politiker ebenso wie Führungspersonen der kommunalen Verwaltung können angesichts der großen gesellschaftlichen Herausforderungen nicht davon ausgehen, dass sie die kumulierenden Probleme und Krisen alleine durch tradiertes exekutives Handeln lösen werden. Sie können auch nicht darauf verweisen, dass das, was ihnen aktuell und zukünftig alles begegnen wird, nicht Sache der Kommune, sondern übergeordneter staatlicher Einheiten ist. In ihrer Gesundheit bedroht und beschädigt, an Aktivität und Teilhabe gehindert werden Menschen vor Ort in den Kommunen.

Neiman (2015) hat Bürgerinnen und Bürger aufgefordert, sich nicht alleine auf den Staat als den fürsorglichen Staat zu verlassen, sondern mehr bürgerliche Eigenverantwortung in den Kommunen zu übernehmen, sich einzumischen und mitzumischen. In einem Beitrag in der *Frankfurter Allgemeinen Zeitung* hat der Journalist und Rechtswissenschaftler *Reinhard Müller* formuliert:

> „… der alte Traum, uns könne nichts passieren und wir müssten uns nicht kümmern, lebt fort. Gesellschaftliche Resilienz entsteht aber nicht im Schlafwagen, sondern durch freie Bürger, die selbst anpacken, … die aber auch den Staat an seine Aufgaben erinnern." (Müller 2021)[8]

Die Entwicklung der ökologisch resilienten Kommune ist eine ideale kommunale Entwicklungsaufgabe, an der sich neue, partizipative Formate kommunaler Organisation und von Steuerung und Regelung erproben und bewähren können. Neben strukturellen

---

[8] https://www.faz.net/aktuell/politik/inland/flut-in-deutschland-musste-es-zu-der-katastrophe-kommen-17444973.html; letztmalig aufgerufen März 2023.

Einheiten mit politischem und administrativem Auftrag (Gemeinderat, Ämter, Referate, Ressorts etc.), die Aufgaben der kommunalen Daseinsvorsorge routiniert erledigen, benötigt es neue, variable und auf Zeit zusammenarbeitende Einheiten und Formate, die innovative und auch mal experimentelle (emergente) Lösungen konzipieren und anregen, dass sie umgesetzt werden.

Ohne Innovationen wird es angesichts der gesellschaftlichen Herausforderungen für die Förderung der Bevölkerungsgesundheit nicht gehen. Mit standardisierten Operationen, Routinen, Best Practices werden die komplexen Herausforderungen, die mittel- und unmittelbar die Bevölkerungsgesundheit betreffen, nicht zu lösen sein. Gebraucht werden emergente Praktiken. Schuster und Stork (2021) nennen das Zusammenspiel von fester Struktur und fluiden Bestandteilen ein atmendes Modell für Kommune, Verwaltung und Zivilgesellschaft.

Dahinter steht die in Kap. 3 referierte Position, dass die ökologische Resilienz kein Zurückfedern des Systems zum Status quo ante bedeutet, sondern in adaptiven Zyklen strukturelles Potenzial (z. B. Infrastruktur, gebaute und natürliche Umwelt, Identitäten etc.) entfaltet und Zusammenhalt gefestigt (z. B. Netzwerke, Nachbarschaften, Vereine etc.) wird (siehe auch Schnur 2013).

Das sind beträchtliche Aufgaben, die Kommunalpolitikerinnen und -politiker und Verwaltungsmitarbeitende lösen müssen. In Kap. 6 stellen wir Ansätze und Modelle vor, an denen sich Kommunalpolitikerinnen und -politiker, Verwaltungsmitarbeitende und Bürgerinnen und Bürger orientieren können, um zur ökologisch resilienten Kommune zu gelangen.

Theoretische Ansätze der Politikfeldanalyse

6

Zusammenfassung

Gesundheitsförderung *mit* der Kommune ist ein komplexes Veränderungsproblem. Die Rede ist auch von einem *verzwickten Problem* (wicked problem), soll eine Kommune ökologisch resilient entwickelt werden. Die Prozesse sind mehrschichtig und das Ziel ist mehrdimensional. Ursachen für die Ausgangslage sind häufig verdeckt und erst zu fassen, wenn Transformationsprozesse initiiert und Zeit vergangen ist. Verlässliche Lösungen, die selbstverständlich zum erwünschten Transformationsziel führen, gibt es nicht, auch weil alles mit allem irgendwie und auch noch diffus zusammenhängt und sich zudem auch noch von heute nach morgen verändert. Auch Konflikte über die genaue Ausgestaltung des Transformationsziels sind möglich. Kommunalpolitikerinnen und -politiker, Verwaltungsmitarbeitende und Bürgerinnen und Bürger ringen um die aus ihrer Sicht jeweils „beste Lösung". In ihren Präferenzen werden sie von institutionellen Zwängen und politischen Überzeugungen geleitet und von individuellen Interessen und Motiven angetrieben. Sie verbünden sich mit anderen Personen und Organisationen, die ähnlich denken und Ähnliches wollen. Um zu verstehen und zu erklären, was im politischen Ringen um die „beste Lösung" für die Sicherung und Förderung der Bevölkerungsgesundheit passiert, helfen theoretische Modelle. Wir stellen drei Modelle vor: Das Institutional Analysis Development Framework von *Elinor Ostrom*, das Advocacy Coalition Framework von *Paul A. Sabatier* und die Community Coalition Action Theory von *Frances Butterfoss* und *Michelle Kegler*.

6.1 Ökologisch resiliente Kommune: ein verzwicktes Transformationsproblem lösen

In einer Kommune – so nehmen wie hier an – entscheiden sich Kommunalpolitikerinnen und -politiker angesichts der sich gegenseitig beeinflussenden und verstärkenden großen gesellschaftlichen Herausforderungen – wie der Klimawandel und die demografische Entwicklung und weitere Bedrohungen, die erkennbar die Bevölkerungsgesundheit betreffen –, ihre Gemeinde ökologisch resilient zu entwickeln. Die gesunde Kommune kommt auf die politische Agenda. Als Transformationsziel wird die ökologisch resiliente Kommune definiert. Lösungen werden ausgearbeitet, um das Ziel zu erreichen. Schutz und Förderung der Bevölkerungsgesundheit werden von den Kommunalpolitikerinnen und -politikern, den Verwaltungsmitarbeitenden und den Bürgerinnen und Bürgern nicht mehr nur als Problem der Versorgung und Pflege angesehen, sondern als Pflichtaufgabe der kommunalen Daseinsvorsorge begriffen.

Kommunalpolitikerinnen und -politiker wollen die beste Lösung für die gesunde Kommune, ebenso wie die Bürgerinnen und Bürger. Sie wollen einen bestehenden Zustand ändern. Wohin aber soll er sich verändern? Wer definiert das Transformationsziel? Wer legt die Politiken fest, die dorthin führen? Was motiviert die Sichtweisen der handelnden Personen? Das Transformationsproblem ist „verzwickt".

Während man in der Politikwissenschaft noch bis zum Beginn der 1980er Jahre davon ausging, dass die politische Kommune jegliches Politikfeld steuert und lenkt, dass also ein hierarchisches Gefälle zwischen politischer Ebene und Bürgerschaft besteht, postulieren neuere Ansätze, dass politische Entscheidungen aus einem Austausch von Ideen zwischen den Kommunalpolitikerinnen und -politikern und den Bürgerinnen und Bürgern resultieren. Im New-Public-Governance-Ansatz, den wir in Kap. 5 vorgestellt haben, ist die Initiierung des Austauschprozesses zu einer verwaltungspraktischen Maxime geronnen.

Prominente theoretische Ansätze der Politikwissenschaft können helfen, den Prozess der Gesundheitsförderung *mit* der Kommune besser zu verstehen und ihn zu erklären: Der Advocacy-Coalition-Ansatz (ACA) von Sabatier (1988) und das Institutional Analysis and Development Model (IAD) von Ostrom (2007) beschreiben und erklären, was im Allgemeinen den politischen Prozess kennzeichnet. Das Community Coalition Action Model (CCAM) von Butterfoss und Kegler (2012) bezieht sich explizit auf die Absicht, die Bevölkerungsgesundheit zu fördern. Wir referieren die drei theoretischen Ansätze in ihren Kernaussagen.

Die politikwissenschaftlichen Ansätze, ACA und IAD, befassen sich mit Politikfeldern, die ein „verzwicktes" (wicked) soziales Problem definieren. Sie sind nicht für Politikfelder gedacht, in denen eindeutige Aufgaben mit eindeutigen Lösungen beantwortet werden können. Eine Kommune zur ökologischen Resilienz zu entwickeln, definiert ein verzwicktes Problem. Das Transformationsziel soll durch das Zusammenwirken von Kommunalpolitikerinnen und -politikern, Verwaltungsmitarbeitenden und Bürgerinnen und Bürgern erreicht werden. Aber vorgefertigte Politiken, standardisierte

Prozeduren, „liegen nicht auf der Hand", sind nicht einfach abzurufen oder von einer Kommune auf eine andere Kommune zu transferieren.

Oft nehmen Kommunalpolitikerinnen und -politiker Bevölkerungsgesundheit als ein Versorgungsproblem wahr. Sie sehen die Politik nicht zwingend in der Verantwortung, sich um die Gesundheitsförderung zu kümmern. Wenn sie sich doch als zuständig erklären und sogar eine salutogene Perspektive einnehmen, verfolgen die handelnden Personen nicht zwingend auch identische Interessen. In dem Bestreben, ihre Interessen durchzusetzen, schlagen sie passende Politiken vor und betonen Details des Transformationsziels, die ihnen am „Herzen liegen". Was für die eine Akteurin und den einen Akteur eindeutig ist, das erscheint der/dem anderen diffus, was die/der eine will, das lehnt ein/e andere/r ab. So ist zu beobachten, dass die handlungsleitenden Orientierungen des privaten Sektors sich von denen der Bürgerinnen und Bürger unterscheiden können. Das „eiserne Dreieck" aus Politik, Verwaltung und Wirtschaft erhebt die ökonomische Entwicklung zum Primat. Bürgerinnen und Bürgern, ohne ökonomische Funktion, liegt das „Soziale" und das „Ökologische" oft stärker am Herzen als das „Ökonomische".

Gewählte Kommunalpolitikerinnen und -politiker wiederum, deren Wiederwahl ansteht, wollen den Mehrheitswillen der Wahlberechtigten repräsentieren. Sie richten sich in ihrem politischen Handeln auch an Stimmungen in der Bürgerschaft aus. Sie urteilen anders als Verwaltungsmitarbeitende, die auf der Basis der jeweils geltenden Rechtsnormen und Gesetzesvorgaben entscheiden müssen, nicht aber aufgrund von Stimmungen in der Bevölkerung. Kommunalpolitikerinnen und -politiker im Gegensatz zu Verwaltungsmitarbeitenden können gestaltend auch mit neuen und geänderten Normen in ein Politikfeld eingreifen.

Wissenschaftlerinnen und Wissenschaftler, die sich in einer Wissensgemeinschaft zusammengefunden haben, urteilen über ein Politikfeld wiederum anders als Journalistinnen und Journalisten, die über kommunale Aktivitäten berichten, diese kommentieren und damit auf ihre Leserschaft einwirken.

Alleine die unterschiedlichen Interessen und Beweggründe der verschiedenen kommunalen Akteurinnen und Akteure erzeugen eine unübersichtliche Gemengelage und machen die gesunde Kommune zu einem verzwickten sozialen Problem.

In der Gesundheitsförderung *mit* der Kommune soll Bestehendes verändert und Neues geschaffen werden. Veränderungen bestehender Zustände werden aber nicht per se und schon gar nicht von allen und auch nicht zu jeder Zeit gutgeheißen. Beharrungskräfte versuchen sie zu verhindern, Sorgen und Ängste werden gegen die Veränderungen vorgebracht und Veränderungen werden verzögert. Mal wird offen, dann versteckt gegen angestrebte Veränderungen opponiert.

Inwiefern eine Kommune überhaupt zu einer Veränderung bereit ist, lässt sich messen. Das *Tri-Ethnic Center for Prevention Research* der *Colorado State University*[1] hat ein Messverfahren vorgeschlagen, das die Änderungsbereitschaft (community

---

[1] https://tec.colostate.edu/comunityreadiness/; letztmalig aufgerufen März 2023.

readiness) anhand von sechs Dimensionen beurteilt: 1) bisherige Aktivitäten, 2) Kenntnis der Maßnahmen in der Gruppe der Kommunalpolitikerinnen und -politiker, der Verwaltungsmitarbeitenden und der Betroffenen, 3) Führungsverantwortung und – sensibilisierung, 4) das soziale Klima der Kommune, 5) Kenntnis über laufende Aktivitäten und 6) bereitgestellte Ressourcen.

Je nachdem, wie die mit dem Inventar interviewten Mitglieder einer Gemeinde antworten, wird die Änderungsbereitschaft neun Stufen zugeordnet. Gansefort et al. (2018) haben das Inventar des *Triethnic Center* in einem Forschungsprojekt der *Universität Bremen* und des *Leibniz Instituts für Präventionsforschung und Epidemiologie* erprobt. Das Projekt war an Kommunen mit dem Ziel gerichtet, Bedingungen zu schaffen, die es älteren Menschen erleichtern, körperlich aktiv zu sein. Eine deutschsprachige Fassung des Inventars ist in der Zeitschrift *Das Gesundheitswesen* erschienen (Gansefort et al. 2020).

Bevor wir die beiden Ansätze ACA, IAD und das Modell CCAM in ihren Kernannahmen referieren, lohnt ein Blick auf typische Elemente eines organisationalen Veränderungsprozesses. Lewin (1947) hat drei Phasen beschrieben, denen eine Veränderung von Organisationen typischerweise folgt. Die drei Phasen zeichnen sich nach Schein (1996) zusätzlich durch unterschiedliche kognitive Zustände der Akteurinnen und Akteure aus. Wir beziehen die Phasen im Folgenden auf die Entwicklung der Kommune zur ökologischen Resilienz.

(1) In der Phase des Auftauens (unfreezing) müssen die Gemeindemitglieder vorbereitet werden auf das, was kommen soll. Sie müssen von der Notwendigkeit und dem Nutzen der Gesundheitsförderung überzeugt werden. Um das Transformationsziel „Ökologische Resilienz" und die dazu erforderlichen Politiken muss aktiv geworben werden, nur dann kann Unterstützung statt Widerstand erwartet werden. Zu Beginn der ersten Phase sind einzelne Bürgerinnen und Bürger und Kommunalpolitikerinnen und -politiker mit den bestehenden Zuständen unzufrieden. Wenn auch nicht unzufrieden, so sehen sie aber zumindest Verbesserungspotenziale, weil sie Bedrohungen und Krisenzustände wahrnehmen (z. B. pandemische Ereignisse, Hitzeperioden, Trockenheit und Dürre) und einen Zustand der Diskonfirmation erleben. Ihr kognitiver Zustand zeichnet sich dadurch aus, dass sie nicht (mehr) einverstanden sind, mit dem, was ist, gefolgt vom Gefühl, Gelegenheiten und Chancen zu versäumen, Ideale zu verletzen oder dringliche Bedarfe und Bedürfnisse zu ignorieren, wenn jetzt nicht endlich gehandelt wird. Schein (1996) nannte diesen kognitiven Zustand Induktion von Schuld und Angst. Weil Ängste und Sorgen lähmen, müssen sie vom Vertrauen in den positiven Ausgang der Änderungsprozesse ausbalanciert werden (von Schein als psychologische Sicherheit bezeichnet).

Angesichts einer individuellen gesundheitlichen Bedrohung hat Leventhal (1984) zwei parallel laufende Bewältigungsprozesse unterschieden, von denen der eine dazu dient, unangenehme Angstgefühle zu reduzieren. Der andere dient der Lösung der Bedrohung. Die beiden Prozesse spielen sich auch im kommunalen Änderungsgeschehen ähnlich ab. Eine Bürgermeisterin könnte beispielsweise besorgt sein, Wählerzuspruch zu verlieren, weil sie mit der gesunden Kommune ein vermeintlich „weiches Thema" auf die Agenda setzt, statt die stets knappen Ressourcen der Kommune den „harten Themen" zu widmen: „Gedöns" statt „Ökonomie", so der Vorwurf der politischen Gegnerschaft. Gleichzeitig muss in der Kommune dringlich über Politiken entschieden werden, um die Bedrohungen der „großen gesellschaftlichen Herausforderungen" zu bewältigen.

(2) Dem Auftauen folgt in Lewins Phasenmodell das Hinübergleiten (moving). Schein (1996) unterschied erneut drei kognitive Zustände, die er kognitive Umstrukturierung, Übernahme eines Rollenmodells und Lernen durch Einsicht oder durch Versuch und Irrtum nannte. Die Neubewertung der Situation (kognitive Umstrukturierung) zeigt sich in der Bereitschaft, Informationen aufzunehmen, sie zu verarbeiten und Änderungsabsichten wohlwollend zu bewerten. Das geschieht zum einen, indem Meinungen und Handlungen von Autoritäten, Expertinnen und Experten und von erfolgreichen Rollenmodellen übernommen werden (Modelllernen). Das geschieht zum anderen durch Lernprozesse wie instrumentelle Konditionierung und kognitives Lernen.

(3) In der abschließenden dritten Phase nach Lewin (1947), dem freezing, wird das Veränderte gefestigt. Das „Neue" wird zum „Normalen". Die Verstetigung des „Neuen" gelingt am ehesten, wenn sich Haltungen und grundlegende Orientierungen der Beteiligten durch kognitives Lernen und Einsicht geändert haben. Sie gelingt eher nicht, wenn Denken und Handeln lediglich kopiert wurden. Mit anderen Worten, die Kommunalpolitikerinnen und -politiker als auch die Verwaltungsmitarbeitenden müssen davon überzeugt sein, dass das Bemühen um die Bevölkerungsgesundheit in ihrer Kommune eine dringliche Zustandsänderung verlangt. Die Bürgerinnen und Bürger müssen die Notwendigkeit akzeptieren, dass sich kommunale Politikfelder ändern und die gesunde Kommune neben anderen Politikfeldern als weiteres kommunales Politikfeld bearbeitet wird. Sie müssen die Kommune durch eigenes Mittun ökologisch resilient entwickeln.

Die sozialpsychologische Forschung ist den erfolgversprechenden Bedingungen und Variablen des Veränderungsprozesses in empirischen Studien nachgegangen und hat in Betrieben und anderen Organisationen vor allem Führungskräfte als maßgebliche Treibende einer Veränderung identifiziert. In den Kommunen sind für das Gelingen die Landrätinnen, -räte, Bürgermeisterinnen und -meister als auch die Spitzen der kommunalen Verwaltung die entscheidenden Veränderungsagentinnen und -agenten. Fehlt es denen an Hingabe und Engagement für die Sache, dann lassen sie klare Zielvorgaben vermissen. Fehlt ihnen ein kompetentes Team, das den Veränderungsprozess gestaltet, werden keine substanziellen Änderungen erreicht. Gesundheitsförderung *mit* der Kommune muss aktiv betrieben und gesteuert werden.

6.2 Advocacy Coalitions – an Überzeugungen ausgerichtetes Handeln

In einer idealen Welt wägen engagierte Akteurinnen und Akteure vernünftig ab, welche die beste aller Lösungen für das Politikfeld „*G*esunde Kommune" ist. Wenn auch nicht vollständig rational, so handeln sie wenigstens doch auf der Grundlage des bestverfügbaren wissenschaftlichen Wissens, evidenzbasiert und evidenzinformiert (siehe Kap. 5). Das Ideal der Person, die rational entscheidet, gründet auf den Postulaten der *Rational-Choice-Theorien*. Diese unterstellen, dass Menschen in komplizierten und komplexen (verzwickten) Entscheidungssituationen so lange nach Alternativen suchen, bis sie jene wählen können, die den höchsten Erwartungswert haben, oder – anders formuliert – dass sie jene Alternative in einer Situation wählen, die ihnen bei geringstem Aufwand den größten Nutzen verspricht.

Simon (1959) hat dem widersprochen. Er billigte Menschen in Entscheidungssituationen mit ungewissem Ausgang allenfalls eine begrenzte Rationalität zu. Es drohe, nach *Herbert A. Simon,* dass Menschen sich kognitiv überlasten, wollten sie in Situationen mit ungewissem Ausgang alle Argumente eines Für und Wider einer Entscheidung abwägen.

Menschen entscheiden in komplizierten und komplexen Situationen stattdessen auf der Grundlage von Heuristiken (siehe Kap. 5), also auf Basis mutmaßender Schlussfolgerungen über die Folgen ihrer Entscheidung. Sie suchen nicht die Lösung mit dem höchsten Erwartungswert. Sie suchen vielmehr nur so lange nach Handlungsoptionen, bis sie eine Option gefunden haben, von der sie meinen, dass es mit der „gut ausgehen könnte". Haben sie diese Option gefunden, hören sie auf, weitere Alternativen abzuwägen, so *Herbert A. Simon.*

Die Sozialfigur des Restricted Resourceful Expecting Evaluating Maximising Man folgt der Annahme der begrenzt rationalen Entscheidung (siehe Textbox).

> **Restricted Resourceful Expecting Evaluting Maximizing Man** Der Restricted Resourceful Expecting Evaluating Maximising Man ist eine Sozialfigur der Soziologie, die aufgrund der Lebensbedingungen (z. B. soziale Erwartungen, ökonomische Ausstattung, Umweltgegebenheiten) nur eingeschränkt (restricted) rational handelt. Die/der Handelnde weiß ihre/seine Ressourcen (Geld, Zeit etc.) zu ihrem/seinem Vorteil zu nutzen (resourceful), schätzt subjektiv die Vor- und Nachteile einer Handlung ab (expecting) und bewertet sie (evaluating) im Lichte des für sie/ihn zu erwartenden Gesamtnutzens (maximizing). Gesetzliche Vorgaben, gesellschaftliche Erwartungen oder Meinungen von Expertinnen und Experten rahmen ihre/seine Entscheidungen, weil gesetzeswidriges oder erwartungskonträres Handeln unnütze Ressourcen kostete.

Vollständig rational handeln Kommunalpolitikerinnen und -politiker in der Regel nicht. Sie orientieren sich nicht streng und einzig an der (ökonomischen) Nutzenmaximierung. Tatsächlich wird ihr Handeln von Weltanschauungen, Werthaltungen, Grundüberzeugungen, Einstellungen, aber auch von institutionellen Zwängen und verfügbaren Ressourcen (z. B. Zeit, Geld) beeinflusst, wenn nicht manchmal komplett bestimmt. (siehe Kap. 11)

6.2 Advocacy-Coalitions – an Überzeugungen ausgerichtetes Handeln

Dass politische und gesellschaftliche (Wert-)Orientierungen und Grundüberzeugungen das Handeln von Kommunalpolitikerinnen und -politikern leiten, ist eine Kernannahme des ACA. Mit dem ACA will Sabatier (z. B. 1988) erklären, wie es längerfristig zu einem politischen Wandel (policy change) kommt. Eine ausführliche Darstellung und kritische Würdigung des theoretischen Fundaments des ACA findet sich zum Beispiel in Bandelow (1999), der den ACA auf das Politikfeld Gentechnologie bezogen hat.

Wir ignorieren die theoretischen Besonderheiten des ACA und übertragen den Ansatz in eklektischer Manier auf die Gesundheitsförderung *mit* der Kommune. Die zentrale Aussage des ACA lautet: Das Handeln von Kommunalpolitikerinnen und -politikern folgt Kernüberzeugungen, die Wertvorstellungen spiegeln und Erwartungen zu Ursache-Wirkungs-Beziehungen reflektieren. Im ACA unterstellt Sabatier, dass Überzeugungen, Erwartungen und Einstellungen entscheiden, ob Kommunalpolitikerinnen und -politiker als auch Verwaltungsmitarbeitende einem Sachverhalt soziale Relevanz beimessen, ihn auf die Agenda setzen und darüber befinden, wie er gelöst werden soll. Sabatier (1988) betrachtet das Handeln von *Policy-Subsystemen* und *Policy-Netzwerken* (Koalitionen). Policy-Subsysteme bestehen aus Angehörigen öffentlicher Institutionen und zivilgesellschaftlicher Organisationen, die sich aktiv in einem Politikfeld, das sie als sozial relevant erachten, engagieren. Die Akteurinnen und Akteure im Policy-Subsystem wollen Politiken in ihrem Sinne gestalten. Motiviert sind sie durch unterschiedliche Ideen und Gestaltungsüberzeugungen. Sie wollen einen Politikfeldwandel, der ihnen „am Herzen liegt". Akteurinnen und Akteure, die davon überzeugt sind, dass das Politikfeld in einer bestimmten Art und Weise definiert und bearbeitet werden sollte, ringen im Policy-Subsystem in Advocacy-Koalitionen regelbasiert (orientiert an der demokratischen Ordnung) mit Mitgliedern anderer Advocacy-Koalitionen um die aus ihrer Sicht beste Lösung. Nach *Sabatier* drängen in einem Policy-Subsystem bis zu vier Advocacy-Koalitionen darauf, ihre politischen Überzeugungen umzusetzen.

Eine Advocacy-Koalition besteht aus Personen und Organisationen, die über Hintergrundwissen verfügen und in unterschiedlichen Rollen und Funktionen in der Kommune agieren. Parteipolitische Abgeordnete im Kreistag, im Stadt- oder Gemeinderat und in den kommunalpolitischen Ausschüssen, Verbands- und Vereinsvertreterinnen und Vertreter, Mitglieder von Bürgerinitiativen und von Wissensgemeinschaften, Vertreterinnen und Vertreter der Ärzteschaft, der Alten- und Krankenpflege, von Religionsgemeinschaften, Gewerkschaften, Akteurinnen und Akteure der Unternehmens- und Handwerksverbände, Verwaltungsmitarbeitende, Journalistinnen und Journalisten und andere individuelle, kollektive und korporative Akteurinnen und Akteure können sich in unterschiedlichen Advocacy-Koalitionen zusammenfinden, um im Policy-Subsystem „*G*esunde Kommune" aktiv zu werden.

Wesentlich für eine Advocacy-Koalition sind ihre gemeinsamen Überzeugungen (beliefs), grundlegenden Wertvorstellungen, Annahmen über Kausalitäten und Bedingtheiten. Die Ursachen des sozialen Problems deuten sie ähnlich und streben die gleichen Lösungen an. Advocacy-Koalitionen sind dadurch gekennzeichnet, dass sie

"... gemeinsame normative und kausale Vorstellungen haben und ihre Handlungen (oft) abstimmen." (Sabatier 1993b, S. 121)

In einer Kommune stehen immer mehrere Politikfelder zugleich auf der Agenda. Damit sind auch mehrere Policy-Subsysteme gleichzeitig aktiv. Die in einem Subsystem aktiven Advocacy-Koalitionen agieren in unterschiedlichen Räumen des kommunalen Systems: im politischen Raum (z. B. als Fraktion im Stadtrat), in der Kommunalverwaltung (z. B. als Mitglied des Sozialressorts; in der Runde der Dezernentinnen und Dezernenten), in der Bürgerschaft (z. B. in Vereinen) und in der kommunalen Wirtschaft (z. B. in Verbänden, ortsansässigen Kammern wie der Kreishandwerkerschaft). Sie agieren zudem im städtischen Quartier (z. B. in Nachbarschaftsinitiativen) oder in der Kirchengemeinde (z. B. als Fraktion im Kirchengemeinderat) oder in anderen Kontexten, in denen über Politiken (mit)entschieden wird oder diese beeinflusst werden.

In einem Politikfeld, das in der Kommune bislang noch nicht auf der Agenda stand, bildet sich ein naszierendes (entstehendes) Subsystem. Das passiert, wenn die Bevölkerungsgesundheit gerade erst als sozial relevant für die kommunale Entwicklung identifiziert wurde. Das passiert auch, wenn die Bevölkerungsgesundheit bereits als Problem definiert, aber bislang nicht zufriedenstellend bearbeitet wurde und beispielsweise die Zivilgesellschaft eine geänderte Sicht auf das Problem und einen geänderten Umgang mit dem Problem einfordert. Sind Policy-Subsysteme gereift, erachten sich die Mitglieder als sachverständige Gemeinschaft autonom handelnder Personen. Sie „beackern" das Politikfeld bereits seit mehreren Jahren (*Sabatier* nennt sieben Jahre als Zeitraum zur Reife eines Subsystems) mit immer enger werdenden Verflechtungen. Ein typisches Beispiel einer engen Verflechtung ist die von Politik, Bürokratie und Wirtschaft, die auch als „eisernes Dreieck" geläufig ist.

Advocacy-Koalitionen treten nicht als homogene, geschlossene Gruppe mit formaler Mitgliedschaft auf. Sie sind politische Konstrukte, deren Mitglieder in Policy-Subsystemen unabhängig, aber mit identischen Zielen und auf der Grundlage gemeinsam geteilter Überzeugungen wirken.

Sie agieren in ihrem politischen Raum unabhängig voneinander, sind sich aber im Ziel einig, das verfolgt werden soll, und auch in den Mitteln und Maßnahmen, die das Ziel bewirken. Die gemeinsam geteilte Überzeugung beispielsweise, dass die Bevölkerungsgesundheit aus einer salutogenen, sozialökologischen Perspektive behandelt werden sollte, verbindet Personen in einer Advocacy-Koalition. Die Koalitionärinnen und Koalitionäre agieren als *Policy-Netzwerk* in dem Bemühen, die Gemeinde ökologisch resilient zu entwickeln. Um das Transformationsziel zu erreichen, informieren sie in ihren jeweiligen Handlungsräumen mit geeigneten Formaten über die Relevanz des Ziels und die Mittel und Wege, um es zu erreichen. Sie drängen in den politischen Gremien oder wirken von außen auf Kommunalpolitikerinnen und -politiker mit verschiedenen Formaten ein, Politiken zu entscheiden, die der Entwicklung zur ökologischen Resilienz dienen.

In ihrem Bemühen, das Politikfeld „Gesunde Kommune" salutogen zu betrachten und systemisch zu behandeln, konkurrieren verschiedene *Advocacy-Koalitionen* um politischen Einfluss. Damit konkurrieren sie auch um personale und materielle

6.2 Advocacy-Coalitions – an Überzeugungen ausgerichtetes Handeln

Ressourcen, über deren Allokation Politik und Verwaltung entscheiden. In den widerstreitenden Interessen können *Policy Broker* zwischen den Positionen der *Advocacy-Koalitionen* vermitteln. Wir haben diese Gruppe sachverständiger Personen bereits in Kap. 5 genannt. Policy Broker können beispielsweise Mitarbeitende des ÖGD, bestellte Sachverständige oder die Präventionsfachkräfte der GKV sein.

Wesentlich für die ACA ist die Annahme, dass die Koalitionärinnen und Koalitionäre aus Überzeugung (beliefs) handeln, nicht aber aus individuellen ökonomischen Interessen. *Sabatier* nennt Überzeugungen auch Einstellungen, Wertvorstellungen, Bedeutungs- und Kausalzuschreibungen. Handlungsleitende Überzeugungen trennt er hinsichtlich ihrer Stabilität und Rigidität in deep core beliefs (Grundüberzeugungen), policy core beliefs (Gestaltungsüberzeugungen) und secondary aspects (sekundäre Aspekte).

Deep core beliefs, die wir Grundüberzeugungen nennen, berühren die stabilen Meinungen (Einstellungen) und Auffassungen darüber, wie Gesellschaften funktionieren: Ist individuelle Freiheit wichtiger als gesellschaftliche Rücksichtnahme, ist Gesundheit ein Menschenrecht, das alle politischen Institutionen verpflichtet, es zu sichern, ist Gesundheit unter individueller und politischer Kontrolle oder ist sie ein von Gott gegebener oder dem Schicksal unterworfener Zustand? Antworten auf diese und ähnliche Fragen führen zu fundamentalen Unterschieden in Handlungen. Sie können den Charakter von religiösen Bekenntnissen und Ideologien annehmen.

Policy core beliefs, von uns Gestaltungsüberzeugungen genannt, betreffen das politische Handeln im Policy-Subsystem: Ist die Gesundheitsförderung eine Verpflichtung der Daseinsvorsorge; ist Bevölkerungsgesundheit ein sozial relevantes kommunales Anliegen; sollte eine Kommune das Politikfeld bearbeiten und ihm Ressourcen zuweisen? Werden die Fragen bejaht, geht es um die konkrete Ausgestaltung von Politiken. Man verständigt sich über das „Wie", nicht mehr aber über das „Ob".

Secondary aspects, auch als sekundäre Faktoren bezeichnet, sind Entscheidungen, die getroffen werden müssten, um Lösungen umzusetzen. Sie beantworten beispielsweise Fragen wie: Welche und wie viele Ressourcen müssen wann zur Verfügung stehen, wer führt in einem spezifischen Lösungskontext? Sekundäre Faktoren sind leicht zu verändern.

Aufgrund des unterschiedlichen Grades an Stabilität und Zentralität der Überzeugungen ist offensichtlich, dass Grundüberzeugungen und Gestaltungsüberzeugungen unterschiedlich schwer zu verändern sind. Für das Wirken einer Advocacy-Koalition ist nicht zwingend, dass die Mitglieder der Koalition ihre jeweiligen Grundüberzeugungen aufgeben, solange sich diese nicht gegenseitig ausschließen und ein Gegeneinander statt eines Miteinanders „befeuern". Eine gemeinsame Überzeugung aber, wie Politiken zu gestalten sind, wie man also vom bestehenden unerwünschten Zustand zur ökologisch resilienten Kommune gelangt, müssen die Koalitionärinnen und Koalitionäre teilen. Ohne gemeinsame Gestaltungsüberzeugung entsteht kein gemeinsames Wirken.

Nichts anderes geschieht im Übrigen in Regierungskoalitionen auf staatlicher Ebene, im Bund oder den Ländern, wenn politische Parteien koalieren. Die grundlegende Sicht, wie Gesellschaft funktioniert und wie sie sich entwickeln sollte, ändern die Parteigängerinnen und -gänger nicht, wenn sie sich über eine Legislaturperiode binden, um gemeinsam zu regieren. CDU/CSU werden ihre konservative und die FDP ihre marktliberale Haltung nicht aufgeben, Bündnis 90/Die Grünen werden ihre ökologische Orientierung ebenso wenig verändern wie die SPD ihre sozialpolitischen Kerne preisgeben wird. Sie halten an ihrem „Markenkern" fest. Wenn sie doch von ihrer „Linie" abweichen, etwa aufgrund von Krisen, führt das in den jeweiligen Parteien zu (heftigen) Verwerfungen (z. B. die Debatte um Hartz IV in der SPD oder im Bündnis 90/Die Grünen die Auseinandersetzung um die fortgesetzte Kohleverstromung und die Laufzeitverlängerung der Kernenergieerzeugung angesichts des Kriegs in der Ukraine und der Folgen für die Energieversorgung). Akteurinnen und Akteure, die sich in Advocacy-Koalitionen verbunden haben, teilen also Gestaltungsüberzeugungen und respektieren die Grundüberzeugungen der jeweiligen Koalitionärinnen und Koalitionäre.

In der *ACA* werden neben inneren Überzeugungen (grundlegend und gestaltend) auch sekundäre Faktoren benannt, die entweder stabil oder dynamisch wirken können. Diese Faktoren wirken von außen auf den politischen Prozess. Sie sind durch die Akteurinnen und Akteure im Inneren des Policy-Subsystems nicht unmittelbar zu beeinflussen. Zu den stabilen externen Faktoren zählt im Kontext der Gesundheitsförderung beispielsweise das Diktum der WHO, Programme, Maßnahmen und Aktivitäten der Prävention und Gesundheitsförderung unter Beteiligung der Betroffenen, also partizipativ, zu gestalten. Diese Forderung gilt seit der WHO-Ottawa-Charta als „gesetzt". Sie ist in sachverständigen oder einschlägigen Wissensgemeinschaften zu einer Gestaltungsüberzeugung gereift. Dynamische externe Faktoren wirken als öffentliche Meinungen oder Stimmungen, die aus sozioökonomischen Rahmenbedingungen einer Kommune resultieren. Sie entstehen u. a. aufgrund eines Wechsels der Zusammensetzung der kommunalen Gremien oder durch den Wechsel an der politischen Spitze einer Gemeinde. Dynamisch wirken sich auf das Geschehen im Politikfeld „Gesunde Kommune" auch politisch-administrative Entscheidungen im Bundesland aus. So etwa, wenn – wie jüngst in Baden-Württemberg – HiaP zu einer Forderung im Koalitionsvertrag erhoben wird und sich eine Enquete-Kommission des Landtags der Forderung widmet.

Wie gelingt ein Politikfeldwandel, der die Bevölkerungsgesundheit nicht primär aus der versorgenden Perspektive adressiert, sondern die ökologisch resiliente Kommune zum Ziel des Politikfelds erklärt und das Ziel in einem HiaP- und HiaG-Ansatz umsetzt? Der ACA kennt fünf primäre Pfade, die einen Politikfeldwandel bewirken: 1) „externale Durchdringungen" (perturbations), 2) „internale Vereinbarungen im Subsystem", 3) „Policy-orientiertes Lernen", 4) „Verhandlungen" und 5) „Top-down-Anordnungen" oder „Zuständigkeitsverweise".

Externale Durchdringungen/Störungen, um den Pfad hier herauszugreifen, sind zeit augenfällig und wirkmächtig. Sie werden die Politikgestaltung in den Kommunen zukünftig beeinflussen und bedeutend verändern: Die gleichzeitigen und sich gegenseitig verstärkenden Bedrohungen durch den Klima- und den demografischen Wandel, die Dynamik im Zuzug und Wegzug von Arbeitskräften aus dem ländlichen Raum in das städtische Umfeld (Urbanisierung), in die Kernstadt (Reurbanisierung) und von der Stadt zurück in den ländlichen Raum (Desurbanisierung), der sichtbare Mangel an Fachkräften, die Energiekrise, die Mobilitätswende und der Zustrom von Geflüchteten berühren – unter dem Brennglas der Health-Lens-Analyse – die Bevölkerungsgesundheit. Aufgrund der wachsenden Dringlichkeit, diese Herausforderungen zu bewältigen, hat eine Advocacy-Koalition, die sich die ökologisch resiliente Kommune als Entwicklungsziel auf die Fahne geschrieben hat, gute Chancen, die allgemeine Bedrohungslage als Gelegenheitsfenster zu nutzen, um sich mit ihren Gestaltungsüberzeugungen bei den politisch Verantwortlichen Gehör zu verschaffen und sie zu motivieren, die gesunde Kommune als Querschnittsthema zu behandeln.

Zu dieser Koalition könnten sich beispielsweise ortsansässige Landwirte und Umweltgruppen angesichts des Klimawandels und des Verlustes an Biodiversität zusammenfinden und darauf verständigen, dass der zurückhaltende Einsatz von Düngemitteln der Bevölkerungsgesundheit eher nützt als eine auf kurzfristige Ertragssteigerung ausgerichtete Bewirtschaftung des Bodens. Die einen akzeptieren, dass Landwirtschaft nicht per se „des Teufels ist", sondern auch dem Wohle der Bürgerinnen und Bürger dient, die damit regionale Produkte verfügbar haben. Die anderen akzeptieren, dass Umweltschutz auch Boden- und Biodiversitätsschutz bedeutet, den langfristigen landwirtschaftlichen Ertrag sichert und ihnen den langfristigen wirtschaftlichen Mehrwert generiert. Auf der Basis der so gereiften Überzeugungen könnten sie gemeinsam dafür plädieren und Kommunalpolitikerinnen und -politiker „drängen", gemeindeeigene Flächen nur noch mit der Auflage zu verpachten, nachhaltige Anbaumethoden zu betreiben und Böden unter einem optimierten Einsatz von Dünger und Pestiziden zu pflegen.

Ohne externen Anstoß kann Policy-orientiertes Lernen einen untergeordneten Politikfeldwandel bewirken. In der Auseinandersetzung verschiedener Advocacy-Koalitionen im Policy-Subsystem machen alle Beteiligten neue Erfahrungen. Sie hören die Argumente der „anderen Seite". Wenn sie nicht um des Opponierens willens opponieren, lernen sie voneinander, akkumulieren Wissen und verändern dadurch ihre Einstellungen. Im Wesentlichen ändern sie Gestaltungsüberzeugungen, während ihre Grundüberzeugungen unberührt bleiben. In der sozialpsychologischen Einstellungsforschung konnte wiederholt – auch experimentell – gezeigt werden, dass sich die Meinungskomponente (Überzeugung) von Einstellungen auf verschiedenen Wegen ändern kann: 1) Durch wiederholte Konfrontation mit einem Einstellungsobjekt (mere exposure) wandelt sich ein Objekt von einem neutralen zu einem positiv bewerteten Objekt; 2) durch „Persuasion" ändern sich Meinungen und 3) auch über Lernmechanismen (operantes und instrumentelles Konditionieren oder kognitives Lernen) oder durch induzierte Gefühle wie Angst (Furchtinduktion) können sich Meinungen ändern (siehe Textbox).

> **Einstellungen und Einstellungsänderung**
> Einstellungen werden von einigen Autorinnen und Autoren in der Sozialpsychologie als mehrdimensionales Konstrukt gefasst, das sich in Meinungen (kognitive Komponente), Gefühlen (affektive Komponente), in Verhaltensabsichten und im Verhalten (konative Komponente) äußert.
>
> Einstellungen ändern sich auf drei Wegen: 1) Einmal kann es zu einer positiven Einstellung bereits reichen, Personen mit einem Einstellungsobjekt mehrfach zu konfrontieren, über das sie bislang, ohne bisherigen Kontakt, neutral geurteilt haben (mere exposure). 2) Überredung (persuasive Kommunikation) kann dazu führen, dass Einstellungen geändert werden, einmal, weil die Kommunikatorin oder der Kommunikator als glaubhaft und sachverständig erscheint, und zum anderen, weil Argumente überzeugen. Im ersten Fall (der peripheren oder heuristischen Route der Persuasion) wird vornehmlich die affektive Einstellungskomponente adressiert. Meist ändern sich kurzfristig Gefühle, aber ohne Folgen für das Verhalten. Im zweiten Fall (der zentralen oder systematischen Route der Persuasion) wird die Meinungskomponente adressiert. Es kommt zu langfristigen Einstellungsänderungen mit Folgen für das Verhalten. Ausgearbeitet wurden die differenten Routen im Elaboration Likelihood Model und im heuristisch-systematischen Modell. (3) Schließlich ändern sich Einstellungen auch über Lernmechanismen, etwa indem aufgrund von Argumenten Wissen verändert oder weil Verhalten verstärkt wird und sich aus der Selbstbeobachtung Einstellungen entwickeln, die kongruent zum Selbstbild sind.

Nicht zuletzt sind im Politikfeld „Gesunde Kommune" Gesundheitsexpertinnen und -experten in der Pflicht, Einstellungsänderungen anzustoßen, elaboriertes Nachdenken und Lernen zu motivieren, statt (wie bisher) primär – auf der Grundlage des § 20 SGB V und der Rahmenvereinbarungen der gesetzlichen Krankenversicherungen – Handlungsfelder zu bedienen, um das individuelle Gesundheitsverhalten zu motivieren, also Gesundheitsförderung *in* der Kommune zu betreiben. Das Rollenverständnis der Präventionsfachkräfte der gesetzlichen Krankenkassen (gKV), die auf der Grundlage des § 20 SGB V agieren, erscheint uns derzeit aber noch deutlich davon entfernt, sich als Policy-Unternehmerinnen und -Unternehmer und Policy Broker zu betätigen. Auch die Mitglieder des Öffentlichen Gesundheitsdienstes (*ÖGD*) scheinen sich noch nicht in dieser Rolle zu sehen – wenn sie denn überhaupt dem Auftrag nachkommen (können), Gesundheit zu fördern.

Fassen wir zusammen, was aus dem ACA als bedeutsame Quintessenz für die Gesundheitsförderung *mit* der Kommune festzustellen ist:

1. Personen engagieren sich in einem Policy-Subsystem in politischen Handlungen, weil sie ihre Überzeugungen umgesetzt sehen wollen.

6.2 Advocacy-Coalitions – an Überzeugungen ausgerichtetes Handeln

2. Der individuelle ökonomische Vorteil ist nicht das entscheidend motivierende Agens ihres Handelns.
3. Policy-Subsysteme handeln stattdessen auf der Grundlage von Überzeugungen.
4. In einem Policy-Subsystem können Advocacy-Koalitionen um Politiken konkurrieren; sie verteidigen ihre Position gegen konkurrierende Koalitionen und werben in verschiedenen Räumen, um die eigene Position durchzusetzen.
5. Advocacy-Koalitionärinnen und -Koalitionäre teilen mindestens Gestaltungsüberzeugungen.
6. Ein Wandel im Politikfeld entsteht durch externe Störungen, durch Verhandlungen zwischen den Advocacy-Koalitionen und indem die Akteurinnen und Akteure voneinander lernen.
7. Ein gravierender Politikfeldwandel wird durch Störungen, Schocks und Krisen begünstigt. Externe Störungen können von einer Advocacy-Koalition als Gelegenheitsfenster für die Durchsetzung ihrer politischen Überzeugungen genutzt werden.

Die wesentlichen Elemente des *ACA* sind in Abb. 6.1 grafisch veranschaulicht.

Rekapitulieren wir den ACA noch einmal mit Blick auf Abb. 6.1: In einer Gemeinde wirken differente Policy-Subsysteme. Die Politikfelder können sich berühren und überlappen, beispielsweise Umwelt-, Verkehrs- und Gesundheitspolitik. Policy-Subsysteme bestehen aus Personen und Organisationen, die politische Anliegen verfolgen und um die aus ihrer Sicht beste Lösung im Politikfeld ringen. Akteurinnen und Akteure mit gleichen oder ähnlichen Überzeugungen finden sich in Advocacy-Koalitionen zusammen, die das Politikfeld, in Abb. 6.1 als Gesundheitspolitik bezeichnet, als sozial relevantes Problem erkannt haben und eine Lösung anstreben, die ihren Überzeugungen entspricht. Advocacy-Koalitionen sind keine Gruppen mit formaler Mitgliedschaft. Sie agieren vielmehr unabhängig und zeitlich befristet in unterschiedlichen Rollen und Positionen in verschiedenen politischen Räumen. Sie handeln aus der gemeinsamen Überzeugung, dass der bestehende Zustand einer Kommune in einer typischen Weise verändert werden sollte. Im politischen Agieren ändern sie die Einstellungen der Mitglieder anderer Koalitionen und lernen voneinander. Das führt zu einem untergeordneten Politikfeldwandel, der sich durch externe Störungen zu einem gravierenden Politikfeldwandel verstärken kann. Externe Störungen können von Advocacy-Koalitionen als Gelegenheitsfenster genutzt werden, um ihre Position durchzusetzen (in der Abbildung die Koalition B_2).

Die Besonderheit des ACA ist der Blick auf die unterschiedlichen Politikfelder einer Kommune, in denen die Policy-Subsysteme aus Überzeugung agieren. Personen und Organisationen mit gleichen Gestaltungsüberzeugungen lassen sich zu Advocacy-Koalitionen zusammenfassen. Eine Besonderheit ist auch, dass externe Faktoren als wandlungsverstärkend für ein Politikfeld angenommen werden und dass auch Bürgerinnen und Bürger, Wissenschaftlerinnen und Wissenschaftler, Journalistinnen und Journalisten beispielsweise, aber auch Mitglieder der Verwaltung als potenzielle Akteurinnen und Akteure in einem Policy-Subsystem und in einer Advocacy-Koalition mitwirken können.

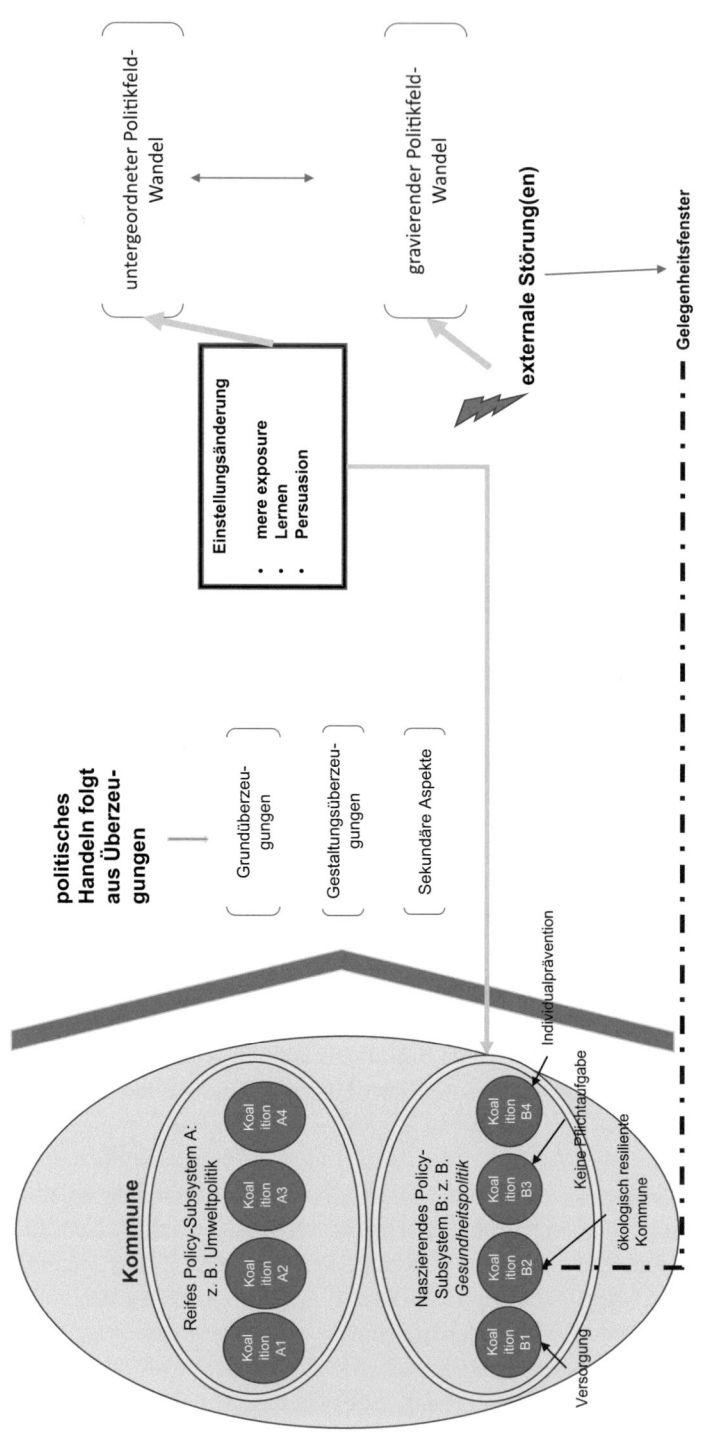

Abb. 6.1 ACA illustriert, angelehnt an Sabatier (1988)

Konkret könnte der ACA Präventionsfachkräfte der gKV oder des ÖGD anregen, wesentliche Personen und Organisationen im Policy-Subsystem „Gesunde Kommune" zu identifizieren und die Grund- und Gestaltungsüberzeugungen zu ermitteln, die deren Handeln leiten. Im Policy-Subsystem „Gesunde Kommune" agieren beispielsweise die Ärzteschaft und/oder die medizinischen Hilfs- und Heilmittelberufe. Im weitesten Sinne könnten auch Sportvereine, Alten- und Pflegeeinrichtungen und Altersnetzwerke sowie Gewerkschaften und kirchliche Organisationen relevante Akteurinnen und Akteure sein. Festzustellen, wer von diesen sich als Advocacy-Koalitionärin oder -Koalitionär eignet, um die ökologisch resiliente Kommune zu entwickeln, wäre der nächste analytische Schritt in der Gesundheitsförderung *mit* der Kommune.

6.3 Neben Werthaltungen und Einstellungen bedingen institutionelle Regeln politisches Entscheiden

Im Prozess der Veränderung zur ökologisch resilienten Kommune treffen Policy-Subsysteme und Advocacy-Koalitionen auf Institutionen. Kommunale Ämter, Kindergärten, Schulen oder Betriebe und Vereine sind Institutionen. Der Begriff Institution wird in den Sozialwissenschaften nicht einheitlich gebraucht. In der Regel werden Institutionen als Ordnungs- und Regelsysteme verstanden, die Verhalten von Individuen und Gruppen in typischer Weise formen, stabilisieren und strukturieren und so vorhersehbar machen. Damit erfüllen Institutionen im sozialen und politischen Handeln eine Stabilisierungsfunktion. Bürgerinnen und Bürger einer Kommune können sich auf Institutionen wie auf regionale Traditionen, kulturelle Praktiken und formale Spielregeln wie Rechtssysteme und Verfahrensordnungen verlassen. Individuelles Handeln wird institutionell begrenzt und willkürliches Handeln unterbunden. Nach Berger und Luckmann (1999) findet Institutionalisierung statt,

> „… sobald habitualisierte Handlungen durch Typen von Handelnden reziprok typisiert werden. Jede Typisierung, die auf diese Weise vorgenommen wird, ist eine Institution".

Ostrom (2007) hat mit dem IAD-Modell ein analytisches Werkzeug geschaffen, mit dem sich nachvollziehen lässt, wie institutionelles Handeln funktioniert. Das Werkzeug ist im Laufe der Zeit zu einem elaborierten Modell mit einer eigenen Terminologie ausgearbeitet worden. Deren Einzelheiten und Finessen im vorliegenden Kontext darzustellen, würde den Rahmen sprengen (siehe dazu McGinnis 2011).

Wir konzentrieren uns im Folgenden auch hier nur auf die Kernaussagen des theoretischen Ansatzes und verwenden dazu Abb. 6.2, die sich an Ostrom (2005, S. 15) orientiert. Wir adaptieren den Gebrauch des Modells auch hier an die Gesundheitsförderung *mit* der Kommune.

Für die Gesundheitsförderung *mit* der Kommune erachten wir das Modell als nützlich, um die Frage zu beantworten, wie geltende Ordnungs- und Regelsysteme kommunaler Institutionen die Kommunalpolitikerinnen und -politiker als auch die

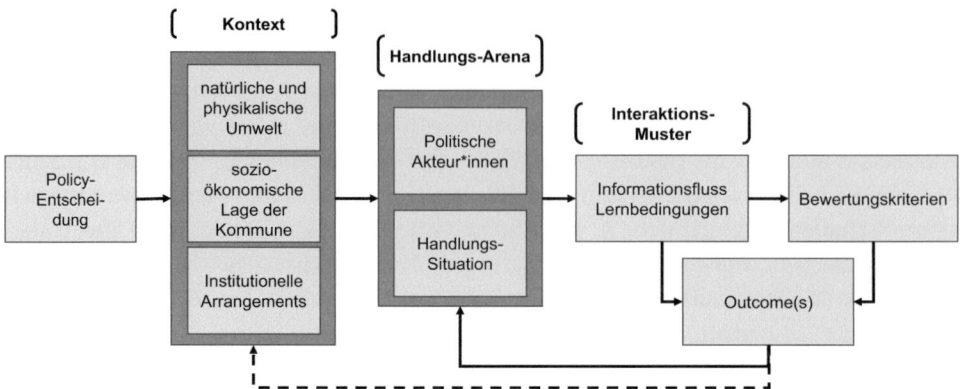

Abb. 6.2 Institutionelle Analyse und Entwicklung: das IAD-Rahmenmodell von Ostrom (2015; S. 15) adaptiert an die Gesundheitsförderung *mit* der Kommune

Verwaltungsmitarbeitenden beeinflussen, sich für oder gegen die gesunde Kommune als Politikfeld zu entscheiden und damit die Strukturen der „Arena", in der sie politisch und administrativ handeln, erhalten oder verändern.

Handlungsarenen (z. B. der Gemeinderat), in denen sich das politische Geschehen abspielt, sind Sozialräume, in denen Kommunalpolitikerinnen und -politiker auf die Bühne treten, sich austauschen, um eine Sache streiten und versuchen, ihre Position durchzusetzen, damit ein auf der Agenda stehendes Problem gelöst wird.

Die paradigmatische Grundannahme des IAD-Modells ist der *akteurszentrierte Institutionalismus*. Demzufolge haben Institutionen einen eigenen, von handelnden Personen unabhängigen, Wert. Der Wert veranlasst Kommunalpolitikerinnen und -politiker als auch Verwaltungsmitarbeitende nach Routinen, Regeln, organisationalen Praktiken und Bindungen zu handeln, die für den politischen Raum, in dem sie agieren, typisch sind. Die Handelnden stellen ihre privaten Interessen hintenan. Sie ignorieren aber auch Abwägungen, die ein anderes Verhalten geboten erscheinen lassen. In „neoinstitutionalistischen" Konzepten des historisch-soziologischen Institutionalismus wird diese Perspektive reziprok gedacht. Dort beeinflussen nicht mehr nur einseitig institutionelle Kontexte das Handeln, sondern die Handelnden beeinflussen auch die institutionellen Kontexte, verändern mit ihrem Handeln also institutionelle Werte, Regeln, kulturelle Praktiken und Bindungen.

Das IAD-Modell regt an, dass sich die Handelnden im Politikfeld „Gesunde Kommune" bewusst werden, dass sowohl ihre eigenen Handlungen wie auch die ihrer Interaktionspartnerinnen und -partner durch institutionelle Regeln geformt, überformt oder gar fixiert sind. Für den politischen Prozess ist es hilfreich, die institutionellen „Zwänge" im politischen Agieren der Handelnden aufzudecken und die Besonderheiten zu hinterfragen, die zu ihrem Verhalten führen. Wer sind die Handelnden, über welche Ressourcen verfügen sie, welche institutionellen Werte und Orientierungen

„treiben" ihr Handeln an, wie sammeln und nutzen sie Informationen und Wissen, das ihre Handlungen beeinflusst, und wie wählen sie schließlich aus potenziellen Handlungsalternativen eine aus und verwerfen andere? Mit den Antworten auf diese und ähnliche Fragen können Fachkräfte der Prävention und Gesundheitsförderung und „Kümmerer" die Kommunalpolitikerinnen und -politiker als auch die Verwaltungsmitarbeitenden über gezielte Informationen und Einflussnahmen zur Reflexion ihrer eigenen „institutionellen Zwänge" motivieren und so versuchen, geänderte Überzeugungen und innovatives Verhalten anzustoßen.

Das Handeln von Personen kreiert in einer Handlungsarena eine typische *Handlungssituation*, die sich aus den Teilnehmenden, aus deren Position in der Situation (d. h. aus der Rolle, welche die Teilnehmenden unter potenziell möglichen Rollen einnehmen), den Ergebnissen (Outcomes), die aus den Handlungen der Teilnehmenden resultieren, aus den Verknüpfungen von Handlungen mit Ergebnissen, aus Kontrollmechanismen, die erlauben, dass Teilnehmende überhaupt handeln, und aus den Kosten und dem Nutzen der Handlungsergebnisse für die Kommune konstituieren.

Eine Handlungssituation wird zusätzlich von exogenen Variablen beeinflusst. Die biophysische Umwelt und die sozioökonomischen Bedingungen der Kommune als auch *institutionelle Arrangements* bedingen die Handlungssituation von „außen".

Die institutionellen Arrangements werden im IAD-Modell durch sieben Regeln konstituiert:

1. Positionsregeln legen fest, was die Handelnden in der Arena entscheiden und wie sie sich verhalten „dürfen". Sie legen fest, welche Rolle sie einnehmen, auf welche Ressourcen sie zugreifen und welche Handlungen sie bevorzugen und verantworten können.
2. Begrenzungsregeln spezifizieren, wie Handelnde zu ihren Positionen gelangt sind und wie weit sie die ihnen per Regeln und Ordnungen gesetzten Handlungsgrenzen ausdehnen können.
3. Autoritätsregeln legen fest, welche Handlungen in welcher Position von welcher Akteurin oder welchem Akteur ausgewählt werden dürfen.
4. Aggregationsregeln definieren, wie endgültige Entscheidungen getroffen werden (z. B. durch Mehrheitsbeschluss).
5. Reichweitenregeln benennen die Kriterien, wie die Ergebnisse des politischen Handelns beschaffen sein müssen.
6. Informationsregeln spezifizieren, auf welche Informationen in einer definierten Position zugegriffen werden kann.
7. Abrechnungs- oder Pay-off-Regeln sagen aus, welche Vor- oder Nachteile sich aus der Handlungssituation wahrscheinlich ergeben werden.

Manchmal erzwingen Krisen einen Bruch mit den bisherigen Routinen und Praktiken einer Institution. Sie beschleunigen dadurch einen (bereits eingeleiteten) politischen Wandel. Die Kommunalpolitikerinnen und -politiker geben ihre institutionell geformten

Rollen und Routinen aber in der Regel nicht ohne Weiteres auf. Die institutionellen Arrangements haben sich aus deren Sicht im politischen Raum bewährt, auch weil sie ihre Position in der Arena gefestigt haben. Darüber hinaus existieren die Arrangements unabhängig von aktuell regierenden Politikerinnen und Politikern und den Mitarbeitenden der Verwaltung. Rollen, Regeln und Routinen sind zu einer institutionellen „Eigenart" der Kommune geronnen und seit Jahren im politisch-administrativen Alltagsgeschäft erprobt.

Neue Erkenntnisse und geänderte gesellschaftliche Präferenzen (z. B. ein in der Bevölkerung feststellbarer Meinungswandel zum Klimaschutz) können die Proponenten der Institutionen aber veranlassen, sich mit den geänderten Ausgangsbedingungen zu befassen. Sie antworten dann auf krisenhafte Herausforderungen mit neuen Politiken und ordnen auch ihre institutionellen Werte und Rollen neu.

Ein solcher Wandel kann sich ereignen, wenn Kommunen von kritischen Ereignissen – wie in den 2020er Jahren von einer Pandemie oder von Naturkatastrophen – betroffen werden, die sich offensichtlich auf die Bevölkerungsgesundheit auswirken. Dann kann – entgegen der Tendenz von Kommunalpolitikerinnen und -politikern und Verwaltungsmitarbeitenden, an Routinen festzuhalten – eine Neuorientierung des institutionellen Handelns gefragt sein, weil augenfällig wird, dass bisherige Routinen nicht tragen, um Bedrohungen abzuwehren. Kommunalpolitikerinnen und -politiker und Verwaltungsmitarbeitende rücken dann ggf. davon ab, das Bemühen um die Bevölkerungsgesundheit auf Leistungen der Krankenversorgung zu verengen und das Thema strikt ressortgebunden im Sozialressort zu behandeln. Institutionen und institutionell gebundene Akteurinnen und Akteure lernen aus Krisen. Sie sammeln Informationen, die einen Politikfeldwandel anstoßen können.

Wenn eine Advocacy-Koalition, die sich der ökologischen Resilienz „verpflichtet" sieht, das institutionelle Arrangement der Kommune bedenkt und mit ihren Bemühungen auf die institutionellen Zwänge der Rolleninhaberinnen und -inhaber abzielt, um sie zu verändern, können sich auch Handlungsregeln so ändern, dass Gesundheit breiter – etwa im Sinne der ICF – verstanden wird.

6.4 Zusammenarbeit ist der Schlüssel zur Umsetzung von Politiken

Nur selten schafft es eine einzelne Akteurin oder ein einzelner Akteur, kommunale Entscheiderinnen und Entscheider und Gremien zu veranlassen, die gesunde Kommune zum Entwicklungsthema der Kommune zu machen und die notwendigen Programme, Maßnahmen und Aktivitäten strukturell zu verankern und mit Ressourcen auszustatten. In der Regel braucht es dazu – neben einer Advocacy-Koalition – auch Gemeindekoalitionen mit einer formalen Mitgliedschaft, mit verbindlichen Strukturen für Personen und Organisationen, die bereit sind, ihr Wissen, ihr Personal und ihr Material für einen definierten Zeitabschnitt zu bündeln, um das Transformationsziel zu erreichen.

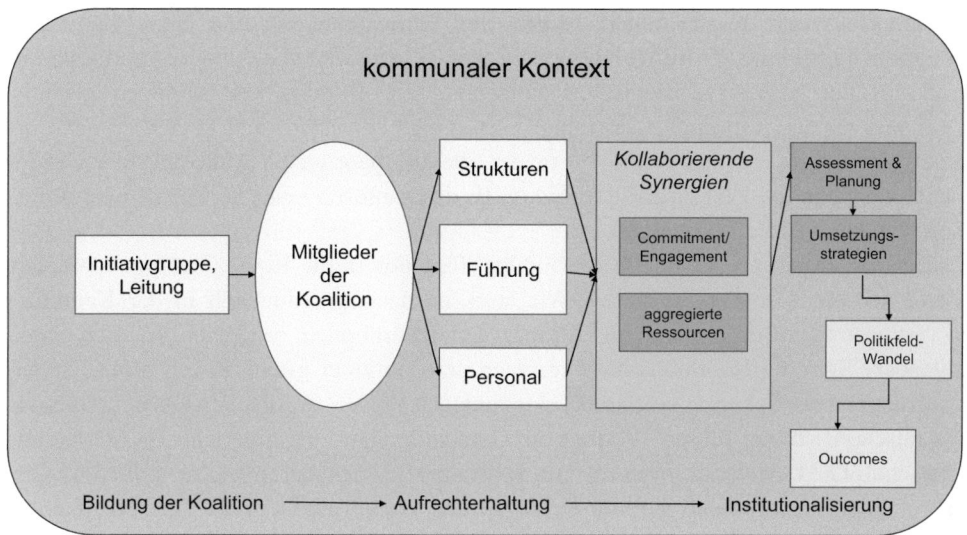

Abb. 6.3 Community Coalition Action Theory. (Modifiziert nach Butterfoss & Kegler, 2012, S. 315)

In *Gemeindekoalitionen* (community coalitions) schließen sich Laien (grassroots) und professionelle Akteurinnen und Akteure (grasstops) zusammen, um Informationen und Wissen auszutauschen, sich an Kosten von Programmen, Maßnahmen und Aktivitäten zu beteiligen, ihre Macht und ihren Einfluss zu bündeln, Talente und Gruppen zu mobilisieren, Strategien zu erarbeiten. Sie werben und streiten dafür, dass Politiken umgesetzt werden, um eine Kommune ökologisch resilient zu entwickeln.

Butterfoss und Kegler (2012) haben zu Beginn der 2000er Jahre die *Community Coalition Action Theory* (CCAT) ausgearbeitet, um die Konstrukte und Bedingungen zu benennen, die Gemeindekoalitionen effektiv wirken lassen. Der Terminus „Theorie" für die CCAT erscheint uns unzutreffend. Besser passend wäre hier der Begriff „Rahmenmodell", denn die Aussagen der CCAT wurden weder in experimentellen noch in quasi-experimentellen Studien bewährt. Die Konstrukte und deren funktionale Bezüge haben aber dennoch eine Grundlage in empirischen Beobachtungen, vor allem in Programmen und Maßnahmen in US-amerikanischen Kommunen.

Die Konstrukte der CCAT sind in Abb. 6.3 gezeigt. Die Abbildung ist an Butterfoss und Kegler (2012, S. 315) angelehnt.

Eine Gemeindekoalition sollte gebildet werden, wenn der Kontext der Kommune die Möglichkeit bietet, eine gesundheitsförderliche kommunale Entwicklung zu gestalten, und die Bereitschaft vorhanden ist, das Transformationsziel „*ö*kologisch resiliente Kommune" zu realisieren. Die Änderungsbereitschaft (Community Readiness) der Kommunalpolitikerinnen und -politiker und der Bürgerinnen und Bürger lässt sich messen (siehe Abschn. 6.1).

Butterfoss und Kegler unterscheiden drei Entwicklungsstadien einer Gemeindekoalition: 1) Bildung, 2) Aufrechterhaltung und 3) Institutionalisierung. Die drei Stadien sind aus der sozialpsychologischen Forschung zur Bildung von Gruppen geläufig. Dort sind sie als „forming", „storming", „norming" eingeführt und zusätzlich noch um eine vierte Phase, das „adjournig" ergänzt, das der geordneten Auflösung der Gruppe dient, nachdem ein Ziel erreicht wurde (z. B. das Auflösen einer Seilschaft nach Rückkehr von einer Gipfelbesteigung).

Das erste Stadium, die Koalitionsbildung, fügt sich in die Kontextbedingungen einer Gemeinde ein. Die Fragen lauten: Wie stark ist der Zusammenhalt in der Kommune – vertrauen die Bürgerinnen und Bürger den Institutionen, vertrauen sie sich untereinander? Sind die Kommunalpolitikerinnen und -politiker grundsätzlich offen für Veränderungen oder beharren sie darauf, eingetretenen Pfaden zu folgen, auch wenn diese in die falsche Richtung führen? Verfügt die Gemeinde über eine hinreichende Ausstattung (Personal, Geld, Material, Wissen), um substanzielle Veränderungen zu initiieren? Gibt es bereits Zusammenschlüsse von Personen und Organisationen, die sich als „Samenkorn" für ein neue Koalition nutzen lassen? Welche Grund- und welche Gestaltungsüberzeugungen lassen diese Koalitionen erkennen? Welche institutionellen Regeln leiten ihre Entscheidungen und ihr Handeln? Antworten auf diese Fragen indizieren, ob die kommunalen Kontextbedingungen günstig oder ungünstig für Politiken sind, mit denen eine Kommune ökologisch resilient entwickelt werden soll.

Gemeindekoalition benötigen Führung. Hilfreich ist, wenn die Führung über eine materielle Ausstattung verfügen kann, um die organisatorischen Aufgaben zu bewältigen, die mit der Koalitionsführung verbunden sind. Hilfreich ist auch, wenn die Führung Ansehen in der Zivilgesellschaft genießt und zugleich einen „kurzen Draht" zu den Entscheiderinnen und Entscheidern in der kommunalen Politik und Verwaltung hat oder als Gatekeeper fungieren kann, um Meinungen in den kommunalen Gremien und Institutionen zu beeinflussen.

Eine Koalition wirkt nur so erfolgreich, wie ihre Mitglieder sich engagieren und bereit sind, Ressourcen zu teilen. Während für Vereine oder andere zivilgesellschaftliche Organisationen eine einheitliche Mitgliedergruppierung ein wesentliches Kriterium ist, um lange Zeit stabil zu agieren, ist für Gemeindekoalitionen eher eine diverse Mitgliedergruppierung erstrebenswert. Gesucht sind Personen oder Organisationen, die unterschiedliche Ressourcen einbringen, unterschiedlich mit Kommunalpolitikerinnen und -politikern als auch mit Verwaltungsmitarbeitenden und mit der Bürgerschaft vernetzt sind und sich aus Laien und aus Expertinnen und Experten rekrutieren.

Hat sich die Gemeindekoalition gebildet, entscheiden Arbeitsweise, Strukturen, Regeln und Steuerungsmechanismen über ihren Wirkungsgrad. Die Art und Weise der Kommunikation nach innen, klare und eindeutig geregelte Zuständigkeiten und Verantwortlichkeiten, festgelegte Zugriffsrechte auf Ressourcen, Vertretung nach außen, Festlegung, ob Entscheidungen im Konsens oder per Mehrheitsbeschluss getroffen werden und wie in Konfliktfällen zu verfahren ist, sollten einvernehmlich geklärt sein, bevor mit der Arbeit begonnen wird.

Der Einfluss der Gemeindekoalition auf die Bevölkerungsgesundheit wächst auch mit dem Grad der Diversifizierung ihrer Strategien, die sie verfolgt. Mehrebenenstrategien, die auf Umweltbedingungen und Lebensweisen der Bürgerinnen und Bürger gleichermaßen ausgerichtet sind und die auf die Kommunalpolitikerinnen und -politiker als auch auf die Verwaltungsmitarbeitenden zielen, die sich gesundheitsermöglichend verhalten sollen, sind erfolgreicher als Strategien, die in spezifischen Handlungsfeldern individuelles Gesundheitsverhalten adressieren.

Das ultimative Kriterium für den Handlungserfolg ist der Nachweis, dass sich die Gesundheit der Bevölkerung messbar verändert hat. Ein Indiz ist eine Zunahme von Teilhabe und Aktivität aller Bürgerinnen und Bürger auch zu Zeiten krisenhafter Bedingungen. Zur Frage von Indikatorvariablen und Messoperationen und damit zur Evaluation von Programmen, Maßnahmen und Aktivitäten informieren wir in Kap. 8.

Das *Center for Community Health and Development der University of Kansas* hat eine *Community Toolbox* im Internet veröffentlicht, die Verbündete einer Gemeindekoalition nutzen können, um ihre Gemeinde ökologisch resilient zu entwickeln.[2]

6.5 Die Ansätze in der Zusammenschau

Die referierten Ansätze und Rahmenmodelle weisen auf bedeutsame Aspekte und Konstrukte hin, welche die Genese eines naszierenden Politikfelds „Gesunde Kommune" und die dazugehörigen Politiken beeinflussen. In Abb. 6.4 sind die wesentlichen Aspekte und Konstrukte der drei theoretischen Ansätze noch einmal in einer Zusammenschau skizziert.

Eine Kommune ökologisch resilient zu entwickeln, verlangt nach der Zusammenarbeit von Personen und Organisationen (nach Koalitionen) im politischen Subsystem. Die Koalitionärinnen und Koalitionäre sollten überzeugt sein, dass die Bürgerinnen und Bürger profitieren, wenn sich die Kommune ökologisch resilient entwickelt. Koalitionen wirken über fünf primäre Pfade auf das gesundheitsermöglichende Verhalten der Entscheiderinnen und Entscheider und auf das gesundheitsbeeinflussende Verhalten der Bürgerinnen und Bürger ein. Im ersten Pfad weisen sie der Bevölkerungsgesundheit im Verbund mit Policy-Unternehmerinnen und -Unternehmern soziale Relevanz zu. Sie drängen darauf, dass sie auf die Agenda der kommunalen Gremien gelangt und die Entscheiderinnen und Entscheider den damit adressierten Herausforderungen Aufmerksamkeit widmen. In den weiteren Pfaden achten sie – mit der Hilfe von Policy Brokern – darauf, dass die Transformationsziele sachgerecht und lege artis in Politiken

---

[2] https://ctb.ku.edu/en/table-of-contents/overview/models-for-community-health-and-development; letztmalig aufgerufen März 2023.

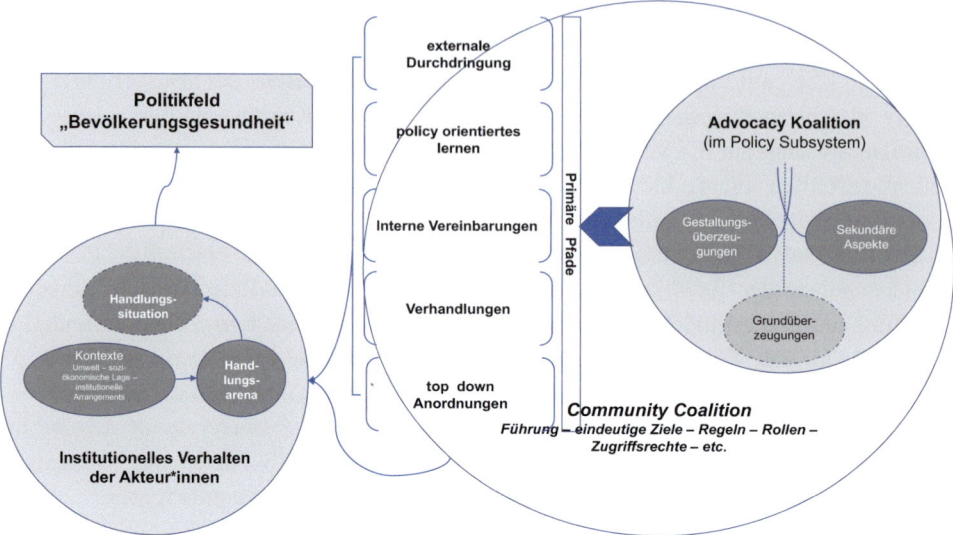

Abb. 6.4 Zusammenschau der drei theoretischen Ansätze

umgesetzt werden. Die Kommunalpolitikerinnen und -politiker wägen ihre Handlungsentscheidungen ab. Sie werden dabei von institutionellen Regeln und von Grund- und Gestaltungsüberzeugungen geleitet. Sie agieren in der kommunalen Handlungsarena (z. B. im Gemeinderat) in dafür typischen Handlungssituationen (z. B. Debatte und Abstimmung).

Damit die Koalitionärinnen und Koalitionäre ihre Ziele erreichen, sollten auch sie (wie in der Advocacy-Koaliton) mindestens in den Gestaltungsüberzeugungen übereinstimmen, sich zu einer engagierten Gemeindekoalition „versammeln". Sie sollten bereit sein, ihre Ressourcen für die gemeinsame Sache einzusetzen.

Neben der „Reife" des Themas, dem möglichen „Druck" – der *Revolte* – der von den Bürgerinnen und Bürgern einer Gemeinde ausgeht, sowie der Behandlung des Politikfelds in den kommunalen und regionalen Medien kommt es in der Praxis entscheidend darauf an, die „Spitze" der Gemeinde zu überzeugen, dass es ihrem eigenen politischen Interesse dient, wenn sie sich um die Bevölkerungsgesundheit aktiv kümmert. Gelegenheitsfenster stehen derzeit offen, um die politischen Spitzen zu motivieren, ihre Kommune ökologisch resilient zu gestalten und die Bevölkerungsgesundheit als zentrale Aufgabe der kommunalen Daseinsvorsorge zu begreifen: Klimawandel, demografischer Wandel, Energiewandel, Pandemien, Biodiversitätsverluste etc.

Noch aber wird die Bevölkerungsgesundheit vom politischen Personal als ein „weicher Standortfaktor" angesehen, und wenn sie betrachtet und bearbeitet wird, dann aus einer Versorgungsperspektive. Die gesunde Kommune reiht sich in die täglichen, institutionell geformten Routinen der Kommunalpolitikerinnen und -politiker als auch der Verwaltungsspitze hinter harten Standortfaktoren ein (hier vor allem hinter die wirtschaftliche Prosperität einer Gemeinde). Damit sich das ändert, müssen die entscheidenden gesundheitsermöglichenden Personen die kommunale Entwicklung unter einer Gesundheitslinse (health lens) betrachten und Gesundheit als kommunale Querschnittsaufgabe (HiaP und HiaG) strukturell im kommunalpolitischen Prozess verankern.

Wer setzt Politiken um und wie wird dabei systematisch vorgegangen?

7

Zusammenfassung

Im Policy Cycle ist die Implementierung von Politiken über Programme, Maßnahmen und Aktivtäten der vierte Schritt auf dem Weg zur ökologisch resilienten Kommune. Wer setzt was um und warum und wie wird es umgesetzt? Welche Kapazitäten und Ressourcen werden benötigt? Wie werden Bürgerinnen und Bürger beteiligt? Diese Fragen beantwortet die Public-Health-Literatur mit bewährten Ansätzen, Regeln und Werkzeugen, die implizit auf politikwissenschaftliche Ansätze rekurrieren und explizit als Public Health Action Cycle einzelne Aufgaben und Abschnitte adressieren. Der gesamte Umsetzungsprozess beginnt mit einem Leitbild, einer Vision, gefolgt von einer Bedarfs- und Stärkenanalyse, die auch als kommunaler Gesundheitsbericht oder Fachplan Gesundheit in der Literatur behandelt wird. Mit Planungswerkzeugen gelingt es, die Schritte auf dem Weg zur ökologischen Resilienz zu systematisieren. Die verfügbaren Werkzeuge betonen, dass die Betroffenen (Bürgerinnen und Bürger) von Beginn an beteiligt werden sollten. Im Prozess zur ökologisch resilienten Kommune könnte der *Öffentliche Gesundheitsdienst* (ÖGD) an prominenter Stelle mitwirken. Dazu müsste er personell und materiell ausreichend und passend ausgestattet sein und sein grundlegendes Rollenverständnis erweitern.

7.1 Den Umsetzungsprozess strukturieren

In der Praxis der Gesundheitsförderung hat es sich bewährt, komplexe Interventionen zu systematisieren. Vorschläge dazu orientieren sich an typischen Planungs- und Steuerungsmodellen des betrieblichen Managements oder der Projektsteuerung, die den Prozess in mindestens vier Schritte gliedern. Ein Beispiel ist der Deming-Kreis: **P**lan,

Do, **C**heck und **A**ct (PDCA). Andere Gliederungsvorschläge basieren auf dem *Public Health Action Cycle* (PHAC), den Hartung und Rosenbrock (2022) ebenfalls als vierphasiges idealtypisches Prozessmodell beschrieben haben. Der PHAC startet mit der Problemanalyse, dem dann die weiteren Schritte zur Zieldefinition, zur Umsetzung bis hin zur Evaluation folgen. Der PHAC gleicht dem Policy Cycle.

Im Einzelnen leiten Planungszyklen die Gesundheitsförderung **mit** der Kommune über zehn Fragen:

- Welche Gefährdungen und Risiken für Erkrankungen sind in der Kommune auffällig und sollen im Prozess der kommunalen Gesundheitsförderung adressiert werden (Bedarfsanalyse)?
- Auf wen (Personen) oder was (Umwelten) sollten Programme, Maßnahmen und Aktivitäten zielen (Zielgruppen und/oder -objekte; Targets)?
- Welche konkreten Veränderungen (Outcomes) sollen – neben dem übergeordneten Transformationsziel „*ökologische Resilienz*" (Impact) – bei den Zielgruppen und/oder -objekten erreicht werden (Zieldefinition)?
- Welche Stärken (Assets), welche salutogenen Bedingungen können genutzt werden, um die Gefährdungen und Risiken zu mindern und die Gesundheit zu fördern (Stärkenanalyse)?
- Welche Personen und Organisationen können den Prozess unterstützen (Suche nach Verbündeten in einer Stakeholder-Analyse)?
- Welche Mechanismen bedingen den Zustand der Kommune (*theory of change* oder Veränderungsmodell einer Programmtheorie)?
- Welche Personen und/oder Organisationen können die Mechanismen mit welchen Instrumenten beeinflussen, um die angestrebten Ziele zu erreichen (Strategie und Planung, zugleich das *Handlungsmodell* einer Programmtheorie)?
- Welche Ressourcen benötigen Handelnde, um wirksam zu agieren? Welche Ressourcen sind bereits vorhanden? Welche müssen erst noch beschafft werden (Ressourcenplanung)?
- Zu welchen Zeitpunkten im Prozess werden einzelne Maßnahmen und Aktivitäten von wem umgesetzt (Implementierung)?
- Welches Produkt entsteht mit den einzelnen Maßnahmen und Aktivitäten einer Intervention (Output)?
- Welche Wirkungen und Nebenwirkungen sind vorhersehbar und festzustellen, wenn die Zielgruppen/-objekte erreicht wurden, und wie sind die Wirkungen und Nebenwirkungen zu bewerten (Evaluation von Wirkungen)?

In Abb. 7.1 sind die Aufgaben, die in der Planung und in der Umsetzung zu lösen sind, zyklisch angeordnet und etikettiert.

7.1 Den Umsetzungsprozess strukturieren

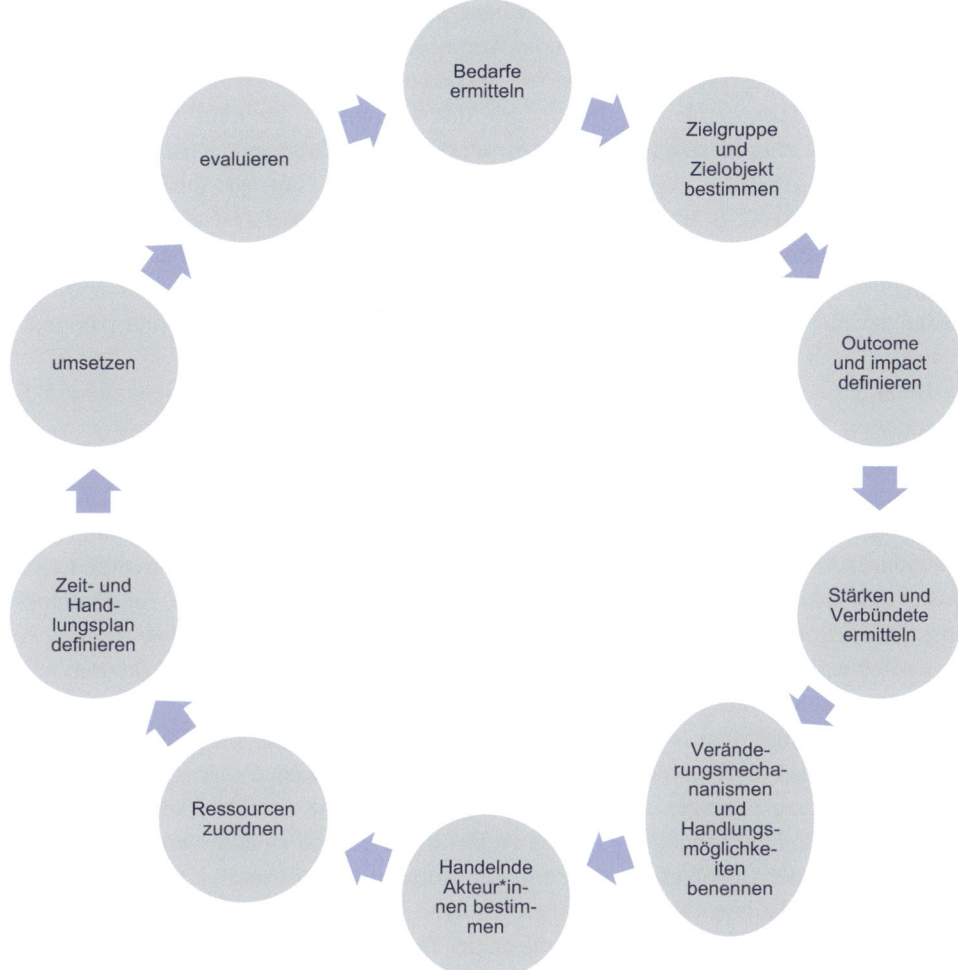

Abb. 7.1 Planungs- und Implementierungszyklus

Von den US-amerikanischen *Centers for Disease Control and Prevention* werden Planungs-, Implementierungs- und Evaluationswerkzeuge vorgestellt.[1] Auch die bereits erwähnte Community Toolbox der *Universität Kansas* (USA) enthält eine Sammlung von Instrumenten zur Planung, Implementierung und Evaluation kommunaler Gesundheitsförderung. Schließlich hält auch *Phineo,* eine gemeinnützige Organisation mit Sitz

---

[1] https://www.cdc.gov/nccdphp/dch/programs/healthycommunitiesprogram/tools/index.htm; letztmalig aufgerufen März 2023.

in Berlin, getragen u. a. vom *Bundesministerium für Familie, Senioren, Frauen und Jugend* und dem *Stifterverband*, nützliche Werkzeuge vor.

Demnach fehlt es nicht an geeigneten Werkzeugen für die Praxis der kommunalen Gesundheitsförderung, ob nun *in* oder *mit* der Kommune, es fehlt – nach unserer Beobachtung – eher an der stringenten Anwendung der Werkzeuge. Stattdessen werden bevorzugt die typischen Handlungsfelder des Leitfadens der gesetzlichen Krankenkassen zum § 20 SGB V „bespielt", häufig auch ohne Bedarfsfestellung, ohne eindeutige Definition der Wirkungen (Transformationsziele) und damit meistens auch ohne Wirkungsfestellung (Evaluation).[2] Wie oben bereits vermerkt, suchen voreingestellte Lösungen hier nach Problemen oder vorgefertigte Antworten suchen nach passenden Fragen.

Detailliert werden die einzelnen Prozessschritte einer analytischen, wirkungsorientierten Vorgehensweise in Planungswerkzeugen behandelt. Die meisten Werkzeuge konzentrieren sich darauf, individuelles Gesundheitsverhalten zu motivieren und zu festigen. Sie sind also einschlägig für die Gesundheitsförderung *in* der Kommune. Werkzeuge wie das *Intervention Mapping*[3] (IM) von Bartholomew Eldredge et al. (2016) oder das *PRECEDE-PROCEED*-Modell (PP-Modell) von Green und Kreuter (2005) lassen sich auch für die Gesundheitsförderung **mit** der Kommune nutzen. Ein Planungsansatz, der explizit auf die kommunale Entwicklung schaut, ist der *Multiple Approaches to Community Health* (MATCH) von Simons-Morton et al. (1988). Wir referieren im Folgenden die Kernannahmen der drei Werkzeuge.

Die Autorinnen und Autoren begründen ihre Werkzeuge sozialökologisch und partizipatorisch. Mit allen Werkzeugen kann ein systematischer Prozess eingeleitet und gesteuert werden, um eine Kommune ökologisch resilient zu entwickeln. Die Werkzeuge sind darauf ausgerichtet, Faktoren zu identifizieren und zu adressieren, welche die Lebensqualität der Bevölkerung mindern. Die Autorinnen und Autoren postulieren, dass Programme, Maßnahmen und Aktivitäten nur dann wirksam sind, wenn jene, die von der Transformation profitieren sollen, bereits an der Definition des Transformationsziels und der Planung von Politiken beteiligt werden. Dazu nutzen sie Diskussionsforen, Fokusgruppen, Umfragen und/oder Interviews.

Die Autorinnen und Autoren der Planungswerkzeuge sind davon überzeugt, dass eine Interventionsplanung ihren Startpunkt vom „Ende her" nehmen muss, vom Transformationsziel also und den zugeordneten detaillierteren Teilzielen, nicht aber von vorgefertigten Lösungen. In der Präventionspraxis wird – wie oben bereits beklagt – oft anders vorgegangen. Dort beginnt die Intervention dann mit einem Bündel von Maßnahmen und Methoden, die sich früher oder an anderer Stelle bereits bewährt haben, oder bei Maßnahmen, die Handlungsfelder repräsentieren, die in den GKV-Leitlinien zum

---

[2] Für ein Beispiel für ein idealtypisches Vorgehen siehe https://www.gesunde-bewegte-kommune.de; letztmalig aufgerufen März 2023.

[3] https://interventionmapping.com/; letztmalig aufgerufen März 2023.

§ 20 SGB V festgeschrieben sind (z. B. Bewegung, Ernährung). Manchmal wird auch für eine Personengruppe unterstellt, sie bedürfe eines Trainings der Rückenmuskulatur, des Erlernens einer Entspannungsmethode oder der Ernährungsumstellung. Für Bedarfe mit einer hohen Prävalenz in der Bevölkerung, wie Rückenbeschwerden, chronischen Stress und Übergewicht mag sich das Vorgehen durchaus als passend erweisen. Die Autorinnen und Autoren der Planungswerkzeuge wollen es anders gehandhabt sehen. Definiert wird zunächst das Transformationsziel. Politiken werden erst spezifiziert, wenn es (gesicherte) Annahmen gibt, dass sie mit dem Transformationsziel deterministisch oder probabilistisch verknüpft werden können. Immer sind in einer Planung auch die Bereitschaft (Community Readiness) zur kommunalen Entwicklung und die Ressourcen zu bedenken, die vorhanden sein müssen, um die Lebenswelt Kommune ökologisch resilient zu transformieren.

7.2 Kernkonstrukte der Planungswerkzeuge

7.2.1 PRECEDE-PROCEED

Eines der ersten Werkzeuge, um komplexe Interventionen zu strukturieren, zu planen und wirkungsorientiert umzusetzen, wurde von *Lawrence Green* (Green 1974) bereits in den 1970er Jahren veröffentlicht. Das PRECEDE-PROCEED-Modell hat zu Beginn vor allem den diagnostischen Prozess herausgestellt, um Informationen über die Ausgangssituation, mögliche Ursachen und angestrebte Ziele zu sammeln. Das Akronym PRECEDE steht für **P**redisposing, **R**einforcing, and **E**nabling **C**onstructs in **E**ducational and **E**nvironmental **D**iagnosis and **E**valuation. Dieser ursprüngliche Teil des Modells war vor allem der gesundheitserzieherischen (edukativen) Einflussnahme auf das individuelle Gesundheitsverhalten gewidmet. Mit PROCEED: **P**olicy, **R**egulatory, and **O**rganizational **C**onstructs in **E**ducational and **E**nvironmental **D**evelopment wurde der edukative Akzent des Werkzeugs in den 1990er Jahren um einen sozialökologischen und politischen (gesundheitsermöglichenden) Anteil und um die Evaluation ergänzt. Damit wurde das PP-Modell um politische, regulatorische und ökologische Faktoren erweitert.

Das PP-Modell wurde in einer Vielzahl von Interventionen genutzt und immer wieder fortgeschrieben (Green et al. 2022). Wir beschränken uns im Folgenden auf die wesentlichen Komponenten des Modells.

Die erste Komponente in der Planung nennen die Autorinnen und Autoren soziale Diagnose und soziale Folgenabschätzung. Absicht in diesem Planungsabschnitt ist es, zu identifizieren, ob eine Gemeinde eine Auffälligkeit aufweist, die Gesundheit und Wohlbefinden der Bürgerinnen und Bürger beeinträchtigt. Zum Beispiel könnte die Aufenthalts- und Lebensqualität der Bürgerinnen und Bürger an einem städtischen Platz gemindert sein: Die Bürgerinnen und Bürger äußern sich unzufrieden, fühlen sich unwohl, in ihrem Ruhebedürfnis am Wochenende gestört und würden das gerne geändert sehen.

Die weitere, als epidemiologisch bezeichnete Teildiagnose sucht nach Einflüssen, die das auffällige (soziale) Problem wahrscheinlich bedingen und aufrechterhalten. Sind es die Gene der Personen, die sich belästigt fühlen? Ist es deren Verhalten, ist es das Verhalten anderer Personen und/oder ist es der Kontext (z. B. die soziale Umwelt), aus denen das Unwohlsein der Platzanwohnenden resultiert? Die Bedingungen werden auch als Mechanismen bezeichnet. Sie sind Angriffspunkte einer möglichen Intervention. Für die epidemiologische Diagnose sind neben Primärdaten aus der Kommune auch Sekundärdaten aus nationalen oder regionalen Gesundheitsberichten bedeutsam, sofern sie über Faktoren informieren, die das Problem *ökologisch valide* (zum Begriff siehe Kap. 8) bedingen. Die Frage in diesem Diagnoseschritt lautet also beispielsweise: Gibt es Hinweise, die „erklären", warum sich die Bewohnerinnen und Bewohner an diesem öffentlichen Platz unwohl fühlen? Gibt es in der wissenschaftlichen Literatur Hinweise auf auslösende und verursachende Bedingungen des auffälligen Problems?

Im Beispiel könnte sich – ohne größeren diagnostischen Aufwand – offenbaren, dass eine Gruppe von alkoholisierten Jugendlichen den Platz an Wochenenden „besetzt" und die Anwohnerinnen und Anwohner und zufällig vorbeikommende Bürgerinnen und Bürger belästigt. Die Unzufriedenheit der Anwohnerinnen und Anwohner und der Besucherinnen und Besucher rührt demnach nicht aus deren genetischer Disposition. Sie rührt auch nicht aus dem eigenen Verhalten und auch nicht aus der baulichen Gestaltung des Platzes. Maßgeblich ist die soziale Umwelt, das sozial abweichende, mindestens aber störende Verhalten der Jugendlichen. Die epidemiologische Diagnose beleuchtet potenzielle Mechanismen, die das Problem bedingen, es aufrechterhalten und die mit Programmen, Maßnahmen und Aktivitäten adressiert werden könnten. Wenn die Daten der epidemiologischen Diagnose zeigen, dass es die soziale Umwelt ist – im Beispiel das Verhalten der Gruppe von alkoholisierten Jugendlichen –, dann sollte die Intervention dort ansetzen, um das Problem zu beseitigen. Man könnte die Jugendlichen vom öffentlichen Platz vertreiben. An Wochenenden könnte für diesen Platz ein Alkoholverbot erlassen werden. Die Jugendlichen könnten aber auch mittels edukativer Methoden motiviert werden, ihr Verhalten zu ändern.

Um über Interventionskomponenten zu entscheiden, bedarf es zuvor aber noch weiterer diagnostischer Schritte. Woher rührt das sozial deviante Verhalten der Jugendlichen? Sind es fehlende Zukunftsaussichten, die mit der alkoholbedingten Randale assoziiert sind? Wäre das die Ursache, dann bedingte die Perspektivlosigkeit, welche die Jugendlichen subjektiv wahrnehmen, ein Bewältigungsverhalten (Saufgelage), mit dem sie versuchen, ihren Verdruss über die fehlenden Perspektiven mit dem exzessiven Konsum von Alkoholika zu mindern. Der Alkoholkonsum bedingte dann das beobachtete randalierende Gebaren der Jugendlichen, das sich auch – so die Annahme – gegen die kommunalen Institutionen richtet, die es unterlassen, die Zukunftsaussichten zu verbessern. Sind das die vermuteten Einflussfaktoren, wäre angezeigt, dem Verhalten der Jugendlichen nicht nur mit Appellen und Verboten zu begegnen – sie etwa von dem Platz zu vertreiben oder den Alkoholkonsum zu erschweren –, sondern ihre Zukunftsaussichten zu verbessern. Die Kommunalpolitikerinnen und -politiker wären dann aufgerufen, Voraussetzungen für Bildung und Weiterbildung zu schaffen und Handwerks- und andere Betriebe in der Kommune anzusiedeln, die Ausbildungsplätze anbieten. Auch könnten die Kommunalpolitikerinnen und -politiker erwägen, kommunale Beschäftigungs- und Bildungsangebote zu unterbreiten, um den Jugendlichen eine berufliche Perspektive zu bieten.

Gesucht werden also (edukative) Einflussmöglichkeiten auf das Verhalten oder – in anderen Fallkonstruktionen – auf die Umwelt. Bleiben wir beim Beispiel der randalierenden Jugendlichen. Sind es deren Neigungen, die das Verhalten begünstigen (Prädispositionen), werden sie durch Anreize verstärkt (Verstärker), sich so zu verhalten, oder wird ihr Verhalten durch äußere Umstände begünstigt (begünstigende/ vermittelnde Einflüsse)? Prädisponierende Faktoren sind Werthaltungen, Motive, Einstellungen, Konsequenz- und Selbstwirksamkeitserwartungen. Im Beispiel könnte eine niedrige Selbstwirksamkeitserwartung der Jugendlichen als prädisponierender Faktor aktive Bewältigungsmodi erschweren. Soziale Kontexte, die exzessives Alkoholtrinken als Ausdruck von Männlichkeit gutheißen, könnten begünstigend (enabling) wirken. Der Alkoholkonsum könnte zusätzlich durch fehlendes oder unzureichendes gesundheitsermöglichendes Verhalten der Kommunalpolitikerinnen und -politiker motiviert worden sein. Vielleicht hat es diesen an Bereitschaft gefehlt, die kommunale Umwelt ökonomisch und sozial attraktiv zu gestalten. Wurden Zukunftsängste motiviert? Das Verhalten der Eltern und Peers könnte das negative Sozialverhalten noch verstärkt haben (reinforcing factor). Haben auch die Eltern der Jugendlichen das Vertrauen in die kommunalen Institutionen verloren? Leben sie möglicherweise in prekären Beschäftigungsverhältnissen und reagieren auch sie auf ihre Situation mit exzessivem Alkoholkonsum? Dann sind sie den Jugendlichen ein Verhaltensmodell, aus dem das „falsche" Bewältigungsverhalten gelernt und verstärkt wird. (Zu den einzelnen Faktoren im PP-Modell siehe die Textbox.)

Faktoren im PP-Modell, die sich auf das Problemverhalten auswirken
Predisposing factors. Als prädisponierend gelten Einflussgrößen in der „Veranlagung" einer Person und in der Umwelt, die ein störendes Sozialverhalten begünstigen oder es abschwächen und also eine Änderung des sozialen Problems erschweren oder erleichtern. Dazu gehören z. B. Überzeugungen, Intelligenz, Einstellungen, Persönlichkeitseigenschaften, Selbstwirksamkeitserwartungen, aber auch neurologische und/oder hormonelle Abweichungen, die kognitive und/oder emotionale Phänomene verstärken. Gefragt wurde beispielsweise lange Zeit, ob aggressives Verhalten durch einen hohen Testosteronspiegel begünstigt wird. Die Befunde dazu sind widersprüchlich, während gut belegt ist, dass aggressives Verhalten in Gegenwart von Waffen oder bei Hitze oder unter Konsum von Alkohol wahrscheinlicher wird. Und gut belegt ist auch, dass sich überproportional häufig männliche Jugendlich aggressiv verhalten. Möglicherweise ein Phänomen, das seine Ursache in tradierten Geschlechtsrollenstereotypen hat.
Enabling factors. Als ermöglichend/begünstigend (enabling) gelten Einflüsse aus der sozialen und gebauten Umwelt und Fähigkeiten und Fertigkeiten einer Person, die ein

sozial auffälliges Verhalten einer Zielgruppe oder eine gesundheitsmindernde Wirkung eines Zielobjekts begünstigen. Ein Klima der Angst oder der Ausweglosigkeit beeinflusst soziales Verhalten; eine gebaute Umwelt, die den motorisierten Verkehr höher gewichtet als die körperlich aktive Fortbewegung, beeinflusst das Aktivitätsverhalten. Gesundheitsinformationen zu rezipieren, setzt Verstehen voraus, das wiederum durch Bildung geformt wird.

Reinforcing factors. Verstärkend (reinforcing) wirkt das gesundheitsbeeinflussende Verhalten signifikanter anderer. Hierunter werden auch motivationale Anreize für ein Verhalten gefasst. Rauchen und Alkoholkonsum beispielsweise orientieren sich im Jugendalter stark am Verhalten ihrer Peers. Das Verhalten von Erziehungspersonen wirkt nicht nur im Nachhinein verstärkend oder abschwächend. Gut bewährte empirische Belege zeigen, dass Kinder, die in ihrer Familie Opfer von Gewalt wurden, mit einer höheren Wahrscheinlichkeit im Erwachsenenalter zu Tätern werden.

Die weitere diagnostische Phase des PP-Modells konzentriert sich auf die administrativen und politischen Bedingungen der Lebenswelt. Diese Bedingungen entscheiden über die Art und den Umfang von Politiken. Welche politischen Grundüberzeugungen dominieren das Verhalten der politischen Entscheiderinnen und Entscheider? Sind sie der Überzeugung, dass sich die betroffenen Bürgerinnen und Bürger selbst helfen sollten, bevor die Gemeinde steuernd oder lenkend eingreift (politische Diagnose)? Oder sind sie der Auffassung, dass es Aufgabe der Kommune ist, zu intervenieren? Wenn Letzteres zutrifft, wird in der administrativen Diagnose beurteilt, welche Ressourcen investiert werden sollen und können und welche strukturellen Voraussetzungen gegeben sind, um das soziale Problem zu beseitigen oder abzumildern. Gesucht wird in diesem Abschnitt der Diagnose auch, wer eine Intervention steuern und koordinieren soll und ob und welche Sektoren der Verwaltung mit welchen zivilgesellschaftlichen Gruppierungen (z. B. Sportvereine) in einer Gemeindekoalition zusammenarbeiten könnten.

Die Diagnosedaten „füttern" eine Programmtheorie. In einer solchen Theorie sind die Zusammenhänge zwischen dem Problem und den vermutlich bedingenden Mechanismen erklärt. Die Theorie wird in ein Wirkungsmodell übersetzt, das der Planung und Evaluation zugrunde gelegt wird und so die Intervention lenkt. In Kap. 8 werden wir weitere Details zu Programmtheorien ausführen.

Auf die Diagnoseabschnitte, den PRECEDE-Teil des PP-Modells folgen im PROCEED-Teil die Interventionsimplementierung und die Evaluation, die sich wiederum in Implementierungs-, Prozess-, Impact- und Outcome-Evaluation gliedert. Mit PROCEED wurde der Blick des PP-Modells stärker auf Politiken gelenkt, die ökologische Hintergründe einer Kommune adressieren. Umweltfaktoren wirken direkt auf die Gesundheit und bedingen das individuelle Gesundheitsverhalten mit. Rauchen und übermäßiger Alkoholkonsum z. B. lassen sich kaum alleine dadurch ändern, dass man die Konsumentinnen und Konsumenten auf die schädlichen Wirkungen ihres Verhaltens hinweist. Verhalten wird neben anderem von der Werbung in den Medien, von Werbe- und Verkaufsverboten, die im politischen Raum entschieden werden, und/oder

7.2 Kernkonstrukte der Planungswerkzeuge

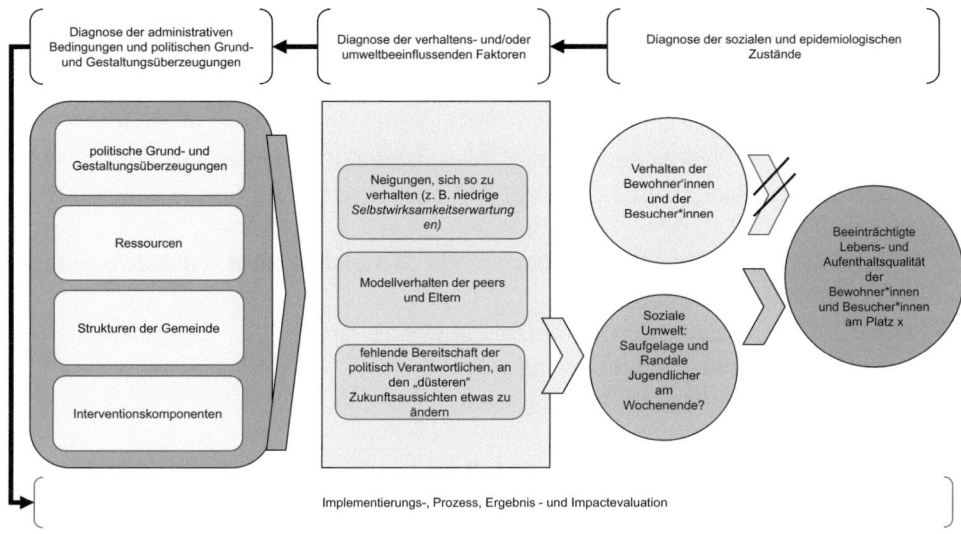

Abb. 7.2 PP-Modell am Beispiel mangelnder Aufenthaltsqualität, bedingt durch alkoholisierte Jugendliche

von Faktoren beeinflusst, die sich der individuellen Kontrolle entziehen. Menschen neigen zu *optimistischen Fehlschlüssen*. Sie gehen davon aus, dass andere von negativen Konsequenzen betroffen sein werden, sie selbst aber trotz riskanten Verhaltens mit heiler Haut davonkommen.

In Abb. 7.2 haben wir das PP-Modell am Beispiel des Problems der minderen Aufenthaltsqualität eines öffentlichen Raums, die durch randalierende und alkoholisierte Jugendlichen bedingt wird, noch einmal skizziert.

7.2.2 Intervention Mapping

Das zurzeit prominenteste und elaborierteste Planungswerkzeug Intervention Mapping (IM) (z. B. Bartholomew Eldredge et al. 2016), das ebenfalls überwiegend in der Absicht verwendet wird, individuelles Gesundheitsverhalten zu verändern, wurde von der Arbeitsgruppe selbst um eine *Policy*-orientierte Sicht erweitert (Kok et al. 2012).

Das IM nimmt Anleihen am PP-Modell und an MATCH und geht ähnlich vor. IM betont vor allem das Erfordernis, dass sich Interventionen an Theorien orientieren sollten (z. B. an sozialkognitiven Theorie(n) der Verhaltensmodifikation), und unterscheidet sechs Planungsstufen oder -produkte:

(1) Bedarfs- oder Problemanalyse (z. B. Welches Problem liegt vor, was sind die Ursachen, wen betrifft es?)

(2) Definition der Programmziele und Erstellen einer Veränderungsmatrix (z. B. Reduktion der Prävalenz exzessiv Alkohol konsumierender Jugendlicher um 80 % innerhalb eines Jahres)
(3) Theoriebasierte Auswahl von Interventionskomponenten und -techniken (z. B. Edukation oder Persuasion, um das Wissen zum Zusammenhang von Alkoholkonsum, Erkrankungen und sozialem Abstieg zu vermitteln und Einstellungen zu ändern)
(4) Produktion von Programmkomponenten und Materialien (z. B. edukative Formate wie Videoclips, Printmedien)
(5) Planen einer akzeptierten Programmimplementierung (z. B. Auswahl von Ressourcen, Bildung einer Steuerungsgruppe)
(6) Planen der Evaluation (z. B. Wirkungsanalysen).

Der Name Mapping stellt heraus, dass die Produkte, die aus den sechs Schritten oder Planungsphasen resultieren, „kartiert" werden können und so eine Planungsmatrix ergeben.

In der Absicht, gesundheitsermöglichendes Verhalten von Politikerinnen und -politikern zu beeinflussen, haben Kok et al. (2012) das Augenmerk auf Verhaltensänderungstechniken (z. B. persuasive Kommunikation, Feedback) gelenkt, die sich auch dazu eignen, „strategische oder politische Absichten" zu beeinflussen (z. B. das Agenda-Setting). Kok et al. präsentierten 20 Expertinnen und Experten Techniken, die sich bewährt haben, um individuelles Gesundheitsverhalten zu modifizieren. Solche Techniken (behaviour change techniques, BCT) wurden vor allem von einer Arbeitsgruppe um *Susan Michie* gesammelt und bewertet (ausführlich z. B. Michie et al. 2015, S. 116 ff.). Mehr als 90 Techniken für 16 Interventionsabsichten (z. B. Wissen mehren) wurden von der Arbeitsgruppe klassifiziert. Zu den Techniken existiert auch eine im Apple Store oder bei google play abrufbare Smartphone-Applikation. Die Techniken sind nur teilweise von Laien nutzbar; ein Großteil erfordert mindestens psychologische Grundkenntnisse.

Die 20 internationalen Expertinnen und Experten des Surveys von Kok et al. (2012) sollten die Frage beantworten, ob sie Verhaltensänderungstechniken, die auf das individuelle Gesundheitsverhalten zielen, auch als nützlich ansehen, um die politische und soziale Umwelt einer Lebenswelt zu beeinflussen. Die subjektiv zugeschriebene Nützlichkeit der Techniken konnten sie mit „1": „Diese Technik würde ich definitiv nicht nutzen" bis „5": „Diese Technik würde ich definitiv nutzen" bewerten. An strategischen Optionen nannten Kok et al. „*Gemeinsames Problemlösen*", „*Advocacy*" und „*Lobbying*" im Agenda-Setting-Prozess, „Mobilisieren sozialer Netzwerke", „Diagnose von Organisationsstrukturen", „Gemeindeentwicklung", „Bildung sozialer Allianzen" und „Koalitionsbildung". Wir greifen nur zwei der Optionen heraus, die Kok et al. den Expertinnen und Experten präsentiert haben: Für das Lobbying erschienen den Expertinnen und Experten (Ratingstufe „>4") die Techniken „*Persuasive Kommunikation*", „Bereitstellung von Informationen über das gesundheitsbeeinflussende

Verhalten signifikanter Anderer" und „Bewusstmachen des sozialen Problems" geeignet. Für das Agenda-Setting bewerteten sie die Techniken „Persuasive Kommunikation" und „Bewusstmachen des Problems" als nützlich.

Insgesamt „führen" das Bewusstmachen und die persuasive Kommunikation die Liste geeigneter Verhaltenstechniken an, gefolgt von Techniken, die vermitteln, wie die kommunale Umwelt so gestaltet werden kann, dass individuelles Gesundheitsverhalten erleichtert wird (Facilitation). Kok et al. (2012, S. 5) haben in ihrem Beitrag betont, dass Techniken in der kommunalen Gesundheitsförderung in der Regel gebündelt werden, um das gesundheitsermöglichende Verhalten der (politischen) Entscheiderinnen und Entscheider zu beeinflussen:

> *For example, community development can include the individual methods of persuasion, modeling, consciousness raising, and information about others' approval; however, these methods are bundled together to accomplish a change in a community level problem and to increase community capacity.*

Von der Arbeitsgruppe um *Jens Bucksch* wurde das Projekt *Entscheidungs- und Umsetzungsprozesse verhältnisorientierter Bewegungsförderung in der Kommune für mehr Chancengerechtigkeit systematisch planen und implementieren*[4] *(EUBeKo)* durchgeführt (siehe Kap. 11). Das Forschungsprojekt war zum einen den zentralen Kompetenzen von Multiplikatorinnen und Multiplikatoren (Policy-Unternehmerinnen und -unternehmern) gewidmet, die Partei für eine bewegungsförderliche kommunale Umwelt ergriffen haben. Sie sollten zu einem theoriegeleiteten, systematischen Handeln befähigt werden. *EUBeKo* zielte zum anderen auf das gesundheitsermöglichende Verhalten der Kommunalpolitikerinnen und -politiker als auch der Verwaltungsmitarbeitenden ab. Die wurden als Veränderungsagentinnen und -agenten begriffen. Schließlich sollten mit *EUBeKo* die Einflussfaktoren analysiert werden, die Entscheidungen beeinflussen. IM wurde als Analysewerkzeug genutzt. Die Daten aus qualitativen Interviews bestätigten die Hypothese von Kok et al. (2012), dass kommunal verantwortliche Akteurinnen und Akteure von Argumenten beeinflusst werden (siehe Kap 11).

In einer Arbeit von Belmon et al. (2022) wurde das IM im Kontext einer Intervention genutzt, die das Schlafverhalten 6- bis 13-jähriger Kinder verbessern wollte. IM wurde in dieser Studie mit dem *HiaP*-Ansatz kombiniert. Die verschiedenen Sektoren der Verwaltung der Stadt Amsterdam wurden adressiert. Am Ende des Projekts stand eine Blaupause, die auch für andere Transformationsziele taugen kann.

---

[4] EUBeKo wurde aus Mitteln des *Bundesministeriums für Gesundheit* gefördert und fand in Kooperation der *Pädagogischen Hochschule Heidelberg* und der *Julius-Maximilians-Universität Würzburg* statt.

7.2.3 MATCH

MATCH ist explizit auf die kommunale Gesundheitsförderung ausgerichtet. In MATCH werden fünf Phasen unterschieden, wovon die erste Phase – wie in den beiden eben referierten Planungswerkzeugen – der Definition der Ziele und des Zielverhaltens gilt (health and behaviour goals). Darauf folgen die Interventionsplanung (intervention planning), dann die Programmentwicklung (development) und die Phase der Anwendung, Umsetzung und Dissemination (adoption, implementation and dissemination). Die Evaluaion schließt sich an oder begleitet, je nach Evaluaions-Ansatz, den gesamten Prozess

Für die Entwicklung zur ökologisch resilienten Kommune ist bedeutsam, dass in MATCH *Targets* (Interventionsobjekte) unterschieden werden. Targets können Regierungen, Gemeinden oder Organisationen wie Vereine, interpersonale Beziehungen und auch Individuen sein. Während es mit Blick auf die ersten drei Targets darum geht, das gesundheitsermöglichende Verhalten der Entscheiderinnen und Entscheider zu beeinflussen, zielen Interventionen in die interpersonalen Beziehungen auf das *gesundheitsbeeinflussende Verhalten*. Einzelne Individuen oder Gruppen von Individuen werden angesprochen, um ihr individuelles Gesundheitsverhalten zu ändern. Zu jedem *Target* werden „Zugänge" (channels und approaches) benannt. Diesen werden Interventionsabsichten (intervention objectives) zugeordnet.

In Abb. 7.3 haben wir das Werkzeug, angelehnt an eine Abbildung aus Simons-Morton et al. (1988, S. 337), skizziert und mit Etiketten versehen, die wir in den vorangegangenen Kapiteln verwendet haben. Nicht aufgeführt in Abb. 7.3, weil dies nicht im Fokus des vorliegenden Buchs steht, ist die unter Risiko stehende Bürgerin oder der Bürger, also deren respektive dessen individuelles Gesundheitsverhalten.

Vom Transformationsziel, der Stärkung der ökologischen Resilienz, ausgehend, werden Interventionen in der zweiten MATCH-Phase geplant. Die Programmentwicklung nimmt die passenden Interventionsobjekte (z. B. die Gemeinde) in den Blick, benennt die Adressaten (z. B. Kommunalpolitikerinnen und -politiker) und die Elemente, die konkret beeinflusst werden sollen (z. B. Verordnungen erlassen). Darauf folgen die vierte (Umsetzung) und die fünfte Phase (Evaluation), die aber je nach gewähltem evaluaionsansatz auch prozessbegleitend erfolgen kann (siehe Kap. 8). In einer Gemeinde kann sich die Programmentwicklung an die Bürgerinnen und Bürger, die Politikerinnen und Politiker und/oder die Verwaltungsspitzen richten, die motiviert werden sollen, die kommunale Umwelt fair zu entwickeln und ökologisch resilient zu gestalten.

Halten wir fest: In der Literatur finden sich nützliche Planungswerkzeuge, die das Vorhaben leiten können, eine Kommune ökologisch resilient zu entwickeln. In allen Planungswerkzeugen, die in der Literatur beschrieben werden – nicht nur in den drei hier referierten Werkzeugen – werden einzelne Phasen oder Abschnitte herausgehoben, die – aufgrund der komplexen Entwicklung einer Kommune zur ökologischen Resilienz – besondere Herausforderungen an die Planung stellen: die Definition eines Leitbilds, die Bedarfs- und Stärkenanalyse, die Interventionsimplementierung und die Evaluation.

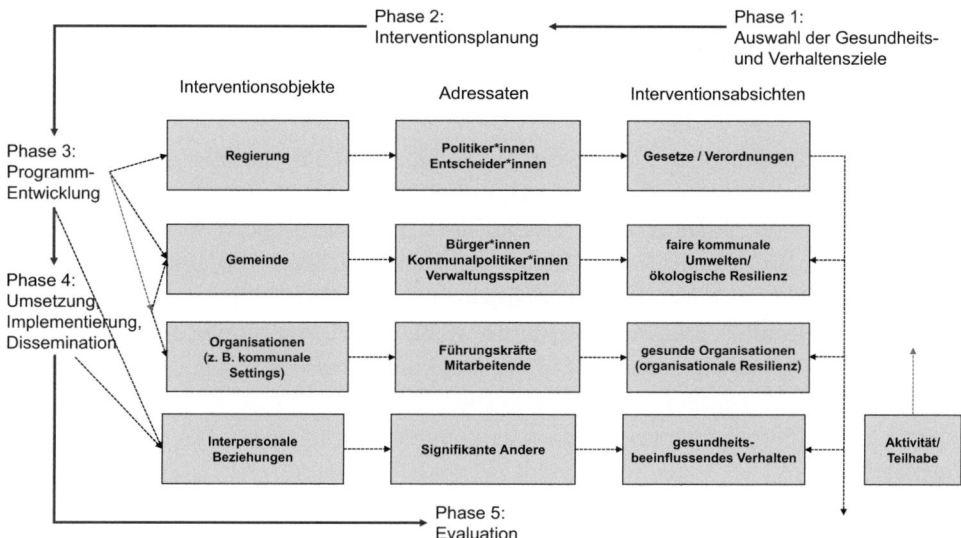

Abb. 7.3 MATCH, angelehnt an Simons-Morton et al. (1988, S. 337)

7.3 Definition eines kommunalen Leitbilds

Institutionelle Überzeugungen spiegeln sich in Leitbildern, die auf Besonderheiten hinweisen, die eine Kommune aus der Menge anderer Kommunen herausheben sollen. In einem kommunalen Leitbild werden das politische und das administrative Selbstverständnis und die Handlungsprinzipien verantwortlicher Akteurinnen und Akteure offenbar. Die Entwicklung eines kommunalen Leitbilds für die Gesundheitsförderung **mit** der Kommune folgt im Planungszyklus, nachdem in den politischen Gremien entschieden wurde, das Politikfeld auf die Agenda zu nehmen.

Ein Leitbild steht für einen Idealzustand einer Kommune. Im Leitbild drückt sich eine positive Einstellung aus. Es setzt einen übergeordneten Rahmen für Entscheidungen und für das politische und administrative Handeln. Es soll den Bürgerinnen und Bürgern der eigenen Kommune und nach außen signalisieren, wie sich die Kommunalpolitikerinnen und -politiker und die Verwaltungsmitarbeitenden in ihrem Selbstverständnis begreifen, was sie tagtäglich „leben" und wo sie hinwollen. Leitbilder sind eine „Marke", mit der die Kommune nach innen motiviert und nach außen wirbt. Überzeugend und glaubwürdig formulierte Leitbilder stiften Identität. Sie vermitteln ein „Wir-Gefühl" der Bürgerinnen und Bürger.

Ein kommunales Leitbild sollte keine utopischen Ziele beschreiben. Es sollte stattdessen realistisch formuliert sein. Utopien binden Kommunalpolitikerinnen und -politiker als auch Verwaltungsmitarbeitende nicht handlungsleitend und werden auch von den Bürgerinnen und Bürgern nicht ernst genommen. Die Konstruktion von

Wolkenkuckucksheimen taugt nicht zu einem kommunalen Leitbild. Auch Aussagen wie „Die Gesundheit der Bürgerinnen und Bürger ist unser wichtigstes Gut" oder ähnliche Formulierungen sind inhaltsleere „Sprechblasen", ohne dass sie verbindlich handlungsleitende Orientierung geben.

Als Verhaltensgrundlage formuliert, sollte ein Leitbild ausdrücken, worauf die kommunale Entwicklung zielt, und es sollte die Richtung für Politiken markieren, deren Umsetzung sich in Veränderungen messen lässt. Handlungsleitend formuliert, binden Leitbilder das gesundheitsermöglichende Verhalten der Kommunalpolitikerinnen und -politiker als auch der Verwaltungsmitarbeitenden an das Transformationsziel einer Kommune. In Konfliktsituationen und in der Konkurrenz der kommunalen Politikfelder helfen sie zu priorisieren, welchem Politikfeld mehr oder weniger Aufmerksamkeit geschenkt wird. Ein kommunales Gesundheitsleitbild schafft eine gemeinsame Grundlage für Politik, Verwaltung und Bürgerschaft, um eine Kommune ökologisch resilient zu entwickeln.

Die Gesundheitsförderung **mit** der Kommune ist für die meisten Kommunen ein neues (naszierendes) Politikfeld. Im Wettstreit um die Aufmerksamkeit der diversen Politikfelder ist es oft auch eines, das nicht an vorderster Stelle der Bemühungen um die kommunale Entwicklung steht. Eine Arbeitsgruppe des Erstautors hat 415 kommunalpolitisch aktive Personen (z. B. aus den Gemeindevertretungen) und aus der Verwaltung befragt, welche Relevanz sie verschiedenen kommunalen Politikfeldern in ihrer Kommune beimessen. Kommunale Gesundheitsförderung nannte die Stichprobe erst an achter Stelle. „Umweltschutz", „Qualität von Bildungseinrichtungen", „Finanzielle Entwicklung der Gemeinde", „Bedürfnisse vulnerabler Zielgruppen" und „Soziale Gerechtigkeit" rangierten unter den fünf wichtigsten Politikfeldern. Einige dieser fünf Politikfelder tragen mittelbar zur Bevölkerungsgesundheit bei. Sie überlappen sich mit dem Politikfeld „*G*esunde Kommune", was wiederum Policy-Unternehmerinnen und -unternehmer und Policy *Broker* auf Gelegenheitsfenster hinweist.

Bei konkurrierenden kommunalen Politikfeldern kann ein Leitbild aufzeigen, dass die kommunale Entwicklung (auch) der Bevölkerungsgesundheit gilt, auch wenn diese nicht explizit benannt wird. So korrespondiert etwa ein Verweis auf die 17 UN-Nachhaltigkeitsziele mit der Bevölkerungsgesundheit.

In Kap. 3 haben wir die Dienstleistungs- und Bürgerkommune angesprochen. Beide Konzepte des Verwaltungshandelns haben Leitbildcharakter. Die Denomination einer Kommune als dienstleistend oder bürgernah indiziert, wie die Verwaltungsführung und -mitarbeitenden ihre Aufgabe auffassen. Sie offenbart die politischen Grundüberzeugungen, wie gesetzliche Aufgaben und Vorschriften zu vollziehen, ob und wie sie bei Nichtbefolgen zu sanktionieren sind und ob Verwaltungsvorgänge bürgernah angeboten werden. Die Attribute „Dienst" und „Bürger" signalisieren die Perspektive, aus der Bürgerinnen und Bürger als aktive Mitgestaltende des Gemeinwesens akzeptiert oder vornehmlich als Bürgerinnen und Bürger angesehen werden, die Gesetze, Verordnungen und Regeln befolgen. Die Attribute betreffen primär das Verwaltungshandeln einer Kommune. Ein Leitbild wie die nachhaltige Kommune, das vom *Netzwerk Nach-*

haltige Bürgerkommune Bayern[5] propagiert wird, betrifft und bindet auch das politische Handeln.

In Bundesländern mit einem Gesundheitsleitbild sollte das kommunale Leitbild mit dem Leitbild des Landes korrespondieren. Das Gesundheitsleitbild eines Bundeslandes lehnt sich wiederum an die nationalen Gesundheitsziele an. Die speisen sich nicht zuletzt aus den Zielen, die von der WHO definiert wurden. Ein kommunales Leitbild konkretisiert also die örtlichen Besonderheiten.

Im Gesundheitsleitbild Baden-Württemberg verpflichtet sich das Land auf mehrere Absichten:

> *„Allen Menschen wird die Chance gegeben, von Geburt an so gesund wie möglich aufzuwachsen und zu leben. Gesundheit wird als eine gesamtgesellschaftliche Aufgabe gesehen und ist in allen Politikbereichen verankert. Alle Akteure stimmen ihr Handeln ab. Die Menschen werden vor Ort unterstützt, ihre Lebenswelt und ihr Leben nach ihren Vorstellungen gesundheitsförderlich zu gestalten."* (S. 10)[6]

Mit der weiten Formulierung hat Baden-Württemberg Eckpfeiler für die kommunale Entwicklung gesetzt: Chancengleichheit, Intersektoralität, Lebensweltbezug und Partizipation. Das Gesundheitsleitbild Baden-Württemberg orientiert sich damit am Setting-, Health-in-all-Policies- und Health-in-all-Governance-Ansatz der WHO.

Im Einzelnen sollte ein kommunales Gesundheitsleitbild Inhalte, Verhalten und Strukturen benennen. Die Dreiteilung in Inhalt, Verhalten und Struktur folgt dem Vorschlag der *Kommunalen Gemeinschaftsstelle für Verwaltungsmanagement*[7]. Im Leitbild sollte demnach stehen, welcher

- inhaltlich-programmatischen Entwicklung die Kommune folgen will
  - Wollen die Handelnden eine „faire Umwelt", die allen Bürgerinnen und Bürgern die Chance auf die Verwirklichung eines „guten Lebens" ermöglicht?
- verhaltensorientierten Entwicklung Kommunalpolitikerinnen und -politiker als auch Verwaltungsmitarbeitende folgen wollen
  - Wollen die Handelnden mit ihrem Verhalten individuelles Gesundheitsverhalten ermöglichen, indem sie die Konsequenzen ihres Handelns für die Bevölkerungsgesundheit bei allen Entscheidungen mitbedenken und nicht gegen die gesundheitlichen Interessen und Ziele der Bürgerinnen und Bürger entscheiden?
- strukturellen und kommunikativen Entwicklung die handelnden Akteurinnen und Akteure folgen wollen

---

[5] https://www.kommunal-nachhaltig.de/home; letztmalig aufgerufen März 2023.

[6] https://sozialministerium.baden-wuerttemberg.de/fileadmin/redaktion/m-sm/intern/downloads/Downloads_Zukunftsplan_Gesundheit/Gesundheitsleitbild_Broschuere_Web.pdf; letztmalig aufgerufen März 2023.

[7] https://www.kgst.de/ueber-uns; letztmalig aufgerufen März 2023.

– Wollen die Handelnden in der Kommune Bürgerinnen und Bürger an der Gesundheitsplanung, an Programmen, Maßnahmen und Aktivitäten aktiv beteiligen und sie mitentscheiden lassen?

Für eine Kommune, die sich ökologisch resilient entwickeln will, ist es hilfreich, im Leitbild einen übergeordneten Grundsatz zu formulieren und diesen anschließend zu konkretisieren. Für die Zielsetzung der ökologischen Resilienz könnte als übergeordneter Grundsatz formuliert sein: „In Politik und Verwaltung schaffen wir faire kommunale Umwelten gemeinsam mit den Bürgerinnen und Bürgern!" Konkretisierungen zu diesem abstrakten Grundsatz könnten dann lauten:

- „Wir organisieren unser politisches und unser Verwaltungshandeln so, dass alle Bürgerinnen und Bürger die Chance haben, sich gesund zu verhalten, gesund aufzuwachsen, gesund zu leben und gesund alt zu werden.
- Wir schaffen Räume, die jeder Bürgerin und jedem Bürger ermöglichen, unabhängig von körperlichen Einbußen und funktionalen Beeinträchtigungen aktiv zu sein und am Gemeindeleben teilzuhaben.
- Wir schaffen adaptive und lernende Strukturen und bereiten uns damit auf Krisen und Schocks vor.
- Wir stärken den gesellschaftlichen Zusammenhalt.
- Wir lassen die Bürgerinnen und Bürger über Programme, Maßnahmen und Aktivitäten, die dem Ziel der fairen Umwelt dienen, mitentscheiden und richten dazu geeignete Formate ein."

Ein kommunales Leitbild könnte sich auch auf die 17 UN-Nachhaltigkeitsziele und dort insbesondere auf die Ziele 3 „Gesundheit und Wohlbefinden", 5 „Geschlechtergleichheit", 8 „Menschenwürde", 10 „Weniger Ungleichheiten", 11 „Nachhaltige Städte und Gemeinden", 13 „Klimaschutz" und 17 „Partnerschaften zur Erreichung der Ziele" beziehen. Damit antworteten Kommunalpolitikerinnen und -politiker auf die Herausforderungen angesichts der erforderlichen gesellschaftlichen Transformationsprozesse. Außerdem ist es vor dem Hintergrund der typischen Rangfolge kommunaler Politikfelder zielführend, mit einem Gesundheitsleitbild an übergeordnete Absichten einer Kommune anzuschließen (z. B. an eine nachhaltige Stadt-/Dorfentwicklung).

7.4 Bedarfs- und Stärkenanalyse

In den Planungswerkzeugen wird empfohlen, Zielgruppen und Zielobjekte (Targets) zunächst vorläufig zu definieren und die Transformationsziele (Outcomes und Impacts) zunächst grob zu benennen. Nachdem die aktuelle Lage der Kommune und ihrer Bewohnerinnen und Bewohner analysiert wurde (*needs assessment* oder *Bedarfs- und Stärkenanalyse*) werden die Targets und die Transformationsziele präzisiert und erst dann die Interventionsinhalte geplant.

7.4 Bedarfs- und Stärkenanalyse

Im Ergebnis einer Bedarfs- und Stärkenanalyse könnte sich nämlich zeigen, dass die vorläufig benannte(n) Zielgruppe(n) (z. B. die älteren Bürgerinnen und Bürger) oder die vorläufig benannten Zielobjekte (die gebaute Umwelt der gesamten Gemeinde oder eines Quartiers) weniger Änderungsbedarf haben, als zunächst angenommen.

7.4.1 Bedarfe, Bedürfnisse und Stärken einer Kommune ermitteln

Die Bedarfs- und Stärkenanalyse ist methodisch anspruchsvoller, als es auf den ersten Blick erscheinen mag. Antworten auf eine Reihe von Fragen stehen an: Welche Daten sind für den Zweck der Gesundheitsförderung **mit** *der Kommune* geeignet, wo sind sie vorhanden? Müssen sie erst noch erhoben werden, wer erhebt sie und wie? Wie zuverlässig sind sie zu erheben und wer bewertet sie?

In Kommunen sind Daten, die mit der Bevölkerungsgesundheit assoziiert und für das Transformationsziel bedeutsam sind, nicht ohne Weiteres verfügbar. Wenn, dann liegen Daten meistens nur analog, in Listen geordnet vor. „Auf Knopfdruck" sind sie selten abrufbar. Auch zur Güte der Datenerfassung und -bewertung gibt es eine Reihe grundlegender methodischer Herausforderungen zu beachten (zusammenfassend Robert Koch-Institut 2020). Nicht jedes Datum, mit dem eine Kommune beschrieben werden kann, ist auch für die Absicht relevant, sie ökologisch resilient zu entwickeln.

Die Güteanforderungen an eine Bedarfs- und Stärkenanalyse der kommunalen Gesundheitsförderung sind andere als die Anforderungen an die Daten einer wissenschaftlichen Studie, die das nomologische oder das nomopragmatische Wissen mehren will. Kommunale Bedarfs- und Stärkenanalysen sind kein Instrument eines experimentellen Vorgehens, das der Grundlagenforschung dient. Für die Praxis der Gesundheitsförderung **mit** der Kommune gilt, was Sweeny und Kernick (2002) für die klinische Forschung formuliert haben:

„Better at times to be vaguely right, …, rather than precisely wrong." (S. 131)

Für die Entwicklung zur ökologisch resilienten Kommune sind quantifizierte Daten – wo immer sie verfügbar sind – die Grundlage für politische Entscheidungen. Aber auch qualitative Daten sind wertvoll. Politiken, denen stattdessen eine empirische Basis fehlt und die dann auf Glaubensbekenntnissen, Vorlieben oder Ideologien basieren, ignorieren den Anspruch einer evidenzbasierten und -informierten, wissenschaftlich fundierten Vorgehensweise.

> **Die drei Elemente der komunalen Bedarfs- und Stärkenanalyse**
> Stärken (Assets) sind Bedingungen in der kommunalen Umwelt, in Organisationen und Personen, die es den Bürgerinnen und Bürger erleichtern, Verwirklichungschancen zu nutzen.

> Bedarfe sind objektive, quantifizierbare Größenordnungen, die anzeigen, wo Defizite bestehen oder drohen und Änderungen indiziert sind. Gemeinsam mit den Stärken sind sie zentrale Größen zur Interventionsplanung und -steuerung.
>
> Bedürfnisse drücken das Wünschen und Wollen von Personen aus. Sie müssen nicht mit den Bedarfen übereinstimmen. Sie erscheinen als Mangel- oder als Wachstumsbedürfnisse. Sie taugen zwar nicht zur Steuerung von Programmen, Maßnahmen und Aktivitäten, sollten aber bedacht werden, weil nur solche Programme, Maßnahmen und Aktivitäten zu einer Verhaltens- und Umweltänderung motivieren, mit denen Bedürfnisse befriedigt werden.

Bedarfe sind objektivierbare Zustandsbeschreibungen einer Gemeinde, die einen Sachverhalt zu einem sozialen Problem machen, weil sie Anlass geben, dass politische Entscheiderinnen und Entscheider Ressourcen zur Verfügung stellen, damit Kinder gesund aufwachsen, Erwachsene ein „gutes Leben" führen und alte Bürgerinnen und Bürger lange in guter Gesundheit leben können. Die Bedarfs- und Stärkenanalyse liefert Hinweise auf jene Bedingungen der kommunalen Umwelt, die gesundheitliche Verwirklichungschancen ver- oder behindern und also verändert werden sollten.

Die Bedarfserfassung gilt pathogenen Bedingungen, die das Risiko für Einbußen in der Lebensqualität und der Gesundheit der Bevölkerung erhöhen und die Chancen der Bürgerinnen und Bürger mindern, ihre persönlichen Ziele zu verwirklichen (z. B. Emission von Feinstaub, Verkehrslärm, soziale Devianz, eine hohe Prävalenz von chronischen Erkrankungen). Stärken offenbaren dagegen salutogene Bedingungen, die gesundheitliche Risiken mindern, die Lebensqualität erhöhen und es den Bürgerinnen und Bürgern erleichtern, ihre persönlichen Ziele zu verwirklichen (z. B. der Zugang zu naturnahen Flächen, ein aktives Vereinsleben, kompetente, sachverständige Personen, die eine Intervention mit ihrem Wissen und Können unterstützen können).

In Abb. 7.4 haben wir den Gesamtprozess der kommunalen Entwicklung zur ökologischen Resilienz skizziert und die UN-Nachhaltigkeitsziele verknüpft, um erneut zu verdeutlichen, vor welchen Herausforderungen Kommunalpolitikerinnen und -politiker, Verwaltungsmitarbeitende und Bürgerinnen und Bürger stehen, die ihre Gemeinde ökologisch resilient entwickeln wollen. Die Bemühungen um die UN-Nachhaltigkeitsziele korrespondieren mit genau dieser Absicht. Da sie bei einigen Kommunen bereits auf der Agenda stehen (Agenda 2030), öffnet sich mit ihnen ein Gelegenheitsfenster für den Schutz und die Förderung der Bevölkerungsgesundheit.

Die Bedarfs- und Stärkenanalyse ist in Abb. 7.4 auf der linken Seite angesiedelt. Sie richtet den Blick auf die gemeindetypischen klimatischen (z. B. Hitze, Überschwemmung, Starkregen, Sturm) und nichtklimatischen (z. B. demografische Entwicklung, ökonomischer Status der Gemeinde etc.) Konsequenzen und Bedingungen, die je nach Ausprägung Gesundheit und Wohlbefinden (mentale, somatische, funktionale und soziale Gesundheit, die sich in Aktivität und Teilhabe manifestiert) der Bevölkerung

7.4 Bedarfs- und Stärkenanalyse

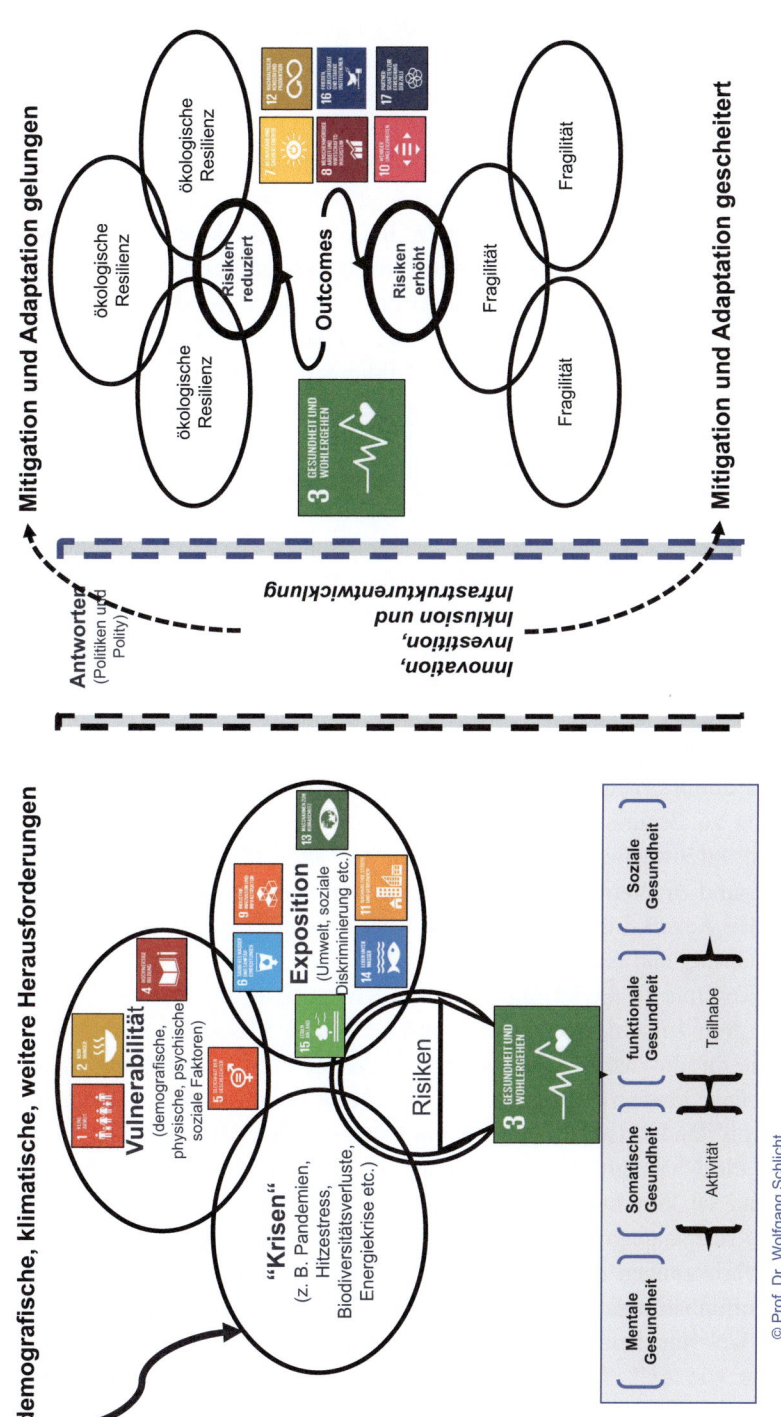

Abb. 7.4 Gesamtprozess der Entwicklung zur ökologisch resilienten Kommune

positiv oder negativ beeinflussen. In der Bedarfs- und Stärkenanalyse werden die klimatischen und nichtklimatischen Einflüsse erfasst, werden vulnerable Sachverhalte beschrieben, Risiken und Expositionen benannt.

Gesundheit und Wohlbefinden werden von der UN als Nachhaltigkeitsziel 3 in der Liste der 17 UN-SDG aufgeführt. Das Risiko gesundheitlicher Beeinträchtigungen und Wohlbefindenseinbußen wird durch Krisen (z. B. pandemische Krisen, Umweltkrisen), durch personale Vulnerabilität(en) (z. B. Alter, sozioökonomischer Status, Vorerkrankungen) und durch die Exposition mit „Noxen" moderiert und mediiert.

Die UN-Nachhaltigkeitsziele 1 „Keine Armut", 2 „Kein Hunger", 4 „Hochwertige Bildung" und 5 „Geschlechtergleichheit" sind in der Abbildung der Vulnerabilität zugeordnet, weil Armut, Hunger, fehlende Bildung und Geschlechterdiskriminierung das Risiko für Erkrankungen und Missbefinden erhöhen und Teilhabe und Aktivität begrenzen. Der Exposition haben wir die UN-SDG 6 „Sauberes Wasser und Sanitäreinrichtungen", 9 „Industrie, Innovation und Infrastruktur, 11 „Nachhaltige Städte und Gemeinden, 13 „Maßnahmen zum Klimaschutz", 14 „Leben unter Wasser" und 15 „Leben an Land" zugeordnet. Fehlt es an sauberem Wasser, wird Klimaschutz vernachlässigt, produziert Industrie, ohne sich um die natürlichen und humanen Ressourcen zu kümmern, fehlt es an Innovation und wird Infrastruktur nicht gepflegt und laufend erneuert, dann sind Bürgerinnen und Bürger mit einer Umwelt konfrontiert, die ihre Gesundheit schädigt, ihr Wohlbefinden beeinträchtigt, ihre soziale Teilhabe behindert und Aktivität reduziert. Versäumen es die Kommunalpolitikerinnen und -politiker, Entscheidungen zu treffen, damit ausreichend Wohnraum geschaffen, Verkehrssysteme umgestellt und durch erneuerbare Energie angetrieben werden, Luftqualität verbessert und der Zugang zu Grünräumen erleichtert wird, dann reduzieren sie die Chancen der Kinder, gesund aufzuwachsen, und sie nehmen den alten Mitbürgerinnen und Bürgern die Chance, gesund zu altern. Werden Meere überfischt und verschmutzt, wird Land ausgebeutet, werden Ackerkrume und Grünland zerstört, dann fehlt es über kurz oder lang an gesunder Nahrung und sauberem Wasser.

Ignorieren Kommunen die Möglichkeit, von Krisen (z. B. durch sommerliche Hitzeperioden) betroffen zu sein, oder provozieren sie lokale Krisen gar durch die Art und Weise, wie sie in die natürliche Umwelt eingreifen, und/oder lassen sie zu, dass ressourcenraubend eingegriffen wird (z. B. Biodiversitätsverluste durch intensive Bearbeitung von landwirtschaftlichen Monokulturen, Flächenversiegelung), und/oder reduzieren sie die Chancen ihrer Bürgerinnen und Bürger, sich auf digitalem Wege zu informieren und zu kommunizieren, weil der Netzausbau fehlt, dann versäumen sie vorsorgendes Krisenmanagement. Sie werden der Aufgabe der Daseinsvorsorge nicht gerecht. Alle Verletzungen der Strukturen und Prozesse, alle Versäumnisse und Beeinträchtigungen offenbaren sich in der Bedarfsanalyse, so wie auch alle resilienten Ausprägungen der UN-Nachhaltigkeitsziele als Stärke gewertet werden können.

In der Mitte von Abb. 7.4 „antworten" die Kommunalpolitikerinnen und -politiker und die Verwaltungsmitarbeitenden auf die Bedingungen der kommunalen Umwelten. Politische Prozesse motivieren das gesundhetsermöglichende Verhalten und Bürgerinnen

7.4 Bedarfs- und Stärkenanalyse

und Bürger verändern ihre Lebensweisen. Die vier großen „I", Innovation (z. B. digitale Zugänge zur Motivierung individuellen Gesundheitsverhaltens), Investition (z. B. die Gestaltung einer „grünen" gebauten Umwelt), Infrastruktur (z. B. Bereitstellung und Zugang zu Bildungseinrichtungen) und Inklusion (z. B. Maßnahmen, die auf die gesundheitliche Chancengleichheit abheben), leiten die Transformation zur ökologisch resilienten Kommune (Kraas et al. 2016).

Gelingt es Kommunalpolitikerinnen und -politikern und Bürgerinnen und Bürgern, die Risiken zu minimieren oder gar zu beseitigen (Mitigation), die Lebensqualität und Gesundheit (UN-SDG 3) bedrohen, und/oder können sich die Bürgerinnen und Bürger mit den Bedingungen arrangieren, die sich aufgrund der klimatischen, geografischen und/oder politischen Lange nicht (mehr) verändern lassen, ohne dass sie an ihrer Gesundheit Schaden nehmen und Lebensqualität einbüßen (Adaptation), dann entwickelt sich die Kommune ökologisch resilient und antifragil. Scheitern sowohl Mitigation als auch Adaptation, bleiben Kommune und Bevölkerung verletzlich und – mit Blick auf die zukünftigen Bedrohungen – fragil. Risiken für das UN-SDG 3 „Gesundheit und Wohlbefinden" nehmen zu.

Den Outcomes haben wir in Abb. 7.4 das Nachhaltigkeitsziel 3 „Gesundheit und Wohlbefinden" und die UN-SDG 7 „Bezahlbare und saubere Energie", 8 „Menschenwürde, Arbeit und Wirtschaftswachstum", 10 „Weniger Ungleichheiten", 12 „Nachhaltiger Konsum und Produktion", 16 „Frieden, Gerechtigkeit und starke Institutionen" und 17 „Partnerschaften zur Erreichung der Ziele" zugeordnet. Mindestens sie sind das Resultat der Gestaltung fairer kommunaler Umwelten, die ökologische Resilienz oder – im Falle des Misslingens – Fragilität oder Vulnerabilität indiziert.

Die Bedarfs- und Stärkenanalyse kann in einen kommunalen Gesundheitsbericht münden, der wiederum Teil eines Fachplans Gesundheit ist (Claßen und Mekel 2016). In einem Fachplan Gesundheit sind zusätzlich zur Lagebeschreibung Transformationsziele und strategische Optionen für die kommunale Entwicklung formuliert.

Spätestens seit sich Kommunen in den späten 1980er Jahren bemühen, dem Leitbild der Dienstleistungskommune zu folgen, richtet sich auch der Öffentliche Gesundheitsdienst (ÖGD) stärker auf präventive Leistungen aus. Der Fachplan Gesundheit soll den Kommunalpolitikerinnen und -politikern und den Verwaltungsmitarbeitenden Daten an die Hand geben, um die Bevölkerungsgesundheit zielgerichtet zu fördern (Baumgart und Dilger 2018).

Einen Problemaufriss zur *Gesundheitsberichterstattung* liefert der Reader des *Robert Koch-Instituts und des Bayerischen Landesamts für Gesundheit und Lebensmittelsicherheit* (Robert Koch-Institut & Bayerisches Landesamt für Gesundheit und Lebensmittelsicherheit 2020). Beispiele für kommunale Gesundheitsberichte und Fachpläne Gesundheit finden sich in der Literatur neben anderen für die Städte *Bielefeld* (Caesar et al. 2000) oder *Hamburg* (Fehr und Trojan 2018). Auch das *Landesgesundheitsamt Baden-Württemberg* (Abteilung 7 des *Ministeriums für Gesundheit, Soziales und Integration*; Albrich et al. 2017) hat Informationen gesammelt, die in einen kommunalen Fachplan Gesundheit aufgenommen werden sollten. Das *Landeszentrum für Gesund-*

heit in Nordrhein-Westfalen hat den Akteurinnen und Akteuren ihres Bundeslands eine Orientierung mit einem Gesundheitsbericht für die fiktive Stadt Healthhausen gegeben (Baumgart et al. 2012).

Der Bedarf einer Kommune definiert, welche Zielgruppen und Umweltbedingungen adressiert, welche Programme, Maßnahmen und Aktivitäten geplant und umgesetzt werden müssen, um eine Kommune so zu gestalten, dass die Bürgerinnen und Bürger aktiv am sozialen Leben teilhaben und „gut leben können". In einem Fachplan Gesundheit sind die Daten zugleich Grundlage für politische Entscheidungen, die andere Politikfelder berühren: die Raum- und Bauplanung, den Umweltschutz, die Grünflächenplanung etc. Damit ist ein Fachplan Gesundheit ein Instrument des HiaP- und HiaG-Ansatzes.

Ein kommunaler Gesundheitsbericht benennt kein einzelnes Datum, das es erlaubte, den Grad der ökologischen Resilienz einer Kommune zu beurteilen. Auch wird weder ein Gesundheitsbericht noch ein Fachplan Gesundheit von einer einzelnen Person gefertigt. Die Vielfalt von Daten und der Arbeitsaufwand, der erforderlich ist, um sie zu erfassen und zu bewerten, verlangen nach einer sachverständigen Arbeitsgruppe, die sich der Aufgabe in einer Kommune entweder in einem Landkreis unter Federführung des ÖGD annehmen könnte oder in einer Stadt oder einem Dorf als Arbeitsgruppe der Bürgermeisterin oder dem -meister unterstellt wird.

Zielführend ist es, wenn an der Bedarfs- und Stärkenanalyse Personen aus verschiedenen Ämtern oder Ressorts etc. mitwirken, um gleich zu Beginn der kommunalen Entwicklungsplanung die intersektorale Zusammenarbeit im Politikfeld „Gesunde Kommune" zu initiieren (HiaP). Die Zusammenarbeit der Ressorts und weiterer Akteurinnen und Akteure (z. B. aus der kommunalen Gesundheitskonferenz, aus Arbeitskreisen, Selbsthilfegruppen etc.) entscheidet maßgeblich über die Berichtsqualität. In Abb. 7.5 sind mögliche Sektoren und kommunale Einrichtungen benannt, die zur Güte einer Bedarfs- und Stärkenanalyse beitragen können.

Die Auflistung potenzieller Beteiligter in Abb. 7.5 ist weder abschließend noch ist sie verbindlich. Abhängig von der Größe sind in einer Kommune einige oder auch viele Ressorts und Einrichtungen nicht vorhanden. Die Zusammensetzung der Arbeitsgruppe zur Bedarfs- und Stärkenanalyse richtet sich immer nach den verfügbaren kommunalen Ressorts und den zivilgesellschaftlichen Gruppierungen, die bereit sind am Gesundheitsbericht mitzuwirken. Je nach Verfügbarkeit kann die Liste also erweitert oder muss reduziert werden. In der Liste fehlt beispielsweise – sofern vorhanden – die Stadtentwicklungsplanung, die entscheidend an der Gestaltung der gebauten Umwelt mitwirkt (siehe Tab. 7.1). Es fehlen Vertretungen von vulnerablen Gruppen wie Behinderten, Senioren oder von Geflüchteten und weiteren Gruppen. Nicht für alle Problemstellungen sind immer alle Repräsentantinnen und Repräsentanten kommunaler Ressorts, Einrichtungen und Gruppierungen aufgefordert, Daten zu sammeln, auszuwerten und zu interpretieren. Informationen, die verschiedene Verwaltungsressorts und kommunale Einrichtungen liefern können, sind in Tab. 7.1 angedeutet.

7.4 Bedarfs- und Stärkenanalyse

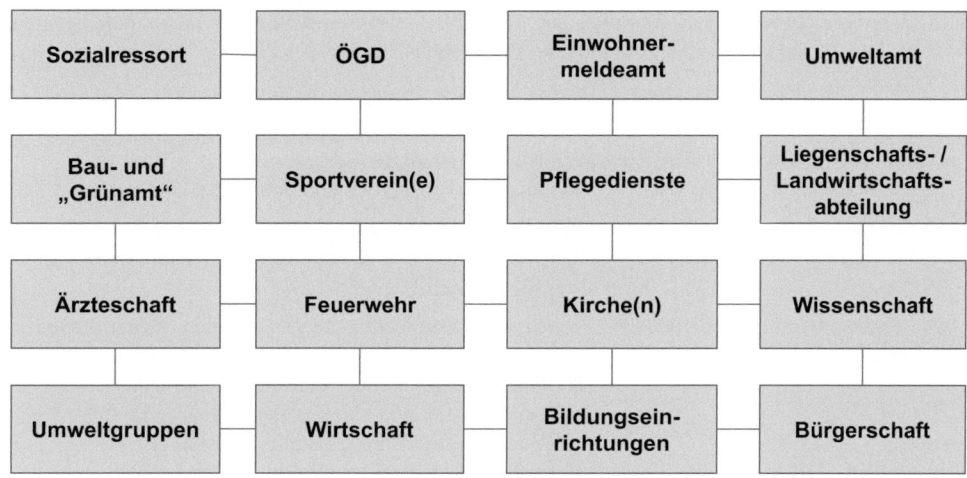

Abb. 7.5 Mögliche Ressorts und weitere Einrichtungen zur Rekrutierung der Mitglieder einer Arbeitsgruppe einer kommunalen Bedarfs- und Stärkenanalyse

> **Gesundheitskompetenz**
> *Health Literacy* (deutsch: Gesundheitskompetenz) beschreibt das kognitive Vermögen, Informationen zu finden, zu verstehen, zu beurteilen und anzuwenden, um sachangemessen über Gesundheits- und Krankheitsverhalten zu entscheiden. Repräsentative Daten aus dem Jahr 2021 belegen, dass fast 60 % der deutschen Bevölkerung nur lückenhaft über diese Fähigkeiten verfügen (Schaeffer et al. 2021).

Über einen verbindlich geregelten Informationsaustausch sollten die Mitglieder des Kreisrats, der Gemeindevertretung oder des Stadtrats über die gesundheitliche Lage ihres Landkreises, ihrer Stadt oder ihres Dorfs informiert werden. Erst das ermöglicht ihnen, datenbasiert über Politiken, Programme, Maßnahmen und Aktivitäten entscheiden zu können. Die Mandatsträgerinnen und Mandatsträger in den kommunalen Gremien werden zusätzlich zu faktenbasierten Notwendigkeiten auch politische Argumente abwägen, also aus institutioneller Perspektive und auf der Grundlage ihrer politischen Überzeugungen entscheiden, welchen Bedarf sie als wichtig erachten, als dringlich adressieren und mit Ressourcen versehen wollen, um die kommunale Lage zu verändern.

Für die Datenerhebung, -auswertung und -bewertung sind methodische, epidemiologische und statistische Kenntnisse nützlich. Diese können Fachleute aus der Bürgerschaft oder – bei Städten – aus dem Statistikamt und/oder von einer Hochschule einbringen. Für die Ergebnispräsentation ist zudem eine Expertise in Geoinformationssystemen (GIS) hilfreich, um regionale Verteilungen der Bedarfe und Stärken anschaulich zu illustrieren.

Tab. 7.1 Einrichtungen und Ressorts, die an einer Bedarfs- und Stärkenanalyse beteiligt sein könnten und deren Beitrag zum kommunalen Gesundheitsbericht

Einrichtung/Ressort/Repräsentanz	Grund ihre Beteiligung an der Bedarfs- und Stärkenanalyse (Beispiele)
Ambulante Pflegedienste	kennen die Anzahl der Bürgerinnen und Bürger, die zuhause gepflegt werden und vulnerabel sind
Ärzteschaft	kann die Anzahl der vulnerablen Bürgerinnen und Bürger benennen, die über einen Hitzealarmplan adressiert werden müssten
Bau-, Stadtentwicklungs- und Grünflächenamt	verfügt über Daten zur gebauten (Straßen, Wege, Bauten) und natürlichen Umwelt (Grünanlagen, Bepflanzungen etc.) und kann damit über Umweltbedingungen informieren, die individuelles Gesundheitsverhalten behindern oder fördern (z. B. die Aktivität älterer Menschen im öffentlichen Raum, naturnahe Räume zur Erholung)
Bildungseinrichtungen (z. B. Kindergärten, -horte, Schulen, VHS)	halten ein Angebot vor, das direkt und indirekt zum individuellen Gesundheitsverhalten (z. B. Sport-, Biologieunterricht, Ernährungskurse) befähigt und die Gesundheitskompetenz (Health Literacy) stärkt (siehe Textbox)
Bürgerinnen und Bürger	sind betroffen, haben Bedarfe und Bedürfnisse und sollten im Verlaufe des Planungs- und Implementierungsprozesses (immer mal wieder) beteiligt werden (siehe dazu Sammet et al. 2016)
Feuerwehr	weiß, wo während Hitzeperioden z. B. Plätze und Straßen beregnet werden sollten, um Verdunstungskälte zu erzeugen
Kirchengemeinden mit der Diakonie oder anderen sozialen Einrichtungen	kümmern sich um benachteiligte Bürgerinnen und Bürger (alte Menschen, arme Menschen, Obdachlose etc.), wissen also, was vulnerable Bürgerinnen und Bürger benötigen
Liegenschafts- und Landwirtschaftsressort	verwalten die Naturräume einer Kommune, die Wälder, Felder und Wiesen, die direkt bewirtschaftet oder in Pacht an Bauern zur Bewirtschaftung vergeben werden; sie verfügen über Informationen über die Art der Bewirtschaftung und damit über mögliche Expositionen, die das Grundwasser oder die Biodiversität bedrohen
Öffentlicher Gesundheitsdienst (ÖGD) in den Landkreisen und kreisfreien Städten	zeichnet verantwortlich für den Fachplan Gesundheit; beim ÖGD könnte die operationale Führung der Arbeitsgruppe zur Bedarfs- und Stärkenanalyse im Landkreis angesiedelt sein; der ÖGD könnte Arbeitsgruppen in den Kommunen epidemiologische Daten etwa über die Ergebnisse aus den Schuleingangsuntersuchungen übermitteln

(Fortsetzung)

7.4 Bedarfs- und Stärkenanalyse

Tab. 7.1 (Fortsetzung)

Einrichtung/Ressort/Repräsentanz	Grund ihre Beteiligung an der Bedarfs- und Stärkenanalyse (Beispiele)
Einwohnermeldeamt	kennt die wesentlichen demografischen Verteilungen wie Alters-, Geschlechts-, Familienstatus-, Wohnquartierverteilung und weitere Daten und hat damit ebenfalls Zugriff auf Daten zu potenziell vulnerablen Gruppen
Sozialressort	verfügt über Daten, die auf die Sozialstruktur der Kommune verweisen und einzuschätzen erlauben, welche Gruppen und Personen besonders anfällig für gesundheitliche Risiken sind; das Ressort kennt z. B. die Zahl der Bürgerinnen und Bürger, die Grundsicherung beziehen und deren gesundheitliche Chancen dadurch typischerweise gemindert sind
Sportvereine, andere Vereine	sind Verbündete, wenn es darum geht, Möglichkeiten für Sport und Bewegung anzubieten; tragen mit ihrem ehrenamtlichen Engagement zum Sozialkapital einer Gemeinde bei
Umweltamt	ist über den Immissionsschutz informiert, weiß um die Verteilung und die Größen von Risikoexpositionen, kennt jene Quellen, an denen Grenzwerte überschritten werden, und weiß, was zu tun wäre, um Emissionen zu reduzieren
Umweltgruppen	wissen und vermuten, wo die natürliche Umwelt durch menschliche Eingriffe bereits geschädigt wurde oder zukünftig geschädigt werden könnte und welchen Noxen die Bürgerinnen und Bürger ausgesetzt sind
Vertreterinnen und Vertreter von „Sondergruppen" (z. B. Senioren-, Behindertenbeirat)	kennen die „Nöte", Bedarfe und Bedürfnisse der von ihnen vertretenen Klientel (siehe Kap. 9)
Wirtschaft (z. B. KMU)	wissen um die wirtschaftliche Potenz oder Schwäche einer Gemeinde und haben Daten, die neben weiteren die Nachhaltigkeitsziele 9 „Industrie, Innovation und Infrastruktur" und 12 „Nachhaltiger Konsum und Produktion" betreffen
Wissenschaftliche Organisationen (Universitäten und Hochschulen mit einschlägigen Fakultäten, Lehrstühlen und Abteilungen)	verfügen über Daten zur Wirkung von Umwelt- und Verhaltensfaktoren auf die Bevölkerungsgesundheit; verfügen über valide und reliable Methoden, um weitere Daten zu erfassen, sie zu analysieren und zu bewerten und so evidenzbasiertes und -informiertes Verhalten zu fundieren

7.4.2 Einflüsse auf die Bevölkerungsgesundheit und Indikatoren des Transformationsziels „Ökologisch resiliente Kommune" auswählen

Für die Bedarfs- und Stärkenanalyse sind Faktoren, Einflussgrößen oder Variablen relevant, die mit der Bevölkerungsgesundheit assoziiert sind. Solche Merkmale werden in der Literatur auch als Gesundheitsdeterminanten bezeichnet und beschrieben (Richter und Hurrelmann 2015). Bauman et al. (2002) haben auf die Notwendigkeit hingewiesen, bei gesundheitlichen Einflussgrößen genauer zwischen Determinanten, Mechanismen, Korrelaten, kausalen Einflüssen, konfundierenden Variablen, Mediatoren und Moderatoren zu unterscheiden (siehe Textbox). Für die Gesundheitsforschung ist diese Unterscheidung zwingend – für die Praxis der kommunalen Gesundheitsförderung ist aber eine begriffliche Unschärfe tolerierbar, sofern sich alle Beteiligten auf ein gemeinsames Begriffsverständnis einigen.

Wir verwenden im Folgenden den Terminus Einflussgröße und lassen außer Acht, ob es sich – im strengen Sinne – um kausale Ursache-Wirkungs-Beziehungen oder um andere, weniger enge Beziehungen zur Bevölkerungsgesundheit handelt. Einflussgrößen – so wie wir sie verstehen – indizieren potenzielle Modi Operandi (Mechanismen). Diese „koppeln" einen Ausgangs- mit einem Endzustand. Auf sie wird eingewirkt, um den Status einer Kommune zu verändern.

> **Einflussgrößen, Modus Operandi**
>
> Kausale Einflüsse werden in wissenschaftlichen Disziplinen unterschiedlich definiert. Allgemein drücken sie aus, dass eine Ursache eine nachweisliche Wirkung erzeugt. In den Sozialwissenschaften gilt der Zusammenhang als kausal, wenn mindestens die folgenden Bedingungen erfüllt sind:
>
> - Veränderungen in der Ursache stehen mit den Veränderungen in der Wirkung in einem systematischen Zusammenhang (Kovariation),
> - die Ursache ist vor der Wirkung (AV) aufgetreten (zeitliche Präzedenz),
> - die Ursache ist die einzig plausible Erklärung für die Wirkung (Ausschluss von alternativen Erklärungen für den Effekt).
>
> Determinanten benennen Kausalbeziehungen. In den Sozialwissenschaften wird der Begriff häufig für Korrelationen und also missverständlich gebraucht. Determinierend gilt dann bereits eine probabilistische Beziehung zwischen Variablen, obgleich sie die Kriterien der Kausalität nicht zwingend erfüllt. Der Begriff, wie er verwendet wird, hat also nichts mit der Determinante in der Algebra oder der Physik gemein.

7.4 Bedarfs- und Stärkenanalyse

Als Korrelate, die in epidemiologischen Kontexten oft auch als *Assoziationen* bezeichnet werden, gelten Zusammenhänge zwischen zwei und mehr Variablen, für die eine statistische Beziehung nachgewiesen ist, für die aber die zeitliche Präzedenz von Ursache und Wirkung nicht zwingend ist. In der Statistik werden die Beziehungen als Korrelationskoeffizienten (Pearson, rho etc.) ausgedrückt. Sie drücken über den Determinationskoeffizienten ($r^2 \times 100$) den prozentualen Anteil der gemeinsamen Variation von zwei und mehr Variablen aus. Als Korrelate werden aber auch wechselseitige Beziehungen benannt, ohne dass der Beziehung eine statistische Größenordnung zuerkannt werden kann (z. B. die Beziehung von Rückenbeschwerden und depressiven Verstimmungen).

Moderatoren sind Variablen, die sich zwischen Input- und Outcome-Bedingung „einschleichen" und die Stärke des Zusammenhangs von Input und Outcome beeinflussen. Das Lebensalter moderiert häufig den Zusammenhang zwischen einer Interventionsvariable oder einem Ereignis und einem Effekt. Die Risiken eines hitzebedingten fatalen Ereignisses, ein Schlaganfall oder ein Nierenversagen beispielsweise, steigt mit dem Lebensalter.

Mediatoren sind ebenfalls Drittvariablen. Allerdings „sorgen" sie erst dafür, dass die Beziehung zwischen einem Ereignis und einem Effekt zustande kommen. Mediatoren erklären, warum eine Variable wirkt. Ein typisches Beispiel sind physiologische und metabolische Veränderungen im Organismus, die dazu führen, dass körperliche Aktivität auf die kardiometabolische Gesundheit wirkt. Bleiben Veränderungen in den Organsystemen aus, bleiben auch Effekte der körperlichen Aktivität aus. Ein anderes Beispiel wären geänderte Einstellungen der politisch Verantwortlichen, die sich daraufhin für den Bau eines Radwegs entschieden. Mediierend wirkten hier die Einstellungen zwischen Radweg und Radnutzung.

Konfounder werden statistische Beziehungen genannt, die den Zusammenhang von Input und Outcome „verschleiern". Eine konfundierende Variable ist sowohl mit dem Input als auch mit dem Output statistisch signifikant verbunden. Das Lebensalter ist beispielsweise ein *Konfounder* zwischen einer Bewegungskampagne und dem subjektiven Wohlbefinden: Ältere Menschen beteiligen sich weniger häufig an Bewegungskampagnen und fühlen sich im Alter wohler als im mittleren Lebensalter. Betrachtete man nur die Beziehung zwischen einer Bewegungskampagne (Input) und dem subjektiven Wohlbefinden, ohne das Lebensalter zu berücksichtigen, schätzte man den Einfluss der Bewegungskampagne fehlerhaft ein.

In der Abbildung sind die Eigenschaften, die den Termini zugeschrieben werden, skizziert.

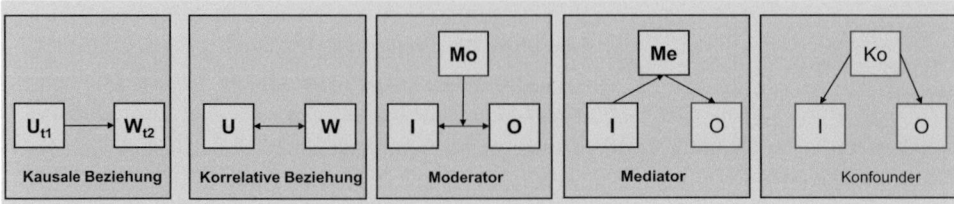

Anmerkungen. U = Ursache, W = Wirkung, t = Zeit, I = Input, O = Outcome, Me = Mediator, Mo = Moderator; Ko = Konfounder

Bei der komplizierten Gemengelage gibt es auch noch mit Hinweis auf die Mediatoren das Phänomen der indirekten Wirkung zu beachten. Das Phänomen sagt aus, dass Interventionen kritische gesundheitliche Determinanten erst auf einem Umweg beeinflussen. Das gilt beispielsweise, wenn Einstellungen das individuelle Gesundheitsverhalten bedingen (z. B. Ernährung) und das Gesundheitsverhalten (z. B. der Verzehr von Obst und Gemüse) dann die kardiometabolische Gesundheit determiniert. Hier sind also Determinantenverknüpfungen oder Verursachungsketten am Werk.

Die Zahl der Einflussgrößen, die in Studien bereits entdeckt und in ihrer Konsequenz für gesundheitliche Endpunkte beschrieben wurden, ist zu umfangreich, um sie sämtlich anlässlich einer Gesundheitsförderung **mit** der Kommune zu erheben und zu bewerten. Sie lassen sich zunächst als Person- und Umweltfaktoren ordnen und als verhaltens- (behaviorale) oder strukturelle (Umwelt-) Einflüsse auf die Bevölkerungsgesundheit klassifizieren.

Bedarfe und Stärken einer Gemeinde zu bewerten, bedeutet Einflussgrößen vorab auszuwählen. Mindestens sollte die Bedarfs- und Stärkenanalyse über personale Einflussgrößen (z. B. soziodemografische Merkmale) informieren, von denen vermutet werden kann, dass sie Bürgerinnen und Bürger daran hindern oder es ihnen erleichtern, sich individuell gesund zu verhalten. Auch über Umwelteinflüsse, für die nachgewiesen ist, dass sie auf die Bevölkerungsgesundheit wirken (z. B. Feinstaub), sollte berichtet werden. Epidemiologische Endpunkte (Inzidenzen, Prävalenzen), die über den Gesundheitsstatus der Bevölkerung informieren (z. B. die Anzahl der übergewichtigen Kinder in einer Schuleingangsuntersuchung), gehören ebenfalls zu einem Datenset einer kommunalen Bedarfs- und Stärkenanalyse.

Kriterium für die Auswahl der Einflussgrößen ist zum einen die *Veränderungsmacht,* mit der Kommunalpolitikerinnen und -politiker als auch Verwaltungsmitarbeitende einwirken können, um die Bevölkerungsgesundheit zu fördern. Kriterium ist zum anderen die *Änderungssensitivität* der Einflussgrößen. Beide Kriterien, Veränderungsmacht und Änderungssensitivität, sind im Planungsprozess für die Interventionsinhalte und die Transformationsziele bedeutsam.

7.4 Bedarfs- und Stärkenanalyse

Der Fortschritt der kommunalen Entwicklung und der Grad der Zielerreichung bemisst sich an Indikatorvariablen. Der Blick auf die beiden Auswahlkriterien Veränderungsmacht und Veränderungssensitivität folgt dem Gedanken, solche Einflussgrößen und Indikatorvariablen für den kommunalen Gesundheitsbericht auszuwählen, die sich durch Politiken verändern (Mitigation) und deren Veränderungen sich in einer Evaluation messen lassen. Einflussgrößen, die sich verändern lassen, sind anders zu adressieren und zu bewerten als jene, an denen sich die Kommunalpolitikerinnen und -politiker und die Verwaltungsmitarbeitenden allenfalls anpassen können (Adaptation), weil ihnen die Veränderungsmacht fehlt.

Die geografische Lage einer Gemeinde ist beispielsweise eine typische änderungs*in*sensitive Einflussgröße der Bevölkerungsgesundheit. Die Stuttgarter Stadtväter und -mütter – um Stuttgart hier als ein Beispiel anzuführen – müssen die historisch gewachsene Lage im Neckartal (Kessellage) und damit das Risiko negativer klimatischer Konsequenzen akzeptieren, die sich mit dem Klimawandel noch verstärken werden. Eine von mehreren Bedrohungen, die aus der geografischen Lage der Stadt resultiert, ist der Hitzeinseleffekt, der in der Stuttgarter Innenstadt deutlich stärker ausfällt als in Städten in Mittelgebirgen oder an Küsten. Die geografische Lage Stuttgarts weist also auf eine kommunale Besonderheit hin, die sich nicht verändern lässt, auf deren gesundheitliche Konsequenzen aber mit *Anpassung* reagiert werden kann. Mit Hitzeaktionsplänen sorgen die Verantwortlichen der Stadt Stuttgart denn auch dafür, dass der durch die geografische Lage verstärkte Hitzeinseleffekt nicht zu einer Krise in der Krankenversorgung führt (siehe Textbox).

Auch viele politische und rechtliche Rahmenbedingungen sind von Kommunalpolitikerinnen und -politikern und von Verwaltungsmitarbeitenden nicht direkt zu verändern. Landesbauvorschriften dürfen nicht ignoriert werden, selbst wenn die gebaute Umwelt einer gesundheitsförderlichen Entwicklung entgegensteht. Stabile Bedingungen sollten in einem kommunalen Gesundheitsbericht genannt werden, um die rechtlichen und durch andere Bedingungen gesetzten Grenzen zu bedenken, die der Entwicklung zur ökologischen Resilienz vorgegeben sind.

Änderungssensitive Einflussgrößen betreffen alle Vorschriften, über die in der Gemeinde entschieden werden kann (z. B. Öffnungszeiten von Ämtern). Änderungssensitiv sind auch die Einstellungen der Kommunalpolitikerinnen und -politiker als auch die der Verwaltungsmitarbeitenden. Auch bauliche Umgestaltungen von Wegen und Oberflächen, das Ausleuchten von Wegen und Straßen, das Pflanzen von Bäumen und Büschen und vieles andere liegt in der Veränderungsmacht der Kommunalpolitikerinnen und -politiker. Auch das Sozialkapital einer Kommune ist nicht in Stein gemeißelt, kann durch Politiken beeinflusst werden.

▶ **Hitzeinseleffekt** Der Urban-Heat-Island- oder Hitze- oder Wärmeinseleffekt beschreibt das Phänomen, dass die Lufttemperatur in den Städten während sommerlicher Hitze nachts nicht so stark absinkt wie im ländlichen Raum. Ein Grund für den Effekt ist die Strahlungswärme, die von Gebäuden ausgeht. In einigen Städten kann die Temperaturdifferenz von Innenstadt zur ländlichen Umgebung bis zu 10 °C ausmachen.

Ob nun stabil oder änderungssensitiv, Einflussgrößen stehen zu gesundheitlichen Endpunkten (Morbiditäts- und Mortalitätsdaten) häufig in einer komplizierten indirekten und direkten Beziehung. Sie sind manchmal auch untereinander so verknüpft, dass eine Einflussgröße auf eine oder mehrere andere Einflussgrößen wirkt. Die komplexe Wechselwirkung ist darüber hinaus häufig nichtlinear und auch noch dynamisch. Sie verändert sich also mit der Zeit.

Die direkte und indirekte Wirkung lässt sich beispielhaft an den gesundheitlichen Folgen des menschengemachten Klimawandels illustrieren. Dort berühren die Wechselwirkungen die Frage, wie hoch das Risiko einzuschätzen ist, mit dem Phänomene des Klimawandels wie Hitze, Starkregen etc. die Bevölkerungsgesundheit beeinträchtigen. Beeinflussen die Phänomene die Bevölkerungsgesundheit nur indirekt und nur mäßig oder direkt und gravierend? Hitze beispielsweise wirkt direkt, indirekt und gravierend auf vulnerable Gruppen (z. B. auf hochaltrige Bürgerinnen und Bürger). Tagelang anhaltende hohe Temperaturen führen in der Bevölkerungsgruppe direkt zu kardiometabolischen und respiratorischen Störungen. Aber auch indirekt wirkt Hitze auf die Bevölkerungsgesundheit, wenn längere Hitzeperioden mit Trockenheit einhergehen und Dürre den Ernteertrag mindert. Der reduzierte Ertrag von Feldfrüchten wiederum verletzt die Fairness der Ernährungsumgebung. In den Ländern des globalen Südens führen Trockenheit und Dürre zu Hungersnöten und in Ländern des industriellen Nordens zu Preissteigerungen für Agrarprodukte. Hohe Preise für Nahrungsmittel beeinträchtigen wiederum die gesundheitliche Chancengleichheit. Die ärmere Bevölkerung kann sich seltener und weniger vom „Guten" leisten.

Direkte kausale Beziehungen (Determinanten) zwischen einzelnen Einflussgrößen und zu gesundheitlichen Endpunkten sind im Übrigen selten nachweisbar. Häufiger sind korrelative Beziehungen zu beobachten. Moderatorvariablen wie die Alters- und Geschlechterverteilung und der Sozialstatus wirken zudem verstärkend oder abschwächend auf den Zusammenhang von Einflussgröße und Endpunkt ein (Pinkerton und Rom 2021).

Um Einflussgrößen für den kommunalen Gesundheitsbericht auszuwählen, liefern die Gesundheitsberichte des Bundes, die vom *Robert Koch-Institut* (unregelmäßig) herausgegeben werden, eine brauchbare Orientierung. Die Bundesländer haben sich zudem auf ein Bündel von Einflussgrößen für ihre Gesundheitsberichterstattungen verständigt. Die Einflussgrößen wurden 11 Themenfeldern zugeordnet und mit Indikatorvariablen versehen. Zwischen direkt und indirekt wirkenden Einflussgrößen wird nicht unterschieden. Ob eine Einflussgröße indirekt oder direkt wirkt, lässt sich auch erst im Lichte spezifischer gesundheitlicher Endpunkte differenzieren. Die 11 Themenfelder, auf die sich die Bundesländer verständigt haben, lauten:

(1) Gesundheitspolitische Rahmenbedingungen (z. B. § 20 SGB V)
(2) Bevölkerung und bevölkerungsspezifische Rahmenbedingungen des Gesundheitssystems (z. B. Alter der Bevölkerung)
(3) Gesundheitszustand der Bevölkerung (z. B. chronisch-degenerative Erkrankungen)

7.4 Bedarfs- und Stärkenanalyse

(4) Gesundheitsrelevante Verhaltensweisen (z. B. Rauchen, körperliche Aktivität)
(5) Gesundheitsrisiken aus der Umwelt (z. B. Luftschadstoffe)
(6) Einrichtungen des Gesundheitswesens (z. B. Praxen der Primärversorgung)
(7) Inanspruchnahme von Leistungen der Gesundheitsförderung und der Gesundheitsversorgung (z. B. durchschnittliche Zahl der Arztbesuche pro Jahr)
(8) Beschäftigte im Gesundheitswesen (z. B. Anzahl der Ärztinnen und Ärzte, Pflegekräfte)
(9) Ausbildung im Gesundheitswesen (z. B. Anzahl der Medizinstudierenden)
(10) Ausgaben und Finanzierung (z. B. direkte und indirekte Gesundheitsausgaben, steuerliche Allokation für die Gesundheitsversorgung)
(11) Kosten (z. B. Kosten für Medikamente pro Jahr)

Für die kommunalen Gesundheitsberichte sind die ersten sechs Themenfelder zwingend bedeutsam, und die Themenfelder 7 bis 11 passen in einen Fachplan Gesundheit.

In Tab. 7.2 haben wir Einflussfaktoren geordnet, über die ein kommunaler Gesundheitsbericht informieren sollte. Wegen der fehlenden Spezifizierung von gesundheitlichen Endpunkten haben auch wir nicht zwischen indirekt oder direkt, distal oder proximal wirkenden Einflussfaktoren unterschieden.

Obgleich das individuelle Gesundheitsverhalten der Bürgerinnen und Bürger die Bevölkerungsgesundheit in der Summe gravierend, indirekt und auch direkt beeinflusst, haben wir auch dieses nicht in Tab. 7.2 aufgenommen. Über die Prävalenz des

Tab. 7.2 Kategorien von Einflussgrößen der Gesundheit (Auswahl und Beispiele)

Kategorien	Beispiele
Bildungseinrichtungen	Zahl der Kindergärten, Schulen
Demografische Entwicklung	Prognose des Jugend- und Altenquotienten
Gebaute Umwelt	Mit Kopfsteinpflaster versiegelte Flächen
Geografische Lage und Klima	Topografische Merkmale; Jahreswetterdaten
Gesundheitliche Lage	Zahl der Menschen in der Kommune, die an einer kardiometabolischen Erkrankung leiden
Krankenversorgung	In der Kommune ansässige Haus- und Fachärzte und weitere medizinische Hilfsberufe
Ökonomische Lage und Entwicklung	Zahl der ortsansässigen Betriebe; Beschäftigte im Ort
Erholsame Umwelt (*restorative environment*)	Zahl und Zugang zu Parkflächen
Sozialkapital	Anzahl der Vereine, ehrenamtliches Engagement, Vertrauen in die Institutionen, Wahlbeteiligung an Gemeinderatswahlen
Vulnerable Gruppen	Anzahl der Obdachlosen, der armen, der arbeitslosen Bürgerinnen und Bürger relativ zur Gesamtzahl der Bürgerinnen und Bürger

individuellen Gesundheitsverhaltens – etwa ausreichend körperlich aktiv zu sein oder reichhaltig Obst und Gemüse zu essen – wird in keiner Kommune Buch geführt. Um zu erfassen, wie viele Bürgerinnen und Bürger sich riskant oder gesundheitsschützend verhalten, müsste eine kommunale Arbeitsgruppe zur Bedarfs- und Stärkenanalyse gesonderte Untersuchungen durchführen (z. B. Befragungen).

Bei der folgenden Erläuterung der Kategorien konzentrieren wir uns auf die pathogenen Wirkungen. Selbstredend können die Kategorien auch mit salutogen wirkenden Daten „gefüllt" sein. Wenn das Sozialkapital beispielsweise hoch ausgeprägt ist oder wenn die gebaute Umwelt Alltagsaktivität motiviert und erleichtert, dann fördert das die Gesundheit.

Bildungseinrichtungen sind zum einen Orte, in denen Gesundheit direkt (z. B. über die bauliche Beschaffenheit und das Organisationsklima) und indirekt (z. B. über das gesundheitsbeeinflussende Verhalten des Lehrpersonals) tangiert wird. Zum anderen werden an solchen Orten Wissen und Fertigkeiten zum Umgang mit Körper und Psyche vermittelt. Bildungseinrichtungen sind geeignete Orte für themenbezogene Interventionen in das individuelle Gesundheitsverhalten (z. B. Bewegung, Ernährung, Stressbewältigung).

Daten zur demografischen Lage und Entwicklung lassen Aussagen zur Vulnerabilität der Bevölkerung zu. Sie liefern die Grundlage für eine zielgruppenspezifische Intervention (indizierte und selektive Prävention). Typische Daten betreffen die Alters- und die Geschlechterverteilung einer Kommune. Die Altersverteilung spiegelt sich beispielsweise im Jugend- und Altenquotient. Der Jugendquotient drückt das Verhältnis der in der Gemeinde lebenden jungen Menschen (meistens bis 15 oder 16 Jahre alt) zur Zahl der Menschen im erwerbsfähigen Alter (meistens bis 65 Jahre alt) aus. Der Altenquotient drückt das Verhältnis der in der Kommune lebenden 65-jährigen und älteren Menschen zur Zahl der erwerbstätigen Bevölkerung (20 bis unter 65 Jahre alt) aus. Beide werden häufig als Prozentzahl mitgeteilt. Amtliche Statistiken informieren anhand beider Quotienten, ob eine Kommune auffällig „altert", ob also die Quotienten im Vergleich zu anderen Kommunen „aus dem Rahmen fallen" oder ob sie die üblichen Größenordnungen der Bevölkerungsentwicklung vergleichbarer Kommunen spiegeln. Beide Quotienten informieren über die Anzahl der vulnerablen Bürgerinnen und Bürger. Ein Altenquotient, der bei bereits hoher Ausgangslage (d.h. alten Bevölkerung) zukünftig noch zunimmt, weist auf einen dringlichen Handlungsbedarf der kommunalen Verantwortlichen hin. Auch die Geschlechterverteilung (männlich, weiblich, divers) ist mit Besonderheiten im Gesundheitsstatus und mit dem individuellen Gesundheitsverhalten assoziiert. Frauen sind in anderer Weise von Erkrankungen betroffen. Auch unterliegt ihr Aufenthalt im öffentlichen Raum anderen Sicherheitsbedarfen und -bedürfnissen als jener der Männer.

Die Beschaffenheit der gebauten Umwelt entscheidet maßgeblich über die Aufenthaltsqualität im öffentlichen Raum, über das „Kleinklima" (z. B. über Hitzeinseln) oder Barrieren, die ein höheres Volumen der körperlichen Alltagsaktivität der Bevölkerung verhindern.

7.4 Bedarfs- und Stärkenanalyse

Die geografische Lage, die Lage einer Kommune beispielsweise an Bächen oder Flüssen, in den Bergen, an der See, in einer städtischen Region wie dem Ruhrgebiet oder dem Großraum Hamburg, im ländlichen Raum, in der Nähe von industriellen Großanlagen, Kraftwerken etc. entscheidet z. B. über die Zugänglichkeit zu Versorgungseinrichtungen und zu Gesundheitsinformationen (z. B. mittels einer „schnellen" Internetverbindung). Die geografische Lage informiert auch darüber, ob Extremwetterereignisse (z. B. Hitzeinseleffekte, Überschwemmungen) drohen oder die natürliche Umwelt „Naherholung" ermöglicht. Auch zu Luftströmungen, die Schadstoffe und Lärm in eine Kommune tragen (z. B. Schweinemastbetriebe, Industrie) und zum regionalen Klima (Dürre, Regen, Hitze etc.) ergeben sich Hinweise aus der geografischen Lage einer Kommune. Die allermeisten Informationen dieser Kategorie beschreiben: Sie warnen und zeichnen ein eher allgemeines Bild zur Verletzlichkeit der Bevölkerung.

In der Kategorie gesundheitliche Lage werden die Verteilungen von chronisch-degenerativen Erkrankungen und gesundheitlichen Risiken gefasst. Vor allem die Prävalenz und Inzidenz von Herz-Kreislauf-Erkrankungen (z. B. Apoplex, Herzinfarkt, Herzinsuffizienz) und Diabetes mellitus Typ 2, aber auch die Prävalenz des Übergewichts indizieren, wie es um die somatische Gesundheit einer Bevölkerung steht und was an Prävalenzzunahme kardiometabolischer Erkrankungen zukünftig drohen könnte.

Da Bürgerinnen und Bürger erkranken oder bereits erkrankt sind und ggf. auch pflegebedürftig sind oder es noch werden, sind Daten zur Krankenversorgung und zum Pflegebedarf einer Gemeinde ebenfalls bedeutsam für einen kommunalen Gesundheitsbericht. So dezidiert, wie in der Liste der Bundesländer, wird das vor Ort in einer Kommune nicht immer zu erfassen sein. Die Anzahl der Arzt-, Physiotherapie- und Logopädiepraxen, der Apotheken und Einrichtungen medizinischer Hilfsberufe sowie der stationären Versorgung (z. B. Kreiskrankenhaus mit Chirurgie, Gynäkologie etc.) und der ambulanten und stationären Pflege sollte in einem Gesundheitsbericht aber aufgeführt werden. Von Interesse sind auch Selbsthilfegruppen wie die Anonymen Alkoholiker, Morbus-Crohn-Gruppen und andere.

Die ökonomische Lage und Entwicklung indiziert, welche Ressourcen den Kommunalpolitikerinnen und -politikern zur Verfügung stehen, um ihren Bürgerinnen und Bürgern Gesundheitsverhalten zu ermöglichen (z. B. Frei- und Hallenbad und weitere Freizeit- und Sportstätten). Die ökonomische Lage informiert auch darüber, ob Arbeitsplätze ortsnah zur Verfügung stehen. Weite Wege zum Arbeitsplatz, die ein tägliches langes „Pendeln" erzwingen, aber vor allem Arbeitslosigkeit sind mit der Gesundheit negativ assoziiert.

Die natürliche Umwelt liefert als erholsame Umwelt einen Puffer gegen Alltagsstress und dessen Folgen. Parks, Straßenbepflanzungen und die Zugänglichkeit zu Wald und Feld sind Potenziale, die Gesundheit fördern. Verkehrsfreie offene Landschaften ermöglichen den Bürgerinnen und Bürgern einen lärm-, abgasfreien und erholsamen Aufenthalt in der Natur.

Daten zum Sozialkapital informieren über das „Zusammenleben" der Bürgerinnen und Bürger. Die Daten hier verweisen auf das Vertrauen in die politischen Entscheiderinnen und Entscheider, in die Gremien und in die Verwaltung. Sie indizieren das Sozialklima einer Kommune, das sich im Wohlbefinden der Bürgerinnen und Bürger niederschlägt oder – falls das Klima von Devianz und Kriminalität geprägt ist – das Sicherheitsempfinden stört und den Aktivitätsradius einschränkt, weil Bürgerinnen und Bürger sich beispielsweise in den Abendstunden „nicht mehr auf die Straße trauen" oder öffentliche Plätze meiden.

Unter der Kategorie „*Vulnerable Gruppen*" werden – über demografische Daten hinaus – noch weitere diverse Sozialgruppen genannt, für die geringere Chancen zur Gesunderhaltung oder eine höhere Verletzlichkeit gegenüber Risiken belegt ist: Menschen in Grundsicherung, Geflüchtete, Arbeitslose, Alleinlebende, Behinderte, Pflegebedürftige und informell Pflegende etc. (siehe Kap. 9).

In Städten, größeren Kommunen und Landkreisen sind die gesundheitlichen Einflussgrößen in der Regel regional ungleich verteilt. Armut, fehlende oder erschwerte Zugänge zu erholsamen Umwelten, Versorgung mit medizinischen Dienstleistungen, kulturelle Eigenheiten, die individuelles Gesundheitsverhalten behindern (z. B. ein religiös geformtes, mechanistisches Weltbild, das die Verantwortung für die eigene Gesundheit an höhere Mächte delegiert), konzentrieren sich nicht selten auf einzelne Quartiere oder sogar auf einzelne Straßenzüge. Der kommunale Gesundheitsbericht sollte die räumliche Verteilung spiegeln und Daten mindestens nach Alter und Geschlecht gruppieren.

Die Beschreibungen der ausgewählten Kategorien orientierte sich in den vorangegangenen Absätzen an pathogenen Wirkungen, aus denen sich ein Handlungsbedarf ergibt, wenn Daten auffällig sind. Dann gilt es Politiken zu definieren, die den Status verändern, indem Mechanismen beseitigt werden, die den Status aufrechterhalten, oder diese Mechanismen mindestens in ihrem Einfluss mindern (Mitigation). Auch Adaptation und *Vorsorge* sind geeignet. Gelingt das, entwickelt sich die Kommune resilient, scheitern die Interventionen, folgt Fragilität (siehe Abb. 7.4).

Den Kategorien in Tab. 7.2 lassen sich aber auch Daten zuordnen, die Stärken indizieren, salutogene Einflüsse also, die dazu beitragen, dass die Bevölkerungsgesundheit mindestens erhalten wird. Zu den Stärken (auch als Assets oder Potenziale bezeichnet) zählen neben anderen ein intaktes Vereinsleben, ehrenamtliches Engagement, eine gut ausgebaute und leicht zugängliche Infrastruktur, die individuelles und gesundheitsbeeinflussendes Verhalten rleichtert (z. B. eine Wegeführung, die es der Bevölkerung erleichtert, im Alltag Besorgungen zu Fuß oder mit dem Fahrrad zu erledigen), eine gesicherte Versorgung im Krankheits- und Pflegefall (z. B. Arztpraxen, Apotheken, Physiotherapiepraxen). Stark machen eine Kommune aber auch Bürgerinnen und Bürger, die über Expertise verfügen, sich für das Gemeinwesen engagieren und ihre Zeit und ihr Wissen investieren, um ihre Kommune ökologisch resilient zu entwickeln.

Stärken werden oft lediglich *ex negativo,* also indirekt erkennbar, z. B. weil Größenordnungen von Einflussfaktoren nicht gelistet werden, weil sie nicht pathogen wirken oder weil ihre pathogenetische Wirkung unterhalb wirksamer Schwellen bleibt. Fehlende Pathogenese bedeutet aber nicht zwingend Salutogenese. Der kommunale Gesundheitsbericht sollte daher explizit mit den Bedarfen und den Stärken gefüllt werden.

7.4.3 Gesundheitliche Einflussgrößen werden über Indikatorvariablen bewertbar

Einflussgrößen sind oft Konstrukte. Sie werden erst über *Indikatoren* sichtbar und bewertbar (Walter et al. 2020). Man sieht einer Kommune beispielsweise nicht an, ob ihr Sozialkapital schwach oder stark ausgeprägt ist. Man sieht ihr auch nicht an, ob die Bürgerschaft eine hohe oder niedrige Krankheitslast zu tragen hat usw. Um das zu beurteilen und die Konsequenzen für die Gesundheitsförderung *mit* der Kommune zu bewerten, muss die Bedarfs- und Stärkenanalyse Variablen messen, die ein Krankheitsrisiko indizieren respektive darauf hinweisen, dass eine Einflussgröße die Gesundheit stärkt.

Solche Indikatorvariablen informieren aber nur dann über die Ausprägung einer gesundheitlichen Einflussgröße, wenn sie das Konstrukt valide und reliabel abbilden. Ein Indikator sollte zudem spezifisch für eine Einflussgröße stehen und änderungssensitiv sein[8] (siehe Textbox).

> **Wichtige Validitätseigenschaften:**
> Inhaltsvalidität ist gegeben, wenn die Messung ein Konstrukt bestmöglich repräsentiert. Die Lufttemperatur ist beispielsweise ein valides Datum, um Hitze zu beurteilen. Noch valider wäre die wet bulb temperature, die neben der Temperatur auch die Luftfeuchtigkeit und die Windgeschwindigkeit berücksichtigt.
> Konstruktvalidität: Theoretische Eigenschaftsdimensionen wie das Sozialkapital einer Gemeinde sind Konstrukte. Konstruktvalidität ist gegeben, wenn der Bedeutungsumfang des Konstruktes vollständig, präzise und nachvollziehbar abgebildet wird. Für das Sozialkapital bedeutet das, zu erfassen, ob sich die Bürgerinnen und Bürger gegenseitig und ob sie den Institutionen vertrauen und ob sie bereit sind, sich für die kommunale Gemeinschaft zu engagieren. Was im Einzelnen zu erfassen ist, hängt davon ab, wie das Konstrukt definiert ist.
> Kriteriumsvalidität bezieht sich auf den Zusammenhang zwischen den Messergebnissen und einer empirischen Beobachtung. Wenn also beispielsweise die über die Lufttemperatur gemessene Hitze und die Sterblichkeit in der Gemeinde in einem engen Zusammenhang stehen, ist die Lufttemperatur ein kriteriumsvalider Indikator für Hitze.

---

[8] Für medizinische Tests (z. B. ein Test auf das *C-reaktive Protein,* das eine Entzündung indiziert) werden ähnliche Gütekriterien gefordert: Vor allem die Spezifität (Fähigkeit eines Tests, aus einer Gruppe von Gesunden die gesunden Probanden respektive die mit einem negativen Befund zutreffend zu erkennen) und die Sensitivität (Fähigkeit eines Tests, aus einer Gruppe von Kranken einen sehr hohen Prozentsatz zutreffend als krank zu erkennen respektive die Personen mit einem positiven Befund).

> Prognostische Validität. Über die Messungen zur Bedarfs- und Assetanalyse soll die zukünftige Entwicklung der Gemeinde prognostiziert werden. Eine Messung ist dann prognostisch valide, wenn die heute gemessenen Werte mit einem später eintretenden Ereignis hoch korrelieren. Wenn beispielsweise die Anzahl der Personen mit einem Prädiabetes erfasst wird, dann lässt sich aus dieser Anzahl die zukünftige Inzidenz des Diabetes Typ 2 mit einer hohen Wahrscheinlichkeit vorhersagen.
> Augenscheinvalidität bezeichnet die Eigenschaft einer Messung, die auch Laien plausibel ist. Sie sagt nichts über die anderen Validitätseigenschaften aus, bestimmt aber das Ausmaß, mit dem ein Messverfahren akzeptiert wird.

Für die Auswahl von Indikatorvariablen hat sich die Merkregel *zwerrg* eingebürgert. Das Akronym steht für „**z**entral für die Einflussgröße" (spezifisch), „**w**irtschaftlich zu messen", „**e**infach zu erheben", „**r**eliabel zu messen", „**r**echtzeitig zu messen" und „**g**enau zu erfassen" (valide).

Typische Indikatorvariablen, die es beispielsweise erlauben, die demografische Entwicklung einer Gemeinde zu bewerten, die wiederum Aussagen zur Vulnerabilität der kommunalen Bevölkerung zulässt, sind der Jugend- und der Altenquotient. Bei einem hohen Altenquotienten gilt es, die ältere, von Umweltgegebenheiten stärker abhängige, Bevölkerungsgruppe vor krank machenden Risiken zu schützen (z. B. vor Hitze). Die kommunale Umwelt sollte ältere Mitbürgerinnen und -bürger aber nicht nur schützen, sondern ihnen auch – im Sinne der ICF – Aktivität und soziale Teilhabe erleichtern (siehe auch Kap. 9). Ob eine kommunale Umwelt „altengerecht" gestaltet ist, um das hier als Beispiel zu nutzen, lässt sich über Indikatorvariablen und mit Messverfahren beurteilen, die von Kan et al. (2020) zusammengefasst wurden. Die Dimensionen der Instrumente beurteilen (1) die Verkehrssicherheit und das Sicherheitsgefühl, (2) die Zugänglichkeit von Gebäuden und attraktiven Zielen in der Kommune, (3) erleichterte oder erschwerte Bedingungen dafür, im Alltag mobil zu sein, (4) die Art der Bebauung und die Gestaltung des städtischen respektive dörflichen Raums, (5) das Vorhandensein von attraktiven Zielen und von Dienstleistungsangeboten sowie (6) ökonomische und soziale Dimensionen.

Im kommunalen Gesundheitsbericht sollte die *Evaluation* bereits bedacht werden. Den Einflussgrößen sollten deswegen messbare Indikatorvariablen zugeordnet werden, die anzeigen können, ob sich gesundheitsrelevante Einflussgrößen aufgrund von Interventionen so verändert haben, dass sie der ökologisch resilienten Kommune entsprechen.

In Tab. 7.3 sind Konstrukte genannt, Indikatorvariablen und Messoperationen zugeordnet. In Stichworten haben wir erläutert, worüber die Daten informieren und welche Quellen Hinweise auf die Bedarfe geben oder Daten enthalten, die als Vergleichsgrößen dienen können.

7.4 Bedarfs- und Stärkenanalyse

Tab. 7.3 Einflussfaktoren, Indikatorvariablen, Messoperationen, Erläuterungen und Quellen

Einflussfaktoren (Konstrukte)	Indikatorvariablen (Beispiele)	Datengrundlage (Beispiele)	Informiert über …	Quellen (Auswahl)
Geografische Lage und Klima	• Geografische Breite und Länge, Bundesland, Landkreis, auffällige geografische Merkmale (z. B. Berge, Seen) • Jahresmitteltemperatur, minimale und maximale Lufttemperatur im Jahresverlauf • Durchschnittliche Niederschläge im Jahresverlauf • Luftfeuchte im Jahresverlauf	Daten aus amtlichen Statistiken	… wirtschaftliche Potenziale, erholsame Nutzungsmöglichkeiten, mögliche Bedrohungen durch den Klimawandel (Hitze, Überschwemmungen, Dürre)	Daten zur Lage finden sich u. a. in google maps; Daten zur klimatischen Situation im Internet (z. B. für Baden-Württemberg unter https://www.lel-web.de/app/ds/lel/a3/Online_Kartendienst_extern/Karten/9241l/index.html, für Deutschland und mit Abweichungen der wesentlichen Messdaten unter https://www.dwd.de/DE/klimaumwelt/klimaatlas/klimaatlas_node.html und auch je nach Bundesland unter anderer URL) Das Umweltbundesamt zeigt mit einer interaktiven Karte, wie sich die klimatische Situation in den kommenden Jahrzehnten verändern wird, unter https://www.dwd.de/DE/leistungen/kvhs_de/0_main/start_main.html und unter https://www.umweltbundesamt.de/klimatische-zwillingsstaedte-in-europa#undefined

(Fortsetzung)

Tab. 7.3 (Fortsetzung)

Einflussfaktoren (Konstrukte)	Indikatorvariablen (Beispiele)	Datengrundlage (Beispiele)	Informiert über …	Quellen (Auswahl)
Demografische Lage und Entwicklung	• Altersverteilung der Bevölkerung • Geschlechterverteilung der Bevölkerung • Soziale Lage der Bevölkerung	Daten aus amtlichen Statistiken zum Alten- und Jugendquotienten; zum Anteil Frauen, Männer, allein lebende Menschen, Menschen in Grundsicherung	… vulnerable Gruppen in der Bürgerschaft	Daten liegen bei den statistischen Landesämtern und den kommunalen Ressorts (Einwohnermeldeamt, Sozialressort) vor
Sozialkapital	• Ehrenamtliches Engagement und Netzwerkbildung (Vereine) • Vertrauen • Werte wie gegenseitige Hilfsbereitschaft und fairer Umgang miteinander	Zum Beispiel Zahl der Vereine und der Mitglieder in Vereinen; Befragung einer repräsentativen Stichprobe der Bürgerschaft	… das Sozialklima der Kommune	Daten liegen nicht abrufbereit vor, sondern müssten erhoben werden

(Fortsetzung)

7.4 Bedarfs- und Stärkenanalyse

Tab. 7.3 (Fortsetzung)

Einflussfaktoren (Konstrukte)	Indikatorvariablen (Beispiele)	Datengrundlage (Beispiele)	Informiert über …	Quellen (Auswahl)
Ökonomische Lage und Entwicklung	• Gewerbebetriebe • Arbeitslosenquote • Gewerbesteueraufkommen • Immissionen	Daten der amtlichen Statistiken	… wirtschaftliche Prosperität der Gemeinde; Luft- und Lärmschutz; die Zahl der Gewerbebetriebe weist auf lokale Beschäftigungsmöglichkeiten und den Konsum hin; die Arbeitslosenquote informiert über eine vulnerable Bevölkerungsgruppe; Immissionen informieren über die gesundheitliche Belastung der Bürgerinnen und Bürger	Daten liegen in den zuständigen Ämtern vor

(Fortsetzung)

Tab. 7.3 (Fortsetzung)

Einflussfaktoren (Konstrukte)	Indikatorvariablen (Beispiele)	Datengrundlage (Beispiele)	Informiert über …	Quellen (Auswahl)
Vulnerable Gruppen	• Hochaltrige (> 85 Jahre) • Alleinlebende • Obdachlose • Arbeitslose • Geflüchtete	Daten aus amtlichen Statistiken	… die Größenordnung der Bürgerinnen und Bürger, deren gesundheitliche Chancen eingeschränkt sind. Die genannten Gruppen sind jeweils gesondert anfällig gegenüber Gesundheitsrisiken und haben in der Regel einen erschwerten Zugang zu gesundheitsförderlichen Angeboten und Umwelten	Die Daten müssen in der Regel gesondert erhoben werden
Gebaute Umwelt	• Geh- und Radfreundlichkeit • Lage von Geschäften, Praxen, Dienstleistern	Diverse Erhebungsinstrumente, Audits, Stadtteilspaziergänge	… die Beschaffenheit der gebauten Umwelt, die eine aktive Mobilität mit dem Rad oder zu Fuß behindert oder fördert	Audits zeigen, wo bauliche Veränderungen erfolgen sollten, um die Gemeinde geh- und radfreundlich zu gestalten

(Fortsetzung)

7.4 Bedarfs- und Stärkenanalyse

Tab. 7.3 (Fortsetzung)

Einflussfaktoren (Konstrukte)	Indikatorvariablen (Beispiele)	Datengrundlage (Beispiele)	Informiert über …	Quellen (Auswahl)
Bildungseinrichtungen	• Zahl der Einrichtungen • Angebote mit Gesundheitsbezug • Leitbilder • Zugänglichkeit der Einrichtungen	Amtliche Statistik und Jahresangebote; Bedingungen der Teilnahme; Leitbildhinweise auf Gesundheit und Qualifikation des Personals	Die Möglichkeit des Wissenserwerbs (Health Literacy) indiziert gesundheitsbeeinflussendes Verhalten; Health Literacy ist insbesondere in vulnerablen Gruppen nur mäßig gut ausgebildet	Daten liegen den Ämtern vor
Erholsame Umwelt (*restorative environment*)	• Zahl der Parks • Zustand der Grünanlagen • Landwirtschaftliche Bearbeitung der gemeindlichen Flächen • Zugang zu Naturräumen	Amtliche Statistik, Begehungen, Zahl der bäuerlichen Betriebe, die nach den Regeln der nachhaltigen Landwirtschaft (z. B. Bioland, Demeter) wirtschaften	… die Möglichkeiten der Bürgerinnen und Bürger, sich zu erholen; den Beitrag zum Erhalt der Biodiversität; liefert Hinweise auf erholsame Umwelten, die (Nah-)erholung ermöglichen	Daten liegen in den Ämtern vor
Gesundheitliche Lage	• Kindergesundheit • Chronisch-degenerative Erkrankungen	Inzidenz; Prävalenz	… die Krankheitslast in der Kommune	Daten liegen in manchen Bundesländern auf Ebene der Landkreise und Städte vor (z. B. Gesundheitsatlas Baden-Württemberg:

Für eine Bedarfs- und Stärkenanalyse sind – neben vorhandenen Statistiken – Audits, Dorf-/Stadtbegehungen ein geeignetes Instrument, um Besonderheiten einer Gemeinde zu beurteilen. Auch Mitarbeitende der kommunalen Verwaltung könnten befragt werden, wo sie Auffälligkeiten, Hindernisse oder vernachlässigte Stellen im Ort wahrnehmen, die das Sicherheitsgefühl verletzen. Sie wissen, ob Angebote der Grundversorgung ausreichend vorhanden und wenn, ob sie für vulnerable Gruppen schwer oder leicht erreichbar und einfach zugänglich sind. Sie wissen, ob eine Praxis der Primärversorgung, eine Apotheke, eine Physiotherapiepraxis oder andere Praxen im Ort verbleiben und die Inhaberinnen oder Inhaber zukünftig noch praktizieren respektive Medikamente anbieten. Sie können einschätzen, wie sich die klimatische Situation der Gemeinde aufgrund der geografischen Lage verändern wird. Sie kennen die Settings der Lebenswelt: Kindergärten, Grundschulen und Betriebe. Sie wissen, ob das Vereinsleben im Ort aktiv gepflegt wird und ob und wie stark sich Bürgerinnen und Bürger ehrenamtlich engagieren. Sie wissen, wo junge Familien und wo alte Bürgerinnen und Bürger wohnen. Sie wissen, ob Geflüchtete im Ort untergebracht wurden und ob es gelungen ist, sie in die örtliche Gemeinschaft zu integrieren.

Eine kommunale Bedarfs- und Stärkenanalyse kann spezifischen Fragestellungen gewidmet sein, um die Vermutung zu erhärten, dass es in der Gemeinde bestimmten Handlungsbedarf gibtweil es z. B. an Ressourcen fehlt, oder eine bestimmte Stärke vorhanden ist, die genutzt werden kann, um den Bedarf zu decken. Ein Verdacht könnte beispielsweise lauten, dass die gebaute Umwelt Bürgerinnen und Bürger daran hindert, im Alltag körperlich aktiv zu sein. In einer radfahr- und gehfreundlich gestalteten gebauten Umwelt findet sich ein Mobilitätsmix mit einem hohen Anteil an Rad- und Fußverkehr. Die Radfahr- (Bikeability) und Gehfreundlichkeit (Walkability) kann mit Audits und Assessmentskalen beurteilt werden (zur Walkability siehe Bucksch und Schneider 2014). Sowohl für Audits als auch, um Umgebungsmerkmale subjektiv zu beurteilen, werden in der einschlägigen Literatur altersunabhängige und -spezifische Instrumente empfohlen. Die Bedarfe der älteren Bevölkerung können beispielsweise mit dem *Senior Walking Environmental Audit* ermittelt werden (Michael et al. 2009). Ob Kinder den Weg zur Schule sicher mit dem Fahrrad zurücklegen können oder ob die gesamte Gemeinde radfahrfreundlich gestaltet ist, lässt sich ebenfalls beurteilen (Kellstedt et al. 2021). Paulsen et al. (2022) haben diverse Verfahren und Instrumente zusammengetragen und ihren Zweck und ihre Güte kommentiert.

Audits sind zeitlich aufwendig. In größeren Gemeinden und Städten sind sie auch nur mit mehreren Personen in einer angemessenen Zeit zu bewerkstelligen. Einige Audits, die in der Literatur beschrieben werden, wurden ursprünglich für typische US-amerikanische Siedlungen entwickelt. Europäische Städte und Dörfer sind räumlich anders angelegt. Audits müssen also zunächst an hiesige Verhältnisse angepasst werden (siehe Textbox zum Audit-Werkzeug *KomBus*). Eine unreflektierte Auswahl eines Audits aus dem Instrumentenkasten der wissenschaftlichen Literatur liefert keine validen und reliablen Daten zur Situation vor Ort.

> **KomBus**
>
> Die Audit-Toolbox KomBus (**Kom**munale **B**ewegungsverhältnisse **u**nter**s**uchen) wurde von der Arbeitsgruppe um *Jens Bucksch* sowohl für ländliche als auch für städtische Umgebungen sowie für verschiedene Zielgruppen im Auftrag der *Bundeszentrale für gesundheitliche Aufklärung* (BZgA) entwickelt. *KomBus* erlaubt es, bewegungsförderliche und -erschwerende Bedingungen einer Kommune zielgruppen- und settingspezifisch zu erfassen. KomBus enthält einen Basisbogen sowie verschiedene Ergänzungsbögen zur Spezifikation der Zielgruppe und der Umwelten.
>
> Der Basisbogen unterscheidet Kategorien, die objektiv und/oder subjektiv bewertet werden: Flächennutzung, Verkehrssicherheit, Fußgänger- und Radinfrastruktur, Attraktivität der kommunalen Umwelt, Sozialklima. Ergänzungsbögen können dazu genutzt werden, die Bedarfe für Kinder und Jugendliche, für ältere Personen und für körperlich eingeschränkte Personen zu erfassen. Auch das Vorhandensein und die Zugänglichkeit von Parks, Freizeitflächen und Spielplätzen kann bewertet werden. Für ländliche Gemeinden liegt ein gesonderter Bogen vor.
>
> In einer Studie von Müller et al. (2023) zur Interrater-Reliabilität (Cohen's Kappa) wendeten jeweils zwei Auditoren *KomBus* in 100 Straßensegmenten, 15 Parks und 21 Spielplätzen in verschiedenen städtischen und ländlichen Kommunen an. Im Ergebnis erreichten 76 % aller Items eine mindestens moderate Interrater-Reliabilität ($\kappa > 0{,}4$).
>
> KomBus ist in den Impulsgeber Bewegungsförderung der BZgA eingebunden, an dem auch der Zweitautor des vorliegenden Buchs mitgewirkt hat.[9]

7.4.4 Bedürfnisse sind ebenfalls Einflussgrößen, die für die Gesundheitsförderung mit der Kommune wichtig sind

Bürgerinnen und Bürger sind tagtäglich mit Umweltbedingungen in ihrem Quartier oder ihrer Straße konfrontiert und wünschen sich manchmal Veränderungen. Für sachangemessene und adressatengerechte politische Entscheidungen sind zusätzlich zu den Bedarfen und Stärken einer Kommune auch Informationen wichtig, wo die Bürgerinnen und Bürger der „Schuh drückt".

Der „Schuh drückt", wo Bürgerinnen und Bürger ein Bedürfnis verspüren, dass sich an einem Sachverhalt etwas ändern sollte, weil etwas stört, belästigt oder behindert. Objektiv mag sich die Bewertung des Sachverhalts anders darstellen, mithin also kein Bedarf erkennbar sein. Bürgerinnen und Bürger bewerten ihre unmittelbare kommunale Umwelt aber nicht nur anhand objektiv feststellbarer Abweichungen eines Umweltzustands von einem Ideal oder einem Optimum.

---

[9] https://www.aelter-werden-in-balance.de/impulsgeber-bewegungsfoerderung/; letztmalig aufgerufen März 2023.

Die Sicht der Bürgerinnen und Bürger auf die Umwelt liefert Informationen, ob ein beklagter Sachverhalt ein soziales oder nur ein individuelles Problem markiert. Unbefriedigten Bedürfnissen können Bedingungen zugrunde liegen, die im politischen oder verwaltenden Alltag bislang übersehen oder anders bewertet wurden. Im Panarchie-Modell nähren unbefriedige Bedürfnisse der Bürgerinnen und Bürger Revoltenprozesse (siehe Kap. 3).

Politische Entscheiderinnen und Entscheidern stellt sich immer auch die Frage, ob es gerechtfertigt ist, dem Wunsch von Bürgerinnen und Bürgern nach Bedürfnisbefriedigung nachzugeben oder dem Änderungsdruck, den Bürgerinnen und Bürger aufgrund ihrer Unzufriedenheit erzeugen, widerstehen zu wollen. Für Advocacy-Koalitionen können Informationen aus der Bürgerschaft willkommen sein, um der eigenen Position Nachdruck zu verleihen.

Bedürfnisse eignen sich zwar nicht zur Steuerung von gesundheitlichen Programmen, Maßnahmen und Aktivitäten der Gesundheitsförderung **mit** der Kommune. In einer demokratisch verfassten Gesellschaft akzeptieren Bürgerinnen und Bürger Transformationsziele und darauf gerichtete Politiken aber nicht ohne Weiteres, die sich ausschließlich an messbaren Defiziten orientieren, wenn auch noch der Anschein erweckt wird, als solle „über die Köpfe hinweg entschieden", ein Top-down-Prozess also initiiert werden. Bürgerinnen und Bürger wollen gehört werden. Sie wollen über Transformationsziele und Politiken mitentscheiden.

Von den politischen Entscheiderinnen und Entscheidern bleibt abzuwägen, in welchem Abschnitt des Politikzyklus Bürgerinnen und Bürger nicht nur informiert und befragt, sondern an Entscheidungen beteiligt werden: bereits in der Festlegung des Transformationsziels, erst in der Definition von Politiken oder erst in der Entscheidung, wie, wann und wo Politiken umgesetzt werden. Wann auch immer Bürgerinnen und Bürger einbezogen werden, über das kommunale Entwicklungsziel entscheiden letztlich die gewählten Mandatsträgerinnen oder -träger im Gemeinde- respektive Stadtrat. Dort liegt die Entscheidungsmacht. Das ist kennzeichnend für die repräsentative Demokratie. Den jeweils gewählten Personen wird Entscheidungsmacht aber nur auf Zeit gewährt. Dass es auch anders geht und auch funktioniert, zeigt die Schweiz. Auch und gerade in Kommunen ist es aber möglich und sollte auch genutzt werden, Bürgerinnen und Bürger direkt, unmittelbar am politischen Willensbildungsprozess zu beteiligen. Das festigt die Demokratie und bindet die Bürgerschaft an die notwendigen transformativen Wenden.

Um Bedürfnisse zu erfassen und Bürgerinnen und Bürger bereits an der Erstellung eines Gesundheitsberichts zu beteiligen, eignen sich typische Varianten von Bürgerbeteiligungsverfahren: Kummerkasten, Stadtteil- oder Dorfspaziergänge, World Cafés, Bürgerinnen-und-Bürger-Werkstatt, Online-Befragungen und andere Formate[10] (siehe auch Kap. 11).

---

[10] https://www.bundestag.de/resource/blob/550340/1cfa9b21f88835679b09f0eec7bf60c0/WD-3-037-18-pdf-data.pdf; letztmalig aufgerufen März 2023.

7.4 Bedarfs- und Stärkenanalyse

Für die Bedürfniserhebung und -analyse ist ein Quorum angemessen. Damit kann vermieden werden, dass die Bedürfnisse einer spezifischen Interessensgruppe oder gar einer einzelnen Bürgerin politische Entscheidungen dominieren.

Die Bedürfnisanzahl ist nicht beliebig groß. Vielmehr sind Bedürfnisse in ihrer Zahl endlich. Häufig wird die Bedürfnishierarchie nach *Abraham Maslow* genannt, der Mangel- (z. B. Sicherheit) und Wachstumsbedürfnisse (z. B. Selbstverwirklichung) unterschieden hat. Auch die Unterscheidung der psychologischen Grundbedürfnisse „Kontrolle", „sozialer Anschluss" und „Selbstwerterhöhung", die *Klaus Grawe* oder *Edward Deci* und *Richard Ryan* genannt haben, eignen sich, um Bedürfnisse zu klassifizieren (siehe Textbox).

> **Bedürfnisklassifikationen**
> Bedürfnisse motivieren und aktivieren ein Verhalten, mit dem danach gestrebt wird, diese Bedürfnisse zu befriedigen. Bedürfnisse ziehen ein geeignetes Verhalten gleichsam an.
>
> Der Humanpsychologie *Abraham Maslow*, dessen Klassifikation weit verbreitet ist und mit Verweis auf eine hierarchische Ordnung in einer Pyramide auch falsch gedeutet wird, ging davon aus, dass Bedürfnisse sich nach Dringlichkeit ordnen lassen. Bedürfnisse, die danach verlangen, die physische Existenz (Durst und Hunger stillen) oder den Erhalt der Art (Sex) zu sichern, sind dringlicher als der Erwerb von Luxusgütern. Existenzielle Bedürfnisse lassen sich (zeitweise) befriedigen (wenn der Hunger gestillt ist, zieht uns Nahrung nicht mehr an). Andere Bedürfnisse kennen keinen Stopp der Befriedigung. In seinem Ansatz ordnete *Maslow* menschliche Bedürfnisse in fünf Kategorien. In der basalen Kategorie befinden sich die grundlegenden physischen und in den folgenden Kategorien kognitive und emotionale Bedürfnisse: physiologische Bedürfnisse, Bedürfnis nach Sicherheit, nach Liebe und sozialem Anschluss, Selbstwertschätzung und Selbstverwirklichung. Den ersten vier Kategorien sind Mangel- und in der fünften Kategorie Wachstumsbedürfnisse zugeordnet.
>
> In einer Fortschreibung und aufgrund von Kritik an der maslowschen Klassifikation hat *Clayton Alderfer* die ERG-Theorie (**Existence**, **Relatedness**, **Growth**) entwickelt. Im Unterschied zu Maslow, der eine Priorisierung der Bedürfnisse postuliert hat, ging Alderfer davon aus, dass Bedürfnisse Verhalten simultan anziehen.

In Bürgerbeteiligungsverfahren werden auch die Bedürfnisse – wie auch die Bedarfe und Stärken – über Indikatorvariablen erfasst. Beschreiben Bürgerinnen beispielsweise, dass sie bei Dunkelheit bestimmte Straßenabschnitte oder Straßenunterführungen in der Gemeinde meiden, kann das indizieren, dass ihr Sicherheitsbedürfnis an diesem Orten verletzt ist. Die Aussage von älteren Menschen, um ein weiteres Beispiel anzuführen, dass ihnen das Kopfsteinpflaster den Besuch der Innenstadt erschwert, kann indizieren, dass ihr Bedürfnis nach sozialem Anschluss bedroht ist. Ein letztes Beispiel: Die Klage von Geflüchteten, sie würden in der Gemeinde diskriminiert, indiziert, dass ihr Bedürfnis nach Selbstwertschätzung unterdrückt wird.

Wenn auch gilt, dass psychische Bedürfnisse universell und grundlegend sind, so ist aber doch zu bedenken, dass Bürgerinnen und Bürger von Umweltbedingungen in Abhängigkeit von ihrem Lebensalter und ihren Lebensumständen unterschiedlich daran gehindert werden, Bedürfnisse zu befriedigen. So werden ältere, gebrechliche Menschen Oberflächen von Wegen und von Wegeverläufen zu attraktiven Zielen als Hindernisse wahrnehmen, während junge und körperlich fitte Bürgerinnen und Bürger identische Oberflächen und Wegeführungen attraktiv finden können. Eltern mit Kleinkindern werden andere Gestaltungsmerkmale der kommunalen Umwelt als riskant bewerten, als es alleinstehende oder berentete Personen tun.

7.4.5 Interpretation der Daten der Bedarfs- und Stärkenanalyse

Die Pflicht zur kommunalen Daseinsvorsorge gebietet, sich um die gesundheitlichen Belange der Bürgerinnen und Bürger zu kümmern. Nehmen Kommunalpolitikerinnen und -politiker sich der Aufgabe an, indem sie die gesunde Kommune auf die politische Agenda setzen, dann stellt sich ihnen die gerade referierte Aufgabe, die Bedarfe und Stärken zu ermitteln und die *Bedürfnisse* zu erfragen. Die Daten speisen einen kommunalen Gesundheitsbericht. Den Bericht so zu verfassen, dass er als Grundlage politischer Entscheidungen taugt, ist nicht minder anspruchsvoll als die Datenerfassung.

Daten erzeugen nämlich häufig Rauschen. Sie informieren nicht, ob dringlich gehandelt werden muss. Selbst – vermeintlich eindeutige – Daten zur Prävalenz kardiometabolischer Erkrankungen verraten nicht, ob die Bevölkerung einer Kommune in auffälliger Weise verletzlich ist. Bewerten lassen sich Vulnerabilität und Dringlichkeit des Handelns erst im Vergleich mit anderen Kommunen und/oder mit der Lage im Land und im Bund. Benchmarking ist eine Möglichkeit, um Daten hinsichtlich ihres Risikos oder ihres Stärkenpotenzials einzuordnen. Für epidemiologische Kennzahlen (Prävalenzen, Inzidenzen etc.) bieten die Gesundheitsberichte des RKI nützliche Vergleichsgrundlagen und – wo immer sie vorliegen – auch die Gesundheitsberichte der Bundesländer und einzelner Regionen. In Baden-Württemberg informiert beispielsweise ein Gesundheitsatlas[11], ob Daten einer Kommune auffällig sind. Weitere Atlanten mit regionalem Bezug stellt das *Wissenschaftliche Institut der AOK* zur Verfügung.[12]

---

[11] https://sozialministerium.baden-wuerttemberg.de/de/gesundheit-pflege/zukunftsplan-gesundheit/gesundheitsatlas/; letztmalig aufgerufen März 2023.

[12] https://www.wido.de/publikationen-produkte/buchreihen/gesundheitsatlas/; letztmalig aufgerufen März 2023.

Auch demografische Daten können über einen Benchmark beurteilt werden. Die Daten der statistischen Landesämter dienen als Vergleichsquelle und offenbaren, ob eine Kommune „schneller altert" oder sich ökonomisch „schlechter entwickelt" als im Landesdurchschnitt oder als Kommunen mit ähnlicher Größe und in ähnlicher geografischer und ökonomischer Lage.

Für andere Einflussgrößen sind Grenzwerte ausgewiesen, die ein gesundheitliches Risiko bedingen, wenn sie überschritten werden. Grenzwerte sind für Luftschadstoffe oder für Lärm national und sogar supranational festgelegt. Sie verpflichten die kommunalen Entscheiderinnen und Entscheider, aktiv zu werden, wenn die Schwellenwerte überschritten werden.

Für Daten anderer Einflussgrößen, wie etwa zur Verfügbarkeit und zur naturnahen oder gebauten Gestaltung des öffentlichen Raums oder zur Zugänglichkeit von Parkflächen, sind regionale, nationale oder internationale Vergleichsdaten nur eingeschränkt tauglich. Daten zu diesen Einflussgrößen lassen sich nur gesondert, im Lichte des kommunalen Entwicklungsziels, bewerten. Indiziert der Altenquotient beispielsweise, dass im kommenden Jahrzehnt mehr alte als junge Menschen in einer Kommune leben werden, dann ist es in dieser Kommune dringlicher, den öffentlichen Raum „altersfreundlich" zu gestalten, als den öffentlichen Raum einer Kommune, die von der demografischen Herausforderung weniger stark betroffen sein wird.

In einer idealen Version des kommunalen Gesundheitsberichts – die im kommunalen Alltag aber mangels Zeit und Ressourcen nur schwer zu verwirklichen ist – wird nicht nur der Status der Kommune beschrieben, sondern es werden auch Szenarien zur zukünftigen kommunalen Entwicklung skizziert. Die Autorinnen und Autoren des Berichts antworten damit auf die Frage: Was wird in fünf oder zehn Jahren festzustellen sein, wenn nichts unternommen wird, und was, wenn auf den derzeitigen Status mit gesundheitsfördernden Politiken so geantwortet wird, dass die Kommune sich ökologisch resilient entwickelt hat? Unterstützend können Mitarbeitende von Wissensgemeinschaften oder Hochschulen, dann meistens gestützt auf gesondert zugewiesene Ressourcen (Drittmittel), an den Szenarien mitwirken.

7.5 Exkurs III: Programme, Maßnahmen und Aktivitäten detaillieren und darüber berichten

Ein Ärgernis sind lückenhafte Berichte über durchgeführte Interventionen. Nur selten werden Details berichtet, die es ermöglichen, über den Einfluss auf Mechanismen zu urteilen, die zu erwünschten, aber auch zu unerwünschten Wirkungen geführt haben.

Die Forderung nach detaillierten Informationen will nicht – im Sinne von Best Practice – nahelegen, man solle, was in einer Kommune gewirkt hat, als Rezeptur nehmen und auf andere Kommunen übertragen. Best Practice funktioniert in einfachen und – sind Expertinnen und Experten beteiligt – auch in komplizierten Kontexten. Best Practice taugt aber nicht für Lösungen in komplexen Kontexten, nicht bei verzwickten

Problemen. Die Absicht ist vielmehr, aus Details durchgeführter Interventionen „vom Guten" zu lernen, Fehler zu vermeiden und Risiken zu reduzieren.

Wir wollen uns im Folgenden auch nicht mit dem „Nachgang" befassen, mit dem, was war, sondern zusammentragen, welche Details bedacht werden sollten, um in der Gesundheitsförderung **mit** der Kommune Programme, Maßnahmen und Aktivitäten zu konzipieren und zu planen, für die von vornherein mitgedacht wurde, dass am Ende der Erfolg oder der Misserfolg bewertet werden soll. Das gelingt nur, wenn detailliert nachvollzogen werden kann, was im Einzelnen getan wurde.

Um Interventionen detailliert zu planen (und darüber zu berichten), existieren Checklisten. Über drei referieren wir im Folgenden: *RE-AIM* (Glasgow et al. 1999), *TIDieR* (Hoffmann et al. 2014) und *PieT-T* (Schloemer et al. 2021). Zudem haben Damschroder et al. (z. B. 2022) einen Rahmen entworfen, den sie Consolidated Framework for Implementation Research (CFIR) genannt haben. CFIR hilft bereits in der Planung wissenschaftlich fundierter Interventionen, jene Kontextfaktoren im Auge zu behalten, die den Erfolg der Intervention beeinflussen könnten.

7.5.1 Reach, Effectiveness, Adoption, Implementation und Maintenance (RE-AIM)

Eine der ersten Checklisten hat eine Arbeitsgruppe um *Russell E. Glasgow* entworfen. Die Dimensionen des RE-AIM verbergen sich im Akronym **R**each, **E**ffectiveness, **A**doption, **I**mplementation und **M**aintenance. Über die Ausprägung der Dimensionen kann vollständig erst anschließend an eine Intervention berichtet werden. Die Checkliste hilft aber bereits, wesentliche Interventionsmerkmale planend zu bedenken.

- Reach betrifft die Zahl, den Anteil und die Repräsentativität der Personen oder Zielobjekte (Target), die adressiert werden sollen, und erwägt die Gründe für deren Nichtteilnahme und das mögliche Nichterreichen der Adressatinnen und Adressaten oder Zielobjekte. In der Planung lauten die Fragen zu dieser Dimension:
  - Wen oder was wollen wir adressieren? Wie viele davon oder von denen müssen wir erreichen, um erfolgreich zu sein? Woran könnte es liegen, dass wir das Target verfehlen werden?
- Effectiveness benennt die Wirkungen, die erzielt werden sollen, aber auch die Mechanismen, die potenziell wirken:
  - Was werden wir erreicht haben und aufgrund welcher Mechanismen, die wir beeinflussen wollen, werden wir das erreicht haben?
- Adoption betrifft die Durchführenden, die Unterstützenden und das Personal, das eine Intervention durchführt:
  - Wer soll das tun, was getan werden muss? Wie motivieren wir die, die es tun sollten, es tatsächlich zu tun?

- Implementation erwägt mögliche Anpassungen an die geplante Intervention angesichts möglicher Risiken, die Interventionen scheitern lassen können:
  - Wie können wir sicherstellen, dass die Intervention wie vorgesehen abläuft? Auf welche Anpassungen sollten wir uns vorbereiten, um angesichts von Krisen ein Scheitern zu vermeiden?
- Maintenance betrifft die nachhaltige Wirkung einer Intervention:
  - Wie schaffen wir es, dass die *ökologisch resiliente* Kommune auch nach Ende der Intervention noch auf der Agenda der politischen Gremien steht und Politiken geplant und umgesetzt werden?

7.5.2 Template for Intervention Description and Replication (TIDieR)

Auch das **T**emplate for **I**ntervention **D**escription and **R**eplication (TIDieR) ist geeignet, Interventionen detailliert zu planen. Eine deutsche Übersetzung der ursprünglichen Publikation des Templates findet sich in Hoffmann et al. (2016). Der wesentliche Zweck der Vorlage ist – ebenso wie die RE-AIM-Checkliste –, über eine Intervention zu berichten, sodass sie im Detail nachvollziehbar ist und ggf. repliziert werden kann. Die Vorlage enthält 12 Items:

(1) Ein Etikett, das den Charakter der Intervention beschreibt. Beispielsweise könnte ein Programm, das auf sommerliche Hitzeperioden und die Gefahren für ältere allein lebende Menschen ausgerichtet ist, das Etikett „Hausbesuche zur Abwehr von Hitzestressreaktionen" erhalten.

(2) Das zweite Item antwortet auf das „Warum" einer Intervention, skizziert Theorien und empirische Evidenz, die hinter geplanten Politiken stehen. Das Item zwingt zu einem evidenzbasierten/-informierten und theoriegeleiteten Vorgehen. Diese Forderung haben wir bereits erhoben und auch die Autorinnen und Autoren der referierten Planungswerkzeuge (z. B. IM) fordern wissenschaftlich fundiertes Vorgehen ein (siehe auch Kap. 8).

(3) Das dritte Item listet Materialien, die verwendet werden sollen, um Politiken umzusetzen (Broschüren, Checklisten etc.).

(4) Das vierte Item konkretisiert Prozeduren. Im Beispiel der oben genannten Hausbesuche: Wie sollen die Hausbesuche ablaufen (mit oder ohne Voranmeldung, einmal oder wiederholt, an Werk- oder Sonntagen, vormittags oder nachmittags, erneut, falls nicht geöffnete wurde etc.)?

(5) Das fünfte Item beschreibt und legt die Expertisen jener Personen fest, die Programme, Maßnahmen und Aktivitäten durchführen sollen: Wer soll die alten Menschen besuchen, welche Qualifikation sollen die Besucherinnen und Besucher haben?

(6) Das sechste Item beschreibt das „Wie", also die konkreten Modalitäten der Aktivitäten: Wie soll ein einzelner Hausbesuch konkret ablaufen?
(7) Das siebte Item beantwortet die Frage nach dem „Wo". Bei Hausbesuchen wäre der Ort bereits festgelegt.
(8) Im achten Item geht es um Zeiten und Mengen. Wann und wie viel soll appliziert werden? Im Beispiel der Hausbesuche beantwortet das Item, ob an heißen Sommertagen oder bereits im zeitigen Frühjahr interveniert werden soll und wie intensiv darauf gedrungen werden soll, den Empfehlungen für einen wirksamen Hitzeschutz zu folgen. Im Falle einer Intervention, die beispielsweise auf die Bewegungsfreundlichkeit eines Quartiers abzielt, könnte hier die Anzahl der points of decision prompts genannt werden.
(9) Das neunte Item nimmt Anpassungen der Politiken vorweg. In der Gesundheitsförderung **mit** der Kommune könnten Anpassungen an Spezifika ausgewählter vulnerabler Zielgruppen geplant werden.
(10) Das zehnte Item antwortet auf mögliche *Veränderungen* einer geplanten Intervention. Es ist identisch mit dem RE-AIM-Merkmal Implementation.

Die beiden abschließenden Items (11) und (12) der Vorlage sind für die Evaluation wesentlich. Sie können erst anschließend an umgesetzte Politiken beantwortet werden, aber in einem Zukunftsszenario vorausschauend mitbedacht werden:

(11) Wrd wie geplant interveniert werden oder wird es Abweichungen vom Plan geben?
(12) Wie hoch wird die Adhärenz der Zielgruppe sein?

7.5.3 Population-Intervention-Environment-Transfer Model of Transferability Checklist

Die Population-Intervention-Environment-Transfer Model of Transferability-Checklist (PieT-T) strukturiert ebenfalls die Planung von Interventionen. Die Autorinnen und Autoren der Checkliste beschreiben Elemente, um über die Übertragbarkeit einer Intervention auf einen anderen Kontext zuverlässig zu entscheiden. Wir nennen im Folgenden nur die Merkmale der PieT-T, die ergänzend zu RE-AIM und TIDieR für die Planung und Evaluation von Politiken bedacht werden sollten:

- Im Merkmal Durchführbarkeit (applicability) wird beschrieben, wie Politiken, die in einer Kommune umgesetzt wurden, unabhängig von ihrem Ausgang, an einem anderen Ort umgesetzt werden sollen, und es wird auf Rahmenbedingungen hingewiesen, die in einer Kommune erst hergestellt werden müssten oder aber nicht ohne Weiteres herzustellen sind, damit Politiken auch dort umgesetzt werden könnten.

- Mit Antworten auf das Merkmal der Durchführbarkeit ist auch die Verallgemeinerbarkeit (generalisability) berührt. Zu diesem Merkmal wird angegeben, ob Politiken unabhängig vom kommunalen Kontext zu identischen Resultaten führen werden.
- Im Merkmal Interventionstreue (intervention fidelity) wird das Ausmaß benannt, in dem eine Intervention wie beabsichtigt umzusetzen ist, damit die erwünschten Resultate erzielt werden.
- Zur Übertragbarkeit (transferability) wird ausgeführt, ob sich die Ergebnisse von Politiken auch in einer anderen Kommune ergeben werden.
- Das Merkmal Übertragung/Umsetzung (transfer/implementatio*n*) adressiert die Zielgruppen und -objekte (Targets). Zu diesem Merkmal wird ausgeführt, was im Einzelnen unternommen werden sollte, damit Kommunalpolitikerinnen und -politiker und Mitarbeitende in der kommunalen Verwaltung Politiken mittragen und wie geplant umsetzen.

In Tab. 7.4 sind die Items der drei Templates/Checklisten im Überblick angeführt und noch einmal kurz an Beispielen erläutert.

Das CFIR der Arbeitsgruppe um *Laura J. Damschroder* nimmt eine wiederholt geführte Klage „der klinischen", aber auch der Präventionspraxis auf. Beklagt wird, dass wissenschaftliche Erkenntnisse und theoretisch untermauerte Interventionskonzepte und -ansätze selten den Weg in die Praxis finden. Die Rede ist vom Intervention Gap, von einigen Autorinnen und Autoren auch dramatisch als das „Tal des Todes" bezeichnet, angesiedelt zwischen der Entwicklung theoretisch fundierter Interventionen und der Notwendigkeit, diese in die alltägliche Präventionspraxis zu transferieren. Wir haben das bereits angesprochen und werden den Sachverhalt in Kap. 8 vertiefen. Damschroder et al. (z. B. 2020) haben sich bei der Entwicklung der CFIR existierender Modelle und Checklisten bedient. Sie nennen ihr Rahmenmodell daher konsolidiert.

Im CFIR werden Kontextmerkmale genannt, zu denen Informationen angeführt werden sollten, um die Lücke zwischen wissenschaftlicher Erkenntnis und praktischer Umsetzung zu schließen. Im Modell werden fünf Domänen unterschieden, denen mehr als 20 Konstrukte zugeordnet werden. In Abb. 7.6 sind die Domänen und Konstrukte (in Klammern) angelehnt an Damschroder et al. (2020, S. 95) gezeigt.

In der ursprünglichen Fassung des CFIR hatten die Autorinnen und Autoren die folgenden Domänen genannt: Innovations-/Interventionscharakteristika, Umwelt außerhalb der Intervention, Umwelt im Interventionskontext, Charakteristika der adressierten oder betroffenen Individuen und Interventionsprozesse.

An Konstrukten in der Domäne Innovationscharakteristika – um nur diese Dimension beispielhaft herauszugreifen – werden die Quelle einer innovativen Intervention, die Evidenzstärke, mit der sie wirkt, die relativen Vorteile gegenüber alternativen Interventionen, die Anpassungsfähigkeit an die äußere und innere Umwelt, die Möglichkeit, einzelne Facetten der Intervention vorab auszuprobieren, die Komplexität der Anwendung, die Designqualität, die Aufmachung und die Kosten aufgeführt.

Tab. 7.4 Interventionsdetails

Item	Erläuterung	Beispiel (Verkehrswende)
RE-AIM		
Reach	Zahl, Anteil und Repräsentativität der Personen oder Zielobjekte, die adressiert werden sollen und die möglichen Gründe für die Nichtteilnahme und das Nichterreichen	Anzahl von Bürgerinnen und Bürgern, die Kurzstrecken (bis 500 m) mit dem Rad oder zu Fuß zurücklegen werden und Gründe, warum andere nach wie vor das Auto nehmen werden
Effectiveness	Ergebnisse, die erzielt werden sollen und Mechanismen, die das bewirken	prozentuale Zunahme des Fuß- und Radverkehrs im Mobilitätsmix um 15 % durch Einstellungsänderung und Wissensvermittlung
Adoption	Durchführende, Unterstützende und Personal, das Politiken umsetzen soll	Mitglieder einer Gemeinde-Koalition, die sich mit Maßnahmen und Aktivitäten für das Ziel engagieren
Implementation	Anpassungen an die geplanten Politiken angesichts möglicher Risiken, die eine Intervention scheitern lassen können	Statt alle Verkehrsteilnehmenden vom gesundheitlichen Nutzen der aktiven Mobilität zu überzeugen, werden gesonderte Gruppen über Methoden der stealth health promotion adressiert
Maintenance	Verstetigung von Politiken	Strukturen schaffen, um die Verkehrswende wiederholt in den Gremien platzieren
TIDieR		
Etikett	stichwortartige Beschreibung der Intervention	„Die Gemeinde x fährt Rad"
Theorie/Evidenz	wiss. Belege, die nachweisen, dass eine Intervention wie erwartet wirken wird	Studiendaten, die zeigen, dass die Änderung des Mobilitätsmix die NO_x-Emission bedeutsam reduziert

(Fortsetzung)

7.5 Exkurs III: Programme, Maßnahmen und Aktivitäten detaillieren …

Tab. 7.4 (Fortsetzung)

Item			Erläuterung	Beispiel (Verkehrswende)
was?	Materialien		alle Materialien, die in einer Intervention verwendet werden	Berichte über den Zugewinn an Lebensqualität durch vermehrte Radnutzung
	Procedere		Was wird wie genutzt, um die Zielpersonen oder -objekte zu beeinflussen	Zeit und Ort, an denen Zielpersonen angetroffen und angesprochen werden
Expertise			Qualifikation(en) des Personals, das Politiken umsetzen soll	Wissenschaftlerinnen und Wissenschaftler, die über den Nutzen einer Verkehrswende informieren
Modalitäten			Aktivitäten, mit denen auf die Zielpersonen oder -objekte eingewirkt wird	x Vorträge, y Rad-Events etc.
Orte			Orte, an denen die Intervention stattfinden wird	in jedem Quartier an mindestens x Stellen, an denen viele Menschen verkehren
Mengen			Zahl der „Dosen" oder Applikationen	je Ort und je Zielgruppe 250 Flyer und 2 Vorträge
Spezifikationen			Anpassungen an besondere Gruppen/Orte/Objekte	an Haltestellen/Bahnhof keine Flyer, sondern ein point of decision prompt, der auf den Fußweg zur Innenstadt lenkt
Modifikationen			Anpassungen an die geplante Intervention angesichts möglicher Risiken, die eine Intervention scheitern lassen können	statt alle Verkehrsteilnehmenden vom gesundheitlichen Nutzen der aktiven Mobilität zu überzeugen, werden gesonderte Gruppen über Methoden der stealth health promotion adressiert
wie gut?	Planungsgüte		Güte der Umsetzung der Intervention	Was von dem, was gemacht werden soll, wird wie „gut" gemacht
	Adhärenz		Wie „gut" werden die Adressaten den Interventionsvorgaben folgen	x Personen werden an einem Kurs mit fünf Einheiten zur Verkehrs-Sicherheit jedes Mal teilnehmen

(Fortsetzung)

Tab. 7.4 (Fortsetzung)

Item	Erläuterung	Beispiel (Verkehrswende)
PieT-T		
Durchführbarkeit	Beschreibung der Intervention unabhängig von ihrem Ausgang und Hinweis auf Besonderheiten, die in einer anderen Kommune erst hergestellt werden müssten oder nicht ohne Weiteres herzustellen sind	Materialien und Modalitäten mit Bezug zur Lage und zu den Besonderheiten der kommunalen Verkehrssituation
Verallgemeinerbarkeit	ob die geplante Intervention unabhängig vom Kontext zu identischen Resultaten führen wird	Flyer bedürfen keiner Anpassung an kommunale Besonderheiten
Interventionstreue	Ausmaß, mit dem Politiken so umzusetzen sein werden, wie es beabsichtigt ist, um die erwünschten Resultate zu erzielen	die ideale, geplante Vorgehensweise setzt voraus, dass sich *Quartiersmanagerinnen* oder *-manager* aktiv beteiligen
Übertragbarkeit	Ob sich Ergebnisse der Politiken auch in einem anderen Kontext ergeben könnten	die Intervention ist auf die besondere geografische Lage (stark kupiertes Gelände) zugeschnitten
Übertragung und Umsetzung	Aktivitäten, die unternommen werden, damit Politik und Praxis die Politiken mittragen und wie geplant umsetzen werden	eine Informationsveranstaltung, die sich an die politischen Entscheiderinnen und Entscheider richtet

7.7 Die gesetzlichen Krankenversicherungen (gKV) und der …

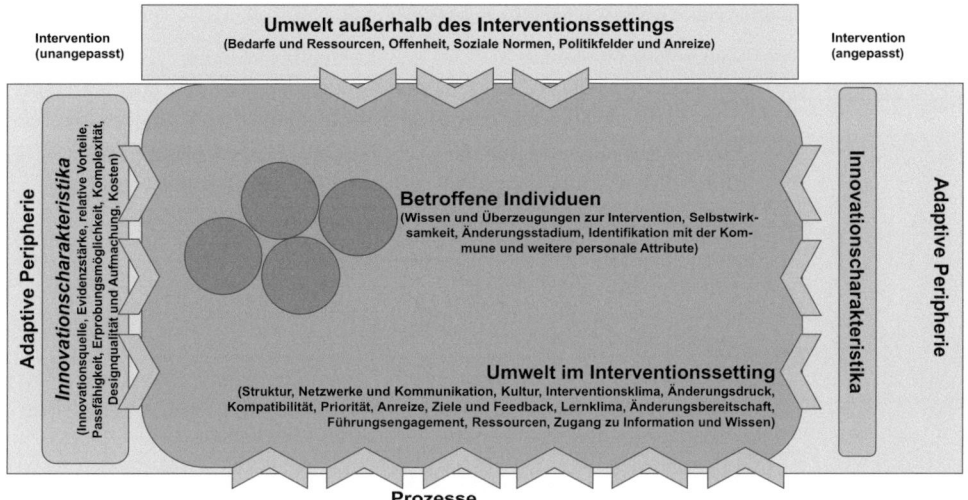

Abb. 7.6 CFIR nach Damschroder et al. (2020)

Die Autorinnen und Autoren haben das CFIR seit der ursprünglichen Fassung immer wieder um Konstrukte ergänzt. Inzwischen haben sie das Rahmenmodell auch um einen „Anhang" erweitert. Mit dem „Anhang" können die Wirkungen von Interventionen detaillierter einzelnen Verursachungsquellen zugeordnet werden (Damschroder et al. 2022):

(1) Antizipierte und aktuelle Wirkungen
(2) Wirkungen, die aus der Umsetzung, und solche, die aus dem innovativen Gehalt von Interventionen resultieren
(3) Determinanten, die aus der Umsetzung der Innovation resultieren.

In Tab. 7.5 sind zu den antizipierten und aktuellen Wirkungen konkretere Inhalte genannt. Die Repräsentativität der Konstrukte haben Damschroder et al. (2022) aus dem RE-AIM Modell übernommen und an ihre Zwecke adaptiert.

Die Checklisten und Vorlagen wurden ursprünglich dazu entwickelt, die Berichtsgüte von Interventionen zu verbessern und damit die Transferierbarkeit von Programmen auf ähnliche Problemstellungen in anderen Kommunen zu erhöhen und die Theorie-Praxis-Lücke zu schließen. Sie taugen aber ebenfalls dazu, Interventionen in komplexen Kontexten zu planen, und bereiten die Evaluation der Prozesse und Wirkungen vor.

Tab. 7.5 Implementierungs-Outcomes nach Damschroder et al. (2022, S. 4)

	Antizipierte Outcomes	Aktuelle Outcomes
Repräsentativität	*Anwendbarkeit.* Die Wahrscheinlichkeit, dass Entscheiderinnen und Entscheider innovative Politiken umsetzen werden oder dass ein innovatives Vorgehen praktiziert wird	*Anwendung.* Das Ausmaß, in dem die Entscheiderinnen und Entscheider beschlossen haben, innovative Politiken einzuführen und sie umzusetzen
	Umsetzbarkeit. Die Wahrscheinlichkeit, dass innovative Politiken umgesetzt werden	*Umsetzung.* Das Ausmaß, in dem Politiken umgesetzt werden
	Dauerhaftigkeit. Die Wahrscheinlichkeit, dass innovative Politiken längerfristig umgesetzt werden	*Aufrechterhaltung.* Das Ausmaß, in dem innovative Politiken langfristig umgesetzt werden

7.6 Politiken umsetzen – Bürgerinnen und Bürger und Stakeholder beteiligen

Die bereits referierten Planungswerkzeuge betonen das sozialökologische Fundament ihrer Konzeption. Sie betonen ebenfalls, dass Zielgruppen bereits früh im Politikzyklus über Politiken mitentscheiden sollten. Sowohl das sozialökologische Fundament als auch die Forderung nach *Partizipation* folgen den Empfehlungen der Ottawa-Charta für Gesundheitsförderung der WHO. Dort wurde als Kernprinzip formuliert, Betroffene zu Beteiligten zu machen, um Interventionen in Lebenswelten zu konzipieren und umzusetzen. Das folgt auch der plausiblen Annahme, dass Politiken stärker und nachhaltiger wirken, wenn die betroffenen Personen den intendierten Veränderungsprozess bereits in der Planung aktiv mitgestalten, sich zu ihm bekennen und sich an ihn binden.

Können Betroffene nicht direkt beteiligt werden, sollten deren Interessen und Bedürfnisse möglichst repräsentativ von anderen vertreten werden. In Bayern wurde dazu beispielsweise die Idee der Bürgerräte erprobt.[13] 30 Bürgerinnen und Bürger wurden aus dem Einwohnermeldeamt des Landkreises Dachau per Zufall gezogen, angeschrieben und eingeladen, in der Gesundheitsregion^{Plus} des Landkreises Dachau mitzuwirken. Die Zufallsauswahl bedingt, dass im Bürgerrat Personen unterschiedlichen Alters, Geschlechts, Wohnorts etc. beteiligt sind.

Partizipativ vorzugehen, fordert nicht nur die WHO. Partizipation passt auch in die heutige Zeit und ist einer modernen Auffassung kommunaler Entscheidungsfindungen angemessen. Kooperative Planung und kommunikativer Politikstil sind Begriffe, die von einem Wandel der bisherigen Praxis zeugen, in der Expertinnen und Experten geplant

---

[13] https://www.dachauplus.de/wp-content/uploads/2022/07/Empfehlungen-des-Buergerbeirats-Gesundheit.pdf; letztmalig aufgerufen März 2023.

haben und Bürgerinnen und Bürger allenfalls nach einer Entscheidung informiert oder während des Entscheidungsprozesses angehört wurden (siehe Textbox).

> **Kooperative Planung**
>
> Unter Federführung einer Arbeitsgruppe von der *FAU Erlangen-Nürnberg* wurden in 2016 für Deutschland *Nationale Empfehlungen für Bewegung und Bewegungsförderung* ausgearbeitet. Mit dem Projekt **KOM**munale **B**ewegungsförderung zur **I**mplementierung der **N**ationalen **E**mpfehlungen (KOMBINE) sollen Kommunen befähigt werden, die Bewegungsempfehlungen vor Ort, unter Beteiligung der Bürgerinnen und Bürger, umzusetzen. Am kooperativen Planungsprozess waren politische und zivilgesellschaftliche Akteurinnen und Akteure sowie Wissenschaftlerinnen und Wissenschaftler beteiligt (Gelius et al. 2021).
>
> In einer kooperativen Planung wurden in vier bis sechs Sitzungen, von einem Brainstorming ausgehend, Ziele, Interventionen und ein Maßnahmenkatalog definiert.
>
> Anschließend an die erfolgreiche Erprobung von KOMBINE läuft derzeit das Folgeprojekt **VERB**reitung **UND** kooperative Umsetzung kommunaler Bewegungsförderung (VERBUND).[14]

Partizipation ist ein mehrdeutiger Begriff. Sie reicht von der Manipulation bis zur Entscheidungsmacht. Zwischen diesen beiden Extremen gibt es diverse Schattierungen der Bürgerinnen- und Bürgerbeteiligung: informieren, anhören, einbeziehen, delegieren, verhandeln und kontrollieren. In der Gesundheitsförderung **mit** der Kommune beginnt Partizipation, wenn Bürgerinnen und Bürger mitbestimmen dürfen. Sie ist am stärksten ausgestaltet, wenn den Bürgerinnen und Bürgern die Macht gegeben wird, zu entscheiden, was sich wie verändern soll. In den Gesundheitswissenschaften hat vor allem Wright (z. B. 2016) zu den diversen Partizipationsvarianten gearbeitet; andere Autorinnen und Autoren haben sich in der Nachhaltigkeitsdebatte mit Partizipation befasst (siehe für einen Überblick Brunner und Drage 2016).

Bennighaus et al. (2016) haben einen Praxisratgeber für Beteiligungen veröffentlicht, der für die Gesundheitsförderung *mit* der Kommune hilfreiche Hinweise enthält. In diesem Ratgeber wird gleich anfangs begründet, warum Beteiligung ein nützliches Instrument im kommunalen Entscheidungsprozess ist:

> „Bürgerbeteiligungsverfahren … ermitteln … Defizite, Potenziale und Wünsche aus der Sicht der Bürgerinnen und Bürger, die für die Planungsarbeit und die politische Entscheidungsfindung der politischen Mandatsträger von elementarer Bedeutung sind. Die Ergebnisse der Bürgerbeteiligungsverfahren tragen dazu bei, dass Politiker und Planer tragfähige Konzepte entwickeln können." (S. 9)

---

[14] https://kommunen-in-bewegung.de; letztmalig aufgerufen März 2023.

Partizipation ist aufwendig. Über Politiken in politischen Gremien zu entscheiden und sie von Verwaltungen exekutieren und kontrollieren zu lassen, ist einfacher. Partizipation braucht mehr Zeit und fordert alle Beteiligten kognitiv wie emotional heraus. Sie lohnt aber die Mühen, weil sie das Vertrauen in die kommunalpolitischen Institutionen und in politische Entscheidungen stärkt.

In der Entwicklung zur ökologisch resilienten Kommune braucht es geeignete Formate (Gesprächsforen, Diskussionsrunden), um über Ziele, Zielobjekte und Programme, Maßnahmen und Aktivitäten von allen Seiten offen zu diskutieren und im Lichte des argumentativen Austauschs bedarfsgerecht und bedürfnisorientiert zu entscheiden. Während des Beteiligungsprozesses sollte allen Beteiligten möglich sein, ihre persönlichen Einstellungen, Bedürfnisse und Interessen zu artikulieren. Von Anfang an sollte transparent erkennbar sein, wer abschließend entscheidet (z. B. der Stadt-/Gemeinderat) und in welcher Weise anschließend an das Ergebnis des partizipativen Diskurses entschieden wird (z. B. mehrheitlich oder einvernehmlich).

Der Partizipationsprozess verfolgt angesichts der komplexen Herausforderungen der Gesundheitsförderung *mit* der Kommune mehrere Verfahrensziele, die Renn und Kastenholz (2003) als Diskurstypen klassifiziert haben: kognitiver, reflexiver und gestaltender Diskurs.

Im **kognitiven Diskurs** werden Formate wie Workshops, Expertinnen- und Expertenrunden oder Delphi-Methoden genutzt, um System-, Ziel- und/oder Transformationswissen auszutauschen. Zu einem solchen Format könnte beispielsweise eine Wissenschaftlerin eingeladen werden, um über den Zusammenhang von Umwelt und Gesundheit zu referieren. Aber nicht nur Wissenschaftlerinnen und Wissenschaftler sollten im kognitiven Diskurs zu Wort kommen und über den Stand der Forschung berichten. Auch Bürgerinnen und Bürger, die sich in einen Sachverhalt eingearbeitet haben, sollten ihre Position vortragen können (z. B. Umweltaktivistinnen und -aktivisten, die sich mit Fakten zu einem Sachverhalt befasst haben). Der Diskurs dient dem Meinungsaustausch der Beteiligten auf der Grundlage von Wissen (wissenschaftlichem und Erfahrungswissen) jenseits von Ideologien, Glaubensbekenntnissen, esoterischem Hokuspokus und/oder Verschwörungstheorien.

Im **reflexiven Diskurs** sollen Einstellungen und Werthaltungen der Beteiligten geklärt, mithin also Gestaltungsüberzeugungen einander angenähert werden. Die Beteiligten sollen Gelegenheit haben, sich auf ein kommunales Transformationsziel und die Wege zum Ziel zu verständigen. Diskutiert werden Politiken, wie mit der oder den sozialen Problemlagen der Kommune umzugehen ist, wohin sich Meinungstrends in der Kommune entwickeln und wie Stimmungen in der Bürgerschaft „schwingen". Der Diskurstyp ist auch geeignet, Konfliktlinien in der Kommune zu offenbaren. Im reflexiven Diskurs werden Entscheidungen vorbereitet. Runde Tische, Fokusgruppen von Betroffenen eines Quartiers, Bürgerinnen-und-Bürger-Foren und Gesprächskreise sind geeignete Formate.

Im **gestaltenden Diskurs** schließlich werden Handlungsoptionen bewertet. Hier wird entschieden, wie Politiken umgesetzt werden sollten. Zukunftswerkstätten und Strategie-

7.6 Politiken umsetzen – Bürgerinnen und Bürger und Stakeholder beteiligen

runden sind in diesem Diskurs geeignete Formate. Da es darum geht, Politiken umzusetzen, sind die Mitglieder einer *Gemeindekoalition* mit ihren Beiträgen gefordert.

Nach Renn und Kastenholz (2003) binden die Diskursergebnisse Mandatsträgerinnen und -träger der kommunalen Gremien nicht mit einem imperativen Mandat. Die Ergebnisse der Diskurse fließen in die Beschlussfassung der politischen Gremien ein. Um Konflikte, Unmut und Unwillen in der Bürgerschaft zu vermeiden, sind Mandatsträgerinnen und -träger, falls sie sich gegen die Empfehlungen der Beteiligungsdiskurse entscheiden, gut beraten, zu begründen, warum sie den Empfehlungen nicht gefolgt sind oder nicht folgen konnten (z. B. wegen rechtlicher Bedenken).

Wie gelangt man zu einer sachgerechten und ausgewogenen Zusammensetzung der Beteiligungsformate? Wie gelingt es, dass sich nicht die immer gleichen Personen beteiligen, sondern die Bürgerschaft repräsentativ vertreten ist? Die öffentliche Ausschreibung eines Bürgerbeteiligungsprozesses mit dem Aufruf, sich zu beteiligen, motiviert vor allem interessierte und unmittelbar betroffene Bürgerinnen und Bürger, sich zu engagieren. Für den kognitiven Diskurs, in dem der Wissensaustausch im Vordergrund steht, ist das nicht nachteilig. Für den reflexiven Diskurs engen aber interessensmotivierte Gruppenzusammensetzungen die Meinungsvielfalt ein. Eine geschichtete Zufallsauswahl, die Bürgerinnen und Bürger aus den Meldedaten des Einwohnermeldeamts „zieht" und diese einlädt, am Beteiligungsprozess mitzuwirken – wie in den Bürgerräten im Landkreis Dachau –, erbringt ein repräsentatives Abbild der Bürgerschaft. Auch wenn Interessen- und Lobbygruppen gezielt angesprochen werden und gebeten werden, Mitglieder in die Diskurse zu entsenden, kann das dazu führen, dass vielfältige Sichtweisen repräsentiert werden. In größeren Gemeinden können kaum alle Bürgerinnen und Bürger am Prozess beteiligt werden. Wenn nur Abgesandte der Bürgerschaft in den Diskursen mitwirken, ist eine begleitende Öffentlichkeitsarbeit zum Partizipationsprozess zwingend. Sie schafft Vertrauen, dass „richtig" entschieden wird, und erhöht in der Bürgerschaft die Akzeptanz für Transformationsziele und Politiken.

In einigen Bundesländern arbeiten kommunale Gesundheitskonferenzen (in Baden-Württemberg) oder Ges*undheitsre*gionen*plus* (in Bayern) in den Landkreisen. Sie wurden als kooperative Gremien installiert, um die Präventions- und Gesundheitsförderungsziele der Landkreise und der Städte und Gemeinden eines Landkreises auf die Landesziele abzustimmen und Politiken zu koordinieren. In Baden-Württemberg heißt es zum Auftrag und zur Zusammensetzung der kommunalen Gesundheitskonferenzen[15]:

> *„Eine Kommunale Gesundheitskonferenz ist ein Gremium, dessen Plenum sich aus delegierten Vertretungen der örtlichen Institutionen und Einrichtungen aus Gesundheitsförderung und Prävention, der gesundheitlichen Versorgung, der Selbsthilfe, des Patientenschutzes und den Institutionen und Einrichtungen aus dem Sozialbereich zusammensetzt. Gemeinsam beraten, koordinieren und vernetzen sich die Mitglieder zu den Hand-*

---

[15] https://www.gesundheitsamt-bw.de/lga/de/themen/gesundheitsplanung/kommunale-gesundheitskonferenzen/; letztmalig aufgerufen März 2023.

lungsfeldern Gesundheitsförderung, Prävention, medizinische Versorgung, Pflege und Rehabilitation. Sie sind strukturell ... bedeutsam, weil sie zentrale Gremien sind, um gesundheitliche Fragestellungen auf Stadt- und Landkreisebene abzustimmen und vor Ort die Ziele aus dem Gesundheitsleitbild Baden-Württemberg zu verfolgen."

Die Landkreise bestimmen, wer in der kommunalen Gesundheitskonferenz mitwirkt. Sie formulieren einen Auftrag an die Konferenz, der den lokalen Problemstellungen folgt. Die gewählten Gremien (Kreistag und Ausschüsse) entscheiden letztlich über Politiken, die von der kommunalen Gesundheitskonferenz vorgeschlagen werden. In der Abstufung, die Wright (2016) vorgeschlagen hat, sind die Mitglieder kommunaler Gesundheitskonferenzen auf der ersten Partizipationsstufe beteiligt. Sie sind *einbezogen*, wenn über Transformationsziele und Politiken der Versorgung, Prävention und Gesundheitsförderung entschieden wird, und sie dürfen teilweise mitbestimmen.

Holderer (2016) hat empfohlen, die bestehende Praxis zu ändern. Den Konferenzen sollte ein Entscheidungsmandat gewährt werden und sie sollten ein Budget verwalten können. Der ÖGD sollte die kommunale Konferenz führen, damit über Politiken auf der Basis von Wissen entschieden und die Umsetzung der Politiken gesteuert wird. Folgten die Länder der Empfehlung, wäre eine Partizipationsstufe erreicht, bei der den Bürgerinnen und Bürgern Entscheidungskompetenz (teilweise) übertragen und Entscheidungsmacht zugewiesen wird. Dem hollederschen Idealzustand stehen derzeit einige Hürden im Weg: die unzureichende materielle Ausstattung des ÖGD, die fehlende Expertise für salutogene Prozesse – nicht zuletzt aufgrund einer dominanten pathogenetischen Perspektive des ÖGD – und die Grund- und Gestaltungsüberzeugungen kommunaler Fachreferate, die Politiken, über die kommunale Konferenzen entschieden haben, rechtssicher umsetzen müssten.

7.7 Die gesetzlichen Krankenversicherungen (gKV) und der Öffentliche Gesundheitsdienst (ÖGD) als Verbündete und der ÖGD als steuernde Instanz

Im Jahr 2015 hat der Gesetzgeber mit dem § 20 SGB V Vorschriften erlassen und Strukturen für die Prävention und Gesundheitsförderung geschaffen (z. B. die *Nationale Präventionskonferenz*). Die gesetzlichen Krankenversicherungen (gKV) sind aufgefordert, präventive Programme aus Versichertenbeiträgen zu finanzieren. Leistungen sollen sie mit dem Ziel erbringen, individuelles Gesundheitsverhalten zu stärken, Lebenswelten und Settings „gesund" zu gestalten.

Um einen Wildwuchs an Angeboten zu vermeiden und zu verhindern, dass sich Kassen im Wettbewerb um „risikoarme" Versicherte mit Leistungen überbieten, für die keine empirische Evidenz nachgewiesen ist, haben sich die Kassen sowohl auf Mindestqualifikationen der Anbieterinnen und Anbieter als auch auf Handlungsfelder der Prävention und Gesundheitsförderung verständigt (GKV Spitzenverband 2021). Programme und Maßnahmen zu mehr Bewegung, ausgewogener Ernährung, Umgang mit Stress und reduziertem Suchtmittelkonsum werden im Leitfaden als „förderfähig" aufgeführt. Für die Arbeitswelt werden zusätzlich die gesundheitsförderliche Arbeitsgestaltung, der gesundheitsförderliche Arbeits- und Lebensstil und die überbetriebliche Vernetzung und Beratung benannt. Für die Prävention in stationären Einrichtungen der Altenpflege schließlich, die im § 5 SGB XI adressiert wird, werden die Handlungsfelder „Kognitive Ressourcen", „Psychosoziale Gesundheit" und „Gewaltprävention" aufgeführt. Von den Anbieterinnen und Anbietern wird erwartet, dass sie Wissen und Können in den Handlungsfeldern nachweisen können (z. B. im Handlungsfeld Bewegung einen Abschluss in Sportwissenschaft; im Handlungsfeld Ernährung einen Abschluss in Ernährungslehre).

Präventionsleistungen in den Handlungsfeldern nach § 20 a, b SGB V sollen – laut Ausgabe des Leitfadens 2021 – zum einen das individuelle Gesundheitsverhalten stärken. Zum anderen wird ein systemisches Ziel formuliert, wenn es dort heißt:

> „Die Zahl der Kommunen (Städte, Landkreise, Gemeinden), die mit Unterstützung der Krankenkassen intersektoral zusammengesetzte Steuerungsgremien für die Gesundheitsförderung und Prävention unter Beteiligung der Zielgruppen der Maßnahmen etabliert haben, ist erhöht." (S. 12)

Der Nachweis, dass „mehr" Kommunen intersektoral zusammengesetzte Steuerungsgremien eingerichtet haben, steht unseres Wissens aus. Statt über Wirkungen wird in den Präventionsberichten der gKV meistens über Maßnahmen, Teilhabequoten und -zufriedenheit berichtet. Im Präventionsbericht des Jahres 2021 (Schempp & Römer, 2021, S. 61) wird zur Evaluation lapidar festgestellt:

> „Bei 68 % der Projekte in Lebenswelten wurde der Erfolg der Maßnahmen anhand von verschiedenen Methoden analysiert bzw. war dies geplant. Am häufigsten wurde die Zufriedenheit der Zielgruppe mit der Intervention (83 %) und die Akzeptanz der Maßnahme bei den Zielgruppen (58 %) erfasst."

Die Zufriedenheit der Kundinnen und Kunden, die an Präventionskursen teilnehmen, ist ein wichtiges Kriterium der Teilnahmemotivation. Zufriedenheit indiziert aber nicht, ob Inhalte der Programme, Maßnahmen und Aktivitäten gewirkt haben. Tabellen des Präventionsberichts 2021 offenbaren, dass 253 Kommunen ein intersektoral besetztes Steuerungsgremium eingerichtet hatten. Sofern sich diese Zahl auf die Gesamtzahl der 10.787 Kommunen bezieht, hätten 2,4 % der Kommunen ein intersektoral besetztes Gremium eingerichtet. Sind mit dem Terminus *Kommunen* aber die 2055 Städte gemeint, wären es 12,3 %, die ein solches Format eingerichtet hatten. Da in den meisten Fällen als „intersektoral zusammengesetztes Steuerungsgremium" vermutlich Varianten einer *kommunalen Gesundheitskonferenz* eingerichtet wurden, könnte es auch sein, dass die 294 Landkreise und 106 kreisfreien Städte im Bericht als Bezugsgröße dienen. Dann hätte die überwiegende Zahl der Landkreise und kreisfreien Städte (63 %) das angestrebte Steuerungsgremium bereits eingerichtet.

Selbst wenn die Anzahl der Kommunen mit einem intersektoral besetzten Steuerungsgremium als Erfolg zu verbuchen wäre, verriete die Zahl der eingerichteten Gremien aber noch nichts über die Zusammensetzung, nichts über die Agenden, die behandelt wurden, nichts über die Initiativen, die durch das Gremium veranlasst wurden, und nichts über Programme und deren Wirkungen, die durch die Gremien initiiert wurden.

In der revidierten Fassung des Leitfadens aus dem Dezember 2022 wird explizit gefordert, strukturelle, prozessuale Maßnahmen und Wirkungen zu evaluieren. Der Spitzenverband der gKV stellt den Präventionsfachkräften für die Prävention und Gesundheitsförderung im Betrieb geeignete Instrumente zur Verfügung, nicht aber für die kommunale Gesundheitsförderung.[16] Nicht nur für Entscheidungen über Folgemaßnahmen, auch für die Implementierungsforschung wäre es willkommen, wenn der Forderung nach Evaluation umfassend gefolgt würde. Daten aus der Präventionspraxis lieferten nämlich wertvolle Informationen zur Alltagswirksamkeit und -tauglichkeit von gesundheitsfördernden Politiken (siehe dazu detaillierter Kap. 8).

In der revidierten Fassung des Leitfadens aus dem Dezember 2022 wird die Zusammenarbeit mit Städten und ländlichen Kommunen noch einmal betont. Vor allem die Bildung von Netzwerken, die Befähigung kommunaler Akteurinnen und Akteure für evidenzbasierte Interventionen und die Schaffung nachhaltiger Strukturen werden akzentuiert. Hinsichtlich der Faktoren, die hier Wirksamkeit versprechen, bezieht sich der gKV-Leitfaden auf ein Review von Quilling und Kruse (2019).

„Präventionsgesetz" (§ 20 SGB V) und gKV-Leitfaden haben der kommunalen Gesundheitsförderung genutzt, zunächst aber und im Wesentlichen dadurch, dass in kommunalen Settings (v. a. in Kindergärten und Schulen) individuelles Gesundheitsverhalten adressiert wurde und wird. Eine reliable Aussage über Wirkungen, die in den Handlungsfeldern erzielt wurden, ist auch für die Settings kaum möglich, da im Präventionsbericht der gKV oder in einzelnen Projektberichten meist nur über das Kursangebot und über die Zufriedenheit der Teilnehmenden mit dem Kursangebot informiert wurde. Aussagen zur Wirkungsfeststellung fehlen. Neben einem Wirkungsnachweis wäre es zudem wünschenswert, wenn Präventionsberichte sich an gängigen internationalen (Berichts-)Standards – wie der TIDieR Checklist – orientierten.

Einmal unterstellt, dass die von den gKV geförderten und angebotenen Programme, Maßnahmen und Aktivitäten tatsächlich wirken, hat der GKV-Leitfaden eine Haltung begünstigt, die auf Maßnahmen statt auf Wirkungen abhebt (Lösungen suchen Probleme) und die begünstigt, dass Verhaltens- und Verhältnisprävention künstlich getrennt werden.

Das Präventionsgesetz hat die gKV zu den zentralen Anbieterinnen von Leistungen zur Prävention und Gesundheitsförderung gemacht, statt Prävention und Gesundheitsförderung als gesamtgesellschaftliche Aufgabe einzufordern, die weitere Akteurinnen

---

[16] https://www.gkv-spitzenverband.de/krankenversicherung/praevention_selbsthilfe_beratung/praevention_und_bgf/evaluation/evaluation.jsp; letztmalig aufgerufen März 2023.

und Akteure einer Kommune in die Verantwortung nimmt und die Bürgerinnen und Bürger gestaltend einbezieht. So hat es die WHO gefordert. So aber scheint uns, dass bei manchen Kommunalpolitikerinnen und -politikern als auch bei manchen Verwaltungsmitarbeitenden der Eindruck entstanden ist, kommunale Gesundheitsförderung sei Aufgabe der gKV, aber keine, die den Pflichtkanon der kommunalen Daseinsvorsorge betrifft.

Die zurzeit amtierende Regierungskoalition aus SPD, GRÜNE und FDP hat angekündigt, den § 20 SGB V revidieren zu wollen. Erste Andeutungen lassen vermuten, dass die gKV (noch) stärker mit den Kommunen kooperieren sollen, wie das bereits in der revidierten Fassung des gKV-Leitfadens aus dem Dezember 2022 gefordert wird. Diese Zusammenarbeit wäre wünschenswert. Sie verlangte aber einen doppelten Perspektivwechsel: Zum einen müssten die gKV ihr Rollenverständnis schärfen, indem sie neben der Rolle als Veränderungsagentin und Befähigerin für individuelles Gesundheitsverhalten die Rolle als Policy-Unternehmerin und Policy Broker für gesundheitsermöglichendes Verhalten der politischen Entscheiderinnen und Entscheider akzentuieren, so das Politikfeld „Gesunde Kommune" anstoßen und – einmal auf der Agenda – Politiken in Policy-Netzwerken mitgestalten. Dazu müssten sie sich in Advocacy-Koalitionen mit Personen und Organisationen verbünden, die eine systemische Sicht auf die Gesundheitsförderung *mit* der Kommune bevorzugen, damit neben der Gesundheitsförderung *in* der Kommune auch die ökologische Transformation der *Kommune* zur Aufgabe und zum Ziel von Politiken wird. Die systemische Sicht rahmte in den gKV-Bemühungen um kommunale Gesundheitsförderung einen Perspektivwechsel, der auf eine nachhaltige Entwicklung von Kommunen im Lichte der großen gesellschaftlichen Herausforderungen drängte. Eine stärkere Hinwendung der gKV auf die Gesundheitsförderung *mit* der Kommune verlangt aber eine Qualifizierungsoffensive. Noch sind die meisten Fachkräfte für Prävention und Gesundheitsförderung qualifiziert, individuelles Gesundheitsverhalten zu motivieren und weit weniger das gesundheitsermöglichende Verhalten von Kommunalpolitikerinnen und -politikern und/oder von Verwaltungsmitarbeitenden.

In Bundesländern, in denen Formate wie kommunale Gesundheitskonferenzen eingerichtet wurden, sind strukturelle Voraussetzungen für die Gesundheitsförderung *mit* der Kommune bereits geschaffen. Es liegt in der Verantwortung der Entscheiderinnen und Entscheider, wer in die Gesundheitskonferenz berufen und wie das Mandat der Konferenzteilnehmenden ausgestaltet wird.

Der „natürliche Verbündete" der gKV, der auch als fachliche Instanz den Prozess der Gesundheitsförderung *mit* der Kommune begleiten könnte, ist der „Öffentliche Gesundheitsdienst" (ÖGD) der Landkreise und kreisfreien Städte. In den Landesverfassungen ist dem ÖGD die Aufgabe der Prävention und Gesundheitsförderung bereits übertragen worden. Das in 2018 entwickelte Leitbild des ÖGD nennt in Punkt 6 die Gesundheitsförderung sogar als Kernaufgabe.[17]

> „Mit dem Wandel der Gesellschaft geht ein Wandel des Selbstverständnisses und der Leitorientierung des Öffentlichen Gesundheitsdienstes einher. Neben seinen hoheitlichen Aufgaben muss er verstärkt modernen zivilgesellschaftlichen Erwartungen und sozialen Herausforderungen gerecht werden und in seiner Arbeitsweise zugleich auch dem wissenschaftlichen Anspruch an das Gesundheitswesen Rechnung tragen. Er strebt daher eine stärkere Berücksichtigung von Evidenz in Steuerungsprozessen an. Der ÖGD setzt sich für gesundheitliche Chancengleichheit ein." (2018, S. 4)[18]

Insgesamt will der ÖGD – unabhängig von den Länderverfassungen – koordinieren, kommunizieren, moderieren, Anwaltschaft übernehmen, Politik beraten und Qualität sichern. Im Einzelnen führt das zu einer ganzen Palette an Tätigkeiten. Dazu gehört das Verfassen von Gesundheitsberichten, die Planung von Interventionen, die Leitung und Mitwirkung in der Gesundheitskonferenz, Öffentlichkeitsarbeit, Evaluation und mehr. Ein *Beirat zur Beratung zukunftsfähiger Strukturen im ÖGD in Umsetzung des Paktes für den ÖGD* nennt im Februar 2023 innovative Aufgaben eines ÖGD, der den zukünftigen Herausforderungen genügt.[19]

Zum Wandel des ÖGD in den zurückliegenden Jahrzehnten und zur Bedeutung des ÖGD haben sich Starke und Arnold (2021) geäußert. Sie sehen den ÖGD derzeit unzureichend abgebildet und unzulänglich ausgestattet, um in der kommunalen Gesundheitsförderung wirkungsvoll Aufgaben zu übernehmen. Insgesamt, so Arnold et al. (2020), ist der ÖGD nicht zureichend in die Bemühungen des „Präventionsgesetzes" (§ 20 SGB V) eingebunden. Einen Grund sehen die Autorinnen in der föderalen Struktur Deutschlands, die eine länderspezifische und also heterogene Aufgabendefinition des ÖGD bedingt.

Kann der ÖGD die ihm zugedachte Aufgabe also wegen diffuser Verantwortlichkeiten und mangels Ausstattung nicht sachgerecht meistern? Für die *Gesundheitsstrategie des Landes Baden-Württemberg* – um ein Beispiel herauszugreifen – konstatieren Roller und Wuthe (2020), dass der ÖGD für die Aufgabe der Gesundheitsförderung derzeit weder strukturell noch inhaltlich hinreichend ausgestattet ist. Sie plädieren dafür, den ÖGD zu stärken, damit er der Verantwortung gerecht werden kann, die ihm zugeschrieben wird. Was von den beiden Autoren für Baden-Württemberg konstatiert wird, trifft für andere Bundesländer in gleicher Weise zu.

Die unbefriedigende Situation ist nach unserem Dafürhalten nicht zuletzt auch – ähnlich wie in den gKV – dem Institutionenverständnis und den politischen Überzeugungen

---

[17] https://www.akademie-oegw.de/die-akademie/leitbild-oegd.html; letztmalig aufgerufen März 2023.
[18] https://www.akademie-oegw.de/fileadmin/customers-data/Leitbild_OEGD/Leitbild_final_2018.pdf; letztmalig aufgerufen März 2023.
[19] https://www.bundesgesundheitsministerium.de/service/begriffe-von-A-z/o/oeffentlicher-gesundheitsheitsdienst-pakt.html; letztmalig aufgerufen März 2023.

(Grund- und Gestaltungsüberzeugungen) der Mitarbeitenden des ÖGD geschuldet. Primär nimmt der ÖGD derzeit eine gesundheitsüberwachende Funktion wahr und löst passende Aufgaben (Seuchenschutz, Einhaltung von Hygiene- und Quarantänebestimmungen, Schuleingangsuntersuchungen etc.). Das Rollenverständnis als primär überwachende Einrichtung dürfte sich mit der SARS-CoV-2-Pandemie noch einmal verstärkt haben und wurde durch den Personalaufbau, der mit der Pandemie einherging, vermutlich verstärkt.

Gesundheitsberichterstattung und -planung im Fachplan Gesundheit beispielsweise – zwei wichtige Elemente, um die Gesundheitsförderung *mit* der Kommune datenbasiert zu steuern – kann der ÖGD mit dem Rollenverständnis kaum sachgerecht erledigen: Wer überwacht, der gestaltet eher nicht.

Sein Rollenverständnis wird der ÖGD – nach unserer Auffassung – nur dann substanziell verändern, wenn er zukünftig „Quellen" der Personalrekrutierung nutzt, die bislang nicht genutzt werden. Nicht einfach nur „mehr Personal" für den ÖGD, sondern anders qualifiziertes Personal. In der Regel wird derzeit bevorzugt medizinisch qualifiziertes Personal für ÖGD-Spitzenpositionen rekrutiert. Medizinerinnen und Mediziner sind höchst qualifiziert für Pathogenese und Vorsorge (z. B. Hygiene, Impfung). Sie für die Aufgaben des ÖGD zu bestellen, wird durch die gesundheitsüberwachende und -vorsorgende Funktion des ÖGD motiviert. Medizinerinnen und Mediziner sind aber keine Expertinnen und Experten der Salutogenese. Sie sind qualifiziert, komplizierte Interventionen in der Versorgung zu steuern, aber nicht zwingend auch, komplexe Interventionen in der kommunalen Entwicklung zur ökologisch resilienten Kommune zu steuern.

Für den Fachplan Gesundheit als zentrale Aufgabe der kommunalen Gesundheitsförderung und für die koordinierende und steuernde Funktion in einer kommunalen Entwicklung mit dem Transformationsziel einer ökologisch resilienten Kommune wäre es nützlich, das Personal des ÖGD verfügte über epidemiologisches und statistisches Wissen, blickte in der Prävention und Gesundheitsförderung auf die Salutogenese und dächte systemisch. Darüber hinaus wäre es vorteilhaft, das Personal verfügte über Implementierungswissen und beherrschte Evaluationsmethoden.

Das Wissen von einer medizinisch qualifizierten oder auch nur von einer Person zu verlangen, gliche der Suche nach der „eierlegenden Wollmilchsau". Für den ÖGD gesucht und für die dort anstehenden Aufgaben gebraucht wird – zusätzlich zum (sozial-) medizinisch gebildeten Personal – Personal, das in Public Health und/oder in Gesundheitswissenschaften qualifiziert ist (siehe auch Punkt 8 des ÖGD-Leitbilds). Einschlägige Studiengänge gibt es bereits. Die *Pädagogische Hochschule Heidelberg* beispielsweise qualifiziert seit dem Wintersemester 2021/22 Studierende für die kommunale Gesundheitsförderung. An anderen Hochschulstandorten werden seit Jahren Public-Health-Studiengänge angeboten.

Starke und Arnold (2021, S. 94) haben in ihrem Essay gefordert, das Berufsbild *Public Health Management und Policy* zu etablieren. Die Stelleninhaberinnen und -inhaber sollten dann Stabsstellen übernehmen, mit dem

> *„... expliziten Auftrag der Steuerungs- und Koordinierungsfunktion sowie der Implementierung von Health in all Policies als leitendes Handlungsprinzip auf kommunaler, Landes- und Bundesebene".*

Wird das Wirklichkeit, werden sich auch Überzeugungen und Rollenverständnis der Mitarbeitenden im ÖGD verändern. Die Fachkräfte des ÖGD werden zu einem *Policy Broker*, übernehmen die Führungsrolle und -aufgabe in Gemeindekoalitionen, um jene Politiken umzusetzen und zu evaluieren, mit denen sich eine Kommune ökologisch resilient entwickeln will.

Da der ÖGD in den Landkreisen und in kreisfreien Städten residiert, käme ihm auch eine Expertenrolle zu, die Akteurinnen und Akteure in Städten und Gemeinden mit Wissen und Methodenkenntnissen befähigt, evidenzbasiertes, wirkungsorientiertes Vorgehen zu praktizieren und systematisch zu evaluieren. Der ÖGD könnte – so wie er es in seiner überwachenden Aufgabe leistet – nomopragmatisches Wissen für die kommunale Gesundheitsförderung in technologische Regeln „übersetzen". Damit schüfe er, was Akteurinnen und Akteure in der Präventionspraxis als fehlend beklagen und einfordern (zu den Ursachen für die Klage siehe Kap. 8).

Mit einem Engagement des ÖGD in der Gesundheitsförderung *mit* der Kommune wäre auch den Landkommunen gedient, die eine Bedarfs- und Stärkenanalyse als Teilaufgabe eines Planungs- und Umsetzungsprozesses kaum selbständig leisten können. Der ÖGD könnte unterstützen. Zurzeit aber ist er daran weder hinreichend beteiligt, noch ist er dazu ausreichend fachlich ausgestattet (Starke et al. 2020).

8 Prozesse und Wirkungen messen: der Nutzen von Evaluation

Zusammenfassung

Gesundheitsförderung **mit** der Kommune soll evidenzbasiert, -informiert und theoriegeleitet erfolgen. Der jeweils aktuelle Stand des wissenschaftlichen Wissens zu Wirkungen von Interventionen soll Grundlage von Politiken sein (siehe Kap. 3). Wirkungswissen resultiert aus gesonderten Studien und aus der systematischen Evaluation von Programmen, Maßnahmen und Aktivitäten. Wissenschaftliche Studien schaffen evidenzbasierte Praxis. Evaluation liefert praxisbasierte Evidenz. Beide Wirkungsnachweise werden in der kommunalen Gesundheitsförderung gebraucht. Der Goldstandard der evidenzbasierten Medizin, das randomisierte Experiment, gilt als höchstes Gütemaß für den Wirksamkeitsnachweis einer Intervention in komplexe Systeme. Die Ergebnisse von Experimenten liefern Wissen zur evidenzbasierten Praxis, aber weniger taugliche Aussagen zur praxisbasierten Evidenz. Das leisten naturalistische Studien in der Implementierungs- und Evaluationsforschung. Solche Studien sind aber selten. Evaluation erschöpft sich häufig darin, festzustellen, dass jene, die an Präventionsprogrammen, Maßnahmen und Aktivitäten teilgenommen haben, mit dem Angebot zufrieden waren. Derlei Urteile informieren über den Output, nicht aber über Wirkungen (Outcome und Impact) einer Intervention. Evaluationen, die über das Funktionieren von sozialen Systemen informieren (Systemwissen), über die wünschenswerte Beschaffenheit der Systeme (Zielwissen) und über Strategien, Methoden und Techniken, die zu Zielen führen (Transformationswissen) und die zudem einem methodischen Anspruch genügen, der die valide und reliable Aussage zulässt, dass eine Intervention eine Wirkung verursacht hat, fehlen. Evaluation ist aber nicht nur geeignet, Wirkungen festzustellen. Sie kann bereits unterstützen, Politiken zu konzipieren und zu planen, deren Umsetzung zu begleiten, und – „richtig" angelegt – Komplexität, die der Gesundheitsförderung **mit** der Kommune eigen ist, beherrschbar machen. Evaluation kann Transformationswissen schaffen und so evidenzbasierter Praxis praxisbasierte Evidenz hinzufügen.

8.1 „Lost in translation"

Der einstmals gefeierte, inzwischen gealterte und desillusionierte US-amerikanische Schauspieler „Bob Harris" – gespielt von *Bill Murray* – wird in Japan für die Rolle in einem Whisky-Werbespot besetzt. Man will seine Popularität für den Verkauf der Spirituose nutzen. Während der Dreharbeiten am Werbespot erteilt der Regisseur wild gestikulierend und mit vielen (japanischen) Worten Anweisungen, weil er mit dieser oder jener szenischen Darstellung von „Bob Harris" unzufrieden ist und sich wünscht, „Bob Harris" möge die Szene anders spielen. Die Übersetzerin vom Japanischen in das Englische gibt die Anweisungen des Regisseurs lediglich in knappen Sätzen wieder. Die relevanten Informationen an „Bob Harris" gehen dabei verloren. „Lost in translation" lautet der Titel des Films von *Sofia Coppola,* der heute als moderner Klassiker der Filmgeschichte gilt.

Übersetzungsverluste – wenn nicht gar gegenseitiges Unverständnis – lassen sich auch in der Praxis der kommunalen Gesundheitsförderung beobachten. Nur unzureichend gelingt es, wissenschaftliches Wissen in die Praxis zu übersetzen. Das Phänomen wird – wie in Kap. 7 bereits kurz angedeutet – als theory-praxis gap, intervention gap oder sogar drastisch als Tal des Todes beschrieben, wobei das Tal in der Praxis zu durchqueren ist. Woher kommt die Lücke und was ließe sich ändern, um sie zu schließen?

Zu den Übersetzungsverlusten, die sich auf dem Weg von gesundheitswissenschaftlicher Evidenz zur praktischen Nutzung ereignen, trägt die verbreitete Auffassung bei, Wirkungsfeststellung präventiver und gesundheitsfördernder Programme, Maßnahmen und Aktivitäten, die sich an die Bevölkerungsgesundheit richten, müsse sich an einem methodischen Vorgehen orientieren, das den Gütekriterien der evidenzbasierten Medizin, also der klinischen Forschung, Diagnostik und Therapie, genügt. Diese (strikte methodische) Auffassung übersieht, dass komplexe Interventionen sich nicht ohne Weiteres mit experimenteller Methodik nachzeichnen lassen. Wird an den Gütekriterien der evidence based medicine strikt festgehalten, vertieft die zu Recht erhobene Forderung nach evidenzbasierter Praxis, die dann idealerweise auf den Befunden echter Experimente basiert, den Graben zwischen Wissenschaft und Praxis.

Auch für die sachgerechte Versorgung von Patientinnen und Patienten wird das Übersetzungsproblem diskutiert. Hier arbeiten Translationsforschungszentren daran, experimentelle (oft laborexperimentelle) Erkenntnisse in die klinische und ambulante Versorgung zu übersetzen. Der Pfad führt dort „vom Labor ans Bett, vom Bett in die Kommune und vom Bett und der Kommune zurück ins Labor" („from bench to bedside and community").

Für die Erkenntnisforschung ist das randomisierte experimentelle Design der Königsweg (siehe Abschn. 8.1.1). Für ein echtes Experiment ist typisch, möglichst alle potenziellen Störfaktoren zu kontrollieren und am besten auszuschließen. Das experimentelle Vorgehen engt aber den Blick ein, weil es die für komplexe Interventionen relevanten Kontextbedingungen übersieht, die eine Intervention in der einen Kommune scheitern und in einer anderen wirken lassen. Auch eine Evaluation komplexer Interventionen, die im Nachhinein feststellt, ob eine Intervention gewirkt hat (methodenfokussierte und summative Evaluation), verstellt den Blick auf die Kontextbedingungen. Sie übersieht auch die Prozesse, die während einer Intervention abgelaufen sind und die Umsetzung beeinflusst haben. Wirkungsevaluationen sind wichtig. Sie sind aber nicht alles.

Evaluation, die naturalistische Zugänge nutzt, ist nutzerfokussiert. Sie operiert partizipativ und unterstützt die Praxis der kommunalen Gesundheitsförderung bereits in der Konzeption komplexer Interventionen mit passenden Designs und Methoden. Naturalistische Zugänge beantworten Fragen zur Alltagswirksamkeit und -tauglichkeit von Interventionen: Unter welchen Bedingungen wirkt eine Intervention für wen und wie wirkt sie? Lässt sich die Intervention in einem anderen Kontext replizieren, müssen wesentliche Interventionskomponenten geändert werden? Antworten auf diese Fragen liefern *praxisbasierte Evidenz*.

Evidenzbasierte Praxis und praxisbasierte Evidenz wird im Englischen auch mit den Begriffen evidence und effectiveness unterschieden. Weitere Vorschläge haben Brownson et al. (2009) unterbreitet: evidenzbasiert (evidence based), wirkungsvoll (efficacious), vielversprechend (promising) und emergent oder Evidenztyp 1, 2 und 3. Effectiveness ist dort nicht für die ökonomische Leistungsfähigkeit einer Intervention reserviert. Wie der Begriff, so betonen auch die weiteren Differenzierungen die Suche nach Antworten auf „W-Fragen": **W**as wirkt **w**ann für **w**en, **w**arum, **w**ie und **w**ozu?

Bevor wir näher auf naturalistische und partizipative Evaluationsansätze eingehen, die Aussagen zur praxisbasierten Evidenz liefern, ein Blick auf Abb. 8.1 Die Skizze verdeutlicht die Balance zwischen den unterschiedlichen Erwartungen an die Validität und die Tauglichkeit von Studienbefunden für die evidenzbasierte Praxis oder die praxisbasierte Evidenz (Alltagswirksamkeit und -tauglichkeit).[1]

Das Randomized Controlled Trial (RCT), der Goldstandard für die evidenzbasierte Praxis, erreicht das höchste Maß an interner Validität. In naturalistischen Evaluationsdesigns ist dagegen die ökologische oder externe Validität am höchsten. Die Befunde, die dort gewonnen werden, taugen für Aussagen zur praxisbasierten Evidenz. Je mehr die Güte der internen Validität steigt, desto geringer wird die Güte der ökologischen und externen Validität und vice versa. Je tauglicher die Befunde für die evidenzbasierte Praxis, desto weniger geeignet sind sie für die praxisbasierte Evidenz.

---

[1] *Peter von Phillipsborn* hat zu Recht darauf hingewiesen, dass über die Evidenz immer nur der Gesamtkorpus an Studienergebnissen (die Evidenzsynthese) entscheidet (von Philipsborn 2022).

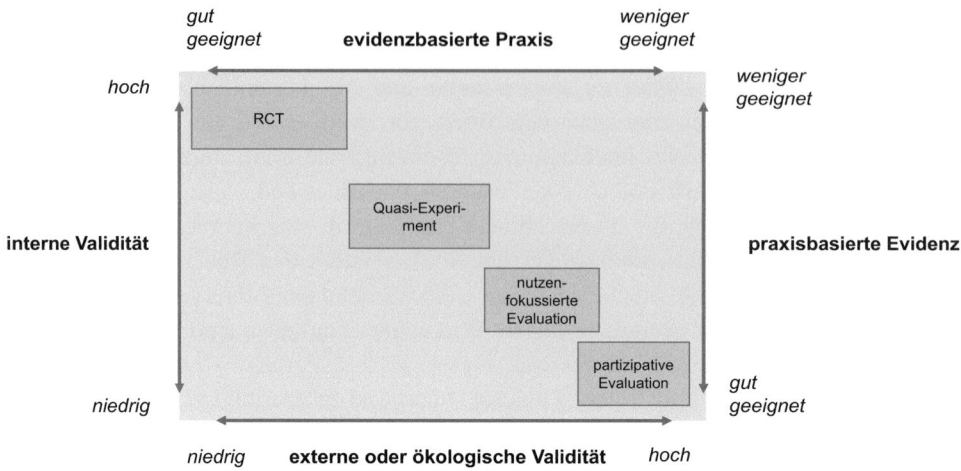

Abb. 8.1 Zur Wechselwirkung von Güteanforderungen und Varianten der Evidenz

In den Gesundheitswissenschaften ist das *inverse evidence law* geläufig. Das „Gesetz" besagt, dass das Festhalten an einer strikten Hierarchie von Studiendesigns, bei der die interne Validität das Hauptgütekriterium definiert und RCT zum Goldstandard erklärt, ausgerechnet den Befunden aus jenen Interventionen die geringste Evidenz beimisst, die am ehesten ganze Bevölkerungsgruppen betreffen (z. B. über Veränderungen der kommunalen Umwelt).

Wirkungs- und Implementierungsforschung arbeiten derzeit meist nebeneinanderher, statt sich im Interesse einer wissenschaftlich fundierten Praxis auszutauschen und gegenseitig zu unterstützen. Während die eine Gruppe von Forschenden das nomologische und nomopragmatische Wissen mehren will (Erkenntnissuche), sucht die andere Gruppe nach der bestmöglichen Anwendung. Sie sucht nach dem Produkt oder der besten Verfahrensweise, nach Transformationswissen und technologischen Regeln, um den komplexen Kontext der Lebenswelt Kommune oder kommunaler Settings zu entwickeln. Für eine wissensgestützte kommunale Gesundheitsförderung braucht es hybride Forschungsansätze, die mit hoher Güte Wirkungen feststellen und mit ebenso hoher Güte Interventionen evaluieren und so Transformationswissen schaffen.

Was macht Übersetzung von experimentellen Befunden in die Praxis schwierig oder gar unmöglich?

8.1.1 Experimentelle Forschung zur Wirkung von Interventionen: evidenzbasierte Praxis

Für die experimentelle Prüfung werden Probandinnen und Probanden (Pbn) zufällig ausgewählt und zufällig den experimentellen Bedingungen – im Fall von zwei therapeutischen Interventionen z. B Therapie A (z. B. ein Medikament) oder Therapie B (z. B. ein Placebo) – zugeteilt. Die Behandlung wird standardisiert und das Behandlungsregime streng kontrolliert. Weder die Pbn noch die Forschenden wissen – weder zu Beginn noch während des Experiments –, wer der Bedingung A oder B des Experiments zugeteilt wurde (allocation concealment). Diese doppelte Verblindung wird erst offengelegt, nachdem die Daten ausgewertet wurden. Zudem sind weitere Techniken gebräuchlich, um Verzerrungen zu verhindern. So kommt es in Experimenten u. a. vor, dass Pbn vorzeitig aus einer laufenden Studie ausscheiden (attrition bias) oder sich nicht exakt an das vorgegebene Studienprotokoll halten. Scheiden sie vorzeitig aus, dann darf dieser loss to follow-up nicht dazu führen, die betreffenden Pbn von der statistischen Analyse auszuschließen, denn dann würden Aussagen zur Interventionswirksamkeit getroffen, die nur auf Pbn basierten, die sich strikt an das Protokoll gehalten haben, was wiederum im naturalistischen Umfeld unwahrscheinlich ist. Um den attrition bias, die Selektionsverzerrung nach der Randomisierung, zu vermeiden, werden experimentelle Daten nach dem Prinzip des Intention-to-treat analysiert. Alle Pbn bleiben in die Auswertung der Daten so eingeschlossen, wie sie den experimentellen Bedingungen zufällig zugeteilt wurden.

Mit der doppelten Randomisierung (Zufallsauswahl und -zuordnung) wird verhindert, dass sich Pbn einer Behandlung nach eigenem Gutdünken, aus sachfremden Gründen, bewusst oder unbewusst selbst zuordnen (Selektionsbias). Mit der doppelten Verblindung wird sichergestellt, dass die Behandlung der Experimentalgruppe sich nur in der vorgegebenen Behandlung von der Behandlung der Kontrollgruppe unterscheidet. Ein Wirkungsunterschied soll auf das Medikament, die Dosis oder eine andere Eigenschaft der Behandlung zurückgeführt werden. Er soll nicht darauf gründen, dass den Pbn der einen Gruppe mehr und den anderen weniger psychische Zuwendung während der Behandlung zuteilwurde. Das könnte geschehen, weil Forschende – im Sinne ihrer Erwartungen über den Ausgang des Experiments – unbewusst oder bewusst Einfluss nehmen. Das könnte auch geschehen, weil Pbn Behandlungswirkungen in der Erwartung einer erwünschten Wirkung verstärken, indem sie sich nicht nur strikt an die Behandlungsvorgaben des Experiments halten, sondern auch andere Lebensweisen gesünder gestalten.

Das experimentelle Vorgehen vermindert das Risiko, dass die Ergebnisse verzerrt (bias) und vermischt (konfundiert) werden. Die Kontrolle möglicher Verzerrungen und Konfundierungen stärkt das Vertrauen in die Aussagen des Experiments. Die rigide Kontrolle hat aber Nachteile. Kontextuelle Einflüsse, die im Alltag über die Wirkung einer Intervention mitentscheiden, werden im experimentellen Kontext reduziert oder sogar ausgeschlossen. Für die präventive und gesundheitsfördernde Intervention ist aber gerade die Frage bedeutsam, für wen eine Intervention unter welchen Alltagsbedingungen in welcher Richtung und mit welcher Stärke wirkt. King (2015, S. 4) hat das als *whiches conundrum* bezeichnet und das Rätsel so formuliert:

„**Which** intervention, for **which** people, under **which** circumstances?"

Das Rätsel lässt sich in einem echten Experiment nicht lösen. Die experimentelle Wirklichkeit ist „künstlich" arrangiert, die Komplexität des Alltags reduziert.

Halten wir noch einmal fest: Die Güte des Experiments bemisst sich an der internen Validität. Die fällt umso höher aus, je verlässlicher behauptet werden kann, dass ein experimentelles Ergebnis aufgrund der Behandlung zustande kam und weder dem Zufall noch weiteren Einflussvariablen zugeschrieben werden muss. Damit wird im Experiment (notwendigerweise) die Komplexität der Alltagswirklichkeit reduziert. Mit dem Nachteil, dass die Praxis der Prävention und Gesundheitsförderung experimentellen Daten „Alltagsferne" zuschreibt und den Aussagen von experimenteller Forschung skeptisch begegnet.

Zu der gesamten problembehafteten Gemengelage haben von Philipsborn und Rehfuess (2021) Studien referiert und herausgearbeitet, welches Studiendesign welchen Zweck am ehesten erfüllt. Der Autor und die Autorin unterscheiden nicht zwischen evidenzbasierter Praxis (efficacy) und praxisbasierter Evidenz (effectiveness). Sie argumentieren zur evidenzbasierten Public Health und formulieren Erwartungen an Forschung und Praxis:

> „Zur Umsetzung von EbPH [evidenzbasierter Public Health, J.B./W.S.] gehört … ein Vorgehen in fünf Schritten, bestehend aus der Formulierung einer präzisen Fragestellung, der Suche nach Evidenz zu dieser Fragestellung, der kritischen Prüfung der gefundenen Evidenz, der Anwendung der so gewonnenen Einsichten und der Bewertung dieser Anwendung durch kritische Reflektion (sic!) oder eine begleitende Evaluation. Die Besonderheiten der öffentlichen Gesundheit erfordern dabei eine größere Methodenpluralität im Vergleich zur evidenzbasierten Medizin." (S. 303)

8.1.2 Naturalistische Forschung zu komplexen Interventionen: praxisbasierte Evidenz

Wirkungen resultieren in der Gesundheitsförderung **mit** der Kommune aus einer komplexen Interaktion von personalen und situationalen Einflussfaktoren. Gesundheitsförderung **mit** der Kommune ist unvermeidlich mit unvorhersehbar dynamischen Bedingungen und Konsequenzen konfrontiert und operiert in einem komplexen Kontext. Sämtliche Einflussfaktoren der Alltagswirklichkeit kontrollieren, das kann nicht gelingen. Sie – wie im experimentellen Kontext – mit methodischer Raffinesse auszuschließen, ist aber auch keine geeignete Antwort, um die Prozesse und Wirkungen wirklichkeits- und alltagsnah abzubilden.

Stattdessen werden methodische Zugänge benötigt, die das möglichst genau leisten und damit evidenzbasierte Praxis um praxisbasierte Evidenz ergänzen. Das Gütekriterium einer so gearteten methodischen Vorgehensweise ist die ökologische oder *externe Validität*. Ökologisch valide ist ein Vorgehen, dessen Ergebnisse auf den Interventionsalltag übertragbar sind. Der Begriff wurde erstmals von *Egon Brunswik* in der methodischen Literatur im Rahmen des probabilistischen Funktionalismus genannt (Brunswick 1956) (siehe Textbox). Der Begriff wird aber inzwischen meist in einer verkürzten – manche Autorinnen und Autoren sagen auch, in einer missverständlichen – Bedeutung verwendet. *Egon Brunswik* verwendete „ökologische Validität" für Studien, die Aussagen über das „wirkliche Leben" treffen. Verkürzt oder missverständlich – aber häufiger – wird der Begriff synonym für die externe Validität gebraucht. Damit wird er für ein methodisches Vorgehen verwendet, das dem Alltag außerhalb eines laborexperimentellen Arrangements ähnelt. Dafür haben Aronson und Carlsmith (1968) den Begriff alltäglicher oder offensichtlicher Realismus (mundane realism) vorgeschlagen – der hier korrekter wäre.

Probabilistischer Funktionalismus:
Egon Brunswik hat sich mit Fragen zur Wahrnehmungspsychologie befasst. Er ging im probabilistischen Funktionalismus davon aus, dass Hinweisreize, die von einem Gegenstand ausgehen und auf einen Organismus treffen, nur einen probabilistischen Schluss erlauben, wie der Gegenstand funktional zu beurteilen ist. Für die Anpassung an die Umwelt leitet sich aus dieser Annahme ab, dass der Ausgang von Zielerreichungsstrategien, die Personen verfolgen, unsicher ist.

Ökologische Forschungs- und Evaluationsmethoden wollen Alltagswirklichkeit (möglichst) unverfälscht abbilden, ohne den Anspruch an die wissenschaftliche Exaktheit der Datenerfassung, -auswertung und -interpretation aufzugeben.

Kaminsky (1988) hat mit Bezug zum *Behavior-Setting*-Konzept von Barker (1968) bereits vor über vier Jahrzehnten – zur Frage, wie psychologische Forschung beschaffen sein sollte, um Alltagsverhalten zu erklären – vorgeschlagen, psychologische Forschung solle nach ökologischer Relevanz und ökologischer Validität trachten. Sie solle naturalistische Methoden einsetzen, um das Verhalten von Menschen in ihren natürlichen Lebensumgebungen zu analysieren und zu erklären. Kaminskys Forschungsgegenstand war das Verhalten von Menschen in alltäglichen Situationen (z. B. Cafés, Skifahrer auf der Piste) (siehe Textbox).

Behavior Setting nannte *Roger G. Barker* natürliche, zeitlich-räumlich-dingliche Umwelten, die unabhängig von der Gegenwart und Teilnahme bestimmter Personen ähnlich anzutreffen sind (z. B. Gottesdienstbesuchende). Das Arrangement des Settings und das Verhalten der Personen stehen in einer synomorphen Beziehung zueinander.

Um ein Behaviour Setting zu beschreiben, schlug *Barker* die folgenden sechs Dimensionen vor: (1) die Aufenthaltszeit, (2) den Teilnahmegrad (bloß zuschauen bis führen), (3) typische Handlungsmuster, (4) Verhaltensmechanismen (Häufigkeit, Dauer und Intensität), (5) Verhaltensvariation und (6) Zentralität eines Behaviour Settings in der Vernetzung mit anderen Behaviour Settings.

Um zu erklären und zu verstehen, wie Interventionen sich so gestalten und optimieren lassen, dass sie jene Veränderungen im individuellen Gesundheitsverhalten der Bürgerinnen und Bürger und im gesundheitsermöglichenden Verhalten der politischen Akteurinnen und Akteure bewirken, die sie bewirken sollen, eignen sich nutzenorientierte Evaluationskonzepte. Eingehend befassen sich die Autorinnen und Autoren des Readers von Brownson et al. (2018) mit den methodischen Fallstricken, Spezifika und der Nützlichkeit von wissenschaftlichen Studiendesigns und Methoden, die Aussagen für die Interventionspraxis treffen können. Wir konzentrieren uns auf die wesentlichen Inhalte und Argumente dieser Debatte.

Brownson et al. (2009) haben vorgeschlagen, Wissen für eine „evidence-based public health policy" zu schaffen. Ihren Vorschlag haben sie vor mehr als zehn Jahren auf Gesetze und Verordnungen bezogen, mit denen Verhalten reguliert (z. B. Gurtpflicht im PKW) oder mit denen die Emission von Noxen (z. B. Lärm im Arbeitsschutz) begrenzt werden soll. In Folgeveröffentlichungen haben sie die Forderung auf das gesamte gesundheitsermöglichende Verhalten der Kommunalpolitikerinnen und -politiker und der Verwaltungsmitarbeitenden und nicht nur auf autoritative Steuerungsmaßnahmen bezogen.

Öffentliche Gesundheitspolitik sollte sich in ihren Entscheidungen an evidenzbasierter Praxis und praxisbasierter Evidenz orientieren und zusätzlich lokale Evidenz angemessen einbeziehen. Die betrifft die vor Ort im Konsens getroffene Feststellung aller Beteiligten, dass eine komplexe Intervention ein lokales Gesundheitsproblem gelöst hat (siehe Wright 2006). Sie kann ein Baustein praxisbasierter Evidenz sein, aber nur dann, wenn Methoden verwendet wurden, die systematisch erfasst haben, was jenseits persönlicher Vorlieben und Einschätzungen intersubjektiv festzustellen war. Der Begriff Evidenz erscheint uns für die lokalen Wirkungen im Übrigen nur bedingt zutreffend. Besser geeignet für lokale Evidenz ist lokales Wissen.

Lokales Wissen resultiert aus praktischen Erfahrungen der Bürgerinnen und Bürger, der Kommunalpolitikerinnen und -politiker und der Verwaltungsmitarbeitenden. Das Wissen entstammt dem lokalen Kontext und ist typischerweise auch nur dafür relevant. Im lokalen Wissen sind Kenntnisse über die Kommune (lokales Systemwissen) und über traditionelle Praktiken repräsentiert, die in der Kommune bevorzugt werden, um Ziele zu erreichen (lokales Transformationswissen). Lokales Wissen beschreibt die vorherrschende kommunale Kultur, die dominanten Werthaltungen der Bürgerinnen und Bürger, die politischen Überzeugungen und bevorzugten Praktiken. Nützlich ist lokales

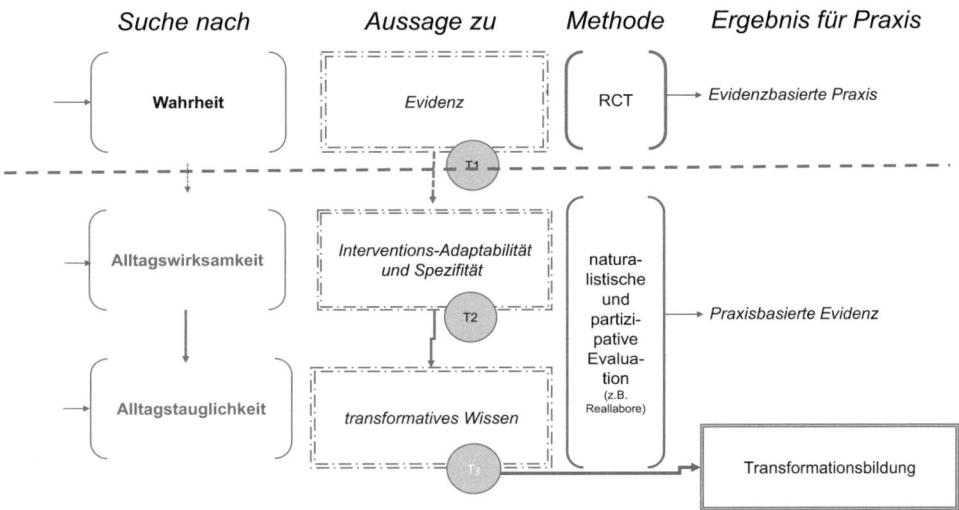

Abb. 8.2 Übersetzungsschritte und Ergebnisse, die vom Labor zur Praxis führen

Wissen vor allem in komplexen Problemlagen, weil es schnelle Entscheidungen auf heuristischer Basis ermöglicht und emergente Praxis „speist".

Zur Erläuterung des gesamten methodischen Problems, mit dem sich die *Implementierungsforschung* konfrontiert sieht, noch einige Bemerkungen zu den Übersetzungsschritten, die notwendig sind, um evidenzbasierte Praxis um praxisbasierte Evidenz zu ergänzen. Die erforderlichen Übersetzungsschritte finden sich in der Literatur in diversen Ausführungen, nicht nur linear, sondern auch kreisförmig angeordnet. Die Autorinnen und Autoren reihen unterschiedliche Übersetzungsschritte (siehe Milat und Li 2017). Glasgow et al. (2012) haben beispielsweise fünf Schritte unterschieden: T_0 Sichten des Materials aus unterschiedlichen wissenschaftlichen Disziplinen; T_1 Testen vielversprechender Interventionsklassen (Verhalten, Organisation, Politik); T_2 evidenzbasierte Empfehlungen an die Praxis, T_3 Programmkonzeption, T_4 Überwachen, Feststellen der Alltagswirksamkeit einer Intervention in einer Kommune.

In Abb. 8.2 sind Übersetzungsschritte von Evidenz zur Alltagswirksamkeit und -tauglichkeit verdeutlicht.

Noch einmal einige Erläuterungen anhand der Abb. 8.2 und zur Rekapitulation bereits gemachter Aussagen: Der evidenzbasierten Praxis liegen die Befunde wissenschaftlicher Studien mit einer hohen internen Validität zugrunde. Ob Programme, Maßnahmen oder Aktivitäten wirken, wird also in Studien mit einem möglichst hohen Grad an Vertrauenswürdigkeit (intern valide und reliabel) geprüft. Der Goldstandard dafür ist das echte Experiment mit randomisierter Auswahl und Zuweisung der Probanden auf die Bedingungen des Experiments und der doppelten Verblindung der

Zuweisung auf die Bedingungen, auch als RCT bezeichnet. Für die Gesundheitsförderung mit der Kommune liefern experimentelle Studien Wissen, ob und wie stark Interventionen wirken. Die Befunde solcher Studien verhindern, dass Interventionen auf Ideologien, Glaubensbekenntnissen oder ungesicherten Privatmeinungen basieren, die sich aus anekdotischem Material nähren. Gesundheitsförderung mit der Kommune erfüllt die Forderung nach evidenzbasierter und -informierter Praxis, wenn sie Politiken am Wissenskorpus wissenschaftlicher Studien orientiert.

Im experimentellen Arrangement unter Kontrolle und Ausschluss von „Störungen" lässt sich die kommunale Wirklichkeit aber nicht ohne einen Verlust an ökologischer Validität abbilden. Um Programme, Maßnahmen und Aktivitäten nicht nur evident, sondern auch alltagswirksam zu gestalten, um also zu wissen, dass Resultate von Studien in die komplexen und spezifischen Bedingungen einer Kommune transferierbar sind, müssen Befunde in die kommunale Wirklichkeit übersetzt werden (T_1).

In der Absicht, eine Kommune ökologisch resilient zu gestalten, benötigen Kommunalpolitikerinnen und -politiker als auch Verwaltungsmitarbeitende System- und Zielwissen. Das resultiert aus naturalistischen Studien (T_1) mit hoher ökologischer und externer Validität. Naturalistische Evaluationsstudien schaffen – in weiteren Übersetzungsschritten – Transformationswissen (T_2). Weitere Studien schaffen methodisches und didaktisches Wissen, um Akteurinnen und Akteure zu bilden und zu befähigen, die Herausforderungen der transformativen Wenden zu meistern (T_3), denen sich Kommunen stellen müssen, um ökologisch resilient zu werden.

Noch ein Hinweis, um eine Fehlinterpretation zu vermeiden: Studienergebnisse, die aus unterschiedlichen Designs resultieren, werden nicht per se als mehr oder minder vertrauenswürdig deklariert, weil das eine Design eine höhere interne Validität aufweist als ein anderes. Auch den Ergebnissen eines Experiments ist nur dann mehr zu „vertrauen" als den Befunden aus Beobachtungsstudien, wenn Experimente fehlerfrei durchgeführt wurden. Der unterschiedliche Grad an Vertrauenswürdigkeit von Studienbefunden folgt dem *G*rading of *R*ecommendations, *A*ssessment, *D*evelopment and *E*valuation (GRADE)[2]. Mit GRADE lassen sich RCTs und Beobachtungs- oder andere Studientypen (z. B. Fallkontrollstudien) beurteilen. Weitere Instrumente, um den Grad des Vertrauens in Studienergebnisse zu beurteilen, finden sich in Graf et al. (2021). Eine hochwertige Informationsquelle, um den aktuellen Stand der Forschung zu einem Gegenstand zu ermitteln, liefert die *Cochrane Collaboration* (siehe Textbox).

Cochrane Collaboration
Die Cochrane Collaboration ist ein unabhängiges Netzwerk von Wissenschaftlerinnen und Wissenschaftlern, Ärztinnen und Ärzten und von weiteren

---

[2] https://wissenwaswirkt.org/die-vertrauenswuerdigkeit-von-evidenz-nach-grade; letztmalig aufgerufen März 2023.

> Gesundheitsfachberufen sowie Patientinnen und Patienten. Die Cochrane Collaboration stellt Informationen bereit, damit über Gesundheitsfragen auf der Grundlage qualitativ hochwertiger und jeweils aktueller wissenschaftlicher Evidenz entschieden werden kann. Autorinnen und Autoren erstellen nach Absprache und begleitet durch ein strenges Qualitätssicherungsverfahren systematische Überblicksarbeiten zu einer definierten Fragestellung.
>
> Das *Deutsche Cochrane-Zentrum* residiert am Universitätsklinikum Freiburg. Seit 2017 ist es in zwei kooperierende Institute gegliedert: *Institut für Evidenz in der Medizin*, eine Einrichtung der Medizinischen Fakultät der Albert-Ludwigs-Universität Freiburg, und *Cochrane Deutschland Stiftung* (CDS), die vom *Bundesministerium für Gesundheit* gefördert wird.
>
> Das *Deutsche Cochrane-Zentrum* empfiehlt für Fragestellungen der Prävention und Gesundheitsförderung als ideale Rangfolge von Studiendesigns: RCT – Kohortenstudie – Fallkontrollstudie.[3]

Über die Vertrauenswürdigkeit der Ergebnisse wissenschaftlicher Studien wird also zum einen auf der Grundlage des Studiendesigns (die Ergebnisse echter Experimente, so die Experimente denn fehlerfrei durchgeführt wurden, genießen ein höheres Vertrauen als unechte Experimente und Beobachtungsstudien) und zum anderen anhand von vier Stufen geurteilt. Die Vertrauenswürdigkeit gilt als

- eher niedrig, wenn konstatiert werden muss, dass der Effekt einer Studie sich wahrscheinlich deutlich vom wahren Effekt unterscheidet, und angenommen werden muss, dass Folgestudien das Ergebnis mit hoher Wahrscheinlichkeit in die eine oder andere Richtung korrigieren werden;
- niedrig, wenn etwas zuversichtlicher konstatiert werden kann, dass das Ergebnis einer Studie dem wahren Effekt nahekommt; Folgestudien, so wird hier angenommen, könnten noch zu einem merklich anderen Ergebnis führen;
- moderat, wenn angenommen werden kann, dass das Ergebnis der Studie(n) dem wahren Effekt nahekommt;
- hoch, wenn sicher ausgesagt werden kann, dass das Ergebnis dicht am wahren Effekt liegt. (Siehe Textbox.)

---

[3] https://www.uniklinik-freiburg.de/fileadmin/mediapool/10_andere/bibliotheken/pdf/Materialien/Schulungsmaterialien/Anleitungen/Infoblatt_PICO.pdf; letztmalig aufgerufen März 2023.

> **Wahrer Effekt**
>
> Auf den wahren Effekt wird in wissenschaftlichen Studien geschlossen. Dazu wird eine Personenstichprobe aus der Grundgesamtheit gezogen. Das Ergebnis einer Studie mit einer Stichprobe von „n" Personen, gezogen aus einer Population von „N" Personen, stellt den Schätzwert des wahren, in der Population tatsächlich vorhandenen Werts dar. Statistische Kennwerte informieren über die wahrscheinlichen Abweichungen des empirisch ermittelten zum wahren Wert. Das häufig angegebene 95-%-Vertrauens- oder -Konfidenzintervall (95 %-CI) markiert die untere und obere Grenze, zwischen denen der wahre Wert wahrscheinlich liegt.
>
> Als Maß der Wahrscheinlichkeit für die Annahme, dass die beiden oder mehrere alternative Interventionen in der Wirklichkeit gleich wirken (Nullhypothese), wird der p-Wert ermittelt. Der ist als die Wahrscheinlichkeit definiert, den beobachteten Wert einer statistischen Prüfgröße oder einen „extremeren" Wert zu erhalten. Je kleiner der p-Wert, desto stärker spricht das Ergebnis gegen die Annahme, dass sich Interventionsvarianten gleichen (gegen die Nullhypothese). In der Regel werden Aussagen p < ,05 als „gegen die Nullhypothese gerichtet" interpretiert.

Über Details von Studien kann zusätzlich anhand des *PICO*-Schemas informiert werden: Welche **P**opulation (oder welche **P**atientinnen oder Patienten) wurde in die Studie „eingeschlossen", wie sah die **I**ntervention im Detail aus, welche **C**omparisons (Vergleiche) wurden durchgeführt und welche **O**utcomes (Behandlungsergebnisse) wurden ermittelt?

Empfehlungen an die Praxis, eine Intervention für einen bestimmten Zweck zu nutzen, berücksichtigen stets die Gesamtheit der Evidenz aus mehreren möglichst qualitativ hochwertigen Studien (Evidenzsynthese). Berichtet wird darüber in systematischen Überblicksarbeiten (Reviews), von denen es mehrere Varianten gibt (z. B. Metaanalyse, Umbrella Review, Rapid Review)

8.2 Wissensgenerierung in der Alltagswirklichkeit – System-, Ziel- und Transformationswissen schaffen

Damit Kommunalpolitikerinnen und -politiker wissenschaftlich fundiert über Politiken entscheiden können, müssen sie wissen, ob die zur Auswahl stehenden Politiken mit ihren Programmen, Maßnahmen und Aktivitäten potenziell wirken und wie sie wirken. Sie benötigen System-, Ziel- und Transformationswissen. Das erhalten sie aus Studien, die unterschiedliche Forschungsdesigns und -methoden genutzt haben. Auf Basis des Wissens – und beeinflusst durch institutionelle „Zwänge" und persönliche Überzeugungen – entscheiden sie, wohin sich eine Kommune entwickeln soll (Zielwissen) und was getan werden muss (Transformationswissen), um das Ziel zu erreichen (Rütten et al. 2003).

8.2 Wissensgenerierung in der Alltagswirklichkeit – System-, Ziel- und …

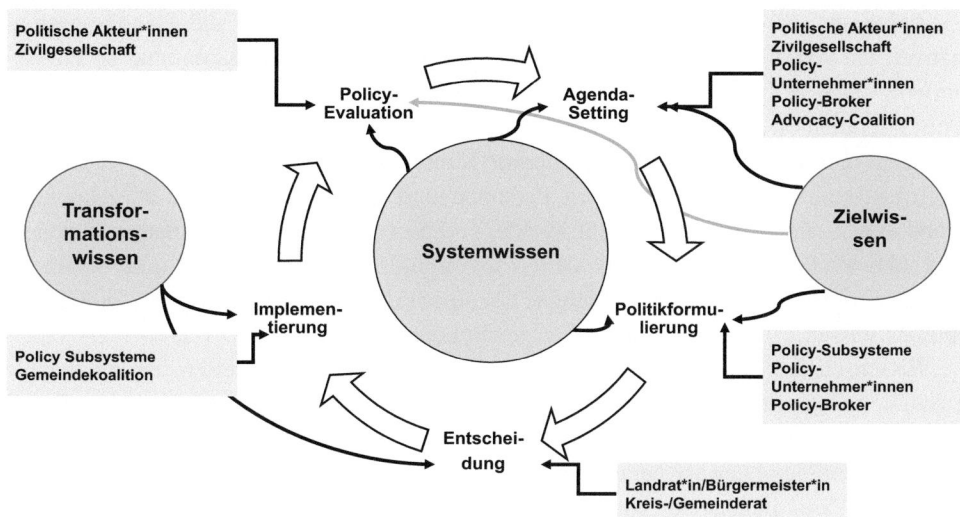

Abb. 8.3 Policy Cycle, Wissenstypen und Akteurinnen und Akteure

Schneidewind (2019) hat *System-*, *Ziel-* und *Transformationswissen* im Konzept einer transformativen Wissenschaft unterschieden (siehe auch Schneidewind und Singer-Borodowski 2014). Die Klassifizierung ist mit den Wissenstypen vergleichbar, die wir mit Bezug auf *Mario Bunges* Vorschlag erläutert haben. Das Transformationswissen ähnelt dem nomopragmatischen Wissen und den technologischen Regeln. Wir wollen die Wissensarten noch einmal kurz ins Gedächtnis rufen. Wissenstypen und die kommunalen Akteurinnen und Akteure lassen sich dem in Abb. 8.3 erneut gezeigten Policy Cycle zuordnen.

Systemwissen wird von Kommunalpolitikerinnen und -politikern benötigt, die mit ihren Handlungen die Agenda einer Kommune beeinflussen wollen. Sobald die gesunde Kommune auf der Agenda steht und sich ein Policy-Subsystem gebildet hat, vertreten Advocacy-Koalitionen ihre Gestaltungsüberzeugungen. Sie formulieren passende Politiken in der Absicht, das System zu transformieren und, schaffen – wenn nötig und im Rahmen der geltenden Ordnungen und Verordnungen auch möglich – strukturelle Voraussetzungen (Polity), damit Politiken zielgenau umgesetzt werden können. Sie initiieren, überwachen und bewerten Prozesse und Ergebnisse von Entwicklungsprogrammen, Maßnahmen und Aktivitäten. Sie müssen wissen, wer in der Gemeinde welche Rolle innehat, wer sich in seinen Handlungen und Positionen im Policy-Subsystem an welchen Grund- und Gestaltungsüberzeugungen orientiert und wer im Rahmen der geltenden Ordnungen und Verordnungen welche Maßnahmen und Aktivitäten administrieren kann. Sie müssen also auch wissen, nach welchen Regeln die Angehörigen von Institutionen der Kommune „spielen", und sie müssen zudem wissen, wie die Bedarfe und Bedürfnisse der Bürgerinnen und Bürger aktuell beschaffen sind.

Zielwissen wird von Personen und Organisationen benötigt, die Handlungsalternativen entwerfen und abwägen, um den aktuellen Status einer Kommune so zu verändern, dass er zur ökologischen Resilienz führt. Zielwissen wird auch in einer Policy-Evaluation benötigt, weil im Evaluationsprozess Prozesse und Resultate von Politiken optimiert oder an sich verändernde Kontextbedingungen angepasst werden.

Transformationswissen benötigen Personen und Organisationen, die über konkrete Handlungen und Werkzeuge entscheiden, diese implementieren, nutzen, steuern und überwachen und so entscheiden, Programme, Maßnahmen und Aktivitäten zu implementieren, mit denen die ökologisch resiliente Kommune erreicht werden soll. Sie müssen wissen, „was geht" und „wie es gehen könnte".

Wissenschaft beansprucht, wahre Aussagen zur Evidenz zu treffen. Praxis braucht zusätzlich Daten, die sie unterstützt und befähigt, praktische Probleme zu lösen. Praxis braucht Pragmatik, wie eine Kommune so entwickelt werden kann, dass sie zukünftigen Herausforderungen gewachsen ist.

Fehlen Grundlagen zu wissenschaftlich fundierten Entscheidungen im Politikfeld „*G*esunde Kommune", kann das mehrere Gründe haben: Zum einen können Entscheidungsgrundlagen fehlen, weil wissenschaftliche Erkenntnis fehlt (fehlende Evidenz). Zum anderen können Entscheidungsgrundlagen fehlen, weil die kommunale Wirklichkeit mit ihren diversen Einflussgrößen durch Studiendesigns und -methoden mit geringer ökologischer oder externer Validität nur unzureichend abgebildet wurde. Das haben wir erläutert. Schließlich können Entscheidungsgrundlagen aber auch fehlen, weil vorhandenes Wissen kommunal verantwortliche Akteurinnen und Akteure nicht erreicht. Zu letztgenanntem Grund eine Behauptung und ein Wunsch: Weder Landrätinnen und Landräte, Bürgermeisterinnen und Gemeindevertreterinnen und -vertreter noch die Mitarbeitenden der Verwaltung lesen Berichte zur Bevölkerungsgesundheit, die in wissenschaftlichen Zeitschriften veröffentlicht wurden. Das ist auch nicht ihre Aufgabe. Hier wäre wünschenswert, Fachkräfte der Gesundheitsförderung (Policy Broker) übersetzten wissenschaftliches Wissen so, dass die kommunalen Akteurinnen und Akteure informiert entscheiden können. Die Expertise dazu sehen wir – wie in Kap. 7 ausgeführt – zum einen im ÖGD und zum anderen bei den gKV. Derzeit leisten die Übersetzungsarbeit aber weder die Mitarbeitenden des ÖGD, noch tun es die Präventionsfachkräfte der gKV in ausreichendem Maße.

Evaluationsstudien können System-, Ziel- und Transformationswissen schaffen. Geeignete forschungsmethodische Zugänge sind naturalistische Feldstudien, *Reallabore, -experimente* (Defila et al. 2018) und weitere Formate der *partizipativen Gesundheitsforschung* (oder Aktions- oder Handlungsforschung; Wright 2021). In diesen methodischen Zugängen werden auch Laien integriert, wird also im Schaffen von Wissen Partizipation (siehe Kap. 7) umgesetzt und so das (lokale) Wissen der Bürgerinnen und Bürger genutzt (siehe Textbox).

> **Transformative Forschungsmethoden** Transformative Forschungsmethoden wie Reallabore und weitere Formate partizipativer Gesundheitsforschung (z. B. emanzipatorische Forschungsansätze, Aktionsforschung, Community-Based Participatory Research (Wallerstein et al. 2018), konstruktivistische Ansätze, Empowerment Evaluation) wollen gesellschaftliche Wirklichkeit abbilden und verändern. Sie integrieren Akteurinnen und Akteure gesellschaftlicher Systeme beim Schaffen von Wissen. Sie verfolgen ein interaktives, partizipatives Konzept. Als aktionsforschendes Realexperiment angelegt, erproben sie Transformationen in der gesellschaftlichen Wirklichkeit, z. B. in einer Kommune oder in einem Quartier.

Im Politikzyklus endet der Gesamtprozess mit der Wirkungsfeststellung umgesetzter Politiken. Das Ergebnis der Evaluation ist die Grundlage, um über den Neubeginn oder die Fortsetzung von Politiken zu entscheiden. Entscheidungen datenbasiert zu unterstützen, ist aber nur eine Evaluationsfunktion. Evaluation kann bereits helfen, sachgerechte und zielführende Politiken zu formulieren und sie kann die Umsetzung von Politiken begleiten. So eingesetzt, ist sie ein nützliches Werkzeug der Transformation.

8.3 Evaluation als partizipatives Werkzeug, das Transformationswissen schafft

Evaluation steht im Laienverständnis (nach wie vor und meistens) für ein Vorgehen, mit dem unter Verwendung wissenschaftlicher Methoden festgestellt werden soll, ob Programme, Maßnahmen und Aktivitäten das bewirkt haben, was ihnen zugeschrieben wurde, und auch, ob finanzielle Mittel zweckentsprechend ausgegeben wurden.

Evaluation findet in einer Kommune im politischen Kontext statt, weil Politiken und dazu passende Programme, Maßnahmen und Aktivitäten aus politischen Entscheidungen resultieren. Das gesundheitsermöglichende Verhalten der Kommunalpolitikerinnen und -politiker manifestiert sich in Interventionen, Programmen, Maßnahmen und Aktivitäten. Die gesunde Kommune gelangt zunächst auf die kommunalpolitische Agenda. Die Kommune ökologisch resilient zu gestalten, wird als Transformationsziel definiert. Passende Politiken werden ausgearbeitet und mit Ressourcen ausgestattet, die an anderer Stelle fehlen können. Entscheidungen sind damit immer auch einem Rechtfertigungsdruck ausgesetzt, ob nicht andere Politikfelder eher behandelt werden sollten. Evaluationsergebnisse informieren die Entscheiderinnen und Entscheider über die Prozesse, die Wirkungen und den Nutzen von Politiken und liefern Argumente, ob Politiken fortgesetzt und weiterhin finanziert werden sollten. Evaluationen unterstützen also die politische Entscheidungsfindung. Sie offenbaren selbst bereits eine politische Haltung. Evaluation hilft, Politiken wissenschaftlich fundiert und alltagswirksam in

Tab. 8.1 Evaluationsfokusse, -konzepte und Autorinnen und Autoren

Fokus der Evaluation	Konzept	Autorinnen und Autoren
Methoden	Theory-Driven Evaluation	H.-T. Chen
Nutzen	CIPP-Model	D. L. Stufflebeam
	Empowerment Evaluation	D. Fetterman
	Developmental Evaluation	M. Q. Patton

Programme, Maßnahmen und Aktivitäten zu überführen, sodass sozial bedeutsame Transformationsziele verfolgt und überprüft werden können.

In der Geschichte der Evaluationsforschung haben sich neben der Wirkungsfeststellung (methodenfokussierte Evaluation) und Wirkungsbewertung (bewertungsorientierte Evaluation) weitere Zielsetzungen und passende Evaluationstypen herausgebildet. In Tab. 8.1 sind aus der Vielzahl von Konzepten unterschiedlicher Autorinnen und Autoren vier gelistet, die für den Zweck der Gesundheitsförderung **mit** der Kommune besonders geeignet sind (siehe auch Textbox).

Die vier Konzepte arbeiten partizipativ, beziehen die Betroffenen in den Evaluationsprozess ein und verwenden Programmtheorien, um potenzielle Wirkungen zu planen und darüber zu urteilen. Wir referieren im Folgenden die Kernanliegen und methodischen Prinzipien.

Evaluationsansätze

Im Kontext der wissenschaftlichen Evaluation, die in einem systematischen Vorgehen Interventionen bewerten will, werden diverse Ansätze unterschieden. Geläufig ist die Unterscheidung von summativer und formativer Evaluation. Ist die Erstgenannte darauf ausgerichtet, die Wirkung einer Intervention festzustellen und zu bewerten, will die Zweitgenannte den Interventionsprozess begleiten und optimieren.

Weitere Evaluationsansätze sind methoden-, bewertungs- und nutzenorientiert. Ihnen liegen unterschiedliche erkenntnistheoretische Annahmen zugrunde, wie es am ehesten gelingt, Wirklichkeit abzubilden. Daran orientiert nutzen sie typische Forschungsdesigns, wählen passende Erhebungsverfahren und Analysemethoden.

Methodenorientierte Ansätze betonen Evaluationsmethoden, die sie an der internen Validität orientieren, um die Wirksamkeit (Evidenz) von Maßnahmen reliabel zu überprüfen (echtes Experiment und Quasi-Experiment). Die Rolle der Evaluatorin oder des Evaluators ist die einer Methodenexpertin oder eines -experten, der oder die auf der Grundlage der Evaluationsbefunde urteilt.

Bewertungsorientierte Ansätze wollen, wie der Name sagt, bewerten. Sie beziehen die Interessen aller Beteiligten bereits in die Evaluationsplanung, dann in

> die -durchführung und schließlich in die Ergebnisbewertung ein. Die Evaluatorin oder der Evaluator begleitet die Intervention, informiert und berät.
>
> Nutzenorientierte Modelle suchen die bestgeeigneten Bedingungen, um Evaluationsergebnisse für die Beteiligten (Stakeholder) zu nutzen. Im Vordergrund steht die *praxisbasierte Evidenz*. *Nutzenorientierte* Ansätze verwenden auch und vor allem qualitative Methoden und partizipative Formate. Sie suchen nach der Alltagswirksamkeit von Interventionen (nach dem ökonomischen Nutzen und dem kontextspezifischen Nutzen der Evaluation für die Beteiligten).

8.3.1 Theory-Driven Evaluation nach H.-T. Chen (1990)

Vor allem Chen (1990) hat gefordert, Evaluationen (programm-)theoretisch zu begründen und mit Wirkungsmodellen zu verknüpfen (siehe auch Rossi et al. 1999; von Werthern 2020). Was heißt das? Statt nach Ende eines Programms mithilfe ausgefeilter Forschungsdesigns und mit exakten Methoden zu prüfen, ob ein Programm wie erwünscht gewirkt und wie stark es gewirkt hat (auch als summative Evaluation oder von *Chen* als Black Box Evaluation bezeichnet), sollte sich Evaluation an einer *Programmtheorie* orientieren, um die komplexe Verursachungskette zwischen Programminputs und Interventionswirkungen (Outcomes) bereits vorwegzunehmen und – nach Ende einer Intervention – zu rekonstruieren.

In komplexen Kontexten können selbst Expertinnen und Experten nicht vorab wissen, welche Ursachen welche Wirkungen bedingen werden. Ein Ursache-Wirkungs-Zusammenhang ist immer erst im Nachhinein bekannt. Im Vorhinein kann also nur vermutet werden, was wirkt und wie es wirken wird, wenn in den Kontext interveniert wird. In Programmtheorien werden hypothetische Aussagen zu den *Mechanismen* (direkte Einflüsse, Moderator-, Mediatorvariablen) getroffen, die in der Wirklichkeit Veränderungen bewirken sollen (oder nicht bewirken sollen). Was das für die Repräsentation von Wirklichkeit durch Theorien bedeutet, dazu gleich noch einige kurze Bemerkungen. Zunächst aber noch zu den Teilmodellen, die eine Programmtheorie ausmachen.

Eine *Programmtheorie* enthält zwei Teilmodelle. Die Begriffe, die für die beiden Teilmodelle genannt werden, variieren in der Literatur. Wir verwenden sie in der Übersetzung der von Chen (1990) gebrauchten Termini theory of change und theory of action (zur terminologischen Variation siehe von Werthern 2020). Im Veränderungsmodell (von einigen Autorinnen und Autoren wird dieser Teil der Programmtheorie auch als theory of change oder Kausaltheorie bezeichnet) werden Hypothesen zu Mechanismen formuliert, die den aktuellen Status einer Kommune bedingen und dessen Transformation behindern oder fördern. Im Aktionsmodell (theory of action; auch als Handlungsmodell bezeichnet*)* werden Aussagen über Bedingungen und Handlungen getroffen, von denen angenommen wird, dass es mit ihnen gelingt, die Mechanismen so zu verändern, dass der Status einer Kommune so verändert wird, dass das erwünschte Transformationsziel erreicht wird.

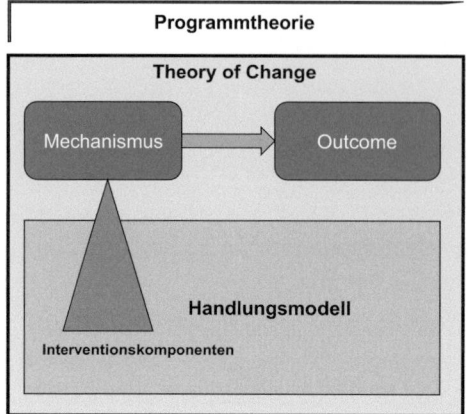 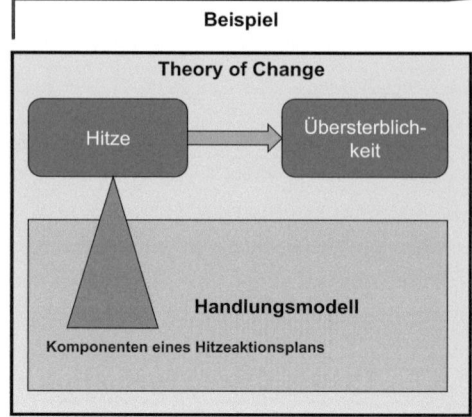

Abb. 8.4 Programmtheorie: Modelle und Beispiel

In Abb. 8.4 sind die beiden Modellannahmen illustriert. Das Beispiel in der rechten Spalte der Abb. 8.4 geht von der berechtigten Annahme aus, dass sommerliche Hitze die Übersterblichkeit der Bevölkerung erhöht (Veränderungsmodell) und dass durch Hitzeaktionspläne auf die Hitze adaptiv eingewirkt werden kann, sodass Übersterblichkeit reduziert wird.

Eine Programmtheorie wird bereits entwickelt, wenn Interventionen mit ihren Programmen, Maßnahmen und Aktivitäten geplant werden. Programmtheorien sind Grundlage einer Interventionsplanung. In Wirkungsmodelle (z. B. log frames, logische Modelle) überführt, dienen sie während der Umsetzung von Politiken zur Steuerung der Intervention und schließlich als Grundlage einer theoriebasierten Evaluation zur Bewertung der Prozesse und der Ergebnisse. Rossi et al. (1999, S. 156) formulieren den Zweck einer Programmtheorie wie folgt:

> „The program theory explains why the program does what it does and provides the rationale for expecting that doing things that way will achieve desired results."

Programmtheorien speisen *Wirkungsmodelle*. Solche Modelle werden bereits seit langem in der internationalen Entwicklungsarbeit eingesetzt. Verwendet wird dabei eine eigene Terminologie: Inputs, Throughouts, Outputs, Outcomes und Impacts. Eine Programmtheorie erklärt, was geschieht respektive geschehen soll, ein Wirkungsmodell beschreibt das operative Vorgehen.

Logische Modelle (LM) sind häufig gebrauchte Varianten von Wirkungsmodellen. Prominent wurden sie von der *W. K. Kellogg Foundation* propagiert (Funnel und Rogers 2011). In Deutschland werden sie von der gemeinnützigen Beratungsorganisation *PHINEO* empfohlen, um die Wirkung sozialer Projekte zu erhöhen.[4] Auch andere

---

[4] https://www.phineo.org/wer-wir-sind; letztmalig aufgerufen März 2023.

Werkzeuge taugen dazu, Politiken zu planen, komplexe Veränderungsaufgaben zu lösen und über Interventionen systematisch zu berichten. Metz et al. (2022) beispielsweise haben ein **A**cyclic **B**ehavior **C**hange **D**iagramm vorgeschlagen (ABCD), das Annahmen über kausale Verursachungsketten mit Einflussnahmen verknüpft und visualisiert. Das ABCD nutzt andere Begriffe als die gebräuchlicheren Wirkungsmodelle: Verhaltensänderungsprinzipen, Applikationen, Verhaltensabsichten, Determinanten, Leistungsziele und Zielverhalten.

Wirkungsmodelle sollten selbstverständlich eingesetzt werden, um komplexe Interventionen zu konzipieren und zu evaluieren. In einem Wirkungsmodell werden die Elemente einer Intervention logisch über „Wenn-dann-Aussagen" verknüpft. Informiert wird über den Status einer Kommune (Bedarfe, Bedürfnisse, Stärken), über Zielgruppen oder Zielobjekte einer Intervention, über Komponenten und Aktivitäten eines Interventionsprogramms (Inputs), über Produkte, die sich daraus ergeben werden (Outputs), über kurz- und mittelfristige (Outcomes) und langfristige Wirkungen (Impacts), die aus den Produkten folgen, über Indikatoren und wie diese gemessen werden, über Risiken und Kosten und über verbündete Stakeholder. Genannt werden auch Ressourcen, die für eine Intervention zur Verfügung stehen. Ein Wirkungsmodell unterstützt Konzipierung, Planung, Umsetzung und Überwachung von Politiken (Interventionen). *Es* ermöglicht zudem, anschließend an eine Intervention zu rekapitulieren, wie sich „die Geschichte zugetragen hat", die zum Ergebnis (Outcome und Impact) geführt hat. Mit einem Wirkungsmodell wird eine theoriebasierte Evaluation zu einem hilfreichen Werkzeug der Gesundheitsförderung **mit** der Kommune.

Werden die Verknüpfungen zwischen den Komponenten eines Wirkungsmodell nachvollzogen, lautet die Aussage:

> *„Wenn wir bei der gegebenen Lage – den Bedarfen und Stärken unserer Kommune und den Bedürfnissen unserer Bürgerinnen und Bürger – die Ressourcen xyz aufwenden, um den Input „I" zu ermöglichen, dann ergibt sich der erwartete Output „O", aus dem dann kurz- und mittelfristig das erwünschte Outcome „Ou" folgt, das wiederum langfristig den Impact „Im" bewirken wird".*

Nehmen wir beispielsweise das in der Abb. 8.4 angedeutete Problem einer erhöhten Übersterblichkeit infolge von Hitzestress. Unterstellen wir, dass Kommunalpolitikerinnen und -politiker darauf aufmerksam wurden, weil in den vergangenen Jahren unter sommerlichen Hitzebedingungen die Feuerwehr jeweils eine erhöhte Anzahl von Notfalleinsätzen fahren musste und dennoch häufig „zu spät kam" (Status oder Problemlage). Nehmen wir zudem an, der Gemeinderat habe daraufhin die Gründung einer Gemeinde-Koalition initiiert, die sich des Problems annehmen soll. Eine genauere Analyse der Zusammenhänge habe offenbart, dass unter Hitzebedingungen vor allem alleinstehende hochaltrige Menschen verstorben sind, die noch bei relativ guter Gesundheit waren. Die Programmtheorie ist in der Abb. 8.4 angedeutet. In einem Wirkungsmodell würden die Mitglieder einer Gemeindekoalition in etwa folgende Aussagen treffen:

"Wenn wir bei der beobachteten erhöhten Sterblichkeit der alleinlebenden hochaltrigen Bürgerinnen und Bürger freiwillig Helfende finanzieren und einsetzen, die Hausbesuche machen, und wenn wir Getränke organisieren, damit wir die alten Menschen während der Hausbesuche motivieren, viel zu trinken und ihre Wohnung tagsüber zu beschatten, dann erreichen wir mit diesen Maßnahmen ca. 30 % der alleinlebenden Hochaltrigen. Damit wird uns gelingen, 90 % der angesprochenen Bürgerinnen und Bürger vor einem fatalen Ereignis infolge von Hitzestress zu schützen. Das wird Notfalleinsätze reduzieren und der Gemeinde Kosten sparen."

Für die Interventionssteuerung, die Maßnahmenüberwachung (Monitoring) und die Wirkungsfeststellung werden in einem Wirkungsmodell zusätzlich Indikatorvariablen und Messoperationen definiert, die es bereits während der Umsetzung von Maßnahmen und Aktivitäten – und schließlich abschließend – erlauben, festzustellen und zu bewerten, ob die erwünschten Outcomes und Impacts erreicht werden respektive erreicht wurden (siehe Textbox).

Elemente eines Wirkungsmodells

In Wirkungsmodellen bezeichnet der Input alle Ressourcen (personell, finanziell materiell), die aufgewendet und angewendet werden, um Mechanismen zu beeinflussen, die den aktuellen Status einer Kommune bedingen und ihn verändern (z. B. edukative Maßnahmen zur Vermittlung von Gesundheitswissen), wenn auf die Mechanismen eingewirkt wird.

In einigen Modellen wird ein Throughput definiert, der die konkreten Handlungen (Maßnahmen und Aktivitäten) meint, die zwischen Input und Output stehen. In anderen Modellen werden die konkreten Handlungen aber auch den Inputs zugeordnet.

Der Output bezeichnet das Produkt oder das Angebot, das aus dem Input entsteht, und nennt die Mengen, also die Nachfrage nach dem Produkt (z. B. die Anzahl gedruckter Broschüren, die Sachverhalte erklären, oder die Anzahl der Broschüren, die an die Zielgruppe verteilt wurden).

Der Outcome benennt und beziffert die nachweislichen Veränderungen, die aus dem Output resultieren (z. B. Veränderungen von Einstellungen, Motiven, Wissen, Verhalten, Umweltveränderungen).

Als Impact werden die langfristigen und übergeordneten Veränderungen der Kommune bezeichnet, die aus Outcome(s) resultieren (z. B. die Zunahme der ökologischen Resilienz der Kommune oder die Reduktion von Versorgungskosten).

Indikatoren sind Konstrukte, an deren Veränderungen sich messen lässt, ob das Transformationsziel erreicht wurde (z. B. Meinungen als Indikator von Einstellungen oder die Zunahme von Aktivität und sozialer Teilhabe).

Indikatoren sollten messbar abgebildet werden. Dazu werden im Wirkungsmodell Messoperationen definiert, wie und mit was sich die Indikatoren messen lassen (z. B. Fragebogen, Skalen, Beobachtungen).

> In komplexen Kontexten können vielfältige Einflussgrößen den Erfolg von Interventionen gefährden. Einige Risiken davon treten oft auf, sind aber nur von geringem Einfluss; andere treten sehr selten auf, sind dann aber von starkem Einfluss. Die Kombination von Auftretenswahrscheinlichkeit und Fatalitätsstärke wird in Wirkungsmodellen über Szenarien abgebildet.
>
> Personen sind Stakeholder, die in irgendeiner Weise von der Intervention betroffen sein werden.
>
> Personen und Organisationen gelten als Verbündete (z. B. die Mitglieder einer Advocacy- und Gemeindekoalition), die den Interventionserfolg begünstigen.

In komplexen Kontexten können Wirkungen, die zu einem gegebenen Zeitpunkt erzielt wurden, zukünftige Wirkungen (manchmal in unvorhersehbarer Weise) bewirken. In der kommunalen Gesundheitsförderung werden mit Blick auf die sich ergebenden Folgen von Wirkungen im Zeitverlauf Präventionsketten diskutiert. In diesen werden Akteurinnen und Akteure so mit Politiken verknüpft, dass Gesundheitsförderung den Lebensverlauf vom Kleinkind bis zur Berufsausbildung und weiter im Lebensverlauf begleitet.

Präventionsketten beginnen beispielsweise rund um die Geburt, stellen das gesunde Aufwachsen heraus und können auf das gesunde Altern ausgedehnt werden. Präventionsketten können in einem komplexen Wirkungsmodell abgebildet werden. So könnten sie für die Gesundheitsförderung **mit** der Kommune verdeutlichen, dass mit dem Transformationsziel „*ökologische Resilienz*" faire Umwelten geschaffen werden, die allen Bürgerinnen und Bürgern, insbesondere aber vulnerablen Gruppen einer Gemeinde, Möglichkeitsräume eröffnet, damit sie Verwirklichungschancen nutzen können, die im Alternsgang typisch im Zentrum stehen. *Präventionsketten* verankern die ökologische Resilienz dauerhaft in der Kommune, sodass allen Bürgerinnen und Bürgern unabhängig von ihrem Lebensalter, ihrem Geschlecht und ihrem sozialem Status individuelles Gesundheitsverhalten erleichtert wird (Richter-Kornweitz et al. 2017). Eine Präventionskette kann in einem Wirkungsmodell zunächst auf einer abstrakten Ebene abgebildet werden. Mit weiteren Wirkungsmodellen können Interventionen in Lebensverlaufsabschnitten und für zugeordnete Interventions-Outcomes konkretisiert werden.

In Abb. 8.5 haben wir ein abstraktes Wirkungsmodell angedeutet. Die dort angeführten Wirkungen (Outcomes) sind Beispiele. Angedeutet ist der gesamte Lebensverlauf mit den typischen Schwerpunkten in den einzelnen Lebensabschnitten, die sich in den Nationalen Gesundheitszielen finden. Das Produkt (Outputs), das von den Kommunalpolitikerinnen und -politikern geschaffen wird, ist die faire kommunale Umwelt, sind Möglichkeitsräume, die den Bürgerinnen und Bürgern gesundheitliche Verwirklichungschancen eröffnen. Die Räume werden durch das gesundheitsermöglichende Verhalten der politischen und administrativ handelnden Personen geöffnet. Erleichtert oder erschwert werden Handlungen in den Möglichkeitsräumen zusätzlich

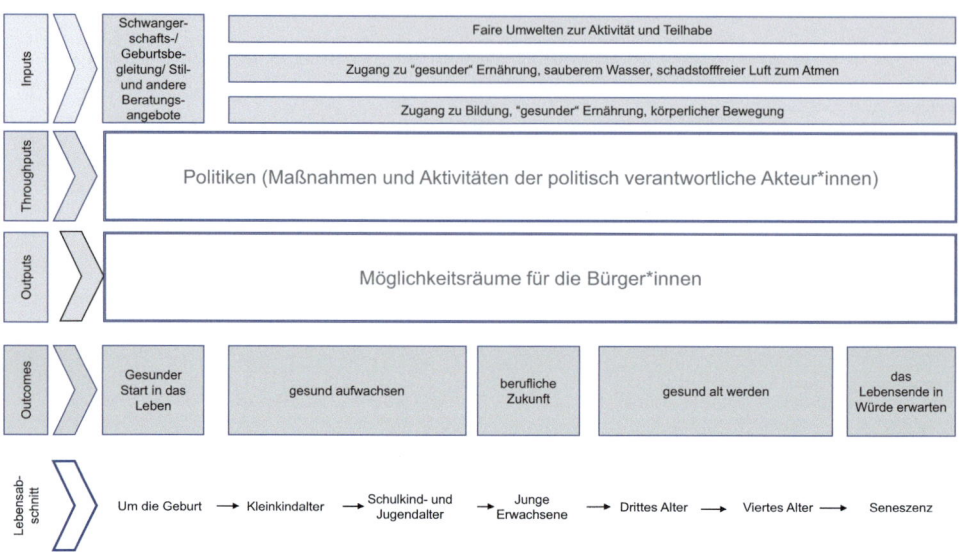

Abb. 8.5 Präventionsketten, exemplarisches Wirkungsmodell

durch das gesundheitsbeeinflussende Verhalten signifikanter Anderer, der Familienmitglieder, der Erzieherinnen und Erzieher im Kindergarten, der Lehrkräfte in der Schule, der Kolleginnen und Kollegen im Betrieb, der Nachbarn etc.

In Tab. 8.2 sind weitere Überlegungen skizziert, die den Einsatzbereich (Zwecke) eines Wirkungsmodells illustrieren.

Für einfache Kontexte mit offensichtlich erkennbaren linearen Ursache-Wirkungs-Beziehungen reicht es, ein Wirkungsmodell auf die programmtheoretischen Annahmen einer logischen Kette von Input, Output, Outcome und Impact zu reduzieren. In komplizierten und komplexen Kontexten bedarf es dagegen einer elaborierten Ausarbeitung der beiden Modellkomponenten der Programmtheorien. Der Plural deutet an, dass in komplexen Kontexten oft mehrere, hierarchisch geordnete Wirkungsmodelle entstehen, weil ein Input einen Outcome nicht nur in der Folge eines Outputs bedingt, sondern ein Output mehrere Outcomes zeitigen kann, die dann wiederum andere Outcomes bedingen können. Outcomes werden dann zu Inputs oder Outputs (zu komplexen Interventionen in der Prävention siehe auch Kuhn und Robert Koch-Institut 2012). Präventionsketten stehen typisch für eine komplexe Wirkungsabfolge.

Trotz der Komplexität, die für die Gesundheitsförderung **mit** der Kommune typisch ist, sind die handelnden Personen gut beraten, Ockhams Rasiermesser zu nutzen, um Programmtheorien zu formulieren. Hinter dem Bild des Rasiermessers steht die Empfehlung, jene theoretische Annahme unter mehreren denkbaren theoretischen Annahmen zu bevorzugen, die mit der geringsten Anzahl an Variablen und Hypothesen auskommt (siehe Textbox).

8.3 Evaluation als partizipatives Werkzeug, das Transformationswissen schafft

Tab. 8.2 Zwecke, Fokusse, Erstellungsreihenfolge und Beteiligte im logischen Modellieren

Zweck	Fokus	Reihenfolge der Erstellung (Start bei …)	Beteiligte
Konzipierung eines Programms	Komplette Wirkungskette	Impact und Outcome	Mitglieder der Gemeindekoalition und Repräsentantinnen und Repräsentanten der Zivilgesellschaft
Evaluation der Wirkung (summative Evaluation)	Outcome und Impact	Impact	Evaluatorin, Evaluator, Auftraggeberin, Auftraggeber, Stakeholder
Evaluation des Prozesses (formative Evaluation)	Input und Output	Input	Evaluatorin, Evaluator, Auftraggeberin, Auftraggeber
Monitoring und Überwachung	Impact	Impact	Führung der Gemeindekoalition, Entscheiderinnen und Entscheider
Kommunikation	Output, Outcome, Impact	Impact oder Input	Entscheiderinnen und Entscheider

> **Ockhams Rasiermesser**
> steht für die Empfehlung, aus einer möglichen Vielfalt an theoretischen Annahmen zu einem komplexen Sachverhalt jene Alternative zu nutzen, die mit der geringsten Anzahl an Variablen und zu überprüfenden Hypothesen auskommt. Das Diktum wird dem Theologen *William Ockham* (1288–1374) zugeschrieben. Es ist auch als Sparsamkeits- oder Parsimony-Prinzip geläufig.

Noch ein Hinweis: Weder die Komplexität noch die Kontextspezifität einer Kommune entbindet in der Gesundheitsförderung **mit** der Kommune davon, komplexe Interventionen vorab zu planen. Vielmehr sollten gerade in komplexen Kontexten Programmtheorien entwickelt und Wirkungsmodelle ausgearbeitet werden, um zu intervenieren. Auch wenn Interventionsbedingungen in komplexen Systemen einzigartig sind und der wirkliche Zusammenhang zwischen Ursachen und Wirkungen erst im Nachhinein erkennbar ist, sollten in der Konzipierung und Planung einer Intervention prüfbare Hypothesen zum Zusammenhang von Ursache und Wirkung formuliert werden. Aus einem Beitrag von Elkeles und Broesskamp-Stone (2015) in den BZgA-Leitbegriffen zum Stichwort „Evidenzbasierte Gesundheitsförderung" könnte auf ein anderes Vorgehen geschlossen werden. Dort steht:

> *„Gesundheitsförderungsmaßnahmen werden idealtypisch erst im Setting bzw. in Lebenswelten entwickelt bzw. werden bekannte Maßnahmen dort adaptiert und mit anderen Maßnahmen bedarfs- und bedürfnisgerecht kombiniert. Abhängige und mögliche unabhängige Variablen sind daher von vornherein nicht bekannt und setting- bzw. kontextspezifisch höchst variant. Gesundheitsförderungsprogramme, die auf Veränderung einer Vielzahl interagierender (sozialer, ökonomischer, ökologischer) Einflussfaktoren bzw. Determinanten der Gesundheit inklusive des Gesundheitshandelns abzielen und/oder die auf die emanzipativen Veränderungspotenziale bei den Beteiligten im Setting setzen, sind kaum in einfachen linearen Ursache-Wirkungs-Zusammenhängen zu beschreiben …"*
> *(Elkeles und Broesskamp-Stone 2015)*

Nichtlinearität, Nichtidentifizierbarkeit von Ursache und Wirkung und Kontextspezifität dürfen nicht als Argument genutzt werden, einer Intervention a priori weder ein Veränderungs- noch ein Handlungsmodell zugrunde zu legen – im Gegenteil. Mit Programmtheorien werden neben den Wirkmechanismen (hypothetischer Zusammenhang von Ursachen und Wirkungen), die im Veränderungsmodell genannt werden, auch die Kontexte (Bedarfe, Stärken und Bedürfnisse der Kommune, personale und materielle Ressourcen, verbündete Stakeholder und potenzielle Risiken) substantiiert, die eine angestrebte Wirkung moderieren und mediieren werden. Spezifische Kontexte erschweren es, Politiken, die in einer Kommune gewirkt haben, auf eine andere Kommune in der Annahme zu transferieren, dass sie auch dort wirken werden. Wie weiter unten mit Hinweis auf eine Überblicksarbeit von Panter et al. (2019) noch gezeigt wird, können unterschiedliche Kontexte bei ansonsten identischen Interventionsinputs gleiche und differente Wirkungen bedingen.

Strukturelle (z. B. materielle Ressourcen) und politische Kontexte (z. B. Grund- und Gestaltungsüberzeugungen der Kommunalpolitikerinnen und -politiker) entscheiden bereits in der Interventionskonzipierung und Maßnahmenplanung darüber, ob kommunal Handelnde prinzipiell bereit sind, Ressourcen zu investieren, damit ein kommunaler Status verändert werden kann. Kontexte entscheiden also maßgeblich mit über das gesundheitsermöglichende Verhalten der Kommunalpolitikerinnen und -politiker. Um ansonsten identische Veränderungen zu erreichen (z. B. die gebaute Umwelt bewegungsförderlich zu gestalten), wird sich von Kommune zu Kommune unterscheiden, ob und was die verantwortlichen Personen und Organisationen bereit sind, an Ressourcen zu investieren. Sie werden ihre Entscheidung für ein Investment u. a. von dem abhängig machen, was aufgrund der Ressourcen aufgewendet werden kann, und von den Gewichtungen, die sie dem Transformationsziel zumessen.

In Kap. 7 haben wir Kontextbedingungen mit Verweis auf Checklisten und Vorlagen wie PieT-T, RE-AIM, TIDieR und CFIR genannt. Wir haben betont, dass komplexe Kontexte sich nicht dazu eignen, Best Practice zu kopieren, weil damit letztlich Kontexte, wenn auch nicht ignoriert, aber doch in ihrer Bedeutung abgewertet werden. Trial and Error ist in der Gesundheitsförderung **mit** der Kommune aber auch keine erstrebenswerte Antwort. Vielmehr sollten Transformationsziele und Politiken,

Tab. 8.3 Kontextkategorien und Beispiele

Kontextkategorie nach Brownson et al. (2022)	Beispiel
Individuum	Bildungsniveau, Alter, Geschlecht, Gesundheitszustand, Einstellungen
Interpersonale Beziehungen	Familiengeschichte, gesundheitsbeeinflussendes Verhalten der signifikanten Anderen, Sozialkapital, Netzwerke, soziale Unterstützung
Organisational	Normen, Werte, Visionen und Missionen, Infrastruktur, Führungsverhalten, Organisationskultur und -klima, Partizipationsmöglichkeiten
Soziokulturell	Soziale Normen, Änderungsbereitschaft, gesundheitliche Chancengleichheit, Zugang zu Ressourcen
Politische und ökonomische Strukturen	Gesellschaftliche Werte, politischer Wille und Prioritäten, Ideologien, institutionelle Werte und Einstellungen, Lobbying, Kosten-und-Nutzen-Abwägungen, Policies

manchmal auch Polity, der Lage angepasst, auf wissenschaftlicher Basis (Evidenz, Alltagswirksamkeit und -tauglichkeit) entworfen, auf ethische Legitimation geprüft, fortlaufend überwacht und evaluiert werden. Das leisten Programmtheorien und Wirkungsmodelle.

Brownson et al. (2022) haben Kontexte als ein Set von einzigartigen Umständen einer Kommune definiert. Das Set macht es erforderlich, Politiken daran zu orientieren. Interventionsrelevante Kontextvariablen listen die Autorinnen und Autoren in fünf Kategorien. Den Kategorien ordnen sie Beispiele zu. Wir nennen in Tab. 8.3 die fünf Kategorien aus der Veröffentlichung von Brownson et al. und fügen Beispiele an.

Mit dem Blick auf Kontexte ergeben sich Verbindungen der theoriebasierten Evaluation zum Ansatz der *realistischen Evaluation,* für den Pawson und Tilley (1997) stehen. Die Autoren argumentieren, dass Outcomes aus dem Zusammenwirken von Änderungsmechanismen und Kontextvariablen entstehen. Als Fragestellung für die Suche nach alltagswirksamen Grundlagen einer Intervention (praxisbasierte Evidenz) formulieren sie: „Was wirkt für wen unter welchen Umständen und in welcher Hinsicht?"

Für die Planung von Interventionen bedeutet das, im vorhandenen wissenschaftlichen Studienmaterial (dem State of the Art) vor allem nach der am besten bewährten *Kontext-Mechanismus-Outcome-Konfiguration* (KMO-Konfiguration) zu suchen und erst dann zu fragen, wie stark eine Intervention gewirkt hat. In der am klinischen Modell orientierten evidenzbasierten Interventionspraxis gilt die Suche dagegen als Erstes den Effektstärken, vor allem jenen aus experimentellen Studien.

Wie variantenreich ansonsten identische Interventionen unter differenten Kontextbedingungen wirken, haben Panter et al. (2019) gezeigt. Die Autorinnen und Autoren haben sich in einer systematischen Überblicksarbeit mit der Frage befasst, ob und wie es gelingt, die körperliche Aktivität von Bürgerinnen und Bürgern zu steigern, wenn die gebaute Umwelt verändert wird. Sie wollten wissen, ob Bürgerinnen und Bürger im Alltag und in der Freizeit häufiger zu Fuß gehen und das Rad nutzen, wenn die gebaute Umwelt sie dazu „einlädt". Jenseits der Antworten, welche konkreten Umbauten der gebauten Umwelt in den Interventionsstudien jeweils gewirkt haben, schälten sich auf der Grundlage von 13 Originalarbeiten, die in das Review integriert werden konnten, variierende KMO-Konfigurationen heraus. In jeder der 13 Originalarbeiten wurde durch die Intervention der Zugang zu Bewegungsräumen erleichtert und Wege miteinander verbunden. Das Sicherheitsgefühl wurde gestärkt und der subjektive Nutzen (Konsequenzerwartung) des Zufußgehens und Radfahrens wurde betont. Im Ergebnis des Reviews zeigten sich aber unterschiedliche Konsequenzen der ansonsten identischen Interventionslogik: (1) identische Outcomes sowohl bei unterstützenden als auch bei hinderlichen Umweltbedingungen, (2) differente Outcomes bei ansonsten gleichen Umweltbedingungen und (3) differente Outcomes je nachdem, ob die Umweltbedingung behinderte oder unterstützte.

Der Ansatz der realistischen Evaluation folgt der erkenntnislogischen Annahme des *wissenschaftlichen Realismus*, den es gleich in zwei Varianten gibt. Naive Realisten nehmen an, dass Phänomene in der Welt unabhängig von Erfahrung objektiv existieren. Wirklichkeit existiert unabhängig von Denken und Beobachten. Programmtheorien sind in diesem Verständnis brauchbare Erklärungen von Strukturen und Prozessen, die in der Wirklichkeit vorzufinden sind. Wird eine Programmtheorie durch Evaluationsstudien bestätigt (hat sie sich also in der Empirie bewährt), dann rechtfertigt das die Auffassung, dass die Theorie die Wirklichkeit so vorhergesagt hat, wie die Wirklichkeit „wahr" ist. So ähnlich argumentiert auch der kritische Realismus. Auch die Vertreterinnen und Vertreter dieser Variante des Realismus postulieren, dass Theorien Aussagen über die Wirklichkeit machen. Sie gehen aber nicht so weit, zu unterstellen, dass die empirische Bewährung einer Theorie begründet, dass die Wirklichkeit so ist, wie in der Theorie angenommen.

Programmtheorien bilden die kommunale Wirklichkeit im Sinne des kritischen Realismus hypothetisch, nicht aber wahrheitsgemäß ab. In komplexen Kontexten lässt sich die Wirklichkeit mit den zur Verfügung stehenden wissenschaftlichen Methoden vermutlich nie vollständig erkennen. Trotz der unvermeidlichen Unsicherheit, was tatsächlich ist, sollten aber plausible und durch wissenschaftliche Befunde gedeckte Annahmen über eine Kommune formuliert werden, bevor in die Kommune eingegriffen wird.

Programmtheorien und Wirkungsmodelle entstehen in einem partizipativen Workshop, gemeinsam mit denen, die entscheiden, den Betroffenen und denen, die evaluieren. Das Vorgehen folgt mehreren Schritten, die von System-, Ziel- und Transformationswissen gespeist werden. Im ersten Schritt werden Fragen zum Ziel der kommunalen Ent-

8.3 Evaluation als partizipatives Werkzeug, das Transformationswissen schafft

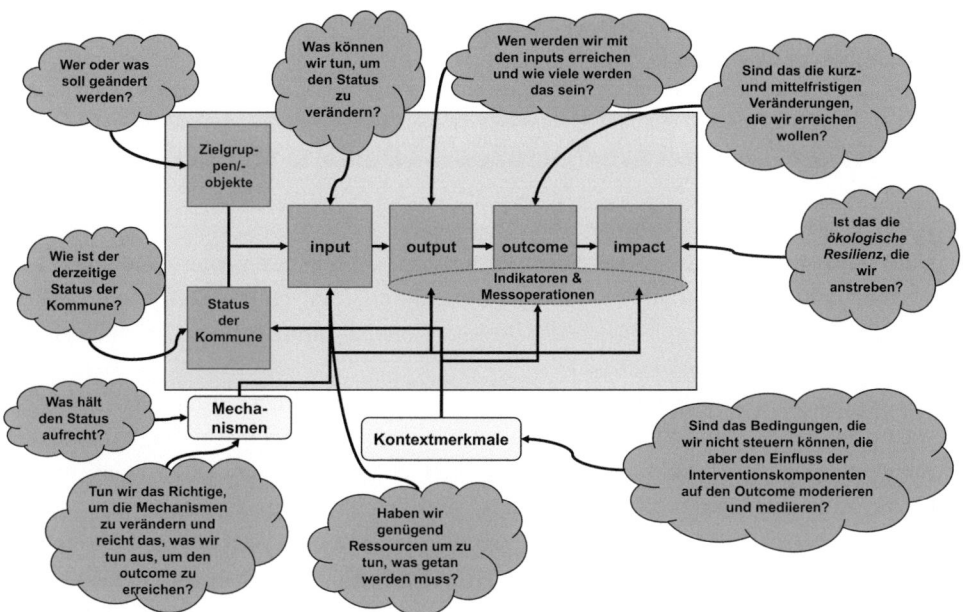

Abb. 8.6 Realist-Evaluation-Programmtheorie und Fragen

wicklung (Outcome und Impact) und zu den Zielgruppen und Zielobjekten beantwortet. Darauf folgen Fragen zu den spezifischen Kontextmerkmalen der Kommune (abgeleitet u. a. aus einem kommunalen Gesundheitsbericht), zu theoretischen Annahmen, die beschreiben, warum ins Auge gefasste Politiken genau die in der Kommune anstehenden kommunalen Entwicklungsaufgaben lösen könnten. Im nächsten Schritt folgt die Ausarbeitung von Hypothesen, in denen die diversen Kontextvariablen verknüpft mit potenziellen Mechanismen zum erwünschten kommunalen Transformationsziel führen werden. Im weiteren Schritt werden die Hypothesen einzeln „durchgespielt". Die potenziellen Outcomes werden detaillierter qualifiziert und quantifiziert. Im letzten Schritt werden die Vorhersagen im Lichte der KMO-Konfigurationen beurteilt. So entsteht eine oder es entstehen mehrere verschachtelte Programmtheorien für eine Kommune, die benennen, welche Interventionskomponente(n) für welche Zielgruppe(n) oder für welche(s) Zielobjekt(e) unter welchen Umständen funktionieren sollte(n).

In Abb. 8.6 haben wir illustriert, welche Fragen sich den Beteiligten im Einzelnen in einem Workshop stellen.

In komplexen Kontexten und für komplexe Interventionen wird es nicht bei nur einem Wirkungsmodell auf der Basis einer *Programmtheorie* bleiben können, um die Intervention und die Evaluation zu leiten. Vielmehr werden mehrere (Sub-)Theorien und Wirkungsmodelle entstehen. Der Aufwand ist hoch, aber angemessen, weil es um die Intervention in ein soziales Gefüge geht, für das knappe Ressourcen investiert werden müssen. „Durchwursteln" und *T*rial and Error verstoßen gegen die Forderung nach wissenschaftlich fundiertem und ethisch legitimiertem Vorgehen in der Gesundheitsförderung **mit** der Kommune.

8.3.2 CIPP-Modell der Arbeitsgruppe um Daniel L. Stufflebeam

Daniel L. Stufflebeams Arbeitsgruppe hat einen Evaluationsansatz vorgeschlagen, der ebenfalls den Kontext in den Blick nimmt und weitere Elemente, denen sich eine Evaluation zuwendet, entlang von Projektabschnitten reiht (z. B. Stufflebeam 2002). Die Autorinnen und Autoren haben den Ansatz **C**ontext-**I**nput-**P**rocess-**P**roduct-Modell getauft oder kurz *CIPP-Evaluation*.

Im Evaluationselement Context wird das Umfeld der Intervention und der Zielgruppe analysiert. Als Kontexte können zum einen die Ergebnisse des kommunalen Gesundheitsberichts (Bedarfe, Bedürfnisse und Stärken) gelten, aber auch weitere Charakteristika der Kommune, die deren Besonderheit im Vergleich zu anderen Kommunen hervorheben (z. B. eine herausgehobene geografische Lage, eine besondere politische Konstellation) und die als Barriere oder als motivierendes, erleichterndes Momentum Politiken und Wirkungen potenziell beeinflussen können. Im Element Input wird gefragt, welche Ressourcen und Mittel für die Intervention aufgewendet werden müssen und welche Maßnahmen und Aktivitäten Politiken konkret enthalten oder enthalten haben. Zum Element Prozess wird gefragt, wer welche Aktivitäten wann und wie applizieren wird und appliziert hat. Das Element Produkt beschreibt den Outcome und die Nebenwirkungen, die durch Politiken provoziert werden und wurden.

Eine CIPP-Evaluation begleitet die Planung und Umsetzung von Politiken, statt nur retrospektiv das dadurch verursachte Ergebnis (Outcomes und Impact) festzustellen. Daten zum Prozesselement werden beispielsweise genutzt, um die Kommunalpolitikerinnen und -politiker und die weiteren handelnden Personen während der Umsetzung zu informieren, ob der Stand der Umsetzung erwarten lässt, dass das Transformationsziel erreicht wird. Die CIPP-Evaluation ist damit auch ein Instrument der Fidelitätsanalyse (Interventionstreue). Darunter wird in der Implementierungsforschung zum einen die Genauigkeit verstanden, mit der Politiken tatsächlich wie geplant realisiert werden. Zum anderen wird unter Fidelität das Ausmaß verstanden, in dem die Beteiligten in der Lage sind, ein vorgegebenes Konzept und die dazu entworfenen Politiken wie geplant umzusetzen.

Die CIPP-Evaluation unterstützt also die Konzipierung und Planung einer kommunalen Gesundheitsförderung vor allem mit den beiden Elementen Kontext und Prozess. Auch dieser Evaluationsansatz, stellt nicht erst am Ende einer Intervention fest, was gelungen und was misslungen ist, o evaluiert also nicht nur summativ, sondern begleitet den Konstruktions- und Planungsprozess von Programmen, Maßnahmen und Aktivitäten der Gesundheitsförderung **mit** der Kommune. CIPP evaluiert demnach formativ und summativ. Die Gruppe um *Daniel L. Stufflebeam* hat zur Unterstützung der Evaluationspraxis Checklisten entwickelt, die durch einen Evaluationsprozess führen.[5]

Drei Aspekte sind für die Theoriebasierte Evaluation und die CIPP-Evaluation noch einmal hervorzuheben: (1) Beide Evaluationsansätze begleiten die Konzeption, operative Planung und Umsetzung von Politiken. (2) Evaluation unterstützt den Prozess der Gesundheitsförderung **mit** der Kommune mit fachlicher und methodischer Expertise Die Evaluatorin oder der Evaluator ist (quasi) als Policy Broker bereits in frühe Stadien des politischen Prozesses einbezogen. (3) Stakeholder und Zielgruppen sind an der Konzeptentwicklung, der Umsetzung und der Evaluation beteiligt.

8.3.3 Empowerment Evaluation nach David Fetterman und Abraham Wandersman

Das partizipative Vorgehen wird in der *Empowerment Evaluation* (EE) von Fetterman und Wandersman (2005) zum Kern des evaluativen Vorgehens. *EE* will Kommunalpolitikerinnen und -politiker als auch Verwaltungsmitarbeitende befähigen, ihre Ziele zu erreichen. Also tritt die Evaluatorin oder der Evaluator hier nicht nur als sachverständige Person (Policy Broker), sondern auch als Coach und Methodenexpertin oder -experte auf, der sich befähigend einmischt, Politiken motiviert, die Umsetzung begleitet und die Ergebnisse gemeinsam mit den Beteiligten bewertet.

Gegen die umfassende Rolle, die der Evaluatorin oder dem Evaluator damit zugeschrieben wird, wurden Argumente angeführt. Ein gravierender Vorwurf lautete, dass die Evaluatorin oder der Evaluator ihre oder seine Neutralität aufgebe, wenn sie oder er Entscheidungen über Programme, Maßnahmen und Aktivitäten beeinflusse. Damit sei sie oder er in ihrem oder seinem Urteil befangen und also nicht mehr in der Lage, Prozesse und Ergebnisse frei von eigenen Vorannahmen zu beurteilen. Das Argument ist nicht ohne Weiteres zu entkräften.

Der Vorwurf der Befangenheit und politischen Einflussnahme, wo doch Wissenschaft sich idealerweise neutral verhalten sollte, betrifft letztlich sämtliche transformativen Forschungsdesigns und -methoden (Strohschneider 2014; Grunwald 2015). Partizipative Evaluationsansätze treten aber nun gerade mit einem emanzipatorischen Anspruch an, der von keiner externen Evaluation einzulösen wäre, und ist daher – wie Horowitz et al. (2009), auf die Translationsforschung bezugnehmend, formuliert haben,

> „… the ultimate form of translational research … moving discoveries bi-directionally from bench to bedside to ‚el barrio' (the community) to organizations and policy makers".

---
[5] https://wmich.edu/sites/default/files/attachments/u350/2014/cippchecklist_mar07.pdf; letztmalig aufgerufen März 2023.

Damit die Entwicklung nicht fehleranfällig gerät, sodass letztlich jedes politische Vorgehen und jedes Ergebnis als „Erfolg" deklariert wird, schlagen Fetterman und Wandersman (2005) vor, sich an zehn Prinzipien zu orientieren, die wir hier auf die Gesundheitsförderung **mit** der Kommune beziehen:

(1) Die Entwicklung der Kommune zu einer fairen Lebenswelt anstreben
(2) Politiken (Programme, Maßnahmen, Aktivitäten) als gemeinschaftliches Wirken begreifen
(3) Inklusion und Partizipation aller Stakeholder und Betroffenen motivieren
(4) Demokratische Entscheidungsregeln festlegen
(5) Ökologische Resilienz als Transformationsziel definieren
(6) Lokales Wissen respektieren und wertschätzen
(7) Über Politiken wissenschaftlich fundiert entscheiden
(8) Kommunale Kapazitäten bilden und stärken (Empowerment)
(9) Organisationales Lernen motivieren
(10) Wirkungsnachweise einfordern (performance accountability).

Die Empowerment Evaluation nutzt das Planungswerkzeug Getting to Outcomes (GTO) (Wandersman et al. 2016). Das Werkzeug betont vor allem den Wirkungs- oder Leistungsnachweis (performance accountability) von Politiken. Der Nachweis wird über Antworten auf drei einfache Fragen geführt: (1) „Wie viel wurde investiert (Ressourcen, Zeit)?", (2) „Wie gut wurde das getan?" und (3) „Geht es den Bürgerinnen und Bürgern in der Gemeinde besser als vor der Umsetzung der Politiken?"

In GTO entwickelt sich die Konstruktion und Planung komplexer Politiken, mit denen eine Kommune ökologisch resilient gestaltet werden soll, anhand von Fragen, die von politischen Entscheiderinn und Entscheidern, Vertreterinnen und Vertretern der Verwaltung und der Zivilgesellschaft gemeinsam beantwortet werden. Die Fragen definieren einzelne Planungsabschnitte des Evaluaionsprozesses (siehe Tab. 8.4).

Der Begriff Empowerment, der der EE den Namen gibt, stammt ursprünglich aus der Gemeindepsychologie und wurde durch eine Veröffentlichung von Rappaport (1981) prominent. In der Gesundheitsförderung **mit** der Gemeinde ist Empowerment ein Vorgehen, das die Selbstverantwortung und Mündigkeit der politischen Entscheiderinnen und Entscheider und der Bürgerinnen und Bürger adressiert. In der EE befähigt die Evaluatorin oder der Evaluator die Handelnden, das auf der Agenda der Kommune stehende soziale Problem selbständig zu lösen. Das Ziel der Selbstbe- und -ermächtigung findet sich mit anderen Begriffen auch in anderen theoretischen Zugängen und Ansätzen, wie etwa in der *p*ositiven Psychologie, im Fähigkeitenansatz der politischen Philosophie oder in der Salutogenese.

Tab. 8.4 Getting to Outcomes sensu Wandersman et al. (2016)

Position	Evaluationsphase	Frage
01	Bedarfs- und Ressourceneinschätzung	Welche Bedarfe sind in der Gemeinde vorhanden? Welche Ressourcen stehen zur Verfügung, um auf die Bedarfe zu antworten?
02	Zielsetzung	Was soll sich in der Gemeinde verändert haben (Transformationsziel)? Welche Zielgruppen/-objekte stehen im Zentrum von Programmen, Maßnahmen und Aktivitäten? Welche Outcomes sind wünschenswert?
03	Forschung und „Best Practice"	In welchem Umfang basierten geplante Politiken auf dem bestverfügbaren wissenschaftlichen Wissen und auf bestbewährter Vorgehensweise?
04	Kulturelle Kompetenz und Zusammenarbeit	Wie passen geplante Politiken zur Kultur und zu vorhandenen Politiken in der Kommune?
05	Kapazitätsaufbau	Welche Kapazitäten müssen aufgebaut werden, um eine qualitativ hochwertige kommunale Gesundheitsförderung zu implementieren?
06	Umsetzungsplanung	Wie und von wem werden Politiken im Detail umgesetzt?
07	Prozessevaluation	Mit welchen Methoden soll die Qualität des Umsetzungsprozesses beurteilt werden?
08	Outcome- und Impact-Evaluation	Haben die Politiken so gewirkt wie erwartet und wie „gut" haben sie kurz-, mittel- (Outcome) und langfristig (Impact) gewirkt?
09	Kontinuierliche Verbesserung	Auf welche Weise werden Qualitätssicherungsstrategien in die kommunale Gesundheitsförderung einbezogen?
10	Dauerhaftigkeit und Institutionalisierung	Sofern die Inhalte der Politiken oder einzelne ihrer Komponenten zu den erwünschten Outcomes geführt haben, wie wird sichergestellt, dass die Wirkungen auch zukünftig fortbestehen?

8.3.4 Developmental Evaluation nach Michael Quinn Patton

Ist die Evaluatorin oder der Evaluator in der Empowerment Evaluation noch in der Rolle der Befähigerin oder des Befähigers, dann wird sie oder er in der Developmental Evaluation (DE) vollends zur oder zum Mitgestaltenden. Die *DE* geht auf eine Veröffentlichung von Patton (2014) zurück. Sein Vorschlag ist ebenso wie die drei bereits erläuterten dem Ansatz der *nutzenorientierten Evaluation* zugeordnet. Auch in der DE konzentrieren sich Evaluatorinnen und Evaluatoren auf den Nutzen (ökonomisch und individuell), den Politiken für jene haben, die sie konzipieren und implementieren, und für jene, die von den Programmen, Maßnahmen und Aktivitäten betroffen sind.

Was als Nutzen einer Intervention in einer Kommune konkret zu gelten hat, wird in der DE zu Beginn kooperativ festgelegt. Das Personal der Evaluation arbeitet eng mit den kommunalen Entscheiderinnen und Entscheidern, etwa in einer Gemeindekoalition, zusammen. In der Developmental Evaluation werden Politiken in enger Zusammenarbeit von Evaluationsteam und Mitgliedern der Koalition bereits in der Planungsphase an die Interessen der Bürgerinnen und Bürger angepasst, in der Umsetzung begleitet und fortlaufend weiterentwickelt.

Für *Patton* ist die DE eine Möglichkeit, um komplexe, mindestens aber komplizierte Kontexte sachgerecht zu bearbeiten. Die DE eignet sich für die Suche nach innovativen und radikalen Antworten auf die Herausforderungen komplexer oder verzwickter Probleme und angesichts drohender Krisen. Sie unterstützt die Konzipierung komplexer Interventionen, damit Kommunalpolitikerinnen und -politiker eine Kommune gemeinsam mit den Bürgerinnen und Bürgern ökologisch resilient gestalten können.

Während formative und summative Evaluationen von festgelegten Zielen und dorthin führenden Prozessen ausgehen, ist in der DE „alles im Fluss", unterliegt der Dynamik der Kontextbedingungen. Verändern sich Kontexte, verändern sich auch Ziele und Prozesse. Typisch für komplexe Kontexte gilt die gemeinsame Suche von Evaluatorin und Evaluator und kommunalen Akteurinnen und Akteuren emergenten Lösungen.

Patton hat fünf Anwendungsbereiche der DE vorgeschlagen, die wir erneut auf die Gesundheitsförderung **mit** der Kommune beziehen:

(1) Die Entwicklung von innovativen Konzepten und passenden Politiken, die auf andere Kommunen mit ihren komplexen Kontexten potenziell transferierbar sein könnten (z. B. das Konzept der ökologisch resilienten, klimaresilienten oder bewegungsförderlichen Kommune etc.)
(2) Begleitung der kommunalen Entwicklung, die einem innovativen Konzept und passenden Politiken folgt
(3) Transfer von Prinzipien der Gesundheitsförderung auf konkrete Kommunen (z. B. HiaP, HiaG)
(4) Fachliche Unterstützung bei der Entwicklung der Kommune zur ökologischen Resilienz
(5) Grundlegende Neuausrichtung und Veränderung der kommunalen Politikfelder, der Politiken und ggf. auch der kommunalen Strukturen (Polity).

Die DE ist Teil einer kontinuierlichen kommunalen Entwicklung. Sie optimiert Politiken und Polity *si* und liefert so nicht nur Daten, um Entscheidungen zu optimieren, wie es traditionelle Evaluationsansätze tun.

Mit den Mitgliedern einer *Gemeindekoalition* beispielsweise und unter Beteiligung der Bürgerinnen und Bürger werden innovative Lösungsansätze für soziale Probleme konzipiert und fortlaufend optimiert (Gutknecht-Gmeiner 2016). In der DE ist die Evaluatorin oder der Evaluator Mitglied der Gemeindekoalition, leitet die Entwicklung mit analytischem Denken und auf der Grundlage von System-, Ziel- und Transformationswissen an. Rationales Entscheiden wird durch qualitative und/oder quantitative Daten parallel zur Entwicklung von Politiken unterstützt und nicht erst anschließend an eine Intervention korrigiert. War die Rolle in der theoriebasierten Evaluation die der Expertin oder des Experten und in der EE die der oder des Betreuenden (Coach), so definiert *Patton* sie in der DE als evolutiv.

Die DE und der Realistic-Evaluation-Ansatz von Pawson und Tilley (1997) befinden sich nach *Patton* konzeptuell und operational zwischen einem traditionellen Evaluationsansatz, mit dem Wirkung festgestellt (summative Evaluation) und Politiken optimiert werden (formative Evaluation), und partizipativen Ansätzen wie der *EE*. Die Logik der Planung erhält in der DE einen anderen Anstrich als in den anderen Ansätzen. Sie verläuft nicht entlang der typischen „Plan–Do–Check–Act-Logik", sondern „nichtlinear". Behandelt wird, was gerade dringlich auf der Agenda steht.

Wie das aussehen kann, hat *Dave Snowden*, gemeinsam mit anderen Autorinnen und Autoren, für die *EU-Kommission* konzipiert, um in komplexen und chaotischen Kontexten Lösungen zu entwickeln (European Commission. Joint Research Centre 2021). Die Handlungslogik lautet dort assess – adapt – aporetic turn – exapt – transcend. In einem vereinfachten Zugang folgt daraus ein Vorgehen für die Gesundheitsförderung **mit** der Kommune, das in Tab. 8.5 gezeigt ist.

8.4 Nutzenorientierte Evaluation in ihrer Funktion im politischen Prozess

Für die Praxis der Gesundheitsförderung **mit** der Kommune ist – über die Forderung evidenzbasierter Praxis hinaus – die Suche nach praxisbasierter Evidenz bedeutsam. Dazu benötigen die Handelnden neben Erkenntnissen aus Studien mit hoher interner Validität Erkenntnisse aus Evaluationen, die zum einen die Komplexität einer Kommune ökologisch valide abbilden können und zum anderen bereits in der Konzipierung von Politiken partizipativ vorgehen.

Wie gerade dargelegt, werden nutzenfokussierte und partizipative Evaluationskonzepte diesem Anspruch gerecht. Patton und Campbell-Patton (2022) haben als Prinzip solcher Konzepte formuliert, Evaluation müsse den Nutzerinnen und Nutzern helfen, ihre Transformationsziele „besser" umzusetzen. Dazu sollte bereits der kommunale Entscheidungsprozess begleitet werden. Kommunalpolitikerinnen und -politiker sollten befähigt werden, sachgerecht zu entscheiden, damit Politiken und Polity den Transformationszielen der Kommune genügen, die von den politischen Akteurinnen und Akteuren und den Bürgerinnen und Bürgern definiert wurden.

Die vier vorgestellten Konzepte des nutzenfokussierten Evaluationsansatzes sind mit ihren Besonderheiten noch einmal in Tab. 8.6 zusammengefasst.

Die vier Ansätze betonen das partizipative Vorgehen und machen Mitglieder eines Evaluationsteams zu Beteiligten in Entscheidungen über Politiken und Polity. In der EE und der DE ist die inhaltliche Beteiligung am stärksten, während sich ein Evaluationsteam in den beiden anderen Konzepten noch am ehesten auf eine (neutrale) Position als Sachverständige oder Sachverständiger in Methoden- und Theoriefragen zurückziehen

Tab. 8.5 Auszug aus dem Umgang mit komplexen und chaotischen Kontexten, angelehnt an European Commission. Joint Research Centre (2021)

Schritte				
Beurteilen (assess)	Anpassen (adapt)	Aporie auflösen (aporetic turn)	Zweckentfremden (exapt)	Überschreiten (transcend)
• Die Lage der Kommune vor dem Hintergrund der großen gesellschaftlichen Herausforderungen beurteilen • Sich in der Analyse aller möglichen Politiken auf eine Auswahl beschränken • Zu dieser Auswahl Daten sammeln, um fundierte Entscheidungen treffen zu können • Die Daten beurteilen und alle Beteiligten um Beurteilung der Lage bitten	• Sich auf den Kern der konkreten Herausforderung(en) für die Kommune beschränken (nicht die „Welt zum Gegenstand machen") • Detailgenauigkeit zugunsten von praktikablen Entscheidungen reduzieren • Spezialisierte Expertinnen- und Expertenteams bilden • Aufgaben delegieren	• Herausforderungen ohne Rücksicht auf ihre Lösbarkeit durchdenken und vermeintliche Widersprüche auflösen (z. B. Klima vs. Wirtschaft) • Veränderungsabsichten und -agentinnen/-agenten identifizieren • Implizite und explizite Risiken von Veränderungen aufspüren • Gelegenheitsfenster suchen, die Lösungen ermöglichen	• Bisherige Zwecke neu auf die definierten Veränderungsabsichten ausrichten • Radikale Innovationen denken	• Den aktuellen Entwicklungsstand der Kommune überwinden • Konzertiert voranschreiten, steuern und kontrollieren • Systemisches Lernen ritualisieren

kann. Wegen des partizipativen Vorgehens sind die vier Konzepte ressourcen- und zeitaufwendig.

Wir haben das achte Kapitel mit einer Klage über den Übersetzungsverlust begonnen, der stattfindet, wenn wissenschaftliche Evidenz in die Praxis der Gesundheitsförderung transferiert werden soll. Brownson et al. (2022) haben 15 Empfehlungen gegeben, um die Theorie-Interventions-Lücke zu schließen. Wir beziehen die 15 Empfehlungen auf die Evaluation und greifen im Folgenden nur jene heraus, die das Augenmerk auf die Entscheidung für das gesundheitsermöglichende Verhalten und die Umsetzung alltagswirksamer und -tauglicher Politiken lenken, die zur ökologischen Resilienz führen sollen.

Brownson et al. plädieren demnach (1) für ein Primat der Fragestellung, statt des Designs und der Methoden. Forschungsdesign und -methoden für den Nach-

Tab. 8.6 Überblick nutzenorientierter Evaluationskonzepte für die Gesundheitsförderung mit der Kommune

Evaluationsansatz	Gegenstand	Absicht	Rolle der/s Evaluator*in
Theoriebasierte Evaluation	Einfache und komplizierte Interventionskontexte, in denen ein linearer Zusammenhang von Input zu Outcome über den Output unterstellt wird	Erstellen und Prüfen einer Programmtheorie und – kombiniert mit der Realist Evaluation – Kontextualisierung von Interventionen, um das Transformationswissen zu mehren	Theorie- und Methodenexpert*in
CIPP-Modell	Komplizierte und komplexe Interventionskontexte	Anleiten des Evaluationsprozesses entlang des zeitlichen Ablaufs von Interventionen	Methodenexpert*in
Empowerment Evaluation (EE)	Soziale Kontexte und Emanzipation	Befähigen der Akteurinnen und Akteure, kommunale Herausforderungen bestmöglich zu lösen	Coach und Expert*in
Developmental Evaluation (DE)	Komplexe Kontexte mit der Suche nach innovativen Lösungen	Entwicklung von innovativen Antworten auf komplexe Herausforderungen	Entwickler*in, Expert*in

weis von Evidenz (RCT) sind andere als jene für den Nachweis von Alltagswirksamkeit und -tauglichkeit (naturalistische und partizipative Designs und Methoden). (2) Sie plädieren dafür, Forschung – stärker als bislang – am Nachweis der praxisbasierten Evidenz auszurichten und damit „Laien" (Kommunalpolitikerinnen und -politiker, Stakeholder) in den Forschungsprozess zu integrieren. Sie regen (3) an, den Übersetzungsprozess zu beschleunigen, damit das vorhandene Wissen schneller in die Praxis der kommunalen Gesundheitsförderung gelangt und Entscheidungen der Kommunalpolitikerinnen und -politiker wissenschaftlich fundiert werden. Dazu taugen (neben anderen) Rapid Reviews, Scoping Reviews und andere Typen von Übersichtsarbeiten, die den Kern der vorhandenen Erkenntnisse herausarbeiten, aber auf methodische Details verzichten. Sie raten (4) dazu, potenzielle Verzerrungen zu benennen, die Studienergebnisse aufweisen, die in spezifischen Kontexten ermittelt werden. (5) Sie empfehlen eine detaillierte Dokumentation der Kontexte. Eine Orientierung an den weiter oben genannten Checklisten und Systematiken wie RE-AIM etc. oder den Kategorien in Tab. 8.3 ist dazu nützlich. (6) Sie regen an, PRECIS-2 (siehe Textbox) oder andere pragmatische Werkzeuge der Datenerhebung zu nutzen. (7) Evaluationen sollten sich zudem auf den Policy Cycle und dort insbesondere auf die Entscheidung über und die Umsetzung von Politiken konzentrieren. Die Autorinnen und Autoren regen schließlich (8) an, dass Evaluationen in der Gesundheitsförderung **mit** der Kommune Theorien und Konzepte verschiedener Wissenschaftsdisziplinen (z. B. Stadt- und Raumplanung, Gesundheitspsychologie etc.) in ihre Erklärungsmodelle und Strategien einbeziehen.

> **PRECIS-2**
>
> Das Pragmatic-Explanatory Continuum Indicator Summary (PRECIS; überarbeitet 2015 als PRECIS-2) ist ein Rahmen, der in der Evaluation von gesundheitsförderlichen Interventionen den Blick auf wesentliche Faktoren lenkt und damit den pragmatischen Charakter einer Evaluation betont (Loudon et al. 2015). In der realen Umwelt einer Kommune sind Evaluationen darauf ausgelegt, die Alltagswirksamkeit und -tauglichkeit von Politiken nachzuweisen. Die Frage lautet: „Wirken die Politiken unter den Alltagsbedingungen der Kommune?" Die einzelnen Kriterien, zu denen eine Evaluation Aussagen treffen sollte, werden in einem Rad abgebildet (siehe Abbildung). Die Graduierung der Kriterien nutzt für jedes Kriterium fünf Stufen. Im Kriterium „Setting" bedeutet die Stufe „1" beispielsweise einen „hoch spezifischen Kontext" und die Stufe „5" eine „typische Konstellation von Kontextbedingungen". Im Kriterium „Flexibilität: Nachhaltigkeit" bedeutet die Stufe „1" „gesonderte Maßnahmen" (z. B. finanzielle Anreize), um Adressatinnen und Adressaten zu binden (z. B. motivationale Anreize) und „5" „keine gesonderten Maßnahmen".
>
>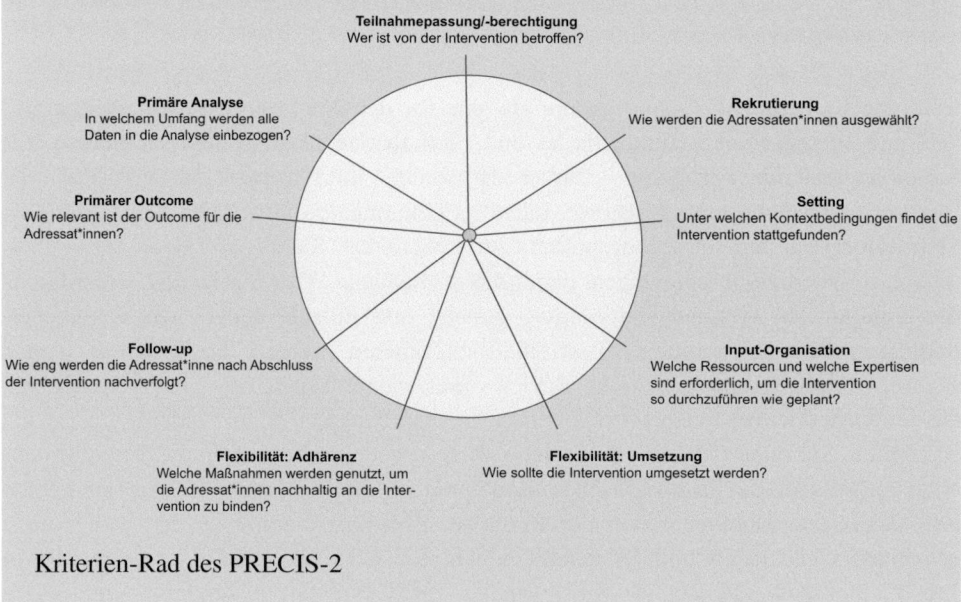
>
> Kriterien-Rad des PRECIS-2

Auffällige Phänomene und vulnerable Gruppen in der Lebenswelt Kommune

9

Zusammenfassung

Offenbar – wiederholt durch Studien bestätigt – gelingt es selbst Gesellschaften mit einer soliden ökonomischen Ausstattung, einem ausreichend finanzierten Sozialsystem und einem funktionierenden Gesundheitssystem nicht, allen Bürgerinnen und Bürgern einen „sozial gerechten" Zugang zur Gesundheitsversorgung und zu gesundheitsfördernden Angeboten zu ermöglichen. Sowohl die Gesundheitsversorgung als auch die -förderung weisen einen Sozialgradienten auf. Den Bürgerinnen und Bürgern wird abhängig von ihrer Zugehörigkeit zur Sozialschicht, ihrem Bildungsabschluss und ihrem Berufsstatus oder anderen Merkmalen (z. B. Alter, Behinderung) erschwert oder es wird ihnen erleichtert, Chancen auf Verwirklichung ihres gesunden Aufwachsens und gesunden Alterns wahrzunehmen. Die gesundheitliche Chancengleichheit vulnerabler Gruppen bedarf der gesonderten Aufmerksamkeit des gesundheitsermöglichenden Verhaltens in der Gesundheitsförderung *mit* der Kommune. Kommunalpolitikerinnen und -politiker als auch Verwaltungsmitarbeitende sollten vor allem Kindern und Jugendlichen, alten, beeinträchtigten und geflüchteten Menschen Aufmerksamkeit widmen, um diesen Möglichkeitsräume zu öffnen, die sie für ihre gesundheitlichen Verwirklichungschancen benötigen. Auch Menschen mit Behinderung, Wohnungslose, informell Pflegende sind gesundheitlich vulnerabel, in ihren gesundheitlichen Chancen also (häufig) eingeschränkt.

9.1 Eine Aufgabe kommunaler Gesundheitsförderung: gesundheitliche Chancengleichheit herstellen

In einer Gemeinde haben nicht alle Bürgerinnen und Bürger die gleichen Chancen, gesund aufzuwachsen und gesund zu altern. Nicht alle Bürgerinnen und Bürger können gleichermaßen am sozialen Leben teilhaben und ihre Lebensziele verwirklichen. Der Unterschied in der Gesundheit der einzelnen Sozialgruppen oder der *Sozialgradient* ist in der empirischen Gesundheitsforschung hinlänglich gut belegt, beschrieben und wird immer wieder auch als inakzeptabler Zustand beklagt (z. B. Schneidewind und Singer-Borodowski 2014).

Nationale und internationale Kooperationen arbeiten daran, die vorhandenen Ungerechtigkeiten und Ungleichheiten zu beseitigen.[1] Auch für die Gesundheitsförderung *mit* der Kommune stellt sich die Aufgabe, die gesundheitliche Chancengleichheit aller Bürgerinnen und Bürger zu verwirklichen.

Eine umfassende Auseinandersetzung mit dem Sozialgradienten findet sich bereits 2010 im Marmot-Review (Marmot 2010). Gesundheitliche Ungleichheiten bestehen in Deutschland nach wie vor. Wer arm ist, wenig gebildet, arbeitslos ist und/oder einem Beruf nachgeht, der in der Sozialhierarchie nur wenig Ansehen genießt, wer aus wirtschaftlich schwachen Auslandsregionen oder autoritären Staaten zugewandert oder geflüchtet ist, dessen Risiko, zu erkranken und vorzeitig zu versterben, ist höher als das der Gebildeten, Vermögenden und sozial geachteten Bürgerinnen und Bürger. Wer von den sozial Benachteiligten erkrankt, der ist nicht einfach nur selbst schuld, weil er sich riskant verhalten hat, der hatte vielmehr von Anfang an geringere Chancen, sich gesund zu verhalten.

Will man die Gerechtigkeitslücke schließen, sollte man da nicht die benachteiligten Gruppen mit passgenauen Interventionen adressieren, die Zielvorgaben (Outcomes) „niedriger" ansetzen? Müssten nicht jene, die wenig haben, mit ein wenig mehr schon zufrieden sein? Ein spezifisches Ziel der Gesundheitsförderung könnte dann beispielsweise für Menschen in Grundsicherung, ein anderes für Geflüchtete, wieder ein anderes für Arbeitslose definiert werden. Schnell wird klar, dass diese partikularistische Strategie zu einer Fülle von unterschiedlichen Politiken führen müsste und – abgesehen von der generellen Auffassung, ob Ziele gleichermaßen für alle gelten (Universalismus) oder für spezifische Gruppen spezifische Ziele formuliert werden sollten (Partikularismus) – die Ressourcen einer Kommune überforderten.

Statt einer partikularen Strategie wird als Antwort auf die gesundheitliche Ungleichheit empfohlen, dem *proportionalen Universalismus* zu folgen. Das philosophisch-politische Gedankengebäude des Universalismus folgt der Auffassung, dass das Allgemeine dem Besonderen übergeordnet ist. Ziele und Politiken, die zu Zielen führen,

---

[1] www.gesundheitliche-chancengleichheit.de und www.health-inequalities.eu; letztmalig aufgerufen März 2023.

gelten für alle Gruppierungen gleichermaßen. Im Gedankengebäude des Partikularismus beanspruchen dagegen einzelne Gruppen spezifische Ziele. Sie versuchen dann auch jene Ziele durchzusetzen (pressure groups), die ihren Interessen am ehesten entsprechen.

Für die Gesundheitsförderung *mit* der Kommune folgt aus der universalistischen Position, dass Gesundheitsnormen und Verhaltensregeln für alle Bürgerinnen und Bürger gleichermaßen gelten und Zugangsrechte auch von allen Bürgerinnen und Bürgern gleichermaßen beansprucht werden können. Gesundheitsfördernde Politiken, Programme und Maßnahmen wenden sich dann an alle Bürgerinnen und Bürger, statt gesonderte Angebote für spezifische Interessengruppen zu definieren. Gesundheitspolitik ist in diesem Verständnis gemeinwohlorientiert. Das bedeutet aber nicht, eine für alle gültige Idee des Wohlbefindens a priori festzulegen (siehe zur Erörterung dieses Sachverhalts Buchstein 2011).

Das Attribut proportional charakterisiert das universalistische Vorgehen näher. Mit dem Attribut soll betont werden, dass sich Angebote der Prävention und Gesundheitsförderung und die damit angestrebten Ziele nicht gruppenspezifisch unterscheiden dürfen, dass sich aber die Angebote in ihrer Gestaltung und Zugänglichkeit am Grad der Benachteiligung vulnerabler Bevölkerungsgruppen ausrichten sollten (Carey et al. 2015).

Die Idee des proportionalen Universalismus lässt sich so organisieren, dass Politiken für benachteiligte Gruppen, die Möglichkeitsräume für gesundheitliche Verwirklichungschancen öffnen sollen, mit zusätzlichen Ressourcen ausgestattet werden. Den Mitgliedern begünstigter Sozialgruppen werden diese Ressourcen dagegen nicht gewährt. Die Befunde zum Sozialgradienten belegen, dass Mitglieder sozial benachteiligter Gruppen es nicht aus eigener Initiative und aus eigener Kraft schaffen, Hindernisse zu überwinden, um ihre Verwirklichungschancen zu nutzen – nicht, weil es ihnen an Willen mangelt, sondern – und vor allem – weil Hindernisse für Mitglieder vulnerabler Gruppe höher aufgebaut sind als jene für Mitglieder begünstigter Gruppen. Politiken, die sich an den spezifischen Bedarfen der benachteiligten Gruppen orientieren, gleichen Nachteile aus, indem sie Ressourcen gewähren, um Barrieren zu überwinden. Benachteiligten Bürgerinnen und Bürgern werden aber keine Inhalte in der Annahme vorenthalten, sie könnten oder wollten diese eh nicht nutzen und müssten doch bereits mit weniger zufrieden sein, weil das, was ihnen angeboten wird, bereits mehr sei als nichts. In gewisser Hinsicht wird damit partikular vorgegangen, weil ja den anderen Sozialgruppen die zusätzlichen Ressourcen nicht gewährt werden – sie bedürfen ihrer aber auch nicht. Im proportionalen Universalismus geht es also nicht um ein „Mehr für die Einen" und „ein Weniger für die Anderen", sondern um das, was angesichts der Bedarfe und der Bedürfnisse der jeweiligen Statusgruppen die Wahrscheinlichkeit erhöht, dass sie ihre Gesundheit kontrollieren und fördern können.

Hindernisse für ein individuelles Gesundheitsverhalten der sozial benachteiligten Bürgerinnen und Bürger könnten im Übrigen im Sachverhalt begründet sein, dass ein typisches Verhalten zur Norm erhoben wird, um gesundheitliche Risiken abzuwehren. Die typische Verhaltensnorm, sich mehr bewegen, viel Gemüse und Obst essen, ausreichend schlafen, nicht rauchen, zur Vorsorge gehen etc., verstärkt möglicherweise sogar die soziale Ungleichheit. Kühn (1993) hat bereits vor 30 Jahren mit dem Begriff des Healthismus auf diese Gefahr hingewiesen. Tudor Hart (1971) hatte das Phänomen schon früher als das *inverse Versorgungsgesetz* (inverse care law)[2] bezeichnet, das sich aber nicht nur auf die Versorgung, sondern auch auf die Gesundheitsförderung beziehen lässt: Für jene, für die es am wenigsten nötig wäre, ist der Zugang zu Programmen, Maßnahmen und Aktivitäten der Prävention und Gesundheitsförderung am einfachsten. Die *Umweltzugänglichkeit* ist für sie am höchsten. Für Personen aber, die es am Nötigsten hätten, ist der Zugang erschwert. Die Norm des „richtigen" individuellen Gesundheitsverhaltens passt zur Verhaltensnorm der Mittelschicht, zur Lebensweise der (vermeintlich) „aufgeklärten" Bürgerinnen und Bürger. Die oft auch moralisch aufgeladene Forderung an alle Bürgerinnen und Bürger, doch nun mal gefälligst „das Richtige zu tun", erschwert den Mitgliedern benachteiligter Sozialgruppen die Zugänglichkeit zu Angeboten der Gesundheitsförderung. Die mittelschichtspassenden Normen, auf denen das typische „gesunde Verhalten" gründet, decken sich nicht mit den Normen der Angehörigen unterer Sozialschichten. Folgen sie ihnen dennoch, könnten sie den Spott der eigenen Gruppe provozieren oder sich sogar von der eigenen Sozialgruppe entfernen. „Verweigern" sie sich dem „richtigen Verhalten", wird ihnen – im Falle einer Erkrankung – von denen, die sich auf der moralisch richtigen Seite wähnen, Schuld zugewiesen. In den Gesundheitswissenschaften wird das, was sich da abspielt, als soziales Dilemma der Gesundheitsförderung beschrieben (siehe ausführlich Franzkowiak, 2022 und Textbox).

> **Phänomene der sozialen Ungleichheit**
> *Healthismus* bezeichnet die Haltung, Angehörigen benachteiligter Sozialgruppen die Schuld an einer Erkrankung zuzuschreiben, weil sie sich nicht „richtig" verhalten haben (das Opfer verhöhnen).
>
> Mit dem sozialen Dilemma der Gesundheitsförderung (auch als Präventionsdilemma bezeichnet) ist also der Sachverhalt benannt, dass Angehörige benachteiligter Sozialgruppen, die einen dringlichen Bedarf an Maßnahmen zur Risikominderung und zur Gesundheitsförderung haben, durch die Maßnahmen, die angeboten werden, nicht erreicht werden respektive dass sie Angebote nicht nachfragen. Ein Grund könnte also sein, dass die Angebote die Lebenslagen, die Einstellungen und die erlernten und durch soziale und materielle Umwelt „erzwungenen" Verhaltenslogiken der Angehörigen der sozial benachteiligten Gruppen ignorieren.

---

[2] In den Gesundheitswissenschaften wird das inverse care law als Präventionsdilemma oder „Soziales Dilemma der Gesundheitsförderung" thematisiert: https://leitbegriffe.bzga.de/alphabetisches-verzeichnis/?tx_wwbzgaleitbegriffe_fe1[action]=show&tx_wwbzgaleitbegriffe_fe1[begriff]=130&cHash=49ec5a6cf89360b167428fd1879c2ed5; letztmalig aufgerufen März 2023.

> Mit dem Präventionsdilemma ist auch das Präventionsparadox verbunden. Der Begriff steht zum einen für den Effekt, dass der Nutzen von präventiven Maßnahmen, die sich an die gesamte Bevölkerung richten (z. B. ein Screening auf das Risiko, an Diabetes Typ 2 zu erkranken), keinen identischen Nutzen für jedes einzelne Individuum hat. Die einen profitieren mehr als die anderen. Andererseits können Interventionen, die einer definierten Gruppe mit hohem Risiko nutzen (z. B. Menschen mit Prädiabetes), für die Gesamtbevölkerung keinen positiven Nutzen haben.
>
> Der Begriff steht auch für ein Phänomen, das sich in der COVID-19-Pandemie gleich mehrmals gezeigt hat. Wenn Präventionsmaßnahmen (wie das Tragen von Gesichtsmasken) die Inzidenz einer Erkrankung senken, werden angesichts der dann niedrigen Inzidenz die Maßnahmen als überflüssig deklariert und die Bereitschaft, sich gegen das Risiko zu schützen (z. B. Impfung gegen SARS CoV-2), sinkt.

Politiken sollten auf die Bedarfe und Bedürfnisse sozialer Gruppen zugeschnitten sein. Zu den Bedarfen zählen zum einen die ökonomischen Ressourcen der sozial Benachteiligten. Zum anderen sind aber auch Werte und Einstellungen zu bedenken, die in der Gruppenzugehörigkeit und der sozialen Identität von benachteiligten Gruppen verankert sind und denen der Mitglieder sozial begünstigter Gruppen nicht entsprechen müssen. Mit Blick auf das *gesundheitsermöglichende* Verhalten richtet sich die Forderung damit auch an die Grundüberzeugungen (policy core beliefs) der Kommunalpolitikerinnen und -politiker und auch der Verwaltungsmitarbeitenden, an ihre Einstellungen und Haltungen also, wie sie benachteiligte Gruppen bewerten und wie sie mit ihnen umgehen wollen.

Angelehnt an Marmot (2010, S. 41) illustrieren wir in Abb. 9.1 noch einmal das Politikfeld „Gesunde Kommune". Das Transformationsziel „ökologisch resiliente Kommune" zeigt sich in fairen Umwelten. Die eröffnen Möglichkeitsräume, die jede Bürgerin und jeder Bürger, unabhängig von ihrem oder seinem sozialen und ökonomischen Status nutzen kann, um persönliche Gesundheitsziele zu verwirklichen.

Damit beispielsweise Kinder aus „armen Verhältnissen" die Chance haben, gesund aufzuwachsen, benötigen sie – anders als Kinder aus wohlhabenden Familien – mehr materielle Hilfen. Damit sozial benachteiligte Menschen den Zugang zu Grünräumen haben, die ihnen die Chance geben, sich zu erholen, müssen Grünräume auch in Stadtteilen und Quartieren entstehen und gepflegt werden, in denen diese Menschen wohnen. Damit die Mitglieder „bildungsferner" Familien gesundheitsrelevante Informationen interpretieren und sachgerechte Schlussfolgerungen für das individuelle Gesundheitsverhalten ziehen können, bedarf es neben der Förderung der allgemeinen Bildung zusätzlich der Vermittlung von Gesundheitswissen und -können. Damit der Anteil an chronischen Erkrankungen reduziert wird, der in Deutschland bereits im mittleren Lebensalter zur

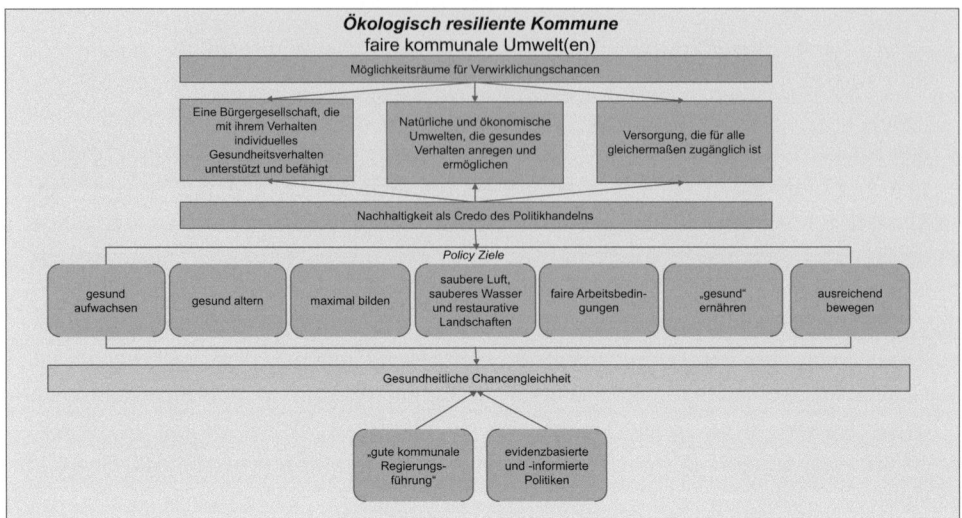

Abb. 9.1 Gesundheitliche Chancengleichheit in „ökologisch resilienter" Kommune

Multimorbidität führt und zu weniger gesunden Lebensjahren im Alter, muss Arbeit auch im Niedriglohnsektor human und fair gestaltet sein. Damit Menschen jeglichen Alters und jeglicher Sozialschicht über präventive und therapeutische Maßnahmen informiert entscheiden können, müssen sie mehr zu gesundheitlichen Themen wissen.

An Ursachen für den Sozialgradienten werden in der Literatur gleich mehrere genannt. Zum einen wirkt das riskante Verhalten, das Mitglieder sozial benachteiligter Gruppen häufiger zeigen als Angehörige der jeweils besser gestellten Sozialgruppe. Zum anderen leben sozial Benachteiligte eher unter schädlichen Umweltbedingungen (z. B. dichter an befahrenen Durchgangsstraßen, häufiger in Quartieren mit weniger „Grün"). Dann macht ihre Lebenslage krank, weil sie beispielsweise über kein Einkommen verfügen, das ihnen auch noch am Monatsende ermöglicht, frisches Obst und Gemüse zu kaufen. Die Zugänglichkeit zu gesundheitsrelevanten Ressourcen ist ebenfalls limitiert. Auch eine defizitäre Bildung, die zu einer mechanistischen und fatalistischen Einstellung im Umgang mit Körper und Psyche führt, wirkt ursächlich. Nicht zuletzt induzieren Stigmatisierung und Diskriminierung, die Mitglieder benachteiligter Sozialgruppen von den Leistungen der „Normalen" ausschließen und ein erhöhtes chronisches Stressniveau verursachen, Krankheiten.

Bereits in der frühen Kindheit werden die Weichen für die Chancenverwirklichung gestellt. Die Erfahrungen von Armut, Vernachlässigung und Zurückweisung in den ersten Lebensmonaten begünstigen zeitlich stabile Verhaltensmuster, die in späteren Lebensphasen nur mühsam zu korrigieren sind. Kindern, die unter Armutsbedingungen aufwachsen, fehlt es an Konzentration. Sie haben Probleme, die Zukunft zu planen (mangelhaft ausgebildeter Belohnungsaufschub), und neigen dazu, einmal angefangene Aufgabenerledigungen schnell wieder aufzugeben. Bildungsverantwortung gerade auch für Kinder und Jugendlichen aus „armen Familien" haben die Kommunen. Sie unterhalten Kindertageseinrichtungen, -horte, -gärten und sind Träger von Grundschulen.

Wir haben bereits auf *Martha Nussbaums Fähigkeitenansatz* verwiesen (siehe auch Abel und Fröhlich 2012; Bittlingmayer und Ziegler 2012), der von Kommunalpolitikerinnen und -politikern fordert, Bedingungen (Verwirklichungschancen) zu schaffen, die es dem Einzelnen das zu tun ermöglichen, was ihm wert ist, es zu tun (Capabilities). Zu den Capabilities kommen die Agencies (Befähigungen), die Bandura (2006) als Fähigkeiten definiert hat, Handlungsweisen (Functioning) und Handlungsabläufe zu planen, denken und handeln selbst zu regulieren, Ziele in die Zukunft zu projizieren und das eigene Tun zu reflektieren. *Martha Nussbaum* nennt ihren Ansatz *ressourcenorientiert*. Eine Gesellschaft wähnt sie umso gerechter, als mehr Ressourcen (physische, soziale, ökonomische, kulturelle etc.) vorhanden sind, die hinreichend gerecht unter allen Bürgerinnen und Bürgern verteilt sind. „Sozial gerechte Verteilung" bedeutet auch bei *Nussbaum* nicht „gleiche Verteilung". Bürgerinnen und Bürger haben je nach Sozialstatus, gesundheitlicher Beeinträchtigung oder Behinderung oder ganz allgemein, je nach Gesundheitszustand, einen unterschiedlichen Ressourcenbedarf, um ihre gesundheitlichen Chancen zu realisieren. Soziale Ungleichheit ist im Sinne des Fähigkeitenansatzes auch nicht alleine und primär durch die unterschiedliche Verfügbarkeit an materiellen Ressourcen (Geld, Vermögen) indiziert. Gleichverteilung materieller Ressourcen beseitigt gesundheitliche Ungleichheit noch nicht. Ein in seiner Funktionstüchtigkeit körperlich eingeschränkter Mensch benötigt mehr als nur materielle Güter (Gehhilfe, Rollstuhl, Umbau seines Autos, breitere Parkbucht etc.), um sein individuelles Bedürfnis nach Alltagsaktivität und sozialer Teilhabe zu befriedigen, als ein Mensch mit unversehrten Gliedmaßen.

Der Aufwand, der von einer Kommune betrieben werden muss, um die gesundheitliche Chancengleichheit benachteiligter Gruppen herzustellen, ist unter Umständen um ein Mehrfaches höher als der für „normale Gruppen". Der Unterschied in der Ressourcenzumessung und damit die Abkehr von der Gleichverteilung ist sozial gerecht. Alle politischen Maßnahmen, die Zugänglichkeit zu gesundheitsfördernden Politiken erhöhen, sind gerechtfertigt (siehe Textbox).

> **Soziale Gerechtigkeit**
> Der nussbaumsche Ansatz steht in Opposition zur prominentesten Theorie der Gerechtigkeit, dem rawlsschen Ansatz. Im Folgenden einige wenige Andeutungen zur besseren Einordnung des Fähigkeitenansatzes. Rawls (1979) ging in einem Gedankenexperiment von einem gesellschaftlichen „Urzustand" aus, um die Frage zu beantworten, was denn geschähe, wenn Menschen in Unkenntnis ihres Reichtums, ihrer Stellung, ihrer Klassenzugehörigkeit, ihrer Ethnie und ihres

Geschlechts Prinzipien der Gerechtigkeit rational, also vernünftig formulieren sollten. Der Begüterte und Privilegierte hätte keinen Vorteil davon, die Gesellschaft gerechter zu machen, während der Benachteiligte keine Macht hätte, es zu tun. Unter dem Schleier des Nichtwissens, wie *John Rawls* es genannt hat, entscheiden sich die Teilnehmenden des Gedankenexperiments für eine (ungefähre) Gleichverteilung aller Ressourcen. Sie tun das nicht aus altruistischen Gründen oder aufgrund einer humanitären Grundüberzeugung, sondern aus dem rationalen Kalkül, „Pech haben zu können", daraufhin selbst in die Gruppe der Benachteiligten zu geraten und dann mit wenig Ressourcen konfrontiert zu sein.

Martha Nussbaum hat am *r*awlsschen Ansatz den vertragstheoretischen Hintergrund kritisiert, der dem Gedankenexperiment zugrunde liegt. Im Experiment handeln Personen die Verteilung von Ressourcen untereinander aus. Nach Auffassung von *Martha Nussbaum* schließt genau das aber Menschen vom Gedankenexperiment aus, die aufgrund ihrer kognitiven Einschränkungen nicht in der Lage sind, (rationale) Übereinkünfte mit anderen zu treffen.

Wir wollen die zahlreichen politisch-philosophischen Debatten, die auf *John Rawls'* Entwurf folgten, nicht vertiefen und uns auch nicht für oder gegen eine Position in der Debatte entscheiden. Zwei der Prinzipien, die *John Rawls* aus seinem Experiment abgeleitet hat, stehen aber auch dem Zugang der fairen kommunalen Umwelt Pate:

1. *„Jedermann soll gleiches Recht auf das umfangreichste System gleicher Grundfreiheiten haben, das mit dem gleichen System für alle anderen verträglich ist.*
2. *Soziale und wirtschaftliche Ungleichheiten sind so zu gestalten, daß (a) vernünftigerweise zu erwarten ist, daß sie zu jedermanns Vorteil dienen, und (b) mit Positionen und Ämtern verbunden sind, die jedem offen stehen."* (Rawls 1979, S. 12)

Nussbaum (2019, S. 41 f.) argumentiert im Fähigkeitenansatz mit der Menschenwürde. Sie postuliert, dass Menschen, um ein „gutes Leben" führen zu können, ein Fundament von zehn Verwirklichungschancen benötigen (siehe Tab. 9.1), die den Kommunalpolitikerinnen und -politikern im Politikfeld „Gesunde Kommune" eine Orientierung für Entscheidungen geben können.

In der kommunalen Wirklichkeit fordert der nussbaumsche Ansatz ein Handeln der Kommunalpolitikerinnen und -politiker als auch der Verwaltungsmitarbeitenden, Möglichkeitsräume so zu gestalten, dass alle Bürgerinnen und Bürger Verwirklichungschancen ergreifen können und teilhaben und auch mitentscheiden können, um die Kommune ökologisch resilient zu entwickeln (Frediani et al. 2019).

Gesundheitsermöglichendes Handeln, das dem genannten Ziel dient, adressiert zum einen die Einstellungen, Motive, Erwartungen, Fähigkeiten, Fertigkeiten der

Tab. 9.1 Verwirklichungschancen nach Martha Nussbaum

Nussbaumsche Etiketten für Verwirklichungschancen	Erläuterungen
Leben	Ein lebenswertes Leben bis zum Ende leben, ohne vorzeitig zu versterben, oder zu sterben, bevor massive Einschränkungen ein „lebenswertes Leben" nicht mehr ermöglichen
Körperliche Gesundheit	Sich einer guten Gesundheit erfreuen, sich ausreichend ernähren und angemessen wohnen
Körperliche Integrität	Vor Gewalt sicher sein, Bewegungsfreiheit haben, sexuelle Bedürfnisse befriedigen können, frei über Fragen der Fortpflanzung entscheiden können
Sinne, Vorstellungskraft, Denken	Erfahrungen machen können, lernen, Kultur und Spiritualität leben und erleben, Schmerz vermeiden, sich kulturell betätigen, Religion ausüben und politische Meinungsfreiheit besitzen
Gefühle	Emotionen empfinden und ausdrücken, sich sozial binden können
Praktische Vernunft	Eine individuelle Auffassung des „guten Lebens" ausbilden können und über die eigene Lebensplanung kritisch reflektieren und entscheiden können
Soziale Zugehörigkeit	Mit und für andere leben, geachtet werden und andere achten; mit Würde behandelt werden
Andere Gattungen	Rücksichtsvolle Beziehungen zur Natur, zu Tieren und zur Welt aufbauen und gestalten können
Spiel	Lachen, spielen und sich erholen können
Kontrolle über die eigene Umwelt	Politisch teilhaben können, Eigentum bilden und Beschäftigung suchen können

betroffenen sozial benachteiligten Personen. Zum anderen richtet es sich an mögliche stigmatisierende Einstellungen und Zuschreibungen der „normalen" Bürgerinnen und Bürger. Schließlich adressiert es Umwelten, in denen benachteiligte Personen wohnen, arbeiten und leben, und es beseitigt Barrieren in der Umwelt, die den Personen erschweren, aktiv zu sein und sozial teilzuhaben.

Welche Gruppen sind gemeint, wenn von „vulnerablen Gruppen" die Rede ist? Als vulnerabel gelten Menschen, deren Chancen beschnitten sind, ihre physischen und psychischen Grundbedürfnisse zu befriedigen. Die Angehörigen vulnerabler Gruppen sind bedroht, ihre körperliche, psychische, soziale oder subjektive Gesundheit einzubüßen, oder gezwungen, sich riskant zu verhalten, um mit mangelnden Verwirklichungschancen umzugehen. Ihre Verwundbarkeit variiert mit der Möglichkeit, *Umweltzugänglichkeit* (environmental docility) zu nutzen und *Umweltdruck* (environmental press) standzuhalten und zu überwinden.

Vulnerable Gruppen lassen sich zum einen anhand ihrer Lebensphase (z. B. Kindheit, Hochaltrigkeit) und zum anderen anhand auffälliger sozialstruktureller Merkmale (z. B. Armut) oder besonderer Beanspruchungen (z. B. behindert, geflüchtet) identifizieren: Kinder und Jugendliche, alte Menschen wollen gesund aufwachsen und alt werden, Migrantinnen und Migranten, Arbeitslose, Wohnungslose, informell Pflegende wollen – wie alle anderen in der Kommune – ihre Grundbedürfnisse befriedigen und ihre Lebensziele verwirklichen. Die folgende Auswahl der genannten Gruppen ist unvollständig. Je nach Kommune können weitere Gruppen identifiziert werden (z. B. drogenabhängige oder sozial deviante Bürgerinnen und Bürger).

9.2 Bürgerinnen und Bürger, die der besonderen Aufmerksamkeit in ihren Lebensphasen und Lebensumständen bedürfen

9.2.1 Lebensphasen und Lebensumstände

Kinder und Erwachsene, arbeitslose wie arbeitende Menschen, Migrantinnen und Migranten wie auch Einheimische und andere verfolgen identische psychologische Grundbedürfnisse. Sie streben nach sozialem Anschluss, wollen die Anerkennung ihres Selbst und suchen nach Kontrolle, um ein zufriedenes und gesundes Leben zu leben. Die Schwerpunkte des Strebens nach Bedürfnisbefriedigung verschieben sich im Alternsgang und variieren abhängig von den Lebensumständen.

Kinder werden in ihrem individuellen Gesundheitsverhalten von familiären und institutionellen (z. B. Kindergarten, Schule) Lebenserfahrungen und dem Verhalten ihrer Bezugspersonen (Eltern, Geschwister, Lehrkräfte etc.) beeinflusst und früh auf Einstellungen und Verhaltensweisen festgelegt, die dann im weiteren Leben nur mühsam zu verändern sind. Alte Menschen werden mit nachlassender funktionaler Gesundheit stärker abhängig von Umweltgegebenheiten. Migrantinnen und Migranten sind ihrer existenziellen Grundlagen und ihrer gewohnten Lebensweisen beraubt und werden in der aufnehmenden Gesellschaft nicht selten und manchmal sogar aggressiv und massiv in ihrem Bedürfnis nach Selbstachtung, Kontrolle und sozialem Anschluss durch Ausgrenzung und Diskriminierung verletzt. Informell Pflegende sind in ihrem Alltag gleich mehrfach herausgefordert und emotional beansprucht. Arbeitslose geraten bei andauernder Arbeitslosigkeit in existenzielle Not und erleiden gravierende Einbußen ihrer Selbstachtung. Wohnungslose Menschen erleben Not, die ihre physische und psychische Unversehrtheit bedroht.

Das Verhalten der Mitglieder vulnerabler Gruppen und die Umstände, unter denen die betroffenen Gruppen leben, beeinträchtigen oder begünstigen, ob die nationalen Gesundheitsziele (Gesundheit rund um die Geburt, gesund aufwachsen, gesund alt werden) erreicht werden und „zahlt" auf die Bevölkerungsgesundheit ein.

Im Folgenden setzen wir uns erneut mit den Entscheidungs- und Handlungsmöglichkeiten der Kommunalpolitikerinnen und -politiker auseinander und nicht mit dem, was die betroffenen Personen tun könnten und was sie lassen sollten, um ihr individuellen Risiken zu reduzieren, indem sie sich gesund verhalten (zum individuellen Gesundheitsverhalten von Mitgliedern vulnerabler Gruppen siehe u. a. den Reader von Kohlmann et al. 2018). Das gesundheitsermöglichende Verhalten der Kommunalpolitikerinnen und -politiker, die von ihnen definierten und ausgestalteten Politiken, erhöhen oder mindern die Chancen der Bürgerinnen und Bürger, *Verwirklichungschancen* wahrzunehmen, um gesund aufzuwachsen und gesund älter werden zu können.

Kinder und Jugendliche

Der *Deutsche Ethikrat* hat im November 2022 – angesichts der Gesetze, Vorschriften und Verordnungen, die getroffen wurden, um einen Kollaps des Gesundheitssystems infolge der SARS-CoV-2 Pandemie abzuwenden – festgestellt, dass die Bedarfe und Bedürfnisse von Kindern und Jugendlichen zu Beginn der pandemischen Lage übersehen wurden.[3] Eine Arbeitsgruppe am RKI hat in einer Sonderausgabe der Gesundheitsberichte die Fakten in einem Review rekapituliert (Schlack et al. 2022). Die Datenlage ist insgesamt spärlich und nicht vergleichbar mit der für Erwachsene. Auf der Grundlage von 39 ausgewerteten Studien konstatieren die Autorinnen und Autoren auf Seite 28:

> *„Der überwiegende Teil der bis zur zweiten Pandemiewelle durchgeführten Studien zeigte eine relevante Verschlechterung des Wohlbefindens und der psychischen Gesundheit von Kindern und Jugendlichen. Dass das psychische Befinden der Kinder und Jugendlichen mit dem Pandemieverlauf variiert, zeigt, dass die Kinder und Jugendlichen sensibel auf die zum Teil drastischen Veränderungen in ihrer Lebenswelt reagieren."*

Damit Kinder gesund aufwachsen, müssen sie spielen, sich frei und ausreichend bewegen und gut ernähren; sie müssen sich Wissen aneignen und sich mit ihrem Können erproben können. Ihre Chancen auf ein gesundes Aufwachsen und Altwerden werden bereits während der Reife im Mutterleib begrenzt oder erhöht. Das individuelle Verhalten der werdenden Mütter und das gesundheitsbeeinflussende Verhalten der werdenden Väter wirken sich bereits vor der Konzeption auf die Gesundheit der heranwachsenden Kinder nach der Geburt aus. Rauchen, exzessiver Alkoholgenuss vor der Schwangerschaft und Alkoholkonsum während der Schwangerschaft als auch chronischer Stress schaffen in jeder Phase der Entwicklung Reifungsbedingungen, die unmittelbar und langfristig schaden.

---

[3] https://www.ethikrat.org/fileadmin/Publikationen/Ad-hoc-Empfehlungen/deutsch/ad-hoc-empfehlung-pandemie-und-psychische-gesundheit.pdf; letztmalig aufgerufen März 2023.

Auch Umweltbedingungen beeinträchtigen oder fördern eine gesunde Entwicklung von Kindern und Jugendlichen. Im Kap. 4 haben wir das am Beispiel des niedrigen Geburtsgewichts infolge einer Immission von Nitrit im Trinkwasser angedeutet (Coffman et al. 2021). Seit spätestens den 1960er Jahren ist auch die schädliche Wirkung der sogenannten PFAS bekannt, langlebige chemische Verbindungen, die sich in diversen Produkten befinden und die das Grundwasser und den Boden kontaminieren.[4] Sie beeinträchtigen unter anderem die Gehirnentwicklung.[5] Auch die soziale Umwelt fördert oder beeinträchtigt die gesunde Entwicklung. Gewalt gegen werdende Mütter mindert die gesundheitlichen Chancen ihrer Kinder, genauso wie Gewalterfahrungen während der Kindheit.

Aus einer systemischen Perspektive offenbart sich eine mehrfache Wechselwirkung von individuellen Entscheidungen und unterschiedlichen Arten des Gesundheitsverhaltens. Die Entscheidungen von Kommunalpolitikerinnen und -politikern ermöglichen individuelles Gesundheitsverhalten der Eltern, die dann mit ihrem Verhalten – z. B. einem nikotinfreien und aktiven Alltagsleben – wiederum das individuelle Gesundheitsverhalten der Kinder und Jugendlichen beeinflussen. Mit ihren Entscheidungen wiederum für die vorschulische und schulische Bildung beeinflussen Eltern individuelles Gesundheitsverhalten ihrer Kinder und Jugendlichen. Was in der Kindheit an Weichen gestellt wird – z. B. für ein körperlich aktives Leben, für eine Ernährung mit wenig Zucker und viel Gemüse und für die Einstellung, selbst für die eigene Gesundheit mitverantwortlich zu sein –, lenkt das individuelle Gesundheitsverhalten noch im Erwachsenenalter.

Aus entwicklungspsychologischer Perspektive sollten Kommunalpolitikerinnen und -politiker Bedingungen der Möglichkeit schaffen, damit Kinder und Jugendliche die für das Kindes- und Jugendalter typischen normativen Entwicklungsaufgaben meistern können. Kinder bauen ein Selbstkonzept erst auf. Sie erwerben basale kulturelle und soziale Kompetenzen wie Lesen, Schreiben und Rechnen. Sie verinnerlichen soziale Normen (Sozialisation). Dazu benötigen sie Strukturen sowie motivierende und unterstützende Bedingungen, die in der Kommune geschaffen werden. Auch Vorstellungen, was Gesundheit ausmacht und ob und wie Gesundheit durch eigenes Tun beeinflusst werden kann (subjektives Gesundheitskonzept und subjektive Gesundheitstheorie), bilden sich in der Kindheit und Jugend aus. Sie entscheiden lebenslang über den Umgang mit dem eigenen Körper und der eigenen Psyche (z. B. Warschburger 2018). Mit ihrem gesundheitsermöglichenden Verhalten entscheiden Kommunalpolitikerinnen und -politiker und Verwaltungsmitarbeitende maßgeblich über das Gesundheitsverständnis und -verhalten der Kinder und Jugendlichen ihrer Gemeinde.

---

[4] Siehe zur Verbreitung von PFAS https://www.lemonde.fr/en/les-decodeurs/article/2023/02/23/forever-pollution-explore-the-map-of-europe-s-pfas-contamination_6016905_8.html; letztmalig aufgerufen März 2023.

[5] Zu den Folgen siehe https://www.umweltbundesamt.de/publikationen/schwerpunkt-1-2020-PFAS; letztmalig aufgerufen März 2023.

Tab. 9.2 Produkte und Maßnahmen gesundheitsermöglichenden Verhaltens kommunaler Akteurinnen und Akteure, um gesundes Aufwachsen zu ermöglichen

„Produkte", die das gesunde Aufwachsen beeinflussen	Maßnahmen, über die kommunale Akteurinnen und Akteure entscheiden können (Beispiele)
Startbedingungen für ein „gesundes Leben"	• Beratung werdender Eltern zu ihrem *individuellen Gesundheitsverhalten* vor der Konzeption und während der Schwangerschaft • Zugang zu prä- und postnatalen medizinischen Untersuchungen • Ausgaben für die frühkindliche Förderung • hochwertige frühkindliche Bildungsangebote
Umweltbedingungen, um Lebenskompetenzen zu erwerben und Selbstwirksamkeitserfahrungen zu machen	• kostenfreie Bildungsangebote • Ganztagsbetreuungen und -angebote • Hilfen für sozial benachteiligte Schülerinnen und Schüler • Qualifikation von Erzieherinnen/Erziehern und Lehrpersonal in Fragen/Themen der Gesundheitsförderung
Möglichkeitsräume für Verwirklichungschancen	• fairer Zugang zu Bewegungs-, Ernährungs- und Bildungsmöglichkeiten • frei zugängliche Grünräume, Sport- und Bewegungsflächen • vielfältige Bildungsangebote • Reduktion von Luftschadstoffen • Sicherheit im Straßenverkehr
Voraussetzungen, um individuelle Resilienz zu stärken	• Impfangebote gegen infektiöse (Kinder-)Krankheiten • Verbot von Reklame für Alkohol und Tabak in Schulnähe • lokal und nachhaltig produzierte Nahrungsangebote in Schulmensen

Die WHO hat 2010 im Bericht Fair Society, Health Lives der *Commission on Social Determinants of Health* (eingangs zu disem Kapitel als Marmot Review zitiert) Ziele und Maßnahmen der kommunalen Gesundheitsförderung gelistet, die auf Kinder und Jugendliche abheben und die wir in veränderter Weise in Tab 9.2 wiedergeben.

Kommunalpolitikerinnen und -politiker können und sollten das gesunde Aufwachsen von Kindern und Jugendlichen in der Gemeinde vor allem über Räume beeinflussen, die Bildung und Bewegung ermöglichen. Bildung ist – nach allem was die Literatur zeigt – eine Schlüsselvariable, um gesund aufzuwachsen. Bewegung wiederum ist ein Verhalten, das in vielfältiger Weise zur funktionalen und körperlichen Gesundheit beiträgt. Die WHO empfiehlt Kindern mindestens eine Stunde täglich körperlich aktiv zu sein. Anregend gestaltete Spiel-, Sportplätze, Freiflächen, Bikeparks und andere Einrichtungen kommunaler Infrastruktur motivieren zu täglicher Bewegung und Sport, die auch außerhalb der regulierten Angebote von Sportvereinen betrieben werden können.

Das gesunde Aufwachsen und die Bedingungen zum gesunden Aufwachsen werden in Deutschland vor allem in zwei Survey-Studien behandelt: KiGGS- und die HBSC-Studie (siehe Textbox).

> **Prominente Studien zur Kindergesundheit**
> Die Studie zur Gesundheit von Kindern und Jugendlichen in Deutschland (KiGGS) erhebt in mehreren Erhebungswellen Gesundheitsdaten zur gesundheitlichen Lage 0- bis 17-jähriger Kinder und Jugendlicher. In der Studie wird ein repräsentatives Sample von Kindern und Eltern befragt. Seit den letzten Erhebungswellen werden die Kinder und Jugendlichen auch körperlich untersucht. Daten liegen zum jeweils aktuellen Gesundheitszustand, zum Gesundheitsverhalten, zu den Lebensbedingungen und zur gesundheitlichen Versorgung vor. Aufgrund der Erhebungswellen lassen sich Veränderungen in der Zeit beurteilen. Die Ergebnisse der Wellen werden vom *Robert Koch-Institut,* das die Studie betreut, veröffentlicht.
>
> Die Studie Health Behaviour in School-aged Children (HBSC) wurde in Deutschland vom Erstautor dieses Buchs über mehrere Jahre koordiniert. Die Datengewinnung und -analyse gilt der Gesundheit, den gesundheitsbezogenen Einstellungen und dem Gesundheitsverhalten von Schülerinnen und Schülern der 5., 7. und 9. Klassen in den Bundesländern. Die Ergebnisse informieren auch über soziale Bedingungen, die eine gesunde Entwicklung beeinflussen. Zu den Ergebnissen und zur Methodik wurden kurzgefasste Faktenblätter veröffentlicht.[6]

Kommunen entscheiden als Träger von Einrichtungen wie Kindergärten oder Grundschulen über die bauliche Gestaltung, die Ausstattung, über das unmittelbare Umfeld und teilweise auch über inhaltliche Konzepte und Angebote. Damit tragen sie Mitverantwortung für das gesunde Aufwachsen. Helle, gut durchlüftete Räume, lernmotivierende Ausstattungen, eine unmittelbare schulische Umgebung, in der weder für Alkoholika noch für Rauchen und Süßgetränke geworben werden darf, eine Mensa, die regionale, frische und gemüselastige Kost anbietet, und eine stetige Weiterqualifikation der Erzieherinnen und Erzieher (auch des Lehrpersonals in den Grundschulen) für eine gesundheitsorientierte Frühförderung, sind Beispiele für ein gesundheitsermöglichendes Verhalten von Kommunalpolitikerinnen und -politikern. Sie leisten damit einen Beitrag zur gesundheitlichen Chancengleichheit.

Ein Beispiel für eine befähigende Zusammenarbeit einer gKV und eines kommunalen Trägers ist JolinchenKids der AOK.[7] Das Konzept ist wissenschaftlich fundiert, wird laufend evaluiert, enthält Empfehlungen zu Bewegung, Ernährung und seelischer Gesundheit, stellt Materialien bereit und die AOK schult das Personal der Einrichtungen.

---

[6] https://www.gbe-bund.de/gbe/abrechnung.prc_abr_test_logon?p_uid=gast&p_aid=0&p_knoten=FID&p_sprache=D&p_suchstring=14467; letztmalig aufgerufen März 2023. https://www.hbsc-germany.de

[7] https://www.aok.de/pk/magazin/cms/fileadmin/pk/baden-wuerttemberg/pdf/jolinchenkids.pdf; letztmalig aufgerufen November 2022.

Auch im Jugendalter sind Bildung, Bewegung, Ernährung und der Umgang mit Stress zentrale Handlungsfelder der Gesundheitsförderung. Hinzu kommen der Umgang mit Drogen, das Verhalten im Straßenverkehr und Sexualpraktiken. Für Jugendliche liegen ebenfalls bewährte Konzepte vor. Eines ist „GUT DRAUF", das von der *Bundeszentrale für gesundheitliche Aufklärung* vertrieben wird und einen breiten Ansatz in den Handlungsfeldern Bewegung, Ernährung und Stressverarbeitung verfolgt.[8] Schulen oder Vereine finden dort Materialien und Schulungen, um junge Menschen anzuregen, sich gesund zu verhalten.

Die kommunale Umwelt wirkt auch ohne eigenes Zutun auf die Gesundheit ein, besonders im Kindes- und Jugendalter aufgrund der noch nicht vollständig ausgereiften Organsysteme. Die mit Feinstaub und chemischen Noxen kontaminierte Atemluft, um nur diese Umweltbedingung herauszugreifen, verursachte nach Angaben der WHO in 2016 600.000 Todesfälle unter Kindern infolge von Atemwegserkrankungen. Vor allem Kleinkinder (unter 5 Jahren) dominierten in der Todesfallstatistik.[9] Luftschadstoffe beeinträchtigen die motorische und kognitive Entwicklung von Kindern und nehmen ihnen die Chance für ein gesundes Aufwachsen. Sie bringen Kinder um.

Die Menge von gesundheitsschädigenden Noxen in der Umwelt hat in den vergangenen zehn Jahren zwar abgenommen. Noch immer aber sind die Werte vielfach höher als die Grenzwerte, die als unbedenklich gelten. Kommunalpolitikerinnen und -politiker und Verwaltungsmitarbeitende können substanzielle Entscheidungen treffen, um die Luft in ihrer Gemeinde zu verbessern: durch Verkehrslenkung, ökologische Stadtplanung, Gebäudebegrünung, Ausweisung und Pflege öffentlicher Grünflächen, energieeffizientes Bauen, um nur einige Beispiele zu nennen.[10] Maßnahmen zur Luftreinhaltung dienen allen Bürgerinnen und Bürgern, insbesondere aber Kindern und Jugendlichen einer Gemeinde.

Alte Menschen

Vermüllte Straßen und Plätze, eingeworfene Fensterscheiben, Graffiti, schlecht ausgeleuchtete Straßen, stark befahrene und laute Quartiere verletzen das subjektive Sicherheitsgefühl vor allem älterer Menschen. Sie veranlassen hochaltrige Menschen sogar, dem öffentlichen Raum fernzubleiben, sich in die eigenen vier Wände zurückzuziehen.

Auch öffentliche Gebäude und Gebäude für Dienstleistungen, die mit dem ÖPNV oder zu Fuß nur mühsam erreichbar sind und stetig wechselnde Öffnungszeiten haben, zudem nur über viele Treppenstufen erreichbar sind oder sich an Plätzen befinden, die nicht beschattet sind und also keinen Schutz vor sommerlicher Hitze bieten, auf denen

---

[8] https://www.gutdrauf.net/; letztmalig aufgerufen März 2023.
[9] https://www.who.int/news-room/detail/29-10-2018-more-than-90-of-the-world%E2%80%99s-children-breathe-toxic-air-every-day; letztmalig aufgerufen März 2023.
[10] https://atenekom.eu/wp-content/uploads/2021/02/ateneKOM_Schriftenreihe_VU-8_Luftqualitaet-im-urbanen-Raum.pdf; letztmalig aufgerufen März 2023.

noch dazu Stadtmöbel fehlen, die zum Verweilen genutzt werden könnten, werden von alten Menschen gemieden. Öffentliche Toiletten, die sich in einem unhygienischen Zustand befinden und/oder erst mit einer Kreditkarte geöffnet werden müssen, halten ältere Menschen davon ab, den öffentlichen Raum aufzusuchen. Auch die gebaute Umwelt (z. B. blockweise statt aufgelockerter Bebauung) lädt zum Flanieren ein oder wird gemieden. Die typischen Beton- und Glasarchitekturen vieler Innenstädte und die sich über längere Strecken wiederholenden gleichförmigen horizontalen Gestaltungselemente langweilen nicht nur ältere Menschen. Parks, offene Plätze und abwechslungsreiche vertikale Fassadengestaltungen laden dagegen zum Verweilen und zum Flanieren und Schauen ein.

Älteren Menschen sollte Aktivität und soziale Teilhabe ermöglicht werden. Angebote für gesundheitliche Dienstleistungen sollten in der Kommune vorhanden sein. Ziele sollten auch dann zugänglich sein, wenn Witterungsbedingungen soziale Teilhabe oder den Weg zu Angeboten und attraktiven öffentlichen Plätzen erschweren. Bezahlbare Wohnräume und ein öffentlicher Nahverkehr, der auch bei „schmalem" finanziellem Budget genutzt werden kann, oder eine organisierte Möglichkeit (z. B. Bürgerinnen-und-Bürger-Bus) zu Dienstleistern oder zu attraktiven Plätzen und Einrichtungen zu gelangen, sind weitere Merkmale, damit ältere Menschen aktiv bleiben und sozial teilhaben können.

Einige der genannten Merkmale könnten nahelegen, dass sich die gesundheitlichen Bedarfe der älteren Bevölkerung ausschließlich auf Städte beziehen. Das ist mitnichten der Fall. Gerade in Dörfern sind für ältere Menschen oft weite Distanzen zu Dienstleistern oder zu attraktiven Zielen zurückzulegen, sind Dienstleistungsangebote rarer als in Städten, fehlt es an öffentlichen Toiletten und können Wege und Plätze verschmutzt, Grünanlagen vernachlässigt und Wege in die Natur weit sein. In Dörfern teilen sich Fußgängerinnen und Fußgänger zudem oft Wege und Straßen mit motorisierten Verkehrsteilnehmern (siehe zur aktiven Mobilität im ländlichen und städtischen Raum Bürkert 2019).

Ältere Menschen erleben Umwelt in einem erheblichen stärkeren Maße als Barriere als dies jüngere Menschen tun. Mit diesem Sachverhalt haben sich theoretische Ansätze in der Öko- und Psychogerontologie befasst, unter denen das *competence-press-model* als Klassiker gilt (z. B. Lawton 1983). In den Kernannahmen postuliert Lawton, dass Menschen auf „Druck" aus der Umwelt mit Bewältigungsversuchen reagieren. Lässt die funktionale Gesundheit im Alternsgang nach, dann geraten Anforderungen und Bewältigungskompetenzen in ein Ungleichgewicht. Die Umwelt „gewinnt" (sukzessive) Kontrolle über die Person. Ältere Menschen müssen sich ein ums andere Mal dem Umweltdruck (environmental press) beugen. *Umweltzugänglichkeit (environmental docility)* ergibt sich aus der Interaktion von Umweltbeschaffenheit und personalen Ressourcen. Sind beispielsweise Treppen zu steigen, um Besorgungen zu erledigen, fällt aber zugleich das Gehen mit jedem Schritt schwer, dann wird Gehen anfänglich mühsam, irgendwann verhindert, und die Möglichkeit eines alten Menschen, sich selbst zu versorgen, wird eingeschränkt oder gar unmöglich.

Eine Arbeitsgruppe unter der Führung von *Susanne Iwarsson* hat den Gedanken der Passung zwischen Person und Umwelt in ein *Person-Environment-Activity Model* überführt (Iwarsson und Ståhl 2003). Passen personale Kompetenz und Umweltanforderungen zueinander, erhöht das die *Umweltzugänglichkeit*. Mit Handlungen werden spezifische Zugänglichkeitskonstellationen gelöst. Je nachdem, wie eine Person ihre wahrgenommene Verhaltenskontrolle (oder Selbstwirksamkeit) und ihre Zufriedenheit mit den kontextspezifischen Lösungen beurteilt, variiert die Benutzungsfreundlichkeit der Umwelt. Wollen alte Menschen beispielsweise am sozialen Leben teilhaben, müssen sie die Wohnung verlassen und zu Fuß, mit dem Fahrrad, mit dem eigenen Auto oder mit Bus oder Bahn unterwegs sein. Ist ein Ziel weit entfernt und beurteilt ein alter Mensch sein Vermögen, aus eigener Kraft dorthin zu gelangen, als eingeschränkt, dann ist Umweltzugänglichkeit gering. Kommunalpolitikerinnen und -politiker könnten sie erhöhen, wenn sie alten Menschen ermöglichten, Verkehrs- und Hilfsmittel zu nutzen, deren Nutzung sich die alten Menschen auch zutrauen (z. B. Bürgerinnen-und-Bürger-Busse), oder wenn sie bei der Raumplanung daran dächten, „attraktive Ziele" wohnnah vorzusehen.

In einem weiteren Modell, das aus der Arbeitsgruppe um *Dietmar Wahl* und *Frank Oswald* (z. B. Wahl et al. 2012) stammt, wird die Verbundenheit mit dem Gemeindeausschnitt (z. B. dem Quartier), in dem alte Menschen leben, als Belonging (Zugehörigkeit) bezeichnet. Die *Urbanistik* behandelt Themen der ortsgebundenen Zugehörigkeit und Identität seit einigen Jahren unter dem Aspekt einer lebenswerten Stadt. Das Gefühl, dazuzugehören, Mitglied einer Gemeinschaft zu sein, wirkt sich auf Umweltzufriedenheit, -identität und -verbundenheit aus, kann aber auch subjektiv erlebten Umweltstress bedingen. Ältere Menschen, die in ihrem angestammten städtischen Quartier oder in ihrem Dorf schon Jahre oder gar Jahrzehnte wohnen, fühlen sich ihrem „Lebensraum" und den dort lebenden Bürgerinnen und Bürgern in biografischer „Gewachsenheit" nicht nur verbunden. Sie definieren sich selbst sogar als Teil dieses „Lebensraums". Umgekehrt wird die Wohnumwelt als Teil des eigenen Selbst begriffen. Neben Belonging wirken Agency-Prozesse auf das Wohlbefinden und die Lebenszufriedenheit im Alter. Agency-Prozesse sind Handlungen, mit denen Umwelt genutzt und verändert wird. Sie betreffen nach Bandura (2006) aber auch handlungssteuernde Einstellungen. Agency-Prozesse beeinflussen das grundlegende psychische Bedürfnis nach Kontrolle (Autonomie).

Identität, Autonomie und subjektives Wohlbefinden sind mit körperlicher Aktivität assoziiert. Alte Menschen, die im Alltag, in der Freizeit oder zu Transportzwecken körperlich aktiv sind, die also spazieren gehen, Besorgungen zu Fuß oder mit dem Fahrrad erledigen und jede Gelegenheit im Alltag nutzen, um sich zu bewegen, erleben sich selbst als jünger, als es körperlich inaktive alte Menschen tun. Körperlich aktive alte Menschen berichten auch über ein positiveres Selbstbild und fühlen sich wohler. Sie schildern sich subjektiv als gesünder und sind es auch objektiv.

Körperliche Aktivität ist also auch für die Gruppe der alten Bürgerinnen und Bürger eine Schlüsselvariable, um gesund zu altern (für eine Übersicht Schlicht und Schott

2013). Kommunalpolitikerinnen und -politiker können Aktivitätsbarrieren beseitigen, denn bereits vermeintlich niedrige Hindernisse können im Alter zu unüberwindlichen Barrieren werden. Alte Menschen fühlen sich wohler, wenn sie Umweltbedingungen wählen können, die zu ihren Kompetenzen passen. Fehlen ihnen Wahlmöglichkeiten, sind ihre Verwirklichungschancen limitiert. Gesundheitsermöglichendes kommunales Handeln achtet auf eine hohe Umweltzugänglichkeit vor allem für ältere Menschen, aber auch für Menschen mit Behinderung.

Die WHO[11] propagiert seit gut einem Jahrzehnt die senioren- oder *altersfreundliche Kommune*. Der Initiative haben sich auch Kommunen in Deutschland angeschlossen (z. B. Stuttgart, Münster). Das Konzept der altersfreundlichen Kommune hebt auf acht Domänen ab, auf die kommunale Entscheiderinnen und Entscheider achten sollten, wenn sie ihren älteren Bürgerinnen und Bürgern ermöglichen wollen, an kommunalen Aktivitäten teilzuhaben, sich individuell gesund zu verhalten, bei Erkrankung versorgt zu werden und auch dann noch Zugang zu Behörden und anderen Dienstleistungen zu haben, wenn die funktionale Gesundheit beeinträchtigt ist. Die acht Domänen der altersfreundlichen Kommune sind: Wohnen, soziale Teilhabe, Transport, Kommunikation und Information, Versorgung, öffentliche Plätze und gebaute Umwelt, Respekt und Inklusion und bürgerschaftliches Engagement (siehe auch Oswald et al. 2021; Schlicht et al. 2016). In Band *24* (2016) der Zeitschrift *Public Health Forum* haben sich Autorinnen und Autoren aus gerontologischer Perspektive vielen Beispielen der kommunalen Entwicklung gewidmet. Auch die altersfreundliche Stadtgestaltung wird in diesem Heft behandelt.

Das Konstrukt der altersgerechten oder -freundlichen Kommune ist vielschichtig. Mit der bloßen Nennung des Etiketts ist die Kommune noch nicht transparent ausgeleuchtet. Die WHO definiert als Kriterien, dass die Bedürfnisse älterer Menschen nach Autonomie geachtet werden, dass Bedingungen vorhanden sind, die den alten Mitbürgerinnen und -bürgern ermöglichen, ihre Gesundheit durch individuelles Verhalten und durch den Zugang zur Krankheitsversorgung zu erhalten. Altersfreundliche Kommunen gewährleisten Sicherheit im Verkehr und vor kriminellen Übergriffen. Sie fördern die aktive Teilhabe am kommunalen Leben. Sie erkennen an, dass alte Menschen in differenten Lebensaltersphasen eigenständige Lebenspraxen bevorzugen. Sie respektieren individuelle Entscheidungen in der Wahl einer Lebensweise. Sie hegen also keine normativen Erwartungen an das Verhalten alter Menschen, wie es noch in den klassischen Thesen der Alternstheorien der Fall war (z. B. Disengagement- oder Aktivitätstheorie) und in einem falsch verstanden universalistischen Ansatz drohen könnte.

Greenfield et al. (2015) schlagen konkret vor, dass Kommunalpolitikerinnen und -politiker die Autonomie der alten Menschen bereits in der kommunalen Planung und

---

[11] https://extranet.who.int/agefriendlyworld/age-friendly-cities-framework/; letztmalig aufgerufen März 2023.

der Quartiersgestaltung bedenken, dass sie Möglichkeiten schaffen, um deren Mobilität zu erleichtern und damit soziale Teilhabe zu erhöhen. Geeignet dazu sind quartiersnahe informelle und formelle Netzwerke, die Anwaltschaft für funktional eingeschränkte ältere Menschen übernehmen, eine hohe funktionale Durchmischung des öffentlichen Raums (wohnen, arbeiten, handeln und Dienste anbieten) und ein Straßen- und Wegenetz, das über kurze Distanzen zu attraktiven Zielen und Dienstleistungseinrichtungen führt. Wege, die auch bei eingeschränkter funktionaler Gesundheit noch zu begehen oder mit dem Rad zu befahren sind, erleichtern Mobilität. Das betrifft zum einen eine Oberflächenbeschaffenheit von Wegen, die Sturzgefahren minimiert (z. B. kein Kopfsteinpflaster), dann betrifft es eine attraktive Möblierung (z. B. Bänke), schließlich auch eine ausreichende Beleuchtung der Wege sowie die Verfügbarkeit von sauberen öffentlichen Toiletten.

Die Zahl der älteren Menschen nimmt in den allermeisten Kommunen zu, weil die fernere Lebenserwartung (ab dem 65. Lebensjahr) steigt. Ein deutlicher Anteil der verbleibenden Jahre könnten die älteren Bürgerinnen und Bürger beschwerdefrei verbringen, man nennt das Morbiditätskompression. Dazu muss es gelingen, dass sie aktiv bleiben und sozial teilhaben können. Sind gesundheitliche Risiken kumuliert, kommt kommunale Gesundheitsförderung zu spät.

Migrantinnen und Migranten
Deutschland ist ein demokratischer und sozialer Rechtsstaat mit hoher Wirtschaftskraft. Das macht das Land attraktiv für Menschen aus anderen Ländern und mit anderen kulturellen Hintergründen. In den Kommunen leben derzeit gut 20 Mio. Menschen, ein gutes Viertel der Bevölkerung also, mit Migrationshintergrund.

Seit den 1950er Jahren sind Kommunalpolitikerinnen und -politiker und Verwaltungsmitarbeitende, aber auch Bürgerinnen und Bürger herausgefordert, Arbeitsmigrantinnen und -migranten in ihre Gemeinschaft aufzunehmen, sie als Mitbürgerinnen und -bürger zu akzeptieren. Vor allem im Jahr 2015 und erneut seit 2022 müssen Kommunen eine höhere Zahl an Geflüchteten unterbringen, sie angemessen betreuen, versorgen und – so diese Bleiberecht genießen – in die Bürgerschaft integrieren.

Mit Beginn des „Wirtschaftswunders" war Zuwanderung vor allem Arbeitsmigration. Menschen, zunächst aus Italien und Spanien, dann aus der Türkei und dem früheren Jugoslawien, kamen in den 1950er bis 1970er Jahren als „Gastarbeiter". Sie wurden aktiv angeworben, um den Bedarf an Arbeitskräften in der Industrie und im Energiesektor (v. a. im Kohlebergbau) zu decken. Ähnliches findet vor dem Hintergrund des drohenden Facharbeitermangels derzeit statt, dieses Mal werden Arbeitskräfte auch in Asien und Afrika angeworben.

Zu Beginn der 2000er Jahre kamen Spätaussiedler aus Russland und aus den ehemaligen sowjetischen Teilrepubliken, Angehörige deutscher Minderheiten, in die Gemeinden. Anders in 2015 und seit Ausbruch des Krieges in der Ukraine und – vorhersehbar – infolge der katastrophalen Erdbeben in Afganisthan, Nordsyrien und der Türkei 2023 auch in den kommenden Jahren. Neben Arbeitsmigrantinnen und -migranten kommen seitdem Menschen nach Deutschland, die um Asyl nachsuchen, weil Krieg, Hunger, Unterdrückung und/oder Naturkatastrophen ihr Leben bedrohen.

Die Motive, um nach Deutschland zu emigrieren, sind also unterschiedliche: Einmal ist es die Aussicht auf Arbeit, die ein Leben jenseits des Existenzminimums garantiert und einen bescheidenen Wohlstand in Aussicht stellt (Arbeitsmigration), dann ist es die Rückkehr in das Land der Vorfahren (Remigration) und damit das Herauslösen aus dem Status einer Minderheit. Schließlich ist es die Flucht vor existenzbedrohenden Lebensbedingungen. Nach Deutschland migrieren Menschen aber auch aus individuellen Gründen, z. B. weil sie hier eine Lebenspartnerin oder einen -partner gefunden haben und ihren Lebensmittelpunkt gemeinsam nach Deutschland verlegen.

Unabhängig von den Motiven, die Menschen dazu bewegen, das eigene Land zu verlassen, gibt es Befindenszustände, die Migrantinnen und Migranten in einer mehr oder minder heftigen Intensität und möglicherweise in identischer Phasenabfolge betreffen: Auf die Emigration oder Flucht folgt mit dem sicheren Ankommen in Deutschland ein Gefühl der Erleichterung, die von einer Phase der mehrfachen Bewältigung, der Anpassung an die neuen Bedingungen, an die kulturellen Traditionen und Gewohnheiten, die Sprache, die Einstellungen und die normativen Erwartungen der einheimischen Bevölkerung abgelöst wird. Geflüchtete empfinden anders als Arbeitsmigrantinnen und -migranten Angst und Sorge wegen eines (zunächst) unsicheren Aufenthaltsstatus. Alle empfinden aber auch Trauer über das, was sie aufgegeben und zurückgelassen haben. Jene, die bleiben wollen und auch dürfen, sind herausgefordert, sich an die Lebensgewohnheiten der deutschen Bevölkerung anzupassen, ohne die eigene Identität infrage zu stellen (siehe dazu z. B. Kizilhan, 2018).

Eine Übersicht zu Postmigrationsstressoren gibt die *Bundesweite Arbeitsgemeinschaft der psychosozialen Zentren für Flüchtlinge und Folteropfer*[12]. Gelistet sind dort finanzielle Sorgen, Folgen von Traumata, Diskriminierungs- und Gewalterfahrungen. Daten zum gesundheitlichen Status von Migrantinnen und Migranten aus unterschiedlichen Herkunftsländern berichten Bartig et al. (2023). In der Befragung zeigte sich, dass insbesondere das Gefühl, zur Gemeinschaft „dazuzugehören" (Belonging) mit gesundheitlichen Endpunkten assoziiert ist. Migrantinnen und Migranten, die sich ausgeschlossen und gar diskriminiert fühlen, schätz en ihre subjektive Gesundheit negativer ein als jene, der sich akzeptiert und integriert fühlen.

Je nach Intensität der Belastungen und Beanspruchungen differieren die Konsequenzen für die Gesundheit und das Wohlbefinden. Menschen, die freiwillig emigriert sind, bedürfen in der Regel einer geringeren beratenden und therapeutischen Aufmerksamkeit als jene, die sich aufgrund von existenzbedrohenden Bedingungen zur Emigration nach Deutschland gezwungen sahen. Menschen, die etwa aus der Ukraine

---

[12] https://www.baff-zentren.org/?s=Postmigrationsstressoren; letztmalig aufgerufen März 2023.

kommend legal einreisen, sind – sofern sie die Konfrontation mit kriegerischen Handlungen meiden konnten – weniger traumatisiert als Geflüchtete, die nach jahrelanger lebensbedrohlicher Odyssee ins Land gelangt sind. Alle tragen sie aber sämtliche Merkmale der sozialen Ungleichheit. Sie sind vulnerabel, körperlich und psychisch zu erkranken.

Für die kommunale Gesundheitsförderung können Migrantinnen und Migranten gleich mehrfach herausfordernd sein (siehe dazu auch Spallek et al. 2021), weil es wahrscheinlicher ist, dass

1. es ihnen an Wissen fehlt, unter welchen Bedingungen sie das Gesundheitssystem beanspruchen können oder ihnen der Zugang zur Gesundheitsversorgung – je nach ausländerrechtlichem Status – nicht vollständig offensteht,
2. sie je nach geografischer und kultureller Herkunft und Sozialisation ein religiös geformtes Verständnis von Gesundheit haben, das Eigenverantwortung für den Erhalt der Gesundheit (unbewusst) verneint, eine fatalistische Einstellung dagegen begünstigt und dazu führt, dass sie für Appelle und Angebote der individuellen Gesundheitsvorsorge nur schwer erreichbar sind,
3. sie dazu neigen, gesundheitliche Krisen und Herausforderungen unter Rückgriff auf tradiertes Wissen zu bewältigen und so die Compliance therapeutischer Maßnahmen reduziert ist,
4. sie riskante Formen des individuellen (z. B. Rauchen) und beeinflussenden Gesundheitsverhaltens pflegen (z. B. die mangelnde Unterstützung von Mädchen und Frauen, sozial teilzuhaben),
5. ihnen aufgrund von Sprachbarrieren und Minoritätsstatus der Zugang zur sozialen Teilhabe in der aufnehmenden Gesellschaft deutlich erschwert ist.

Frauen und Mädchen, die aus klerikalen und traditionellen Gesellschaften in ein säkulares Gemeinwesen wie eine deutsche Kommune geflüchtet sind, sind aufgrund der Traditionen ihrer Herkunftsländer unter Umständen weniger öffentlich aktiv und nehmen auch weniger am sozialen Leben teil als Männer und Jungen. Migrantinnen und Migranten sind auch am Zugang zu Maßnahmen der Gesundheitsförderung durch Umweltbarrieren gehindert: Wohnsituation, Segregation, Diskriminierung etc. Mindestens so stark, wenn nicht stärker limitieren sozialisationsbedingte Einstellungen, Grundüberzeugungen und mangelndes Wissen den Zugang. Es bedarf also verstärkter Bemühungen des gesundheitsermöglichenden Verhaltens der Kommunalpolitikerinnen und -politiker, der Verwaltungsmitarbeitenden und des gesundheitsbeeinflussenden Verhaltens der Bürgerinnen und Bürger, Einstellungen der Migrantinnen und Migranten zum eigenen Körper und zur Psyche zu ändern und ihnen Wissen über gesundheitliche Risiken zu vermitteln. Das wiederum setzt voraus, dass die aufnehmende Gesellschaft über interkulturelles Wissen verfügt. Beispiele zur Prävention und Gesundheitsförderung von Migrantinnen und Migranten aus den Städten Leipzig und Frankfurt/Main finden sich in Stock et al. (2016).

Kommunen wären personell und finanziell überfordert, wollten sie auf jede Gruppe (auf türkischstämmige Menschen anders als auf Menschen aus Nordafrika etc.) mit einem spezifischen Programm reagieren. Auch hier gilt also die Forderung des proportionalen Unversalismus. Für alle gelten die gleichen Ziele. Die aber sollten in einem Umfang und mit einer Intensität verfolgt werden, die den spezifischen Bedarf der Migrantinnen und Migranten spiegelt. Gesundheitsfördernde Ziele für Einheimische gelten universell. Damit gelten sie auch für Migrantinnen und Migranten. Die Art und Weise, wie und wo Programme, Maßnahmen und Aktivitäten angeboten werden, kann und muss sich aber unterscheiden.

Auch für Migrantinnen und Migranten – wie für alle sozial benachteiligten Gruppen – gilt es, Angebote der Gesundheitsförderung so zu gestalten, dass sie einfach zugänglich sind. Um die Gruppe gezielt zu individuellem Gesundheitsverhalten zu motivieren, sollten Informationsmaterialien (z. B. zur Impfung) für größere Gruppen in die Sprache des Herkunftslandes übersetzt werden. Die typischen präventiven Handlungsfelder Bewegung und Ernährung sollten kultursensibel angeboten werden (z. B. Sportangebote für muslimische Migrantinnen oder Ernährungsangebote ohne Schweinefleisch für Menschen mit muslimischem Glauben oder koschere Nahrungsmittel für Menschen mit jüdischem Glauben).

Leidet die Gruppe der migrierten Menschen unter anderen Erkrankungen als einheimische Bürgerinnen und Bürger? Wenn ja, dann verlangte das eine spezifische präventive Antwort. Sind sie kränker als die einheimische Bevölkerung? Wenn ja, dann verlangte das eine dringliche Antwort. Hinweise zum Krankheitsspektrum der migrierten Menschen finden sich in Razum et al. (2008). Insgesamt ist die Datenlage zu dieser Frage spärlich (siehe dazu auch das Migrationsdatenportal des *Global Migration Data Analysis Centre (GMDAC) der Internationalen Organisation für Migration (IOM))*.[13] Alles in allem unterscheidet sich das Krankheitsspektrum der einheimischen Bevölkerung und von Migrantinnen und Migranten nicht. Sobald Geflüchteten ein sicherer Aufenthaltsstatus beschieden wurde, findet sich für diese Gruppe kein Krankheitsspektrum und keine Inzidenz von somatischen Erkrankungen, die von der einheimischen Bevölkerung abweichen. Das Ergebnis ist nicht überraschend. Geflüchtete, die den gefahrvollen Weg nach Europa und Deutschland (z. B. über das Mittelmeer oder den Landweg durch Osteuropa) geschafft haben, sind in der Regel „stark und gesund". In der Literatur wird das als *Healthy Migrant Effect* beschrieben. Altersschwache, gebrechliche, behinderte und kranke Menschen machen sich nicht in leckgeschlagenen Booten oder zu Fuß über tausende von Kilometern auf den Weg nach Deutschland Wenn sie es aufgrund ihres Leidensdrucks und der existenziellen Not dennoch tun, haben sie nur geringe Chancen, die Strapazen der Flucht unbeschadet zu überstehen.

---

[13] https://www.migrationdataportal.org/de/themes/migration-und-gesundheit; zuletzt aufgerufen März 2023.

Auch wenn sich das (somatische) Krankheitsspektrum von Menschen mit Migrationshintergrund nicht von dem der Einheimischen unterscheidet, ist dennoch zu beobachten, dass Menschen, deren Migration aus einer existenziellen Notsituationen gleichsam erzwungen wurde, aufgrund der durchlebten Traumata vor und während ihrer Flucht, häufiger an psychischen Störungen leiden. Nach der Aufnahme in Flüchtlingsunterkünften sind sie zudem einem höheren Risiko an viralen, bakteriellen und anderen Infektionen ausgesetzt, einmal aufgrund eines lückenhaften Impfstatus oder zum anderen, weil die Exposition mit Viren und Bakterien aufgrund des räumlich engen Zusammenlebens in den Unterkünften erhöht ist.

Denkbar wäre auch – diese Spekulation ist aber mit empirischen Daten nicht hinreichend belegt –, dass sich junge migrierte Männer, wenn sie in Deutschland bleiben und „ihr eigenes Geld verdienen", gesundheitlich riskant verhalten (schnelles Autofahren, Rauchen, Drogenkonsum). Auf diese Weise riskant verhalten sich aber auch männliche Jugendliche der aufnehmenden Gesellschaft. Die Gründe sind nicht im Migrationshintergrund zu suchen, sondern in niedriger Bildung und manchmal auch in einer zur Schau getragenen Männlichkeit (Machismo), die wiederum in manchen Kulturkreisen einen höheren Stellenwert genießt als in der deutschen Gesellschaft.

In Deutschland fehlen bereits heute Facharbeitende. Die Bundesregierung bemüht sich, junge Menschen aus dem Ausland zu gewinnen. Gelingt das, wird der Anteil an Arbeitsmigrantinnen und -migranten steigen. Aufgrund des Verlusts an bewohnbaren Flächen, der sich aufgrund des Klimawandels noch beschleunigen wird (z. B. im Irak, in der Sahelzone), werden sich auch mehr „Klimaflüchtlinge" auf den Weg nach Deutschland machen. Die Kommunen werden sie aufnehmen, unterbringen und integrieren müssen.

Kommunalpolitikerinnen und -politiker und Verwaltungsmitarbeitende sollten ihre Kommune daher auch mit Blick auf zukünftige Migrationsbewegungen ökologisch resilient gestalten. Die Integration von Menschen aus anderen Kulturkreisen in die Stadt- und Dorfbevölkerung gehört zwingend auf die kommunale Agenda. Bleiben Integrationserfolge aus, werden Menschen mit Folgen für den Arbeitsmarkt remigrieren. Bleiben sie dennoch in Deutschland, werden sie sich, wenn sie diskriminiert und ausgegrenzt werden, von der heimischen Gesellschaft abwenden. Misslingt Integration, gewinnt stattdessen Ausgrenzung, dann erodiert mittel- bis langfristig das Sozialkapital einer Kommune, mit Folgen für die Bevölkerungsgesundheit.

Arbeitslose

Zu Beginn des Jahres 2023 waren in Deutschland knapp 2,6 Mio. Menschen arbeitslos gemeldet. Die Gesamtzahl der Arbeitslosen schwankt jahreszeit- und konjunkturabhängig. Langzeitarbeitslos – also ein Jahr und länger ohne Arbeit – waren ca. 890.000 Menschen. Als arbeitslos gilt, wer weniger als 15 Wochenstunden in einem sozialversicherungspflichtigen Beschäftigungsverhältnis arbeitet und nach einer Arbeitsbeschäftigung sucht, dem Arbeitsmarkt also zur Verfügung steht und bei einer *Agentur für Arbeit* oder einem Grundsicherungsträger arbeitslos gemeldet ist.

Auch wenn Arbeit aufgrund von Arbeitsbedingungen krank machen kann, so ist Arbeitslosigkeit keine Alternative, um Krankheit zu vermeiden. Studien zeigen vielmehr, dass Arbeitslosigkeit ein enormes Krankheitsrisiko birgt. Schon der Klassiker unter den Studien, als *Die Arbeitslosen von Marienthal* bekannt (Jahoda et al. 2021), und aktuellere Zusammenfassungen bisheriger Studien (Kroll et al. 2016) belegen die gesundheitsschädigende Wirkung der Arbeitslosigkeit. Wer arbeitslos ist, verliert nicht nur Einkommen, sondern büßt auch Aktivitäts- und Teilhabemöglichkeiten ein. In der Folge habe Arbeitslose nur mangelhaft Möglichkeiten, psychische Grundbedürfnisse zu befriedigen. Die Selbstachtung von Arbeitslosen ist häufig verletzt und ihr Autonomieerleben ist beschnitten. Bewältigungsbemühungen äußern sich nicht selten in riskantem Verhalten (Rauchen, sitzende Lebensweise und Inaktivität). Mit diesem Verhalten steigt das Risiko, kardiometabolisch oder psychisch zu erkranken. Auch die Angehörigen von Arbeitslosen – hier vor allem deren Kinder – sind an der Verwirklichung gesundheitlicher Chancen gehindert.

Arbeitslose bedürfen einer besonderen Aufmerksamkeit, um mit Programmen, Maßnahmen und Aktivitäten der kommunalen Gesundheitsförderung gesundheitliche Risiken zu minimieren und Chancen zu erhöhen.[14] Auch für diese Gruppe ist es – auf der Grundlage der ICF und der dort genannten Schlüsselkomponenten für die Gesundheit (health conditions) – Aufgabe der Gesundheitsförderung *mit* der Kommune, soziale Teilhabe und Aktivität zu sichern. Auch für diese Gruppe ist die Zugänglichkeit zu Programmen und Maßnahmen der Gesundheitsförderung erschwert. Hohe Kosten für die Teilnahme und/oder inhaltlich auf die arbeitende Bevölkerung zugeschnittene Angebote schließen Arbeitslose nicht selten aus.

Auswertungen der Daten des Panels *Arbeitsmarkt und soziale Sicherung* (PASS) des Forschungsdatenzentrums (FDZ) der *Bundesagentur für Arbeit* (BA) im *Institut für Arbeitsmarkt- und Berufsforschung* (IAB) durch Hollederer und Voigtländer (2016) belegen beispielsweise einen hohen Bedarf an Angeboten, um die körperliche Alltags- und Freizeitaktivität von Arbeitslosen zu fördern und ihnen die Möglichkeit zu geben, sich vom Nikotinkonsum zu entwöhnen. Entscheidend mit dem Blick auf die vulnerable Gruppe ist ein gesundheitsermöglichendes Verhalten der Kommunalpolitikerinnen und -politiker und der Verwaltungsmitarbeitenden, das auf die Lebenslage der Arbeitslosen zielt und deren Angehörige – vor allem deren Kinder – unterstützt.

Das Angebot an Präventionskursen der gKV oder kommunaler Träger wie der Volkshochschulen wird von Arbeitslosen eher selten besucht. Ursächlich könnte die Sorge von Arbeitslosen sein, sich unter den Kursteilnehmenden als beschäftigungslos offenbaren zu müssen und damit sozial stigmatisiert zu werden. Anregungen und Beispiele für eine gezielte gesundheitliche Förderung der Gruppe finden sich in einem Eckpunktepapier,

---

[14] https://www.gesundheitliche-chancengleichheit.de/gesundheitsfoerderung-bei-arbeitslosen/hintergruende-daten-materialien/daten-handlungsbedarfe/; letztmalig aufgerufen März 2023.

das die BZgA gemeinsam mit dem *Kooperationsverbund gesundheitliche Chancengleichheit* veröffentlicht hat.[15]

Beeinträchtigte und behinderte Menschen

Die gesundheitliche Chancengleichheit ist auch für eine Gruppe von Bürgerinnen und Bürger gemindert, die geistig oder körperlich eingeschränkt leben. In Deutschland leben ca. 10 Mio. Menschen mit einer Behinderung.

Als behindert gelten nach Artikel 1 der UN-Behindertenrechtskonvention (BRK) Menschen, die langfristige körperliche, seelische, geistige oder Sinnesbeeinträchtigungen haben, die sie angesichts von Umweltbarrieren daran hindern, vollständig, wirksam und gleichberechtigt am sozialen Leben teilzunehmen. Ergänzend, mit Bezug zur ICF, sind behinderte Menschen auch in ihrer (Alltags-)Aktivität eingeschränkt.

> *„Zu den Menschen mit Behinderungen zählen Menschen, die langfristige körperliche, seelische, geistige oder Sinnesbeeinträchtigungen haben, welche sie in Wechselwirkung mit verschiedenen Barrieren an der vollen, wirksamen und gleichberechtigten Teilhabe an der Gesellschaft hindern können." (Artikel 1 der Behindertenrechtskonvention (BRK) der Vereinten Nationen)*

Beeinträchtigten und behinderten Menschen stellen sich in der kommunalen Umwelt Barrieren entgegen, die ihre Verwirklichungschancen, aktiv zu sein und sozial teilzuhaben, bereits bauseitig limitieren. Hohe Kanten zu Fußgängerwegen, Treppen oder enge Durchgänge sind für Menschen, die auf Gehhilfen und Rollstühle angewiesen sind, oft unüberwindliche Hindernisse. Aber auch andere Barrieren türmen sich auf: Formulare, in der üblichen „Behördensprache" abgefasst und bereits für „normale" Bürgerinnen und Bürger schwer verständlich, sind für kognitiv eingeschränkte Menschen gänzlich unverständlich. Schließlich erfahren behinderte Menschen im öffentlichen Raum nicht selten Ausgrenzungen. Sie werden angestarrt und auch gehänselt.

Was für alte Menschen gilt, das gilt für Menschen mit Behinderung in gleicher Weise. Ihre Abhängigkeit von der Umwelt wächst mit der Art und der Intensität ihrer Behinderung. Die Umweltzugänglichkeit (environmental docility) nimmt je nach Grad der Behinderung ab, ihr Lebensraum (life space) ist eingeengt. Das Konzept des Lebensraums wurde von Cantor (1975) in die gerontologische Literatur eingeführt. Der Begriff steht dort für den Raum, ausgehend von der Wohnung, in dem sich Menschen aufhalten und bewegen. Nachbarschaft wird mit fortschreitend beeinträchtigter funktionaler Gesundheit, aber auch mit Einschränkungen der seelischen, körperlichen und subjektiven Gesundheit, immer enger und beschränkt sich irgendwann nur noch auf die eigene

---

[15] https://www.gesundheitliche-chancengleichheit.de/fileadmin/user_upload/pdf/Leitthemen/Arbeitslosigkeit/Eckpunktepapier_Gemeinsam_handeln.pdf; letztmalig aufgerufen März 2023.

Wohnung oder das Setting einer Einrichtung für behinderte oder pflegebedürftige Menschen.

Im Jahr 2006 haben die *Vereinten Nationen* (UN) die *Behindertenrechtskonvention* (BRK)[16] verabschiedet, der sich Deutschland bereits ein Jahr später angeschlossen hat. Kommunen sind der Aufforderung der *Aktion Mensch* gefolgt und setzen die Forderungen der BRK unter dem Stichwort „Inklusive Kommune" um (z. B. der Landkreis Diepholz, die Städte Erlangen, Rostock und Schwäbisch-Gmünd).

In der *BRK* werden die Kommunen aufgefordert, Barrieren in der gebauten und sozialen Umwelt zu beseitigen. Verschiedene Organisationen, wie die *Aktion Mensch,* der *Bfb-barrierefrei-bauen*, die *Bundesregierung* und weitere Akteurinnen und Akteure bilanzieren dazu ernüchternde Zahlen: Nur 2 % der Wohnungen im Bestand sind barrierefrei ausgestattet; fast 50 % der Menschen mit Behinderung beklagen sich über einen Straßenbelag, der es ihnen erschwert, in Alltag und Freizeit aktiv zu sein; nur 10 % des Einzelhandels sind für Menschen mit Behinderung barrierefrei zugänglich. Keine Kommune hat es bislang geschafft, den ÖPNV vollständig barrierefrei umzurüsten, obgleich das seit 2022 eine kommunale Pflichtaufgabe ist.

Der *Deutsche Städtetag* (2021, S. 2) unterstützt die Initiative der *Aktion Mensch* für inklusive Kommunen und hat in 2021 gemeinsam mit der *Aktion Mensch* und dem *Behindertensportverband* (Special Olympics Deutschland) ein Papier herausgegeben, in dem auf die besondere Verantwortung der kommunalen Verwaltung hingewiesen wird:

> *„Inklusion vor Ort gelingt nur, wenn die kommunale Verwaltung sie mitträgt. Sie muss von dem lokalen Inklusionsprozess überzeugt sein und ihn stützen und unterstützen. Die Verwaltung sollte sich dabei zu dem weiten Inklusionsbegriff bekennen. Inklusion setzt aber auch voraus, dass Alt und Jung, Menschen mit und ohne Behinderung, Einheimische und Migrant*innen sich mit ihrer Lebenswelt auseinandersetzen und selbst Anstöße für notwendige Veränderungen geben. Erfolgreiche Inklusion ist auf gemeindliche Akteurinnen und Akteure angewiesen …"*[17]

Das Papier nennt eine Reihe von „guten Gründen" für kommunale Bemühungen um Inklusion. Darunter werden ein gestärktes Sozialkapital und eine verbesserte Lebensqualität der Bevölkerung aufgeführt. Sogar eine gestärkte Demokratie wird postuliert, weil sich alle Bürgerinnen und Bürger am gesellschaftlichen und politischen Leben beteiligen können, um ihre Kommune zu gestalten. Was zu tun ist, wird im Diskussionspapier neun Kategorien zugeordnet und mit Spiegelstrichen detailliert: barrierefreies Wohnen, barrierefreie Mobilität, Ermöglichen des politischen Engagements, Zugang zu Bildungschancen, zur Arbeit und zum Sport, Gesundheitsförderung und Prävention

---

[16] https://www.behindertenrechtskonvention.info/#1-crpd---inhalte; letztmalig aufgerufen März 2023.

[17] https://www.dstgb.de/themen/soziales/aktuelles/inklusion-in-den-fokus-ruecken/diskussion-des-dstgb-aktion-mensch-special-olympics-inklusion-081021.pdf?cid=jxs; letztmalig aufgerufen März 2023.

und Zugang zum kulturellen Leben als Konsumentinnen und Konsumenten und als Gestaltende.

> **Annelie-Wellensiek-Zentrum**
> Die *PH Heidelberg* hat im November 2020 das *Annelie-Wellensiek-Zentrum* für inklusive Bildung gegründet. Gefördert durch das *Ministerium für Wissenschaft, Forschung und Kunst* sowie den *Kommunalverband für Jugend und Soziales* Baden-Württemberg forscht ein interdisziplinäres Team zu Inklusions- und Exklusionserfahrungen in Lebenswelten unter einer Bildungsperspektive. Das Innovative und Besondere im Zentrum ist die Zusammensetzung der Arbeitsgruppe. Sie besteht aus Menschen mit und ohne Behinderung. Menschen mit kognitiven Einschränkungen, sogenannte Bildungsfachkräfte, die eine dreijährige Qualifizierung durchlaufen haben, werden in alle Aktivitäten als zentrale Akteurinnen und Akteure eingebunden. Die Perspektive von Menschen mit Behinderung soll in Lehrkontexte an der Hochschule als auch in der Bildungsarbeit an anderen Hochschulen und Bildungseinrichtungen in Baden-Württemberg eingebracht und direkt erlebbar gemacht werden.

9.2.2 Weitere vulnerable Gruppen

Anders als die genannten sind die beiden folgenden Gruppen zahlenmäßig kleiner. Sie könnten aber zukünftig wachsen und bedürfen bereits heute – unabhängig von ihrer Zahl – der Aufmerksamkeit von Kommunalpolitikerinnen und -politikern, die ihre Kommune ökologisch resilient entwickeln wollen: wohnungslose Menschen und informell Pflegende. Weitere Gruppen und spezifische Zugänge listen Klotz et al. (2018).

Wohnungslose Menschen
In einigen Städten sind wohnungslose und von Wohnungsnot betroffene Menschen bereits eine wachsende Gruppe. Hamburg etwa gilt als die „Stadt der Wohnungslosigkeit". Dort leben geschätzt fast 20.000 Menschen auf der Straße. Bezogen auf 100.000 Einwohnerinnen und Einwohner folgen die Städte Stuttgart, Frankfurt/Main, Berlin und Köln. In der Wohnungslosenstatistik sind Menschen erfasst, die in Sammelunterkünften leben oder noch keine Wohnung gefunden haben. Nicht erfasst sind Menschen, die „auf der Straße leben" oder bei Freunden oder Verwandten untergekommen sind. Die Gesamtzahl der Wohnungslosen ist also höher. In Deutschland wurden in 2021 fast 30.000 Wohnungen zwangsgeräumt. Vor allem in Bayern stieg die Zahl massiv an (fast ein Fünftel mehr gegenüber dem Jahr 2020).

Wohnungslose Menschen sind ohne Zweifel eine gesundheitlich belastete Gruppe. Ihr Zugang zur Gesundheitsversorgung ist begrenzt. Ihre Chance, am sozialen Leben teilzuhaben und ihren Alltag so zu verbringen, dass neben der Wahrung ihrer physischen Existenz auch noch Raum bleibt, die grundlegenden psychischen Bedürfnisse zu befriedigen, ist drastisch reduziert bis gar nicht vorhanden.

Eine systematische Beschreibung der Lebenslage wohnungsloser Menschen findet sich in einer Studie des *Evangelischen Bundesfachverbands für Wohnungsnotfall- und Straffälligenhilfe* und der *Salomon Hochschule Berlin*.[18] Nicht überraschend befinden sich fast 66 % der „auf der Straße lebenden Menschen" in einer prekären Lebenslage. Ihnen fehlt es an existenzieller Sicherheit. Sie fühlen, dass ihr Leben unberechenbar und bedroht ist.

Konzentriert sich Prävention und Gesundheitsförderung auf das individuelle Gesundheitsverhalten (z. B. Alkohol-, Nikotinkonsum, Fehl- und Mangelernährung) dieser Gruppe, dann werden die existenziellen Bedrohungen übersehen, denen sich diese Personengruppe tagtäglich stellen muss, um ihre Lebensgrundlagen zu sichern. Was diese vulnerable Personengruppe dringend und zwingend benötigt und durch gesundheitsermöglichendes Verhalten von Kommunalpolitikerinnen und -politikern als auch von Verwaltungsmitarbeitenden gesichert werden sollte, ist der Zugang zu sanitären Einrichtungen (inklusive Duschmöglichkeiten), zu sauberen Kleidern, nahrhaftem Essen. Auch brauchen die Betroffenen ein Dach über dem Kopf, das vor Kälte und Nässe schützt. Nicht zuletzt braucht die Gruppe auch Sicherheit vor gewalttätigen Übergriffen.

Informell Pflegende

Mit der demografischen Entwicklung und der gesteigerten Langlebigkeit wird die Zahl der pflegebedürftigen Menschen in den kommenden Jahrzehnten deutlich zunehmen, wenn auch die Wahrscheinlichkeit, im Alter pflegebedürftig zu werden, seit einigen Jahren sinkt. Versorgt werden die meisten pflegebedürftigen Menschen zuhause von ihren Angehörigen, den informell Pflegenden. Die sind darauf weder ausreichend vorbereitet noch ausreichend qualifiziert. Sie schließen aufopferungsvoll die Lücke zur formellen Pflege.

Geschätzt wird, dass bis zu 6 % der erwachsenen Bevölkerung in Deutschland regelmäßig Angehörige oder Menschen in der Nachbarschaft pflegen. Mehr als die Hälfte der informell Pflegenden geht zusätzlich einer Voll- oder Teilzeitbeschäftigung nach, muss also berufliche und Pflegeherausforderungen in den Alltag integrieren.

Die *UN Wirtschaftskommission für Europa* (United Nations Economic Commission for Europe, UNECE) hat Belastungen und Beanspruchungen der informell Pflegenden in einem Policy Paper benannt und auf politisches Handeln gedrungen, um die gesundheitlichen und wirtschaftlichen Risiken dieser wachsenden Gruppe zu mindern.[19] Werden informell Pflegende nicht unterstützt, beeinträchtigt das ihre Gesundheit und ihr Wohlbefinden. Unter Umständen sind sie gezwungen, ihre Erwerbstätigkeit zu reduzieren oder gar ganz aufzugeben, verbunden mit finanziellen Einbußen, Armutsdrohung und sozialer Ausgrenzung. Die UNECE weist zu Recht darauf hin, dass hier kein Individualproblem

---

[18] https://www.ebet-ev.de/nachrichten-leser/erste-systematische-untersuchung-der-lebenslagen-wohnungsloser-menschen.html; letztmalig aufgerufen März 2023.

[19] https://unece.org/DAM/pau/age/Policy_briefs/German/ECE-WG1-31-GER.pdf; letztmalig aufgerufen März 2022.

definiert ist, sondern ein soziales Problem der gesamten Gesellschaft mit Auswirkungen auf die Bevölkerungsgesundheit. Reduziert ist die Teilhabe am sozialen Leben.

Strategien, um den Risiken präventiv zu begegnen, betreffen den Gesetzgeber (Anerkennung der informellen Pflege im Sozial-, Arbeits- und Steuerrecht) ebenso wie Kommunalpolitikerinnen und -politiker und Verwaltungsmitarbeitende:

- Den Zugang zu gemeindenahen ambulanten Diensten verbessern, die informell Pflegende unterstützen,
- den Zugang zu Behörden und administrativen Prozessen erleichtern,
- Informationen zu Unterstützungsleistungen als „Bringschuld" der Verwaltung verstehen,
- Möglichkeiten zur Verhinderungspflege anbieten, damit informell Pflegende eine befristete Zeit entspannen und sich erholen können,
- Schulungen anbieten, um informell Pflegende zu befähigen, die erforderlichen Pflegeleistungen zu erbringen,
- für psychophysische Ressourcen sorgen (Selbstmanagement),
- Selbsthilfegruppen initiieren und organisieren.

Ein Beispiel, wie Kommunen sich in diesem sozialen Problem engagieren können, sind Caring Communities. Im Zentrum des Konzepts steht das Kümmern um Menschen, die auf Unterstützung angewiesen sind, seien es Angehörige oder Nachbarinnen oder Nachbarn. Hier sind Kommunalpolitikerinnen und -politiker und die Zivilgesellschaft (vor allem kirchliche Akteurinnen und Akteure) gemeinsam gefordert (zu einer umfassenden und auch kritischen Auseinandersetzung mit dem Konstrukt siehe Knobloch et al. 2022).

In der Regel sind sorgende Gemeinschaften kleinräumig in Quartieren oder Nachbarschaften mit dem Ziel organisiert, die soziale Teilhabe aller Bewohnerinnen und Bewohner des Quartiers zu ermöglichen. In der Literatur finden sich unterschiedliche Begriffe für das Konzept: Sorgende Gemeinde, Verantwortungsgemeinschaft oder Compassionate City und weitere. Letztlich handelt es sich – wie häufiger im Kontext sozialer Belange – um einen unscharfen Containerbegriff, der viele verschiedene Varianten des „Kümmerns" oder der „Für- und Mitsorge" beinhaltet.

Im Siebten Altenbericht der Bundesregierung[20], auf Empfehlung der Sachverständigenkommission, wird als Herausforderung der Kommunen an die *Daseinsvorsorge* formuliert:

> „Die (kommunale) Daseinsvorsorge (sollte) darauf ausgerichtet sein, es den Menschen zu ermöglichen, ein gutes Leben eigenständig und selbstbestimmt zu führen, in Selbst- und Mitverantwortung am gesellschaftlichen Leben teilzuhaben und dieses mitzugestalten." (S. 17)

---

[20] https://www.siebter-altenbericht.de/fileadmin/altenbericht/pdf/Broschuere_Siebter_Altenbericht.pdf; letztmalig aufgerufen März 2023.

Konzeptuelle Überschneidungen 10

> **Zusammenfassung**
>
> So, wie wir in diesem Buch Gesundheit mit Bezug zur ICF verstehen und also Aktivität und soziale Teilhabe als zentrale Komponenten herausheben, die von personalen und von Umweltfaktoren beeinflusst werden, deren Gestaltung wir wiederum dem gesundheitsermöglichenden Verhalten der Kommunalpolitikerinnen und -politiker als Aufgabe stellen, gibt es weitere Konzepte, die indirekt oder direkt die Bevölkerungsgesundheit berühren und in den vorhergehenden Kapiteln teilweise bereits angesprochen wurden: UN-Nachhaltigkeitsziele, planetare Gesundheit, bewegungsförderliche, familien-, altengerechte Kommune, Zukunftsstadt und weitere Konzepte.
>
> Oft sind die Denktraditionen und disziplinären Grundlagen, die hinter diesen Konzepten stehen, andere als die der Gesundheitswissenschaften. Auch die Konstrukte und bevorzugten Termini differieren. Sie überschneiden sich aber in dem Bemühen und der Absicht, den Bewohnerinnen und Bewohnern einer Kommune ein „gutes Leben" – im Einklang mit den planetaren Grenzen – zu ermöglichen.

In der Literatur existieren Anknüpungspunkte und Überschneidungen zum Politikfeld Bvölkerungsgesundheit und dem Transformationsziel ökologisch resiliente Kommune. Wir gehen im Folgenden auf einige der konzeptionen Überschneidungen ein.

10.1 UN-Nachhaltigkeitsziele

Im Jahr 2015 haben sich die Mitgliedsstaaten der Vereinten Nationen, nach einem politischen Prozess, der 2012 in Rio (Brasilien) begonnen hatte, auf einen Katalog von politischen Zielen verständigt, die den Gedanken der *Nachhaltigkeit* betonen. 17 Nachhaltigkeitsziele (Sustainable Development Goals: SDGs) wurden durch 107 inhaltliche Vorgaben und 62 Umsetzungsmaßnahmen konkretisiert.

Für Kommunen existiert ein indikatorgestütztes Monitoring, das es anhand von Maßzahlen zu beurteilen erlaubt, ob die SDG im Rahmen einer *lokalen Nachhaltigkeitsstrategie*, die im Rahmen der *Agenda 2030* verfolgt wird, erreicht werden.

Nachhaltigkeit ist heute zu einem ähnlichen Fuzzy-Wort mutiert wie Resilienz, oft gebraucht und selten explizit definiert. Im deutschen Sprachgebrauch liegt das nicht zuletzt an der Mehrdeutigkeit des Begriffs. Wenn etwas als „nachhaltig" gilt, gilt es „dauerhaft". Im Sinne der UN und auch der Debatten um die planetare Gesundheit ist mit dem Begriff aber mehr gemeint. Als nachhaltig wird dort ein Verhalten verstanden, das vermeidet, zukünftige Handlungsoptionen einzuschränken. Die Lebensweisen der heute lebenden Generationen dürfen die Verwirklichungschancen nachfolgender Generationen nicht limitieren. Aber nicht nur intergenerativ, sondern auch intragenerativ gilt das Postulat: Das Verhalten eines Mitglieds einer Generation darf niemand anderen in derselben Generation um seine Verwirklichungschancen bringen.

In der Kommune betrifft Nachhaltigkeit Entscheidungen und ökonomisches, soziales und ökologisches Verhalten (Ökologie im engeren Sinne). Alle (ineinandergreifenden) Teilsysteme sollen so behandelt und entwickelt werden, dass auch zukünftig noch die Bedingungen der Möglichkeit gegeben sind, Grundbedürfnisse zu befriedigen und Verwirklichungschancen zu nutzen. Eine inhaltliche Debatte zum Begriff, zu seiner Genese und seiner Bedeutung findet sich u. a. in Zimmermann (2016).

Die 17 UN-SDGs sind in Tab. 10.1 aufgeführt und in Stichworten beschrieben. In der letzten Spalte der Tabelle sind Assoziationen zur Bevölkerungsgesundheit angedeutet (siehe dazu auch Morton et al. 2019).

Für Europa haben Menne et al. (2020) die UN-SDGs um gesundheitsrelevante Zielvorgaben ergänzt (siehe auch Asma et al. 2019; WHO 2022). Für die Umsetzung wurde ein sogenannter E4A-Ansatz vorgeschlagen. Das E-Engagement (include, commit, transform) fungiert als politischer Treiber und Schrittmacher. Die *„4 A"* bedeuten **a**ssess (die Lage bewerten), **a**lign (sich neu ausrichten), **a**ccelerate (die Entwicklung beschleunigen) und **a**ccount (das Erreichte bilanzieren). Sie dienen als Bausteine für eine kontinuierliche Strategie, für darauf abgestimmte Interventionen und passende Programme und Maßnahmen. Jeder A-Baustein ist Teil des E4-Ansatzes, der auf staatlichen, regionalen, kommunalen und auf allen institutionellen Ebenen verlaufen soll.

In Abb. 10.1 haben wir den Ansatz am Beispiel des UN-SDG 13 Maßnahmen zum Klimaschutz illustriert. Die Abfolge der „4 A" gleicht letztlich den bereits aus den vorherigen Kapiteln geläufigen Policy- und Planungszyklen.

10.1 UN-Nachhaltigkeitsziele

Tab. 10.1 UN-Nachhaltigkeitsziele und Assoziationen zur Bevölkerungsgesundheit

	Nachhaltigkeitsziel	Inhalt	Assoziationen zur Bevölkerungsgesundheit (Beispiele)
1	Keine Armut	Armut überall vermeiden und überwinden	Armut beeinträchtigt signifikant die Gesundheit und erschwert Aktivität und soziale Teilhabe
2	Kein Hunger	Boden- und wasserschonende landwirtschaftliche Produktion fördern und Ernährung für alle sichern	Hunger bedroht existenziell; faire Ernährungsumgebungen stellen sicher, dass es „öfter mehr vom *Guten gibt*"
3	Gesundheit und Wohlergehen	Allen Bürgerinnen und Bürgern ein gesundes Leben ermöglichen	Verwirklichungschancen ermöglichen individuelles Gesundheitsverhalten
4	Hochwertige Bildung	Lebenslanges Lernen, inklusive gerechte und hochwertige Bildung, ermöglichen	Bildung trägt substanziell zum gesunden Aufwachsen bei; Health Literacy ermöglicht informierte gesundheitsrelevante Entscheidungen
5	Geschlechtergleichheit	Gleichstellung erreichen und Selbstbestimmung von Mädchen und Frauen ermöglichen	Eine auf den weiblichen Organismus abgestimmte Vorsorge und Versorgung verhindert Morbidität und erhöht die therapeutische Wirksamkeit von Medikamenten
6	Sauberes Wasser und Sanitäreinrichtungen	Verfügbarkeit von Trinkwasser und Sanitäreinrichtungen gewährleisten	Der Zugang zu sauberem Trinkwasser ist unabdingbar für das Überleben; Verfügbarkeit von Sanitäreinrichtungen verhindert infektiöse Erkrankungen
7	Bezahlbare und saubere Energie	Verlässliche, bezahlbare und nachhaltig erzeugte Energie bereitstellen	Energie für Kochen und Heizung ist existenziell, um Nahrung zuzubereiten und sich im Winter vor Kälte zu schützen; die nachhaltige Erzeugung reduziert gesundheitsschädliche Emissionen von NO_x, CO_x, Methan, Feinstaub

(Fortsetzung)

Tab. 10.1 (Fortsetzung)

Nachhaltigkeitsziel	Inhalt	Assoziationen zur Bevölkerungsgesundheit (Beispiele)
8 Menschenwürdige Arbeit und Wirtschaftswachstum	Produktive Vollbeschäftigung und menschenwürdige Arbeit fördern	Humane Arbeitsbedingungen reduzieren chronischen Stress, der überfordert und zu psychischen Erkrankungen führt
9 Industrie, Innovation und Infrastruktur	Resiliente Infrastrukturen aufbauen, industrielle Produktion fördern und Innovationen unterstützen	Innovation und Infrastruktur sind zwei der vier „I" zu einer nachhaltigen Transformation, die mit Produkten und der Verfügbarkeit von „Räumen" und Einrichtungen die Verwirklichungschancen für Aktivität und Teilhabe erhöhen
10 Weniger Ungleichheiten	Ungleichheit zwischen den Kommunen und in der Bürgerschaft beseitigen	Chancengleichheit reduziert Morbidität und Mortalität benachteiligter Sozialgruppen
11 Nachhaltige Städte und Gemeinden	Städte und Gemeinden inklusiv, sicher, ökologisch resilient und nachhaltig entwickeln	Schafft Möglichkeitsräume, um Verwirklichungschancen für individuelles Gesundheitsverhalten zu eröffnen
12 Nachhaltiger Konsum und Produktion	Vermeiden von Nahrungsmittelverschwendung und umweltverträglicher Umgang mit Chemikalien	Reduziert gesundheitsschädliche Noxen und produziert haut- und umweltfreundliche Materialien
13 Maßnahmen zum Klimaschutz	Den Klimawandel bremsen und seine Auswirkungen bekämpfen	Verhindert Hitzetote und bewahrt die Bevölkerung vor Unwetter, das Leib und Leben bedroht
14 Leben unter Wasser	Ozeane, Meere und Ressourcen bewahren und nachhaltig nutzen	Sichert proteinhaltige Nahrungsquellen

(Fortsetzung)

Tab. 10.1 (Fortsetzung)

	Nachhaltigkeitsziel	Inhalt	Assoziationen zur Bevölkerungsgesundheit (Beispiele)
15	Leben an Land	Landökosysteme bewahren, nachhaltig bewirtschaften, Desertion bekämpfen, Bodendegradation beenden und Biodiversität erhalten und fördern	Stellt Nahrungsgrundlagen sicher und vermeidet gesundheitsschädliche Emissionen und Umweltschäden
16	Frieden, Gerechtigkeit und starke Institutionen	Friedliche und inklusive Gesellschaften entwickeln und allen Bürgerinnen und Bürgern Rechtssicherheit auch durch rechenschaftspflichtige Institutionen gewähren	Sichert die existenziellen Grundbedürfnisse nach Sicherheit und Unversehrtheit; schafft Sozialkapital und ermöglicht soziale Teilhabe
17	Partnerschaften zur Erreichung der Ziele	Umsetzung stärken und Partnerschaften leben	Das Zusammenwirken von Politik, Verwaltung, Wirtschaft und Zivilgesellschaft schafft Möglichkeitsräume für gesundheitliche Verwirklichungschancen; Health in all Policies und Health in all Governance

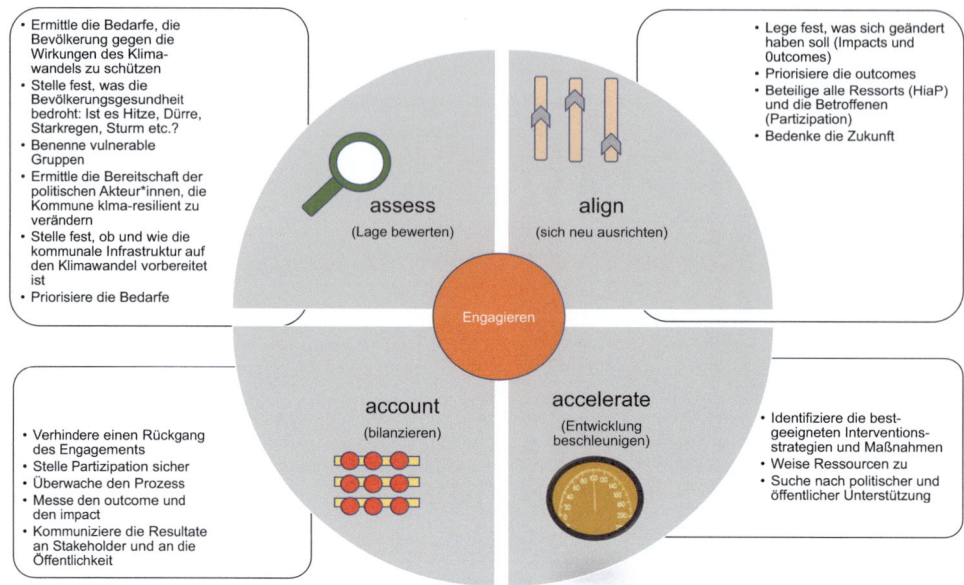

Abb. 10.1 Der E4A-Ansatz am Beispiel des SDG 13 *Maßnahmen zum Klimaschutz*

Um zu beurteilen, ob ein Nachhaltigkeitsziel erreicht wird, und um die Wirkungen im Detail zu bilanzieren (account), haben beispielsweise Lim et al. (2016) Indikatorvariablen vorgeschlagen.

Eine *Lokale Nachhaltigkeitsstrategie 2030* zielt auf die kommunale Entwicklung. Die Strategie selbst wurde bereits 1997 vom *Rat der Gemeinden und Regionen Europas* eingeführt. Interessant sind die Parallelen zum HiaP- und HiaG-Ansatz und zum Partizipationsgebot in den Verlautbarungen der WHO, wenn es in der Lokalen Nachhaltigkeitsstrategie heißt:

> „Nachhaltigkeit soll als Querschnittsaufgabe und als politische Leitlinie in das kommunale Handeln integriert werden.
> *Im Zuge einer nachhaltigen Stadtentwicklung gilt es, eine kontinuierliche Partizipation zu ermöglichen.*" (Rio+20 vor Ort 2012, S. 49)[1]

Mit den UN-SDG und den Initiativen im Rahmen der *Lokalen Nachhaltigkeitsstrategie 2030* hat sich ein Gelegenheitsfenster für die Bemühungen von Kommunalpolitikerinnen und -politikern geöffnet. Policy-Unternehmerinnen und -Unternehmer als auch Policy Broker können das Fenster nutzen, um darauf zu drängen, die gesunde Kommune als

---

[1] https://www.umweltbundesamt.de/sites/default/files/medien/5750/publikationen/03-2012_rio20-vor-ort-de.pdf; letztmalig aufgerufen März 2023.

Politikfeld auf der kommunalen Agenda zu verankern und Politikerinnen und Politiker und Verwaltungsmitarbeitende zu motivieren, sich gesundheitsermöglichend zu verhalten. Das Fenster öffnet sich nicht alleine mit dem Ziel, das UN-Nachhaltigkeitsziel 3 Gesundheit und Wohlergehen zu adressieren, sondern auch für Nachhaltigkeitsziele, welche die Bevölkerungsgesundheit direkt (z. B. das SDG 6 Sauberes Wasser und Sanitäreinrichtungen), aber auch indirekt (z. B. SDG 9 Industrie, Innovation und Infrastruktur) betreffen.

Noch einige Bemerkungen zu UN-SDG, die – teilweise miteinander verknüpft – die Bevölkerungsgesundheit indirekt betreffen. Armut (UN-SDG 1) ist nach den Daten zur sozialen Ungleichheit ein signifikantes Gesundheitsrisiko. Menschen, die in Deutschland weniger als 60 % des Durchschnittseinkommens monatlich zur Verfügung haben, gelten als armutsgefährdet. Ihre Chancen, sich gesund zu verhalten, Risiken zu vermeiden, sind gemindert. Sie tragen ein erhöhtes Krankheitsrisiko und ihre Lebenserwartung ist reduziert (siehe auch Kap. 9). Nach Daten von Lampert et al. (2017) sterben arme Männer und Frauen früher als Menschen mit einem auskömmlichen Einkommen. Arme Menschen sind von Wohnungslosigkeit bedroht, weil sie die Miete nicht aufbringen können. Sie haben Probleme, Energierechnungen zu bezahlen. Sie können sich keinen Urlaub leisten und sind auf kommunale Tafeln angewiesen, um sich mit Nahrungsmitteln zu versorgen. In ihrer finanziellen Not verhalten sie sich häufig gesundheitlich riskant.

Hunger (UN-SDG 2) ist ein Zustand, der lebensbedrohlich werden kann, wenn er nicht gestillt wird. In Deutschland dürfte existenziell bedrohlicher Hunger eigentlich kein gravierendes soziales Problem sein – er kommt aber vor. Häufiger als Hunger sind in Deutschland Fehl- und Mangelernährung auffällig. Arme Menschen erhalten in der Grundsicherung etwas mehr als 5 € an Leistungen, um sich zu ernähren. Damit können sie sich aber kaum ausreichend mit Obst und Gemüse versorgen. Sie kaufen stattdessen Weißmehlprodukte und zuckerhaltige Nahrungsmittel. In der Folge fehlen ihnen Vitamine und Mineralstoffe, die gerade Kinder für ein gesundes Aufwachsen benötigen. In Deutschland gelten 2 Mio. Kinder als armutsgefährdet.

Hochwertige Bildung (UN-SDG 4) erhöht die Wahrscheinlichkeit für individuelles Gesundheitsverhalten, wie Daten zum Sozialgradienten belegen. Der Zugang zu Programmen, Maßnahmen und Aktivitäten der Prävention und Gesundheitsförderung ist für gebildete Menschen einfacher. Verwirklichungschancen für ein gesundes Aufwachsen und Älterwerden sind höher.

Nach den Daten des Sozio-oekonomischen Panels (SOEP) berichten niedriger formal gebildete Menschen in jeder Altersgruppe – häufiger als hoch formal gebildete Menschen –, dass sie wegen körperlicher oder seelischer Störungen in ihren arbeits- oder alltagsbezogenen Aktivitäten eingeschränkt sind. Sowohl bei Männern als auch bei Frauen mit niedriger Bildung war das Risiko für körperliche oder seelische Störungen um mehr als das 2-Fache erhöht. „Bildungsferne" schränkte die Wahlmöglichkeiten für Tätigkeiten mit niedriger Umweltbelastung und mit höherer Sinnhaftigkeit ein. Die Daten des SOEP zeigen zudem, dass elterliche Bildung und die Lebenserwartung ihrer Kinder statistisch signifikant und bedeutsam assoziiert sind (Huebener, 2019). Das

Gesundheitsverhalten von Kindern und Jugendlichen wird vom Gesundheitsverhalten ihrer Eltern beeinflusst. Die statistischen Analysen der Daten des SOEP belegen zudem, dass vor allem das individuelle Gesundheitsverhalten in der Kindheit und Jugend einen langandauernden gesundheitlichen Effekt bedingt. In der HBSC-Studie (siehe Kap. 9) (Bilz et al. 2016) zeigt sich der Zusammenhang von formaler Bildungsaspiration (Schulform) und Gesundheit der Kinder eindeutig und eindrücklich. Kommunen sind „Bildungsträger", denen in der Pflicht zur Daseinsvorsorge obliegt, Bildungszugänge zu schaffen und den Zugang zu erleichtern. Der *Deutsche Städte- und Gemeindebund* schreibt dazu:

> „Unbeschadet der Einordnung von Sport und Kultur als freiwillige Selbstverwaltungsaufgabe stehen die Städte und Gemeinden in der Pflicht, Sport- und Bewegungs- sowie Kulturangebote als festen Bestandteil der kommunalen Daseinsvorsorge zu fördern."[2]

Die Geschlechtergleichheit (UN-SDG 5) ist ein weiteres Nachhaltigkeitsziel, das die gesundheitliche Chancengleichheit betrifft. Ebenso gilt das für das UN-SDG 10 *Weniger Ungleichheiten*, das sich im Katalog der UN auf Ungleichheiten in den Lebensbedingungen unterschiedlicher Staaten bezieht, aber auch für die kommunale Gesundheitsförderung bedeutsam ist. Da ist zum einen die Geschlechtszugehörigkeit, die einen gesundheitlich relevanten Unterschied macht. Frauen haben eine höhere Lebenserwartung als Männer. Frauen werden später im Lebensverlauf pflegebedürftig, dominieren dann aber die Statistiken der Pflegebedürftigen und werden häufiger als Männer stationär gepflegt. Frauen und Männer unterscheiden sich in den Einstellungen zu präventivem Verhalten und suchen jeweils passende Angebote nach. Die BZgA hat das zum Anlass genommen, Internet-Portale zu öffnen, die sich mit Frauen- und Männergesundheit befassen und in denen geschlechtstypische Risiken und Gesundheitsverhaltensweisen behandelt werden. Kolip (2008) plädierte bereits vor 15 Jahren dafür, in jedem Schritt des Public Health Action Cycle die Geschlechtszuordnung zu adressieren.

Da ist zum anderen die Tatsache, dass sozioökonomische Ressourcen in Deutschland ungleich verteilt sind. Die sozioökonomische Deprivation informiert über den relativen Grad, indem es einer Bevölkerung einer Region an sozioökonomischen Ressourcen (z. B. Bildung, Beschäftigung, Einkommen) fehlt, sie sozialräumlich belastet sowie in ihren Teilhabe- und Aktivitätschancen behindert. Das misst das RKI mit dem German Index of Socioeconomic Deprivation (Michalski et al. 2022). Die Daten aus den Jahren 2016/17 informieren über die regionale Verteilung der Deprivation in Deutschland. Demnach sind die ländlichen Kommunen im Norden Deutschlands, vor allem im Nordosten (Mecklenburg-Vorpommern), aber auch in einigen Regionen in Nordrhein-Westfalen und in Rheinland-Pfalz sowie im Saarland schlechter gestellt als Regionen im Süden Deutschlands. Steigt in einer Region die sozioökonomische Deprivation,

---

[2] https://www.dstgb.de/themen/bildung-sport-und-kultur/; letztmalig aufgerufen März 2023.

sinkt dort die Lebenserwartung und weitere gesundheitliche Endpunkte verändern sich ungünstig.

Menschenwürdige Arbeit ist die Forderung im UN-SDG 6 und wird dort mit dem Wirtschaftswachstum des Landes verbunden. Das Ziel ist nicht nur relevant für ausbeuterische Systeme in Drittstaaten. Die OECD hat beispielsweise die Multimorbidität von Menschen in Deutschland, die sich im mittleren Lebensalter befinden, auf eine im Vergleich zu anderen Mitgliedstaaten hohe Stressbelastung der Arbeitnehmerinnen und Arbeitnehmer zurückgeführt. Die Fehlzeitenberichte, die von der Arbeitsgruppe um *Bernhard Badura* herausgegeben werden, bezeugen das (z. B. Badura et al. 2022). Chronischer, arbeitsplatzinduzierter Stress reduziert die Zahl der gesunden Lebensjahre, die Menschen in Deutschland jenseits ihres 65. Lebensjahres noch verbleiben. Betriebliche Gesundheitsförderung und betriebliches Gesundheitsmanagement antworten auf die Arbeitsbedingungen und tragen zu einer humanen Arbeit bei. Kommunen können ortsansässige Betriebe zu betrieblicher Gesundheitsförderung (BGF) und zum betrieblichen Gesundheitsmanagement (BGM) anregen. Vor allem aber können sie ihren eigenen Mitarbeitenden präventives und gesundheitsförderliches Verhalten ermöglichen. Die KGSt wirbt um mehr BGF und BGM in der Kommunalverwaltung.

Im UN-SDG 7, Industrie, Innovation und Infrastruktur, stecken gleich zwei der im Kap. 2 genannten „I" zur gesellschaftlichen Transformation. Die Herstellung von innovativen Produkten, der Aufbau und der Erhalt einer gesundheitsförderlichen und versorgenden Infrastruktur sind Aufgaben, die zum kommunalen Pflichtkanon gehören sollten. Das Schaffen und Erhalten einer „grünen Umwelt" und von Fürsorge- und Versorgungseinrichtungen sind ebenfalls zentrale kommunale Aufgaben. Innovationen wie digitalisierte und internetbasierte Angebote zur Prävention und Gesundheitsförderung stehen noch am Anfang ihrer Entwicklungen. Ihre Konsequenzen für das individuelle Gesundheitsverhalten sind noch nicht vollständig erfasst. Mit digital unterstützten und internetbasierten Innovationen könnten beispielsweise vulnerable Gruppen gezielt über gesundheitliche Risiken informiert werden. Diese Gruppen werden über klassische (Kurs-)Angebote der Prävention und Gesundheitsförderung bislang nicht erreicht. Digitale Applikationen könnten auch das Selbstmanagement in der Gesundheitsvorsorge stützen (Domhardt et al. 2018).

Die weiteren UN-SDG 11, 12, 13, 14, 15 betreffen im sozialökologischen Modell Umweltkomponenten. Sie zielen alle darauf, risikoarme und gesundheitsförderliche Lebensumwelten zu schaffen, beispielsweise in der gebauten Umwelt einer Stadt, durch eine bodenschonende Bewirtschaftung des Ackerlands, durch einen Konsum, der nicht mehr verbraucht, als die Natur liefert, und durch dringlich gebotene Maßnahmen zum Klimaschutz. In diesen Zielen, die wir bereits in den vorherigen Kapiteln angesprochen haben und auf die wir in Abschn. 10.2.2 (Nachhaltige Städte und Gemeinden) noch einmal näher eingehen, besteht gleichsam unmittelbar kommunale Verantwortung für nachhaltiges Handeln. Dort zahlt lokales und regionales Wirken zugleich auf die *planetare Gesundheit* ein, die wir in Abschn. 10.2.1 ansprechen.

10.2 Systemische und teilsystemische Ansätze

10.2.1 Planetare Gesundheit

Geologen nennen den Abschnitt, der vor etwa 4200 Jahren seinen Anfang nahm und in dem wir leben, das Meghalayum. Seit den 1950er Jahren, so der Nobelpreisträger *Paul Crutzen* und der Limnologe *Eugene Stoermer,* haben wir ein neues Kapitel der Erdzeitgeschichte aufgeschlagen, das sie *Anthropozän* getauft haben (Crutzen und Stoermer 2017). Mit dem Etikett heben sie den menschlichen Einfluss hervor, der die Natur teils dramatisch verändert und uns in besonderer Weise herausfordert. Gleich zu Beginn des Kapitels von *Crutzen* und *Stoermer* (2017, S. 483) heißt es rückblickend auf das 20. Jahrhundert:

> „As the world reached the end of the twentieth century, the environmental news was not good. Climate scientists were close to a consensus that human-forced climate change was happening. Conservation activists and biodiversity experts were talking of a sixth mass extinction. …. The global view was disturbing, but the world was also becoming hardened to environmental bad news. The increasingly popular slogan of ‚think global, act local' often just seemed to highlight the gap between aspirations and achievement. The more bad news, it seemed the less that could be done. The world was confronting a set of problems too distant, too multifaceted, and in the end, sometimes too hard to think about."

Im 21. Jahrhundert dauert mehr als nur eine Krise an. Sie zeigen sich mit ihren negativen Konsequenzen eindringlich. Menschliche Einflüsse beschleunigen den Klimawandel und die Bodendegradation. Wir verschmutzen mit unserer Lebensweise die Luft, versauern die Meere und beuten sie aus. Wir übernutzen die Ressourcen (peak oil, peak phosphor, peak sand, peak wood) und vernichten jeden Tag Millionen von Arten. Alleine in Deutschland sind 33 Vogelarten vom Aussterben bedroht. Wir sind, was das Aussterben der Arten betrifft, mittendrin im *6. (Massenaus) Sterben,* so *Elizabeth Kolbert* in ihrem gleichnamigen Buch (siehe Kolbert & Kolbert, 2021). Das 6. Sterben folgt der Reihung von Massensterbensereignissen, die mit dem Ende des Ordoviziums vor 450 Mio. Jahren durch das Verschieben und Vereisen des frühgeschichtlichen Großkontinents Gondwana begonnen hat und mit dem fünften Massensterben im Übergang von der Kreidezeit zum Tertiär vor etwa 66 Mio. Jahren, ausgelöst durch den Einschlag eines Asteroiden, nunmehr einem sechsten fatalen Höhepunkt zustrebt – dieses Mal durch menschliches Handeln bedingt.

Derzeit sind etwa 30.000 Spezies vom Aussterben bedroht; das sind gut ¼ aller Arten (Drenckhahn et al. 2020). Jährlich gehen etwa 15 Mrd. Bäume verloren, wird bereits ein gutes Drittel der eisfreien Flächen landwirtschaftlich bestellt, steigt der CO_2-Ausstoß von Jahr zu Jahr an, was den Klimawandel anfeuert. Der als systemisch unbedenklich geltende Anstieg der Jahresmitteltemperatur um 1,5 °C könnte deutlich schneller überschritten werden, als bislang angenommen (siehe dazu den IPCC-Synthese-Report 2023).[3]

---

[3] https://www.ipcc.ch/report/ar6/syr/; letztmalig aufgerufen März 2023.

Durch vielfältige Interaktionen der systemischen Veränderungen leidet die Bevölkerungsgesundheit bereits. Die Versorgung mit Nahrungsmitteln wird bei einer zunehmenden Zahl von Erdbewohnerinnen und -bewohnern (derzeit ist die Zahl von 7 Mrd. überschritten) mehr als nur prekär. Die gesundheitlichen Risiken steigen. Sie eskalieren, wenn planetare Grenzen überschritten werden. Ein Zurück zu einem gesunden Leben wird dann kaum mehr möglich sein. Noch ist Zeit, die krisenhafte Entwicklung zu bremsen, auch mit Entscheidungen, die auf der kommunalen und regionalen Ebene getroffen werden, um die bisherige schädigende Lebensweise zu korrigieren.

In *The Lancet* hat eine Kommission aus internationalen Forschenden, die *Eat Lancet Commission,* eine Ernährungsweise empfohlen, mit der es gelingen kann, 10 Mrd. Menschen dauerhaft zu ernähren. Die Mitglieder der Kommission gehen von einer täglichen Zufuhr von 2500 kcal pro Kopf aus. Das Gros der Gesamtenergiemenge (mehr als die Hälfte) muss aus dem Verzehr von Gemüse, Obst und vollwertigem Getreide kommen, während vor allem der Verzehr tierischer Produkte (vor allem rotes Fleisch, aber auch Milch und Milchprodukte), stärkehaltiger Nahrungsmittel und von Zuckerprodukten deutlich reduziert werden muss.[4]

Planetare Gesundheit, GeoHealth, One Health und EcoHealth sind verwandte Konzepte, die sich allesamt mit der Wirkung politischer, ökonomischer, sozialer und natürlicher Systeme und Systemveränderungen auf die menschliche Gesundheit befassen. Die initiale Publikation mit einem Verständnis von Bevölkerungsgesundheit, das die Gesundheit des Planeten mitbedacht hat, erschien 2013 in *The Lancet* (Horton 2013). Die Initiative der Autorinnen und Autoren mündete über die Jahre in eine strukturelle Manifestation des Gedankens der planetaren Gesundheit in einer Wissensgemeinschaft und einem Publikationsorgan: *Planetary Health Alliance* und *The Lancet Planetary Health.* Die Forderungen der Protagonistinnen und Protagonisten stützen sich auf die 17 UN-SDG und die daran angeschlossenen Vorgaben. Sie sind in der Canmore Declaration[5] in zehn Prinzipien gefasst (Prescott et al. 2018; siehe auch Traidl-Hoffmann et al. 2021), die wir im Folgenden in einer freien Übersetzung wiedergeben:

1. Die Vitalität aller Ökosysteme ist untrennbar verknüpft.
2. Die Vitalität der Ökosysteme hängt von der Empathie, Reziprozität und Verantwortung auf individueller, gemeinschaftlicher, gesellschaftlicher und globaler Ebene ab.
3. Die komplexen Herausforderungen bedürfen integrativer Ansätze, die von Koalitionen aus Wissenschaft, Politik und Gesellschaft entwickelt werden und konventionelle gesellschaftliche und kulturelle Trennungen überwinden.
4. Ein lösungsorientierter Diskurs, der tradiertes Wissen, wissenschaftliche Erkenntnis sowie ein Verständnis für die Macht der Sprache einschließt, muss die Bedeutung hervorheben, die natürliche Systeme mit ihrer biologischen Vielfalt für die menschliche

---

[4] https://thelancet.com/commissions/EAT; letztmalig aufgerufen März 2023.
[5] https://thecanmoredeclaration.weebly.com/; letztmalig aufgerufen März 2023.

Gesundheit und das Wohlbefinden haben. Wissenschaftlerinnen und Wissenschaftler und Mitglieder der Gesundheitsberufe spielen eine zentrale Rolle, um politische Entscheidungsträgerinnen und -träger und die Zivilgesellschaft zu erreichen.
5. Damit gesundheitliche Ungleichheiten durch soziale, wirtschaftliche und politische Systeme reduziert und Fehlinformationen korrigiert werden, ist es notwendig, die kulturelle Kompetenz, die kritische Selbstreflexion und das kritische Bewusstsein der Bevölkerung für den Umgang mit den natürlichen Ökosystemen zu stärken.
6. Die emotionale Beziehung und das Verstehen der komplexen Vorgänge der Ökosysteme müssen erforscht und vermittelt werden.
7. Das Verständnis für die Abhängigkeit organismischer Vorgänge und Beschaffenheit (z. B. des menschlichen Mikrobioms) von der natürlichen Umwelt muss gefördert werden.
8. Die untrennbare Verflechtung des menschlichen Lebens mit der Biodiversität des Planeten und dessen natürlichen Systemen muss in der Ausbildung der Gesundheitsfachkräfte und den Gesundheitswissenschaften (z. B. Medizin, Public Health etc.) integriert werden.
9. Der anthropozentrischen, elitären Weltsicht muss ebenso entgegengetreten werden wie einem kollektiven Narzissmus, menschlicher Hybris und sozialem Dominanzgebaren elitärer Gruppen. In Forschungen zu Interventionen, die der planetaren Gesundheit dienen, sind zivilgesellschaftliche Akteurinnen und Akteure in angemessener Weise zu beteiligen.
10. Wir sollten uns zu einer Lebensweise verpflichten, die sich am Erhalt der planetaren Gesundheit orientiert.

Auch der *Wissenschaftlicher Beirat der Bundesregierung Globale Umweltveränderungen* (WBGU) (2021) hat sich in seinem Hauptgutachten mit der planetaren Gesundheit befasst, drei Thesen dazu formuliert und zu zehn Transformationserfordernissen Fragen gestellt, die das kommunalpolitische und zivilgesellschaftliche Handeln unmittelbar betreffen. Die Thesen lauten, dass

1. die Art und Weise, wie wir leben, krank macht und den Planeten zerstört,
2. es nur auf einem gesunden Planeten gesunde Menschen gibt und
3. eine gesellschaftliche Wende eingeleitet werden muss, um den Planeten gesund zu erhalten. Dazu müssen Gesellschaften überdenken, wie sie
   – ihre Beziehung zur Natur gestalten wollen,
   – Klimaanpassung mit dem Schutz der Biodiversität verbinden wollen,
   – nachhaltige Lebensweisen attraktiv und für alle gesellschaftlichen Gruppen zugänglich machen wollen,
   – Nahrung nachhaltig produzieren wollen,
   – Prävention und Gesundheitsförderung stärken können,
   – Stadt und Land so umgestalten, dass gesundes Verhalten in allen Handlungsfeldern das einfachere und bevorzugte Verhalten wird,

10.2 Systemische und teilsystemische Ansätze

- eine nachhaltige Mobilität organisieren können,
- in Wirtschaftssystemen und Stoffkreisläufen menschliche Gesundheit als zentrales Ziel begreifen,
- es schaffen, dass ein planetares Gesundheitskonzept die Agenda der politischen Akteurinnen und Akteure bestimmt,
- Bildung und Wissenschaft so stärken, dass verantwortungsvolles Entscheiden dazu dient, die planetare Gesundheit zu erhalten und, wo sie bereits beschädigt ist, sie zu „heilen".

Die Gesundheit des Planeten und die Gesundheit der Bevölkerung sind zwei Seiten der gleichen Münze, untrennbar miteinander verknüpft. Der Schutz der Natur beginnt auf der kommunalen Ebene. Bereits dort entscheidet sich der Umgang mit der Umwelt durch Verkehrslenkung, Bodenbearbeitung, Naturschutz, Ausweisung von Flächen für den Artenschutz, Bejagung, Förderung nachhaltiger Produktionsweisen, Energiegewinnung, winterliche Straßenpflege oder Bepflanzung von Brachflächen und Randstreifen, um nur einige Bereiche kommunaler Handlungsfelder zu nennen, in denen Entscheidungen für oder gegen die Natur getroffen werden (siehe auch Hancock & the IUHPE's Global Working Group on Waiora Planetary Health 2021). Die Zeit drängt, wie de Paula und Mar (2020, S. 3) formuliert haben:

> „We see an urgent need for strategic communication to raise awareness of climate-health synergies in order to overcome the misperception that climate and health are two independent agendas. The fragmented and sector-focused nature of thinking and action remains a significant barrier to integrating health considerations into climate planning and project development."

Zum Unterfangen, den Planeten nicht auszubeuten, sondern nachhaltig zu schützen und die Lebensgrundlagen der nachfolgenden Generationen zu erhalten, tragen auch die Angehörigen der Gesundheitsberufe bei. In einem Aufsatz im *Bundesgesundheitsblatt* sehen Wabnitz et al. (2021) Ärztinnen und Ärzte sowie medizinische Heil- und Hilfsberufe als „Schlüsselfiguren des transformativen Wandels". Neben den Angehörigen medizinischer Berufe sehen wir vor allem auch jene Akteurinnen und Akteure in der Pflicht, die gesundheitswissenschaftlich qualifiziert wurden und als Expertinnen und Experten der Prävention und Gesundheitsförderung arbeiten.

10.2.2 Urban Health

Die kommunale Umwelt gesund zu gestalten, ist (auch) der Gegenstand von *Urban Health*. Städte sind mit ihrer Infrastruktur, mit ihrem kulturellen und wirtschaftlichen Angebot und dem Zugang zu medizinischer Versorgung attraktive Siedlungstypen. Nach wie vor ist der weltweite Trend zur Urbanisierung ungebrochen, auch wenn in Deutschland eine Attraktivitätssteigerung des ländlichen Raums erkennbar wird, weil die Mieten in der Stadt in den vergangenen Jahren gestiegen sind und Wohnraum vor allem auch für Familien knapp ist. Menschen streben dennoch zum Wohnen und Arbeiten in die Stadt oder in das städtische Umfeld. Im Jahr 2021 lebten in Deutschland 77,5 % der Bevölkerung in Städten.

Urbanisierung steht für mehrere Phänomene: Physisch zeigt sie sich im Wachstum der Stadt, der Ausdehnung von Siedlungen in den ländlichen Raum, funktional zeigt sie sich in der Erschließung des ländlichen Raums mit städtischen Standards und sozial zeigt sie sich in der Aneignung stadttypischen Verhaltens im ländlichen Raum.

Städte sind komplexe Siedlungen mit besonderen Herausforderungen an die Bevölkerungsgesundheit (Schlicht 2017; Battisti et al. 2020). Menschen wohnen dort in einem verdichteten Raum, in manchen Quartieren auch auf engem Raum. Die städtische Lebensweise ist dynamisch und psychisch beanspruchend (zu Letzterem siehe u. a. Adli 2017). Flächen in der Stadt sind größtenteils versiegelt, grüne Räume sind – je nach Stadt – selten und der Verkehr ist vor allem zu den Zeiten, in denen zusätzlich zur Stadtbevölkerung Berufspendlerinnen und -pendler in und aus der Stadt drängen, chaotisch. Die durch den motorisierten Individualverkehr bedingte Schadstoff- und Lärmemission ist gesundheitsschädlich. Mitscherlich (2016) hat die Unwirtlichkeit der Städte beklagt.

Der Blick auf die Gesundheit der Stadtbevölkerung ist alt. Die thematische Auseinandersetzung begann mit der Assanierung um die Wende zum 19. Jahrhundert, angesichts der drohenden Verelendung des Industrieproletariats, eingezwängt in Mietskasernen unter krank machenden hygienischen Bedingungen. Hygiene bleibt bis heute und auch zukünftig eine wichtige Aufgabe für Urban Health. Die Bemühungen um ein gesundes Leben in der Stadt richten sich aber außerdem und stärker als in der Vergangenheit auf die Gestaltung der städtischen natürlichen, gebauten und sozialen Umwelt. Geschaffen werden soll die lebenswerte Stadt, die mit weiteren Etiketten wie Zukunftsstadt, 15-min-Stadt, Stadt der kurzen Wege, healing architecture, responsive city und anderen versehen wird, sich planerisch am „menschlichen Maßstab" ausrichtet und in der Charter for New Urbanism reflektiert wird:

> „We advocate the restructuring of public policy and development practices to support the following principles: neighborhoods should be diverse in use and population; communities should be designed for the pedestrian and transit as well as the car; cities and towns should be shaped by physically defined and universally accessible public spaces and community institutions; urban places should be framed by architecture and landscape design that celebrate local history, climate, ecology, and building practice."[6]

Auf Initiative der WHO haben sich Städte weltweit einem *Gesunde Städte-Netzwerk*[7] angeschlossen. In Deutschland wirken insgesamt 95 Kommunen, Mittelstädte wie Rosenheim in Bayern oder Flensburg in Schleswig-Holstein, aber auch Großstädte wie

---

[6] https://www.cnu.org/who-we-are/charter-new-urbanism; letztmalig aufgerufen März 2023.
[7] https://gesunde-staedte-netzwerk.de/; letztmalig aufgerufen März 2023.

10.2 Systemische und teilsystemische Ansätze

München, Stuttgart oder Hamburg und auch Landkreise wie der Enzkreis oder der Landkreis Gießen im Netzwerk mit. Kommunalpolitikerinnen und -politiker folgen in ihren Entscheidungen dem WHO-Leitbild der gesunden Stadt, die u. a. dadurch markiert ist, dass eine ressortübergreifende (HiaP) politische und verwaltende Steuerung (HiaG) danach trachtet, allen Bewohnerinnen und Bewohnern der Stadt zu ermöglichen, ihre Lebens- und Umweltbedingungen gesundheitsförderlich zu gestalten. Konkrete Aufgabenstellungen und Schwerpunktsetzungen ergeben sich für die Mitgliedsstädte aus ihren lokalen Besonderheiten. Man findet Initiativen zum Erhalt der Biodiversität, zur Gesundheitskommunikation oder zu allen und einzelnen UN-Nachhaltigkeitszielen.

Fudge et al. (2020) haben in einem Aufsatz auf die Transformationserfordernisse von Städten abgehoben, um die 17 UN-SDG zu erreichen. Sie konstatieren einen *policy-action gap*. Der offenbart sich, wenn man die Ziele listet, die sich in diesem Jahrzehnt realisieren ließen, und mit denen vergleicht, die bereits realisiert wurden. Wir greifen nur die von Fudge et al. gelisteten Interventionskategorien heraus und nennen einige Beispiele. Die Transformationskategorien berühren (1) digitale, technologische und energetische Innovationen wie Industrie 4.0 und künstliche Intelligenz, (2) Innovationen in städtische und Gesundheitszukünfte wie Klima- und Kohlenstoffneutralität (CO_2-freie Stadt) oder grüne, naturnahe Stadträume und (3) die Beseitigung städtischer Belastungen wie Luftverschmutzung und Mobilität, die auf den Autoverkehr setzt.

Giles-Corti et al. (2022b) beklagen ebenfalls eine fehlende Umsetzung von nachhaltig wirkenden Politiken und benennen elf *Urban Systems Policies*, die auf die Agenda der Städte und Stadtplanung kommen sollten: 1) Luftreinhaltung, 2) Verkehrslenkung, 3) Stadtgestalt und Flächennutzung, 4) soziale und Gesundheitsdienste, 5) Bildung, 6) Arbeit und Wirtschaft, 7) Wohnen, 8) Sicherheit, 9) öffentliche Räume und Erholung, 10) naturnahe Lösungen und 11) good and integrated governance. Die Urban Systems Policies stehen in Wechselwirkung zueinander und verlangen nach passenden Politiken.

In Abb. 10.2 haben wir einen Vorschlag von Giles-Corti et al. (2022) aufgegriffen und ausgewählten Politikfeldern Konsequenzen (Risiken/Noxen, Schäden), Politiken und Wirkungen zugeordnet. Wir haben uns dabei an der Aufgabe orientiert, die körperliche Alltagsaktivität vor allem älterer Bewohnerinnen und Bewohner zu erhalten und möglichst zu erhöhen (siehe auch Conrad et al. 2018). Auch hier ist das Transformationsziel die ökologisch resiliente Kommune. Outcomes oder Wirkungen von Politiken, die darauf zielen, die aktive Mobilität zu steigern, reduzieren zugleich Risiken und Schäden. Behandelt werden die Politiken in diversen Politikfeldern.

Lowe et al. (2022) haben Policy-Indikatoren für 25 Städte untersucht. An den Indikatoren lässt sich messen, ob die Städte Politikfelder nachhaltig und gesundheitsförderlich planen. Im Beitrag der Autorinnen und Autoren fällt das Resümee einigermaßen ernüchternd aus. Demnach mangelt es bereits an verbindlichen Zielen. In Teilen stehen Politiken einer gesundheitsförderlichen Stadtentwicklung auch eher entgegen, als sie zu fördern. Prominent steht dafür eine bauliche Gestaltung der Umwelt, die mit Politiken, die den motorisierten Individualverkehr bevorzugen, die körperliche Aktivität der Bewohnerinnen und Bewohner erschwert.

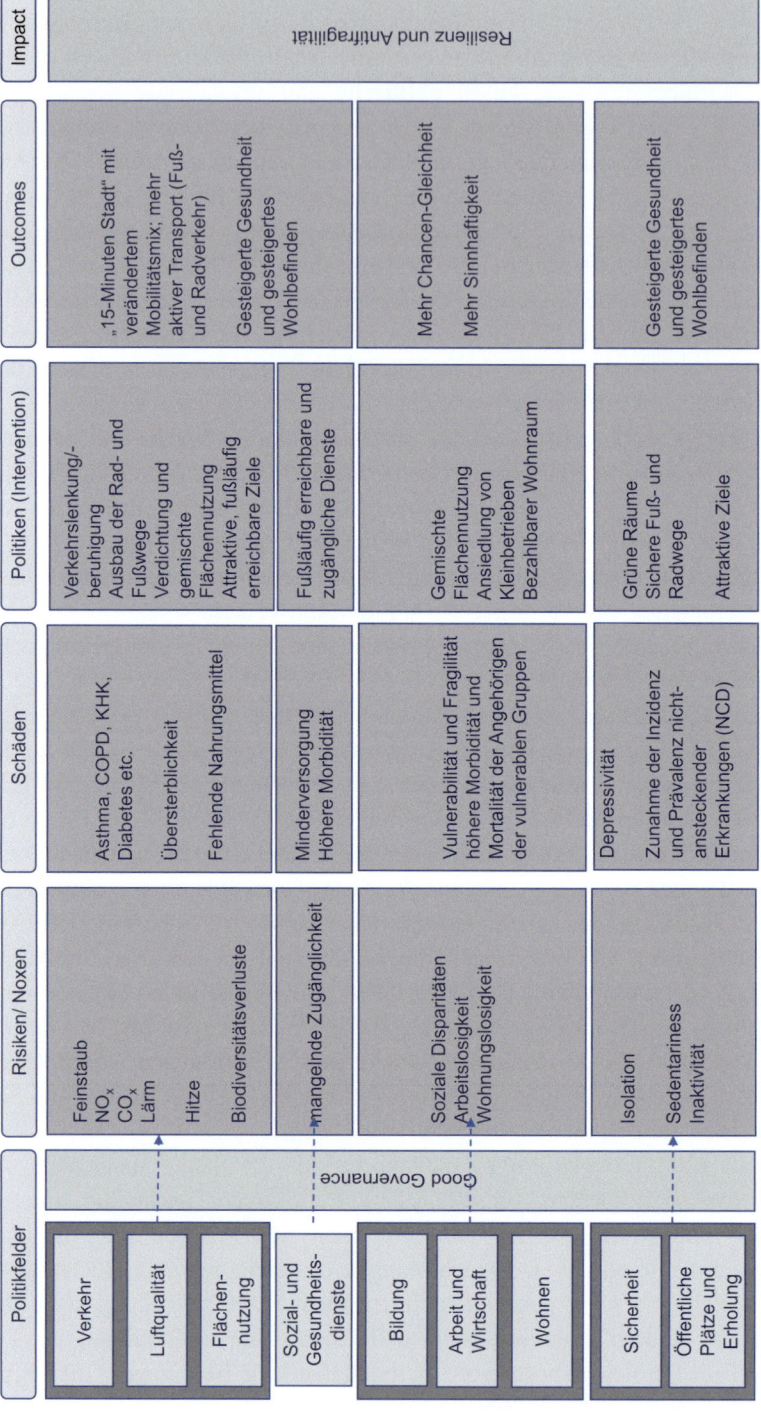

Abb. 10.2 Stadtplanung; Beispiele für Politikfelder und für Politiken, um Risiken abzuwenden

10.3 Thematische und gruppenbezogene Ansätze

Der Blick auf den aktiven Transport in der Stadtentwicklung als zentrales Handlungsfeld des individuellen Gesundheitsverhaltens berührt weitere Überschneidungen zum Transformationsziel der ökologisch resilienten Kommune.

10.3.1 Die bewegungsförderliche Kommune

Körperliche Aktivität nutzt der Gesundheit in allen Facetten (somatisch, psychisch, funktional und subjektiv). Sie ist zugleich eine Conditio sine qua non für Aktivität und soziale Teilhabe, die beiden entscheidenden Komponenten der Gesundheit in der ICF. Aufgrund der umfangreichen Belege wissenschaftlicher Studien ist das inzwischen eine Binsenweisheit. Die starke Evidenz hat die WHO bewogen, Mindestumfänge und -intensitäten zu benennen, die gesunde Kinder, Jugendliche und alte Menschen pro Woche verwirklichen sollten, um ihr Risiko zu senken, kardiometabolisch zu erkranken. Die Empfehlung lautet (grob), dass gesunde Erwachsene wöchentlich 150 bis 300 min moderat oder 75 bis 150 min intensiv körperlich aktiv sein sollten, um ihr Erkrankungsrisiko (KHK, Diabetes Typ 2, Krebs) zu reduzieren (Bull et al. 2020). Letztlich wirkt aber jeglicher Umfang einer körperlich aktiven Lebensweise risikomindernd, während eine sitzende und körperlich inaktive Lebensweise das Krankheitsrisiko erhöht (siehe Bucksch et al. 2016).

Da der wöchentliche Aktivitätsumfang auch über kürzere Aktivitätseinheiten kumuliert werden kann, mindert jeder zu Fuß oder jeder mit dem Rad zurückgelegte Weg das gesundheitliche Risiko. Es zählt jeder Schritt, um die 3000 bis 6000 Schritte, die es täglich sein sollten, zu erreichen (Paluch et al. 2022). Die Kumulationsmöglichkeit einzelner Aktivitätseinheiten stößt Politiken an, die eine aktivitätsförderliche oder -erleichternde Umwelt schaffen. Wesentliche Stichworte dabei sind Walkability und Bikeablity (Bucksch und Schneider 2014).

Edwards und Tsouros (2008) haben im Auftrag der WHO einen Ratgeber verfasst, der kommunale Akteurinnen und Akteure unterstützt, ihre Kommune aktivitätsfreundlich zu gestalten. Auch auf der Website der BZgA findet sich ein Werkzeug für kommunale Akteurinnen und Akteure.[8]

Ein Großteil der Bevölkerung in Deutschland verfehlt das von der WHO empfohlene Mindestmaß, ist also nicht hinreichend körperlich aktiv. Was hindert sie, außer dass sie vermeintlich keine Zeit haben, sich zu bewegen, keine Lust oder sich trotz aller guten Vorsätze nicht dazu aufraffen können? Welche Merkmale der kommunalen Umwelt

---

[8] https://www.aelter-werden-in-balance.de/impulsgeber-bewegungsfoerderung/; letztmalig aufgerufen März 2023.

erleichtern es und motivieren Bürgerinnen und Bürger, im Alltag aktiver zu sein, um so, quasi nebenbei, auf das empfohlene Mindestmaß zu kommen?

Zu den Gründen für die sitzende und inaktive Lebensweise liegen eine Reihe von Veröffentlichungen vor, die zeigen, dass – neben Einstellungen zu einem alltagsaktiven Leben und neben motivationalen Merkmalen, sich in einer gegebenen Situation zu entscheiden, das Fahrrad zu nehmen oder zu Fuß zu gehen – die *gebaute Umwelt* hinderlich oder förderlich wirkt. Es sprengte den Rahmen, an dieser Stelle einen vollständigen Literaturüberblick zu geben. Wir referieren daher nur einige Erkenntnisse aus aktuellen Studien und Reviews.

Entscheidend für die Entscheidung, sich im Alltag zu Fuß oder mit dem Fahrrad in der gebauten Umwelt zu bewegen, sind neben der Distanz, die zurückgelegt werden muss, um etwa von der eigenen Wohnung zu einem Ziel zu gelangen (intersection distance), die Kreuzungsdichte von Straßen und Wegen (intersection density), die Populationsdichte (population density) in einem Nachbarschaftsquartier (ein Areal, in dem Ziele in 15 min fußläufig erreichbar sind) und die Dichte von öffentlichen Haltestellen (public transport density).

In einer Studie mit Erwachsenen im Rahmen des International Physical and the Environment Network (IPEN) fanden Cerin et al. (2022) Schwellen, ab denen die Wahrscheinlichkeit bei mindestens 80 % liegt, dass Menschen zu Fuß gehen und im Verlaufe der Woche das empfohlene Mindestmaß an körperlicher Aktivität (150 min moderat intensive Aktivität pro Woche) erreichen. Für die mindestens 80-prozentige Wahrscheinlichkeit, zu Fuß zu gehen, lagen die Werte für die Bevölkerungsdichte bei einer Schwelle von fast 5700 Menschen pro km^2. Für die Kreuzungsdichte ermittelten die Autorinnen und Autoren einen Wert von 98 Kreuzungen pro km^2. 28 Haltestellen im Umkreis von einem Kilometer um die Wohnung waren mit einer 80-prozentigen Wahrscheinlichkeit assoziiert, zu Fuß zu gehen. Für das Erreichen des gesundheitsschützenden Mindestmaßes an wöchentlicher Aktivität ermittelten Cerin et al. (2022) die folgenden Werte: Bevölkerungsdichte 6491 Menschen pro km^2 und Kreuzungsdichte von 122 Kreuzungen pro km^2. Die Daten stammen von fast 12.000 Menschen aus 14 Städten aus 10 Ländern. Die Bevölkerungsdichte bezieht sich in der IPEN Adult Studie auf sogenannte 20-min-Nachbarschaften. Dahinter steht das stadtplanerische Konzept, den Bewohnerinnen und Bewohnern zu ermöglichen, Dinge des täglichen Bedarfs innerhalb von 20 min zu Fuß zu erledigen und sich mit Fahrrad- und Nahverkehr sicher zu bewegen. Auf diese Weise entstehen vernetzte und fußläufig erreichbare Destinationen für Arbeiten, Erholen und Einkaufen und um andere Dienstleistungen in Anspruch zu nehmen oder sich mit anderen zu treffen.

An weiteren Merkmalen der gebauten Umwelt, die in Studien regelmäßig mit dem Umfang der körperlichen Aktivität im Alltag oder der Freizeit assoziiert sind, nannten u. a. Panter et al. (2019) drei Änderungsziele: 1) die Steigerung der Verkehrs- und der wahrgenommenen Sicherheit vor kriminellen Straftaten, 2) den erleichterten Zugang

10.3 Thematische und gruppenbezogene Ansätze

zu wichtigen Orten und die Konnektivität der Wege, die zu den Orten führen, und 3) positive Erfahrungen, die mit dem Radfahren oder dem Zufußgehen verbunden waren. Zur Erreichung aller drei Änderungsziele können politisch Verantwortliche entscheidend beitragen. Sie können die tatsächliche und wahrgenommene Sicherheit durch die Wegeführung erhöhen (z. B. vom motorisierten Verkehr getrennt geführte und nachts gut ausgeleuchtete Wege). Sie können dafür sorgen, dass wichtige Ziele (für den Einkauf, zu medizinischen Dienstleistungen, zum Park etc.) einfach zu Fuß oder mit dem Rad erreichbar sind, ohne dass Hindernisse überwunden werden müssen (z. B. Treppen, Straßenquerungen) oder ohne durch abschreckend wirkende Umgebungen zu führen (z. B. vorbei an verfallenen Gebäuden, an verwahrlosten und vermüllten Grünflächen, an Schmierereien). Sie können Wege durch städtische Areale führen, die ästhetisch ansprechend gestaltet sind (z. B. durch gepflegten Bewuchs, an Kunstwerken vorbei und an anregend gestalteten Fassaden). Weitere Gestaltungsmaßnahmen finden sich in Dokumenten des Umweltbundesamts.[9]

Im Policy Evaluation Network haben Woods et al. (2022) einen Physical Activity Environment Policy Index (PA-PEI) entwickelt, der es kommunalen Akteurinnen und Akteuren ermöglichen soll, Initiativen, die sie ergreifen, um die körperliche Aktivität der Bevölkerung zu steigern, fortlaufend zu beobachten und zu bewerten. Im Index werden acht Politikfelddomänen und sieben Infrastrukturdomänen unterschieden, denen je nach Ausprägung das Etikett „gute Praxis" zugewiesen wird. Der Begriff Index dürfte hier nicht passend gewählt sein, weil er üblicherweise verwendet wird, wenn Verrechnungen vorgenommen werden, sodass ein numerischer Wert ein Mehr oder Weniger anzeigt. Für den Vorschlag der Gruppe um *Catherine Woods* wäre der Terminus *Check-* oder Indikatorliste passender.

Am Beispiel der von Woods et al. genannten Domäne „Transport" wollen wir die Zuschreibung von „guter Praxis" kurz illustrieren: T01 – Vorschriften für Infrastruktur ist vorhanden, um das sichere Zufußgehen und/oder das Radfahren zu fördern, einschließlich Maßnahmen zur Geschwindigkeitsreduzierung, zur Regulation des Fahrzeugverkehrs; T02 – ein finanzierter Umsetzungsplan ist vorhanden, um eine aktivere Mobilität und eine verstärkte Nutzung öffentlicher Verkehrsmittel zu erreichen, und T03 – Leitlinien und Instrumente zur Infrastrukturentwicklung für aktive Mobilität werden gefördert und Umsetzungspläne sind vorhanden.

Einen quantitativ bewertenden Zugang, um die Bewegungsfreundlichkeit einer Siedlung zu beurteilen, haben Kahlmeier et al. (2021) vorgeschlagen. Mit sechs Dimensionen Kultur des Radfahrens und des Zufußgehens, soziale Akzeptanz, wahrgenommene Verkehrssicherheit, Anwaltschaft für einen aktiven Transport, Politiken und Stadtplanung werden Initiativen für das Zufußgehen und/oder das Radfahren jeweils anhand vierstufiger Ratingskalen beurteilt (0 = nicht vorhanden, 2 = existierend, aber

---

[9] https://www.umweltbundesamt.de/publikationen; letztmalig aufgerufen März 2023.

eingeschränkt, 3 = o.k., aber nicht perfekt, und 4 = besser geht es nicht). Das Instrument zeigte in einer Entwicklungsstudie gute Kennwerte für die Validität und Reliabilität.[10]

Bird et al. (2018) haben in einer Überblicksarbeit (Umbrella Review) einen breiten Planungsansatz für die „gesunde Stadt" aus den seinerzeit veröffentlichten Studien herausgearbeitet. Ihr Zugang thematisierte neben der bewegungsfreundlichen Stadt noch andere risikomindernde und gesundheitsförderliche Handlungsfelder. Für fünf lebensweltliche Bereiche (körperliche Aktivität, Wohnen, Ernährung, erholsam wirkende natürliche Umwelten und nachbarschaftliches Zusammenleben) fanden sie vierzehn umsetzbare Planungsgrundsätze, die mit positiven gesundheitlichen Endpunkten assoziiert waren. Für die bewegungsfreundlich gestaltete Stadt fanden sie eine kompakt gestaltete gebaute Umwelt, konnektive Wegeverbindungen und eine sichere und gut ausgebaute Infrastruktur mit einem Mehr an körperlicher Aktivität, sozialem Engagement und psychischer Gesundheit assoziiert. Auch fühlten sich Menschen sicherer vor kriminellen Übergriffen und sicher im Straßenverkehr.

10.3.2 Familien-, altenfreundliche oder generationengerechte Kommune

Verschiedenen Gruppen der Bevölkerung werden in der Literatur eigene Ansätze für die kommunale Entwicklung gewidmet. Probleme, die aus der demografischen Entwicklung für die Bevölkerungsgesundheit erwachsen (Gebrechlichkeit, Pflegebedürftigkeit etc.), dringen bei einer älter werdenden Gesellschaft auf Lösungen. Es gilt, Möglichkeiten zu schaffen, damit die verbleibenden Lebensjahre nach der Erwerbsphase gesund, aktiv und sozial teilhabend verbracht werden können, und die morbiditätsbelasteten Jahre, die im Alter wahrscheinlicher werden, zu komprimieren. Über die altenfreundliche Kommune haben wir bereits oben berichtet, sodass wir uns in diesem Abschnitt auf Familien konzentrieren.

Deutschland wird älter und es zeichnet sich schon heute ab, dass es an Nachwuchs fehlt, um die wirtschaftliche Prosperität aufrechtzuerhalten und das Rentensystem zu stabilisieren. Durchschnittlich 1,58 Kinder wurden in 2021 von Frauen im gebärfähigen Alter zur Welt gebracht.[11] Das sind weniger Geburten, als es sein sollten, um die Balance zwischen Geburts- und Sterberate zu halten. In 2021 lebten in Deutschland etwa 13 % Kinder (bis zu 13 Jahre alt), somit weniger als im Durchschnitt der andere EU-Länder. Damit sich Menschen entscheiden, Familien zu gründen, müssen sie darauf vertrauen,

---

[10] Im Internet finden sich Checklisten, um die „bewegungsfreundliche" Umwelt zu entwickeln (z. B. die Healthy Built Environment Checklist von New South Wales: https://www.health.nsw.gov.au/urbanhealth/Pages/healthy-built-enviro-check.aspx; letztmalig aufgerufen März 2023).

[11] Die Geburtenrate eines Jahres gibt die Anzahl der Kinder an, die eine Frau durchschnittlich im Laufe ihres Lebens bekommen würde, wenn sich die Verhältnisse dieses Jahres nicht änderten.

10.3 Thematische und gruppenbezogene Ansätze

dass sie in ihrem Bemühen gestützt und unterstützt werden, dass ihr Nachwuchs gesund aufwachsen kann.

Die Wirklichkeit malt ein anderes Bild. Es fehlen Erzieherinnen und Erzieher und Lehrpersonal in den Schulen, Kindergärten und Schulen sind in einem maroden baulichen Zustand. Während der COVID-19-Pandemie wurden die Bedarfe und Bedürfnisse der Kinder ignoriert und im Winter 2022/23 war noch nicht einmal gewährleistet, dass erkrankte Kinder angemessen pädiatrisch versorgt wurden.

Die AOK-Familienstudie[12] lässt in die sich seit 2014 verändernden Bedarfe und Bedürfnisse der Familien blicken. Die Anzahl der Eltern, die zeitliche, finanzielle, psychische und partnerschaftliche Belastungen beklagen und über körperliche Anstrengungen berichten, die sie aufbringen müssen, um familiäre und berufliche Herausforderungen zu meistern, hat sich im Vergleich zur Studie im Jahr 2018 erhöht. Die Zahl der finanziell belasteten Eltern ist am stärksten, um 11 Prozentpunkte von 27 % auf 38 %, gestiegen. Fast ein Drittel (32 %) der Eltern leidet unter psychischen Beanspruchungen. Auch hier ist die Anzahl der Betroffenen im Vergleich zur Erhebung in 2018 (27 %) angestiegen.

Die Kindergesundheit hat ebenfalls gelitten. Die Anzahl der Kinder mit psychosomatischen Auffälligkeiten hat seit der letzten Erhebung in 2018 zugenommen. Fast 30 % der Kinder beklagen eine eingeschränkte Lebensqualität (gemessen an sozialen Beziehungen zu Freundinnen und Freunden oder am schulischen Wohlbefinden). Die Zahl der Kinder, die täglich körperlich aktiv sind, ist (nach wie vor) zu niedrig (18 %) und das Wissen der Eltern um eine klimafreundliche Ernährung ist eher dürftig.

Familien in strukturschwachen Kommunen, gemessen am Deprivationsindex[13], sind besonders stark belastet. Die Daten zum individuellen Gesundheitsverhalten ihrer Kinder sind auffälliger. So bewegen sich in Kommunen mit hoher Deprivation 32 % der Kinder kaum im Alltag, während sich 23 % in Kommunen mit niedriger Deprivation täglich kaum bewegen. Der Zugang zu Sportangeboten im Verein ist den Kindern in deprivierten Kommunen erschwert. Dort sind 38 % im Verein aktiv, während in den Kommunen mit niedrigem Deprivationsindex gut 10 Prozentpunkte mehr Kinder Sport im Verein treiben. Der AOK-Familienbericht appelliert an die politisch Verantwortlichen, Rahmenbedingungen zu verbessern, damit Familien ihren Alltag gesundheitsschützend und -fördernd gestalten können.

Im Ansatz der *familienfreundlichen* (-gerechten oder auch kinderfreundlichen) Kommune steht dieses Veränderungsziel auf der politischen Agenda der Kommunen. Eine Handreichung des *Ministeriums für Gesundheit, Soziales und Integration*

---

[12] https://www.aok.de/pk/magazin/cms/fileadmin/pk/pdf/familienstudie-2022.pdf; letztmalig aufgerufen März 2023.
[13] Der German Index of Socioeconomic Deprivation wurde von einer Arbeitsgruppe des Robert Koch-Instituts entwickelt, um regionale sozioökonomische Unterschiede auf regionaler und kommunaler Ebene abzubilden (Robert Koch-Institut, 2018).

Baden-Württemberg beispielsweise, im Verbund mit weiteren Akteurinnen und Akteuren, unterscheidet zehn Handlungsfelder, auf denen Kommunen familienfreundliche gesundheitsförderliche Rahmenbedingungen schaffen sollten (Goller et al. 2020): in der kommunalen Steuerung, in der Familienbildung und -förderung, in der frühen Bildung, Betreuung und Erziehung, im lebenslangen Lernen, in der Vereinbarkeit von Beruf und Familie, im Wohnen und der Mobilität, in Freizeit und Kultur, in der Integration und Antidiskriminierung, im Zusammenleben der Generationen und in der Gesundheitsförderung und Prävention.

10.4 Fazit zu den sich überschneidenden konzeptuellen Entwürfen

Es existieren also eine ganze Reihe von konzeptuellen Entwürfen, um eine Kommune gesund zu entwickeln. In Abb. 10.3 haben wir noch einmal die in den vorherigen Kapiteln referierten Ansätze mit ihren Querverbindungen zusammengefasst.

Eingebettet und gegenseitig abhängig sind die Kommunen und ihre Bürgerinnen und Bürger in Bezug auf die Gesundheit des Planeten, der stark vom Klimawandel und dem Biodiversitätsverlust betroffen ist. Es gilt, den Planeten klimaresilient und biodivers zu gestalten respektive zu erhalten. Das Transformationsziel der Kommune ist die ökologische Resilienz, die sich in fairen Umwelten zeigt, die generationenfreundlich, inklusiv, bewegungsfördernd und sozial gerecht sind. Die Bürgerinnen und Bürger

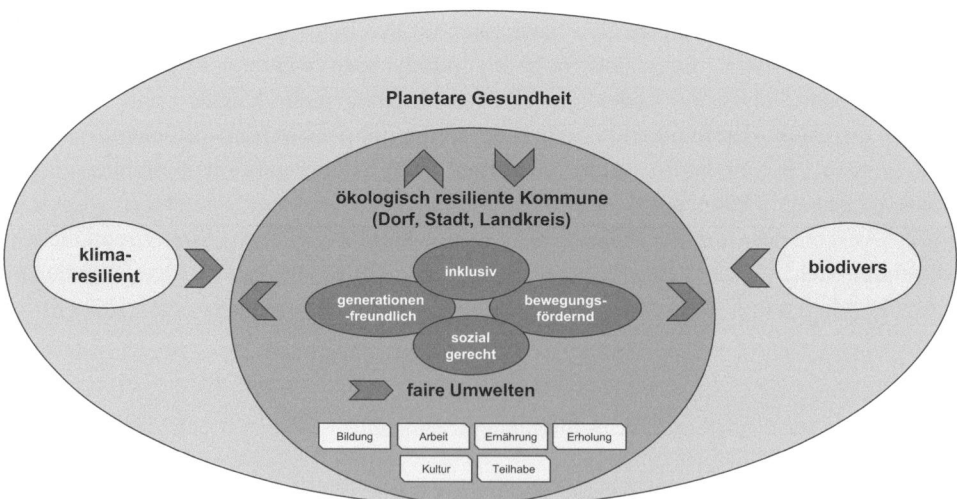

Abb. 10.3 Resiliente Kommune im Ökosystem: Konzepte und Ansätze

haben Verwirklichungschancen, sich zu bilden, einer sinnstiftenden Arbeit nachzugehen, sich „gesund" zu ernähren, sich zu erholen, kulturell anregen zu lassen und sozial teilzuhaben.

Ein Modell zum Entscheidungsverhalten kommunaler Entscheidungstragender aus einer gesundheitswissenschaftlichen Perspektive – Erkenntnisse aus dem Forschungsprojekt EUBeKo

11

Lisa Paulsen, Lea Benz, Christina Müller, Birgit Wallmann-Sperlich und Jens Bucksch

Zusammenfassung

Eine nachhaltige kommunale Gesundheitsförderung sollte gleichermaßen verhaltens- und verhältnisbezogene Ansätze verfolgen. Vor allem bei verhältnispräventiven Ansätzen, wie z. B. der Veränderung der physischen Umwelt im kommunalen Raum, bedarf es verwaltungsrechtlicher, politischer und finanzieller Entscheidungen. Diese sollten stärker als bislang als Teil eines systematischen Interventionshandelns verstanden werden. Das vorliegende Kapitel zeigt Einflussfaktoren auf Entscheidungen im Kontext der kommunalen Gesundheitsförderung auf, die von Akteurinnen und Akteuren aus Kommunalpolitik und -verwaltung getroffen werden. Ziel ist es, kommunale Entscheidungsprozesse besser zu verstehen, um Gesundheitsförderung auf der Agenda von Kommunen noch häufiger zu platzieren und um kommunale Lebensräume noch lebenswerter zu gestalten.

11.1 Hintergrund und Stand der Forschung

Die Lebenswelt „Kommune" stellt einen zentralen Raum für verhältnispräventive Maßnahmen der Gesundheitsförderung dar. Mit dieser Perspektive wird eine Erweiterung der Möglichkeitsräume in den Mittelpunkt gestellt, um die Verwirklichungschancen der Bewohnerinnen und Bewohner zu erweitern. So verstanden setzt Verhältnisprävention an sozialökologischen Konzeptionen an, welche beschreiben, dass Gesundheit nicht nur durch individuelle Faktoren, sondern auch durch Umweltfaktoren bzw. durch

---

Die Originalversion des Kapitels wurde revidiert. Ein Erratum ist verfügbar unter https://doi.org/10.1007/978-3-662-67720-9_13

© Der/die Autor(en), exklusiv lizenziert an Springer-Verlag GmbH, DE, ein Teil von Springer Nature 2023, korrigierte Publikation 2024
J. Bucksch und W. Schlicht, *Kommunale Gesundheitsförderung*,
https://doi.org/10.1007/978-3-662-67720-9_11

eine Interaktion von individuellen und Umweltfaktoren beeinflusst wird (Bartholomew Eldredge et al. 2016; Simons-Morton et al. 2012). Die damit anvisierte gesundheitsförderliche Gestaltung der Umwelt unterliegt in der Regel kommunalen Entscheidungen, die von Akteurinnen und Akteuren aus Kommunalpolitik und -verwaltung getroffen werden, die angelehnt an das Planungsmodell „Intervention Mapping" als Change Agents fungieren (Bartholomew Eldredge et al. 2016). An anderer Stelle dieses Buches wird von Veränderungsagentinnen und -agenten gesprochen. Hier soll jedoch bewusst der englische Begriff verwendet werden, um die Nähe zum Intervention Mapping zu verdeutlichen.

Change Agents sind (meist) nicht persönlich von einem Gesundheitsproblem betroffen, können durch ihr Entscheidungsverhalten das Verhalten einer bestimmten Zielgruppe beeinflussen. Sie praktizieren somit ein gesundheitsermöglichendes Verhalten, um beispielsweise den Bewohnerinnen und Bewohnern eines bestimmten Stadtteils oder Wohnquartiers die Ausübung individuellen Gesundheitsverhaltens (z. B. sich mehr zu bewegen, sich ausgewogener zu ernähren) zu ermöglichen (siehe ausführlich Kap. 1) (Bartholomew Eldredge et al. 2016; Simons-Morton 2012; Simons-Morton et al. 2012). Um dies weiter zu konkretisieren, wird folgendes Beispiel ausgeführt: Entscheidungen zur bewegungsfreundlichen Gestaltung der Wohnumgebung, z. B. zum Bau eines Radwegs, werden in der Regel durch demokratische Prozesse getroffen und können das individuelle Bewegungsverhalten der Bevölkerung beeinflussen. Damit werden die Entscheidungstragenden aus Kommunalpolitik und -verwaltung als Change Agents zu derjenigen Gruppe, auf die eine Intervention zugeschnitten werden muss (z. B. durch Überzeugungsarbeit) (Simons-Morton et al. 2012). Bei der Maßnahmenplanung ist deshalb das gesundheitsermöglichende Verhalten dieser Change Agents zu adressieren. Es gibt erste Hinweise, dass dies sowohl mit kollektiven (z. B. Agenda-Setting, Organisationsentwicklung) als auch mit individuellen Interventionstechniken (z. B. persuasive Kommunikation zur Veränderung zentraler Überzeugungen) gelingen kann (Kok et al. 2012).

Die Gruppe der Change Agents in kommunalen Zusammenhängen ist vielfältig und lässt sich nicht ganz einfach fassen. Zu ihnen gehören u. a. der Gemeinde- bzw. Stadtrat als beschlussfassendes Gremium sowie (Ober-)Bürgermeisterinnen und (Ober-)Bürgermeister (im Rahmen des jeweiligen Ermessensspielraums). Doch auch Gremien wie der Bezirksbeirat können durch ihre Nähe zur Bürgerschaft Entscheidungen beeinflussen und Ideen in den Gemeinderat oder die Gemeindeverwaltung einbringen. Dabei hat der Bezirksbeirat zwar keine formale Entscheidungsbefugnis, kann aber in einer beratenden Funktion zur Entscheidungsfindung beitragen. Auch andere Gremien oder Personen können Entwicklungen in den Kommunen beeinflussen. Zu nennen sind hier z. B. der Kreistag sowie Landrätinnen und Landräte. Die Landkreise entscheiden zwar nicht, welche Gesundheitsförderungsmaßnahmen konkret in den einzelnen Kommunen umgesetzt werden; trotzdem können sie mit ihrer Expertise in Kommunen hineinwirken. Auch in der Kommunalverwaltung werden regelmäßig Entscheidungen dazu getroffen, ob die Umsetzung von Maßnahmen angestrebt und an höhere Ebenen weitergetragen werden soll, wie z. B. in politische Gremien oder an

11.1 Hintergrund und Stand der Forschung

das Verwaltungsoberhaupt. Somit kommt z. B. auch Amtsleitungen oder Abteilungsleitungen eine gewisse Entscheidungsbefugnis/-kompetenz zu und sie müssen von Vorhaben überzeugt werden. Hier fungieren Mitarbeitende in der Verwaltung als „Entscheidungsvorbereitende", die weitergehende Überzeugungsarbeit leisten müssen. Weitere Personengruppen, die Einfluss auf kommunale Entscheidungen nehmen können, sind z. B. Bürgerinnen und Bürger, Vereine, Initiativen, Expertinnen und Experten, Interessengruppen, Unternehmen, Krankenkassen und viele mehr (Bogumil und Holtkamp 2013). Im vorliegenden Kapitel wird sich ausschließlich auf die Entscheidungstragenden aus Kommunalpolitik (Gemeinde-/Stadtrat und Bezirksbeirat) und -verwaltung mit Führungskompetenz ((Ober-)Bürgermeisterinnen und (Ober-)Bürgermeister sowie Amts- und Abteilungsleitungen) bezogen und nicht auf die Entscheidungsvorbereitenden oder sonstigen Interessengruppen.

Um gesundheitsförderliche Maßnahmen erfolgreich zu platzieren und umzusetzen, ist es aus programmtheoretischer Perspektive wichtig (siehe auch Kap. 7 und 8), die zugrunde liegenden Einflussfaktoren auf das Entscheidungsverhalten der kommunalen Change Agents zu kennen. Das Planungsmodell Intervention Mapping beispielsweise verlangt deshalb, das gesundheitsermöglichende Verhalten von Change Agents durch erklärende Faktoren zu beschreiben (Bartholomew Eldredge et al. 2016). Diese erklärenden Faktoren werden als Verhaltensdeterminanten bezeichnet, die verändert werden müssen (Fernandez et al. 2019). Damit ist letztendlich eine Grundbedingung geschaffen, um das oberste Ziel einer Veränderung des individuellen Gesundheitsverhaltens der Zielgruppe zu erreichen, ohne zunächst die Zielgruppe selbst anzusprechen. Im Sinne sozialökologischer Konzeptionen ist es begleitend zu empfehlen, auch Interventionen mit der Zielgruppe durchzuführen (Bartholomew Eldredge et al. 2016). Bei den Verhaltensdeterminanten, also den erklärenden Faktoren, lassen sich unabhängig vom anvisierten Gesundheitsverhalten (gesundheitsermöglichend vs. individuell) individuelle bzw. persönliche Verhaltensdeterminanten, welche in der Regel über kognitive Faktoren und Fähigkeiten, wie z. B. Wissen, Einstellung, Überzeugung oder Selbstwirksamkeit, zu beschreiben sind, von denjenigen Faktoren unterscheiden, die über das Individuum hinausgehen und auf der Umweltebene zu finden sind (z. B. soziale Normen, Richtlinien und Gesetze) (Bartholomew Eldredge et al. 2016). Im weiteren Verlauf des Kapitels werden die Begriffe „Erklärfaktoren", „Einflussfaktoren" und „Determinanten" synonym verwendet.

Trotz der großen Bedeutung von Change Agents für Umweltveränderungen wurde aus einer Public-Health-Perspektive bislang nur wenig dazu geforscht, wie das Entscheidungsverhalten von Entscheidungstragenden beeinflusst wird und wie es sich darauf aufbauend durch Überzeugungsarbeit verändern lässt. Zwar gibt es immer mehr Studien über die Bedeutung einer bewegungsfreundlichen Umwelt und von Gesundheitsförderungsmaßnahmen in der Kommune (Bird et al. 2018; Kepper et al. 2019; Sallis et al. 2012; Wolbring et al. 2021), doch ist weniger über den vorausgehenden politischen Prozess bekannt (Kuijpers et al. 2019). Insbesondere fehlt Wissen darüber, welche Determinanten bzw. erklärenden Faktoren die Meinungsbildung und

Entscheidungsfindung von Kommunalpolitik und -verwaltung beeinflussen, um sich kommunaler Gesundheitsförderung als Politikfeld (Policy) anzunehmen.

Tatsächlich ist der Prozess der vorausgehenden Politikgestaltung *(policy-making process)* im Bereich der Gesundheitsförderung nur unzureichend untersucht (Clavier und Leeuw 2014); Studien haben sich eher auf die Politikumsetzung *(policy implementation)* konzentriert (Kuijpers et al. 2019). So wurden beispielsweise Hindernisse und Förderfaktoren bei der Umsetzung von Maßnahmen zur Förderung gesunder Ernährung und Bewegung in verschiedenen Settings und mit unterschiedlichen Zielgruppen analysiert (Houghtaling et al. 2019; Lobczowska et al. 2022; Nathan et al. 2018; Seward et al. 2017; Tremblay et al. 2012; Wright et al. 2017). Andere Studien untersuchten, welche Eigenschaften kommunaler Entscheidungstragender die Umsetzung von Gesundheitsförderungsprogrammen beeinflussen (Lang und Spicker 2011) oder was Entscheidungstragende aus verschiedenen Sektoren benötigen, um nationale Empfehlungen für Bewegung und Bewegungsförderung in die Praxis umzusetzen (Wolbring et al. 2021). Wieder andere Studien haben ausschließlich Entscheidungsverhalten betrachtet, allerdings in anderen Settings, Kontexten, mit anderen Zielgruppen oder anderen Forschungszielen und Studiendesigns (Flynn et al. 1998; Gottlieb et al. 2003; Kamal et al. 2015; Kozioł-Nadolna und Beyer 2021).

Um das (kommunal-)politische Handlungsfeld effektiv für die Umsetzung kommunaler Gesundheitsförderung zu nutzen, ist ein grundlegendes Verständnis der Funktionsweise von Politik und insbesondere der Entscheidungsfindung erforderlich (Robertson et al. 2016). Die vorliegende Untersuchung ist eine der ersten, die die Verhaltensdeterminanten bzw. Einflussfaktoren auf das Entscheidungsverhalten von Change Agents aus Kommunalpolitik und -verwaltung als Teil einer programmtheoretischen Interventionsperspektive betrachtet. Im weiteren Verlauf werden das methodische Vorgehen und die Ergebnisse der Mixed-Methods-Untersuchung beschrieben sowie ein Modell des Entscheidungsverhaltens abgeleitet und daran angelehnt die empirischen Ergebnisse diskutiert. Es folgen Stärken und Schwächen der Studie, ein Ausblick auf den weiteren Forschungsbedarf sowie ein abschließendes Fazit.

11.2 Methodisches Vorgehen

Diese Untersuchung geht auf eine Fragestellung des Projekts „Entscheidungs- und Umsetzungsprozesse verhältnisorientierter Bewegungsförderung in der Kommune für mehr Chancengerechtigkeit systematisch planen und implementieren (EUBeKo)" zurück, welches vom Bundesministerium für Gesundheit vom 01.06.2019 bis zum 31.12.2022 gefördert wurde (siehe ausführlicher in Abschn. 7.2.2 und Paulsen et al. 2023a). Zur Beantwortung der Forschungsfrage nach den Einflussfaktoren auf das Entscheidungsverhalten von Entscheidungstragenden aus Kommunalpolitik und -verwaltung und somit auf den kommunalen Entscheidungsprozess wurde ein exploratives Mixed-Methods-Design mit einer qualitativen und einer quantitativen Studie gewählt, um den Gegenstandsbereich des Entscheidungsverhaltens der Change Agents zu erkunden. Ziel der Studien war es, den Forschungsgegenstand besser beschreiben zu können und die Hypothesen- bzw. Theoriebildung voranzutreiben (Döring und Bortz 2016). Dabei stand der qualitative Teil im Vordergrund, um Einflussfaktoren auf das Entscheidungsverhalten zu identifizieren. Der quantitative Teil wurde parallel zur Überprüfung der Aussagen aus dem qualitativen Studienteil und zur Identifikation von weiteren Einflussfaktoren ergänzt (Döring und Bortz 2016).

Im Frühjahr 2020 wurden ein Interviewleitfaden und ein Fragebogen themenfokussiert entwickelt. Die Studie entspricht ethischen und datenschutzrechtlichen Vorgaben und wurde von der Ethikkommission des Instituts für Sportwissenschaft der Julius-Maximilians-Universität Würzburg genehmigt. Die methodische Vorgehensweise in beiden Teilstudien wird nachfolgend detaillierter ausgeführt.

11.2.1 Qualitative Vorgehensweise

Der Interviewleitfaden wurde zwischen April und Juli 2020 durch das Projektteam mittels SPSS-Methode (Sammeln, Prüfen, Sortieren, Subsumieren) nach Helfferich (Helfferich 2014) entwickelt. Insgesamt umfasste der Leitfaden 17 offene, erzählgenerierende Fragen, aufgeteilt in fünf Themenblöcke (1. Einstieg, 2. Entscheidungsprozess, 3. Politische Netzwerkanalyse/Eigene Rolle und Rolle anderer im Entscheidungsprozess, 4. Determinanten und 5. Abschluss). Für diesen Beitrag sind vor allem die folgenden Interviewfragen aus dem vierten Themenblock relevant:

- Können Sie mir bitte benennen, welche Faktoren Ihre Entscheidungen beeinflussen?
- Was sind weitere Einflussfaktoren?
- Inwiefern beeinflussen Rahmenbedingungen von Bundes-, Landes- oder regionaler Ebene Ihre Entscheidungen und können Sie hier Beispiele geben (z. B. gesetzliche Grundlagen oder Empfehlungen)?
- Welchen Einfluss haben institutionelle Rahmenbedingungen auf Ihre Entscheidungen und können Sie hier ein Beispiel geben (z. B. Leitbild)?
- Was sind persönliche Einflussfaktoren auf Ihre Entscheidung?

Der Interviewleitfaden wurde in zwei Pretest-Interviews (Abteilungsleitung Kommunalverwaltung und Mitglied Gemeinderat) am 17.07.2020 bzw. 21.07.2020 getestet. Da sich nach den Pretest-Interviews nur minimale Anpassungen am Interviewleitfaden ergaben, wurden beide Interviews in die Auswertung einbezogen.

Die Projektmitarbeitenden kontaktierten für die Hauptstichprobe potenzielle Interviewpartnerinnen und -partner telefonisch oder per E-Mail, über die Büros der verschiedenen Parteien oder die entsprechenden Sekretariate der Verwaltungsstellen. Die Stichprobe schloss Personen mit Führungsverantwortung in der Kommunalverwaltung (z. B. (Ober-)Bürgermeisterinnen und (Ober-)Bürgermeister, Amtsleitungen oder Abteilungsleitungen) und/oder Mitglieder eines kommunalpolitischen Gremiums, wie z. B. Bezirksbeirat, Gemeinde-/Stadtrat und/oder Kreistag, ein. Die Auswahl der entsprechenden (Fach-)Ämter erfolgte auf Basis zeitgleicher Forschungserkenntnisse aus dem EUBeKo-Projekt. Darüber hinaus wurde darauf geachtet, dass verschiedene politische Parteien sowie die für die Gestaltung einer bewegungsfreundlichen Umwelt zuständigen Ämter (z. B. Sportamt, Stadtplanungsamt) vertreten waren, um eine aussagekräftige Stichprobe zu erhalten. Die Teilnehmenden wurden mündlich und schriftlich über die Ziele der qualitativen Studie, den Datenschutz und die Interviewbedingungen informiert, um ihr Einverständnis einzuholen.

Vier geschulte Projektmitarbeitende führten zwischen Juli und Dezember 2020 Interviews mit 22 Entscheidungstragenden aus Kommunalpolitik und -verwaltung. Die Interviews wurden entweder am Arbeitsplatz der Befragten, bei ihnen zu Hause, per Telefon oder per Videokonferenzplattform Zoom durchgeführt und dauerten im Durchschnitt 60 min.

Ein externer Dienstleister transkribierte die Interviews. Die Transkriptionen wurden wörtlich vorgenommen, Dialekt bereinigt, Zeichensetzung korrigiert und die Sprache leicht geglättet. Die Interviews wurden anonymisiert, sodass keine Rückschlüsse auf die persönlichen Daten der Befragten gezogen werden konnten.

Die Auswertung erfolgte nach inhaltlich-strukturierender Inhaltsanalyse (Kuckartz 2018) und mittels der Software MAXQDA 2020. Zunächst wurden wichtige Textstellen markiert und thematische Hauptkategorien anhand des Leitfadens entwickelt (= deduktiver Ansatz). Diese dienten einer ersten Kodierung des Materials. Anschließend wurden induktiv weitere (Sub-)Kategorien entlang des Materials bestimmt. Diese deduktiv und induktiv abgeleiteten Kategorien bildeten das ausdifferenzierte Kategoriensystem, welches daraufhin auf alle Interviews angewendet wurde. Nach der Kodierung des Materials wurden die Textpassagen parallel von zwei Projektmitarbeitenden paraphrasiert. Unstimmigkeiten wurden diskutiert und konsentiert. Auf Grundlage der Paraphrasierung wurde eine fallübergreifende, thematische Auswertung für die Einflussfaktoren auf das Entscheidungsverhalten durchgeführt und über alle Interviews hinweg zusammengefasst (Döring und Bortz 2016; Kuckartz und Rädiker 2020).

11.2.2 Quantitative Vorgehensweise

Die Items des Online-Fragebogens wurden aus dem eigenen Interviewleitfaden sowie anhand verschiedener Studien, Checklisten und Instrumente zum Entscheidungsverhalten, auch aus anderen Disziplinen, entwickelt (Fleuren et al. 2014; Flottorp et al. 2013; Lang und Spicker 2011). In einer Studie aus Österreich wurden bspw. 2379 Bürgermeisterinnen und Bürgermeister, angelehnt an die Theorie des geplanten Verhaltens (Ajzen 1985), zu ihrer Einstellung zu kommunaler Gesundheitsförderung, den sozialen Normen und den wahrgenommenen Ressourcen befragt (Lang und Spicker 2011). In einer anderen Studie wurde eine Checkliste (TICD-Checkliste) mit Einflussfaktoren auf unterschiedlichen Ebenen für die Gesundheitsversorgungspraxis entwickelt (Flottorp et al. 2013). In einer niederländischen Studie wurde ein Kurzinstrument zur Messung von Determinanten von Innovationen im Bereich der präventiven Gesundheitsversorgung von Kindern entwickelt, welche eine Umsetzung beeinflussen können (Fleuren et al. 2014). Die Befragungen aus den Studien wurden auf Übertragbarkeit geprüft und an die eigene Fragestellung angepasst.

Der Online-Fragebogen fokussierte Entscheidungen, die die Gestaltung einer bewegungsfreundlichen Umgebung beinhalteten. Die Befragung umfasste 45 Items in fünf Themenblöcken: 1) Entscheidungsverhalten in Bezug auf die Gestaltung einer bewegungsfreundlichen Umgebung (18 Items), 2) Allgemeines Entscheidungsverhalten (12 Items), 3) Allgemeine kommunale Entscheidungsprozesse (4 Items), 4) Überzeugungsarbeit (2 Items) und 5) Demografische Angaben (9 Items). Es handelte sich größtenteils um Einschätzungsfragen mit Likert-Skalierung („stimme überhaupt nicht zu", „stimme nicht zu", „stimme zu", „stimme vollständig zu", „keine Angabe"). Zudem gab es mehrere Fragen mit Mehrfachauswahl (13 Items) sowie zwei Items mit offenem Antwortfeld.

Mithilfe der Think-Aloud-Methode (Döring und Bortz 2016) wurden Pretests des Fragebogens mit einer Abteilungsleitung aus der Kommunalverwaltung und mit zwei Gemeinderatsmitgliedern durchgeführt. Dabei wurde der Fragebogen hinsichtlich seiner Verständlichkeit und Sinnhaftigkeit sowie auf Redundanzen geprüft.

Die Rekrutierung der Stichprobe erfolgte passiv, das bedeutet, dass die Online-Befragung öffentlich mithilfe des Umfrage-Tools LimeSurvey, z. B. über kommunale Dachverbände oder Landesämter und Landesvereinigungen für Gesundheit, an einzelne Kommunen gestreut wurde. Bei der passiven Rekrutierung bilden die Teilnehmenden an der Online-Befragung durch Selbstselektion eine Stichprobe (Döring und Bortz 2016). Zudem wurden gezielt Kommunen und Kreise angeschrieben, um eine gleiche Verteilung nach Einwohnerzahl und Bundesland zu erhalten. Hierbei wurde sich an der Aufteilung nach Raumtypen des Bundesinstituts für Bau-, Stadt- und Raumforschung (BBSR) (Burgdorf et al. 2012) orientiert. Es wurde darum gebeten, die Online-Befragung an die kommunalpolitische Ebene, wie Kreistagsmitglieder, Stadtrats-/Gemeinderatsmitglieder, Ortschafts-/Bezirksbeiratsmitglieder und Jugendgemeinderatsmitglieder, sowie an die Ebene der Kommunalverwaltung mit Führungskompetenz, wie Landrätinnen und Landräte, (Ober-)Bürgermeisterinnen und (Ober-)Bürgermeister, Dezernentinnen und Dezernenten, Amts- oder Fachbereichsleitungen und Sachgebiets-, Referats- und Abteilungsleitungen, weiterzuleiten.

Nach Abschluss der Online-Befragung wurde eine Datenbereinigung vorgenommen, indem die Wertebereiche mit Hilfe von Häufigkeitsverteilungen geprüft und Ausreißer entfernt wurden. Zudem wurden Wertelabels geprüft (Döring und Bortz 2016). Die Online-Befragung wurde deskriptiv (Häufigkeitsverteilungen und Mittelwerte) mittels Microsoft Excel und IBM SPSS Statistics 26 ausgewertet (Döring und Bortz 2016). Anschließend wurden die quantitativen Ergebnisse mit den qualitativen Ergebnissen zusammengeführt.

11.3 Ergebnisse

11.3.1 Stichprobe der qualitativen Studie

Die Stichprobe der qualitativen Studie besteht aus 22 Entscheidungstragenden aus Kommunalpolitik und Kommunalverwaltung, 7 Frauen und 15 Männern (siehe Tab. 11.1). 12 Personen stammen aus einem städtischen und 10 aus einem ländlichen Kontext. Darüber hinaus haben 12 Personen eine politische Funktion und 9 eine administrative Funktion, während eine Person Funktionen in beiden Bereichen innehat, als Bürgermeisterin bzw. Bürgermeister einer ländlichen Gemeinde und als Mitglied eines Kreistags. Eine weitere Person hat eine politische Doppelfunktion, sie ist sowohl Mitglied des Gemeinderats als auch des Kreistags.

11.3.2 Stichprobe der quantitativen Studie

An der Online-Befragung nahmen insgesamt 415 Personen aus Kommunalpolitik und -verwaltung teil, davon ca. 55 % Männer und ca. 37 % Frauen (sowie ca. 0,3 % divers und ca. 8 % keine Angabe). Die meisten Personen waren zwischen 55 und 64 Jahren alt (94 Befragte), gefolgt von der Gruppe der 45- bis 54-Jährigen (72 Befragte) und den 35- bis 44-Jährigen (57 Befragte). Der höchste Bildungsabschluss der meisten Befragten war das Diplom (106 Befragte), gefolgt von Promotion (36 Befragte) und Master (33 Befragte). Die meisten Befragten waren in politischen Gremien, wie dem Gemeinde-/Stadtrat (124 Befragte), dem Kreistag (75 Befragte) oder dem Bezirksbeirat (47 Befragte), aktiv. Abb. 11.1 zeigt die Zusammensetzung der Stichprobe nach Funktion/Amt/Tätigkeit sortiert. Bei der Abbildung ist zu beachten, dass nicht alle Personen antworteten. Es wird daher die tatsächliche Anzahl (n) angegeben.

Die durchschnittliche bisherige Dauer der beruflichen/amtlichen Tätigkeit betrug 9,56 Jahre, wobei als kürzeste Dauer 3 Monate und als längste Dauer 47 Jahre in der Funktion bzw. dem Amt angegeben wurde. Die meisten Befragten kamen aus Baden-Württemberg (90 Befragte), gefolgt von Bayern (48 Befragte) und Nordrhein-Westfalen (29 Befragte).

Tab. 11.1 Stichprobe der Interviews mit Entscheidungstragenden (n = 22)

Geschlecht	Weiblich	7
	Männlich	15
Bereich	Kommunalpolitik	12
	Kommunalverwaltung	9
	Kommunalpolitik und -verwaltung	1
Kommunaler Raum	Ländliche Kommune	10
	Städtische Kommune	12

11.3 Ergebnisse.

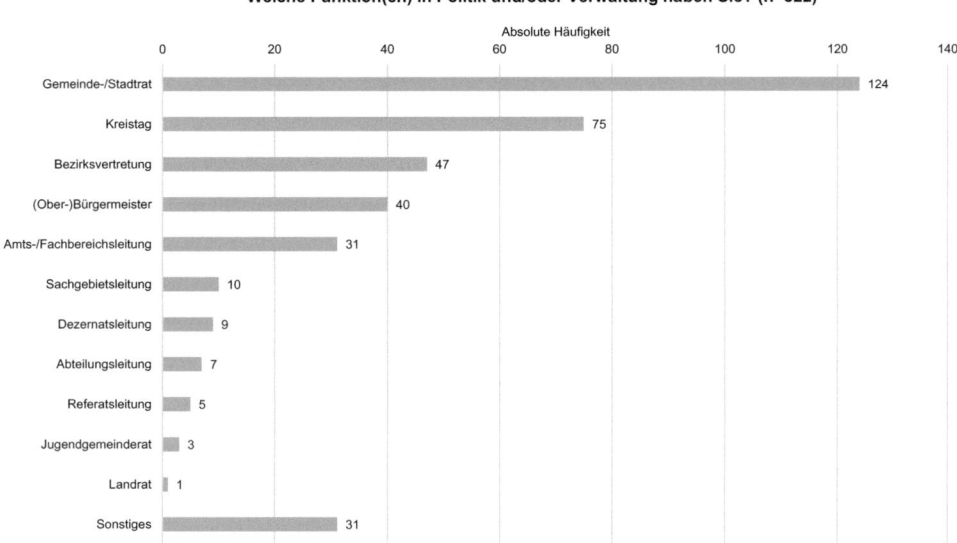

Abb. 11.1 Funktion(en) in Kommunalpolitik und/oder -verwaltung der Entscheidungstragenden. (Eigene Darstellung)

11.3.3 Determinanten auf das Entscheidungsverhalten kommunaler Entscheidungstragender

Im Zuge der fallübergreifenden Auswertung und thematischen Analyse in der qualitativen Teilstudie ließen sich insgesamt 23 zentrale Themen bzw. Einflussfaktoren auf das Entscheidungsverhalten kommunaler Entscheidungstragender herausarbeiten. Aufgrund der Priorisierung der qualitativen Untersuchung werden die Ergebnisse als leitend für die weitere Darstellung genutzt. Die quantitative Teilstudie zeigte weitestgehend Gemeinsamkeiten bzw. Zustimmung zu den Determinanten aus der qualitativen Studie auf. Diese werden ergänzend einbezogen, sofern sie im Fragebogen erfasst wurden. Die nachfolgenden Tab. 11.2 bis 11.6 fassen die 23 Einflussfaktoren auf das Entscheidungsverhalten aufgeteilt nach inhaltlich zusammenhängenden Clustern entlang der Ergebnisse der qualitativen und quantitativen Befragung zusammen. Die Nummerierung und Reihenfolge der Einflussfaktoren entspricht dabei keiner Rangfolge oder Wichtigkeit der Themen. Eine tiefergehende Darstellung der Ergebnisse findet sich in weiteren Publikationen (Paulsen et al. 2023b).

Tab. 11.2 gibt eine Übersicht über die identifizierten Determinanten auf das Entscheidungsverhalten der kommunalen Change Agents, die in einem Zusammenhang mit der Bundes- und Landesebene stehen.

Tab. 11.3 fasst Einflussfaktoren zusammen, die innerhalb der Kommune Rahmenbedingungen vorgeben.

Tab. 11.2 Übersicht über die identifizierten Determinanten auf das Entscheidungsverhalten auf Bundes- und Landesebene

Nr.	Einflussfaktor	Ausprägungen (Qualitative Studie)	Ergebnisse (Quantitative Studie)
1	Gesetze und rechtliche Vorgaben	• Beschreiben Rahmenbedingungen zur Entscheidungsfindung • Definieren Zuständigkeiten und Handlungsspielräume der Change Agents • Es liegt jedoch eine Diskrepanz zwischen rechtlichen Vorgaben und eigenen Vorstellungen und Wünschen der Change Agents vor	• Deckt sich mit den Aussagen aus den Interviews • 236 von 333 Befragten stimmten vollständig oder eher zu, dass ihr Entscheidungsverhalten von Richtlinien und Gesetzen geprägt wird
2	Förderprogramme und Finanzierungshilfen	• Geben Impulse zur Entscheidungsfindung • Werden als wichtig für die Akquise von Geldern für die Umsetzung kommunaler Projekte angesehen	• Nicht im Fragebogen erfasst
3	Politische Impulse und Trends	• Geben Themen auf kommunaler Ebene vor (z. B. Mobilität)	• Nicht im Fragebogen erfasst

Tab. 11.4 nimmt Einflussfaktoren in den Blick, die in Zusammenhang mit Organisationen bzw. Institutionen, wie Ämtern oder politischen Gremien, genannt wurden.

Tab. 11.5 widmet sich den Einflussfaktoren auf zwischenmenschlicher Ebene bzw. in Interaktion mit anderen.

Tab. 11.6 benennt Determinanten auf der Ebene des Individuums. Dieses Cluster war am vielfältigsten.

11.4 Ableitung eines Modells des Entscheidungsverhaltens kommunaler Change Agents

Das Ziel dieser explorativen Untersuchung war es, die subjektive Sichtweise unterschiedlicher Change Agents zu ihrem Entscheidungsverhalten zu erhalten und erklärende Faktoren zu bestimmen, die dieses Verhalten beeinflussen. Dabei wurde deutlich, dass die jeweiligen Charakteristika der Determinanten sich in geclusterter Form verschiedenen (Einfluss-)Ebenen zuordnen lassen. Das abgeleitete Modell zum Entscheidungsverhalten kommunaler Change Agents kann an die Logik bestehender sozialökologischer Konzeptionen angelehnt werden (Bartholomew Eldredge et al. 2016; Bucksch J et al. 2010; Simons-Morton 2012; Simons-Morton et al. 2012). Deshalb wurden die Einflussfaktoren auf kommunale Entscheidungen den folgenden fünf Ebenen

11.4 Ableitung eines Modells des Entscheidungsverhaltens kommunaler …

Tab. 11.3 Übersicht über die identifizierten Determinanten auf das Entscheidungsverhalten in Zusammenhang mit der Kommune

Nr.	Einflussfaktor	Ausprägungen (Qualitative Studie)	Ergebnisse (Quantitative Studie)
4	Leitbild der Kommune	• Spielt eine eher untergeordnete Rolle • Wird als Möglichkeit empfunden, Themen in die Gesamtstrategie der Kommune einzubringen und dadurch eine finanzielle Legitimation zu schaffen • Ist in Kommunen im ländlichen Raum größtenteils nicht verfügbar	• Deckt sich nicht mit den Aussagen aus den Interviews • 218 von 370 Befragten finden, Leitbilder/Zielfestsetzungen in der Kommune wären bzw. waren nötig, damit Entscheidungen zugunsten der Gestaltung einer bewegungsfreundlichen Umgebung getroffen werden können bzw. konnten
5	Finanzielle und personelle Ressourcen der Kommune	• Werden als wichtige Entscheidungsgrundlage für die Finanzierbarkeit von Projekten angesehen • Beziehen sich explizit auf die kommunale Ebene und grenzen sich daher von den Förderprogrammen und Finanzierungshilfen durch Bund und Länder ab • Spielen auch in Form von Folgekosten von Projekten eine Rolle	• Deckt sich mit den Aussagen aus den Interviews • 228 von 370 Befragten denken, dass keine ausreichenden finanziellen Mittel zur Gestaltung einer bewegungsfreundlichen Umgebung in der Kommune zur Verfügung stehen
6	Außenwirkung der Kommune und Erfahrungen von anderen Kommunen	• Werden als Entscheidungsgrundlage einbezogen • Beeinflussen aufgrund von Erfahrungswerten anderer Kommunen bei der Umsetzung ähnlicher Projekte die Wahl eines Vorhabens in der eigenen Kommune positiv	• Nicht im Fragebogen erfasst
7	Örtliche Gegebenheiten und jeweilige Spezifika der Kommune	• Grenzen Entscheidungen aufgrund fehlender benötigter Infrastrukturen oder begrenzter Räumlichkeiten (z. B. Platz für bauliche Veränderungen) ein • Können durch die Einschätzung und Bewertung der bereits vorhandenen Strukturen im Stadtteil zur Schaffung von Angeboten führen oder diese verhindern	• Nicht im Fragebogen erfasst
8	Aktuelle Themen der Kommune	• Beeinflussen, welche Themen die Kommune aktuell vorantreibt, z. B. Schulumbau, Kindergartenbau, Krippenbau oder Fahrradfahren und Fahrradwegebau	• Nicht im Fragebogen erfasst

Tab. 11.4 Übersicht über die identifizierten Determinanten auf das Entscheidungsverhalten in Zusammenhang mit Organisationen bzw. Institutionen

Nr.	Einflussfaktor	Ausprägungen (Qualitative Studie)	Ergebnisse (Quantitative Studie)
9	Zuständigkeiten und Zusammenarbeit in der Kommunalverwaltung	• Können aufgrund fehlender Zuständigkeiten im Bereich der Gesundheitsförderung auf Verwaltungsebene ein Hemmnis dafür sein, dass Vorhaben und Projekte weitergetragen bzw. umgesetzt werden	• Deckt sich mit den Aussagen aus den Interviews und ergänzt den Aspekt der intersektoralen Zusammenarbeit • 202 von 370 Befragten denken, dass eine mangelnde ressortübergreifende Zusammenarbeit die Gestaltung einer bewegungsfreundlichen Umgebung in der Kommune erschwert
10	Bestehende Möglichkeiten zum Einbringen von Themen	• Sind grundlegend für den Entscheidungsprozess • Sind wichtig für die Themengenerierung außerhalb der Gremien, z. B. durch Einbringen von Wünschen und Anliegen durch die Bürgerschaft bspw. über Sprechstunden oder Bürgerversammlungen • Können Impulse für Vorhaben innerhalb der Gremien generieren, bspw. Ideen, die aus dem Gemeinderat kommen	• Nicht im Fragebogen erfasst
11	Bereitstellung von Informationen	• Beeinflusst durch die Form der Bereitstellung von Informationen, z. B. durch die Verwaltung zu den jeweiligen Tagesordnungspunkten oder die Art der Vorstellung von Projekten im Gemeinderat, die Entscheidungsfindung • Beeinflusst z. B. durch die ausführliche Darstellung der Sachlage die Entscheidung positiv	• Nicht im Fragebogen erfasst
12	Parteizugehörigkeit	• Spielt insgesamt eine untergeordnete Rolle, insbesondere in ländlichen Kommunen und weil Abstimmungen nach eigenem Gewissen und nicht nach Fraktionszwang geschehen • Kann jedoch die Zuständigkeit für bestimmte Themen festlegen	• Die eigene politische Einstellung scheint dagegen das Treffen von Entscheidungen zu beeinflussen • 181 von 333 Befragten werden von ihrer politischen Einstellung beeinflusst

Tab. 11.5 Übersicht über die identifizierten Determinanten auf das Entscheidungsverhalten in Zusammenhang mit der Interaktion mit anderen

Nr.	Einflussfaktor	Ausprägungen (Qualitative Studie)	Ergebnisse (Quantitative Studie)
13	Soziale Unterstützung	• Beeinflusst Entscheidungen vor allem durch die emotionale und motivationale Unterstützung anderer (Klärner et al. 2020), z. B. indem auf die Meinung anderer vertraut wird oder die Relevanz des Austauschs mit anderen	• Deckt sich mit den Aussagen aus den Interviews • 255 von 370 Befragten glauben, dass sie beim Einsatz für die Gestaltung einer bewegungsfreundlichen Umgebung in der Kommune auf eine angemessene Unterstützung aus dem beruflichen bzw. amtsbezogenen Umfeld zählen können • Weitere Konkretisierung und Nennung von Personengruppen, die die Befragten bei der Entscheidungsfindung unterstützen: 194 Befragte nannten andere Fraktions- oder Parteimitglieder, 162 Befragte nannten Kolleginnen und Kollegen und 156 Befragte gaben Netzwerke und Verbände an
14	Soziale Integration	• Beeinflusst Entscheidungen durch eine emotionale Reaktion der Change Agents auf den Kontakt und den Austausch mit anderen Menschen sowie auf deren Anerkennung (Klärner et al. 2020), z. B. kann die Persönlichkeit des argumentierenden Gegenübers eine Rolle bei Entscheidungen spielen	• Nicht im Fragebogen erfasst
15	Sozialer Druck	• Beeinflusst Entscheidungen, weil Change Agents durch die Interaktion mit anderen dazu gebracht werden, eine gewisse Handlung auszuführen (Klärner et al. 2020), z. B. wenn Partei oder Gesellschaft bittet, sich mit bestimmten Themen auseinanderzusetzen	• Deckt sich mit den Aussagen aus den Interviews • 214 von 370 Befragten glauben, dass das berufliche bzw. amtsbezogene Umfeld erwartet, dass die Person sich für die Gestaltung einer bewegungsfreundlichen Umgebung in der Kommune einsetzt

(Fortsetzung)

Tab. 11.5 (Fortsetzung)

Nr.	Einflussfaktor	Ausprägungen (Qualitative Studie)	Ergebnisse (Quantitative Studie)
16	Soziale (injunktive) Norm	• Beeinflusst Entscheidungen durch die Orientierung an den Werten einer Gesellschaft und dem Empfinden einer Gruppe, z. B. sich bei Abstimmungen nach der Meinung der anderen zu richten oder Ansichten von anderen anzuerkennen bzw. zu billigen (= injunktiv) (Klärner et al. 2020)	• Nicht im Fragebogen erfasst

zugeordnet: individuell, soziokulturell, institutionell, kommunal sowie politisch bzw. gesetzgebend (Bundes- und Landesebene), die konzentrisch das Entscheidungsverhalten im Zentrum umschließen. Das Modell wird nachfolgend als Diskussionsgrundlage eingeführt und in Abb. 11.2 veranschaulicht.

Auf der institutionellen und kommunalen Ebene sowie auf der politischen bzw. gesetzgebenden Bundes- und Landesebene sind hauptsächlich strukturelle Rahmenbedingungen angesiedelt, die Entscheidungsprozesse beeinflussen. Werden diese drei Ebenen differenziert betrachtet, lassen sich die folgenden Einflussfaktoren der äußeren sozialökologischen Schale, der politischen bzw. gesetzgebenden Bundes- und Landesebene, zuordnen (Nummern 1–3 aus Tab. 11.2):

- Gesetze und rechtliche Vorgaben
- Förderprogramme und Finanzierungshilfen
- Politische Impulse und Trends

Der darunterliegenden Ebene, also der kommunalen Ebene, werden folgende Determinanten zugeteilt, die strukturell und rahmengebend in der Kommune wirken (Nummern 4–8 aus Tab. 11.3):

- Leitbild der Kommune
- Finanzielle und personelle Ressourcen der Kommune
- Außenwirkung der Kommune und Erfahrungen von anderen Kommunen
- Örtliche Gegebenheiten und jeweilige Spezifika der Kommune
- Aktuelle Themen der Kommune

Wiederum eine Ebene darunter findet sich mit der institutionellen Ebene eine weitere strukturelle Ebene. Dieser lassen sich die folgenden Erklärfaktoren für Entscheidungsverhalten zuteilen (Nummern 9–12 aus Tab. 11.4):

Tab. 11.6 Übersicht über die identifizierten Determinanten auf das Entscheidungsverhalten auf Ebene des Individuums

Nr.	Einflussfaktor	Ausprägungen (Qualitative Studie)	Ergebnisse (Quantitative Studie)
17	Erfahrungen und persönliche Betroffenheit	• Betreffen eigene Lebenserfahrungen, z. B. Elternteil sein, Kinder haben, oder berufsbezogene Erfahrungen sowie Erfahrungen aus dem Alltag, z. B. im Stadtteil wohnen und mit lokalen Problemen vertraut sein • Beeinflussen Entscheidungen ebenfalls durch den eigenen Bezug zu einem Thema, z. B. die eigene gesundheitliche Situation • Können Entscheidungen negativ ausfallen lassen, wenn es bereits negative Berührungspunkte, z. B. mit unnötigen kommunalen Ausgaben, gab	• Deckt sich mit den Aussagen aus den Interviews • Persönliche Berührungspunkte zu einem Thema beeinflussen 234 von 333 Befragten in ihrer Entscheidung • 263 von 333 Befragten treffen Entscheidungen auf Grundlage persönlicher Erfahrungen mit dem Thema oder einem vergleichbaren Thema
18	Wichtige Themen und Aspekte	• Beeinflussen Entscheidungen positiv, wenn eine positive Einstellung und/oder Überzeugung gegenüber einem Thema, z. B. Herzensthemen, Bildung, Kultur, Natur, Umwelt, vorliegt • Betreffen ebenfalls Zielgruppen, z. B. Kinder und Jugendliche • Bedeuten auch das Wohlergehen der Bevölkerung • Meinen ebenfalls eine Ergebniserwartung, z. B. in Hinblick auf die Umsetzung von Projekten (z. B. Machbarkeit, Sinnhaftigkeit, Plausibilität, Kosten, Nutzen)	• Deckt sich mit den Aussagen aus den Interviews • Für 293 von 333 Befragten spielen z. B. die Bedürfnisse der Bürgerinnen und Bürger eine große Rolle beim Treffen einer Entscheidung
19	Wissen	• Betrifft die eigene Expertise bzw. das eigene Wissen zu Themen sowie den Glauben an Daten, Zahlen, Fakten, Statistiken, Forschung und Fachliteratur beim Treffen von Entscheidungen	• Nicht im Fragebogen erfasst
20	Emotionen	• Beinhalten das Treffen von Entscheidungen aufgrund des Bauchgefühls, der Intuition und der Gefühle bzw. Begeisterung für ein Thema	• Der Einfluss von Emotionen ist in der Online-Befragung nicht ganz eindeutig • Etwas mehr Befragte (insgesamt 152 von 333) hören jedoch auf ihr Bauchgefühl, wenn sie Entscheidungen treffen

(Fortsetzung)

Tab. 11.6 (Fortsetzung)

Nr.	Einflussfaktor	Ausprägungen (Qualitative Studie)	Ergebnisse (Quantitative Studie)
21	Persönlicher Nutzen	• Beeinflusst Entscheidungen, die positiv für das eigene Business oder die Gestaltung der eigenen Wohnumgebung sind	• Nicht im Fragebogen erfasst
22	Wahrgenommene Einflüsse durch andere	• Meinen zum einen die Überwindung der Einflüsse durch andere: Change Agents lassen sich weniger von außen beeinflussen, z. B. stimmen gegen etwas, auch wenn es anderen nicht gefällt, oder interessieren sich nicht dafür, was ihre Wählerinnen und Wähler wollen → dies zeigt Tendenzen einer hohen Selbstwirksamkeitserwartung auf • Meinen zum anderen das Nachgeben gegenüber den Einflüssen durch andere: Change Agents gehen lieber den Weg des geringsten Widerstands und möchten bspw. keinen schlechten Ruf → dies zeigt Tendenzen einer geringeren Selbstwirksamkeitserwartung auf	• Schlechter Ruf wird relativiert • 246 von 333 Befragten treffen Entscheidungen nicht danach, ob sie für das eigene Image oder die eigene Außenwirkung vorteilhaft sind
23	Prägung, Sozialisation und Biografie	• Beschreiben den persönlichen Hintergrund einer Person beim Treffen von Entscheidungen, z. B. Ausbildung und bisheriges soziales Umfeld sowie allgemeine persönliche Neigungen oder Interessen (Überzeugungen) • Beinhalten auch ein Verständnis von Glaube, Moral und Gewissen sowie den Charakter einer Person	• Nicht im Fragebogen erfasst

- Zuständigkeiten und Zusammenarbeit in der Kommunalverwaltung
- Bestehende Möglichkeiten zum Einbringen von Themen
- Bereitstellung von Informationen
- Parteizugehörigkeit

Unterhalb der drei Ebenen der strukturellen Rahmenbedingungen befindet sich die soziokulturelle Ebene. In dieser Ebene finden sich Einflussfaktoren auf Entscheidungen wieder, die insbesondere den Aspekt der sozialen Beziehungen der Entscheidungstragenden zu verschiedenen Personengruppen beleuchten (Nummern 13–16 aus Tab. 11.5):

11.4 Ableitung eines Modells des Entscheidungsverhaltens kommunaler …

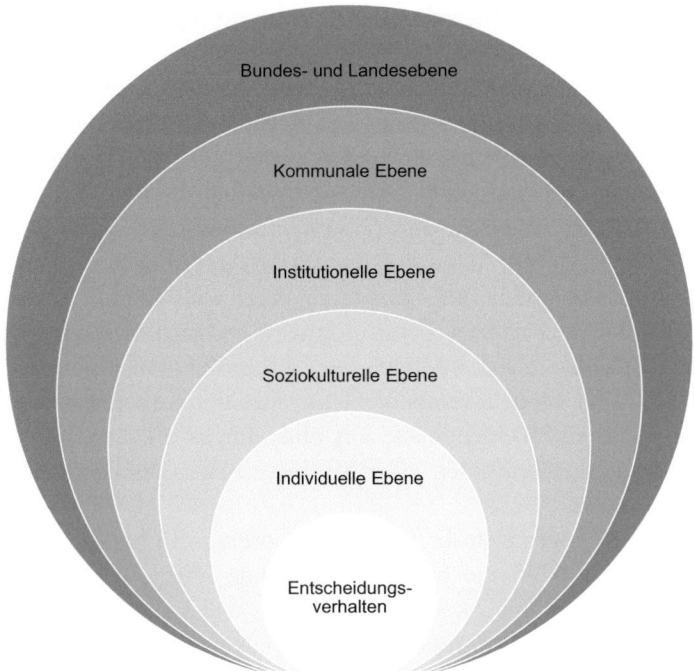

Abb. 11.2 Einflussebenen auf das Entscheidungsverhalten. (Eigene Darstellung in Anlehnung an Bartholomew Eldredge et al. 2016; Bucksch et al. 2010)

- Soziale Unterstützung
- Soziale Integration
- Sozialer Druck
- Soziale Norm

Die individuelle Ebene ist die für das Entscheidungsverhalten proximale Ebene und bezieht sich auf personale Einflussfaktoren. Folgende Determinanten lassen sich hier entsprechend verorten (Nummern 17–23 aus Tab. 11.6):

- Erfahrungen und persönliche Betroffenheit
- Wichtige Themen und Aspekte
- Wissen
- Emotionen
- Persönlicher Nutzen
- Wahrgenommene Einflüsse durch andere
- Prägung, Sozialisation und Biografie

11.5 Diskussion und Einordnung der empirischen Ergebnisse

Die vorgelegte Untersuchung ist eine der ersten, die Einflussfaktoren auf das Entscheidungsverhalten von Change Agents aus Kommunalpolitik und -verwaltung aus einer gesundheitswissenschaftlichen Perspektive untersucht, um Entscheidungsprozesse zur Implementierung kommunaler Gesundheitsförderung und zur Schaffung gesunder Lebenswelten besser zu verstehen und programmtheoretisch fassbar zu machen. Insgesamt lässt sich festhalten, dass das Entscheidungsverhalten von Entscheidungstragenden aus Kommunalpolitik und -verwaltung durch eine Vielzahl an Einflussfaktoren – identifiziert wurden 23 Faktoren – bestimmt wird und sich diese Determinanten fünf unterschiedlichen Ebenen in einem Modell des Entscheidungsverhaltens zuordnen lassen (siehe Abb. 11.2). Das Modell verdeutlicht gleichzeitig, dass Entscheidungsverhalten sich nicht nur durch eine Determinante aus einer Ebene erklären lässt, sondern sich nur im Verbund von Determinanten innerhalb einer bzw. zwischen den verschiedenen Ebenen erschließen lässt.

Darüber hinaus bedingen sich die Ebenen gegenseitig. So beeinflusst beispielsweise die distale Ebene, die politische bzw. gesetzgebende Ebene, die kommunale Ebene, indem finanzielle Fördermöglichkeiten auf Bundes- und Landesebene die finanziellen Ressourcen von Kommunen (mit)bestimmen. Oder aktuelle Themen in der Kommune hängen von politischen Trends und Impulsen von Bund und Ländern ab. Ebenso entscheiden Change Agents jedoch individuell oder als Kollektiv, beispielsweise als Gemeinderat, welche Vorhaben in der Kommune umgesetzt werden, und prägen dadurch wiederum weitere Ebenen. Es ist somit von reziproken und interagierenden Zusammenhängen auszugehen. Dies entspricht der Logik sozialökologischer Modelle zur Erklärung von Gesundheit und Gesundheitsverhalten (Bartholomew Eldredge et al. 2016; Simons-Morton 2012; Simons-Morton et al. 2012).

Wie bereits in Abschn. 5.2 dieses Buches referiert, beziehen sich die meisten sozialökologischen Modelle jedoch explizit auf das individuelle Gesundheitsverhalten. Determinanten auf einer gesellschaftlichen und politischen Ebene werden als ein Determinantenkomplex verstanden, den es zu verändern gilt. Mit der vorgelegten Untersuchung konnte allerdings herausgearbeitet und erste empirische Hinweise dafür gefunden werden, dass hinter Entscheidungen auf der Politik- und Umweltebene ein organisiertes und absichtliches menschliches Handeln von Change Agents steht (Bartholomew Eldredge et al. 2016; Golden et al. 2015). Simons-Morton (2012) hat dies als gesundheitsermöglichendes Verhalten bezeichnet und damit einen interessanten Perspektivwechsel angerissen, der bis heute auf der konzeptionellen und empirischen Ebene wenig beleuchtet wurde. Als eine von wenigen Forschendengruppen haben Golden und andere (2015) ebenfalls diese Perspektive aufgegriffen und die Politik- und Umweltveränderung beispielsweise als Ausgangspunkt für die Gestaltung einer gesundheitsförderlichen Kommune ins Zentrum ihrer Überlegungen gestellt. Verschiedene Ebenen charakterisieren dabei die notwendigen Schritte, um das Politikfeld

11.5 Diskussion und Einordnung der empirischen Ergebnisse.

der kommunalen Gesundheitsförderung zu gestalten (Golden et al. 2015). In unserem Modellvorschlag steht das Entscheidungsverhalten für ein gesundheitsermöglichendes Verhalten und wird hinsichtlich seiner Determinanten gefasst, um es an die programmtheoretische Logik von Interventionswerkzeugen, wie dem Intervention Mapping (Bartholomew Eldredge et al. 2016) oder dem Multi-Level Approach to Community Health (MATCH) (Simons-Morton et al. 2012), anzupassen und somit für die systematische Interventionsplanung anschlussfähig zu machen (siehe auch Kap. 7).

Mit diesem Vorschlag wird ein wichtiger Diskussionsbeitrag geliefert, um verhältnispräventive Maßnahmen nicht nur als Label, sondern auch als systematisch intervenierbar zu gestalten. Denn in Kommunen fehlen oftmals klare Zuständigkeiten für verhältnisorientierte Ansätze der kommunalen Gesundheitsförderung, da diese in der Regel Querschnittsaufgaben beinhalten, die nicht in die Zuständigkeit einzelner Fachämter fallen, sondern amtsübergreifend bearbeitet werden müssen (Bird et al. 2018; Trojan et al. 2016; Wolbring et al. 2021). Hierdurch werden gesundheitsförderliche Themen häufig nicht Gegenstand von Entscheidungsprozessen. Auch fehlende intersektorale, interdisziplinäre bzw. ressortübergreifende Zusammenarbeit wurde als ein Hindernisfaktor für eine gelingende Umsetzung kommunaler Gesundheitsförderung identifiziert. Gesundheitsförderungsprojekte, die jedoch eine Umweltveränderung implizieren, sollten sich bestenfalls am Health-in-all-Policies-Ansatz orientieren (Kickbusch und Buckett 2010). Hier ist stärker eine praxisbasierte Evidenz gefordert, um diese Prozesse der Zusammenarbeit grundsätzlich und aus einer Entscheidungsverhaltensperspektive zu verstehen, zu systematisieren und in ihrer Wirkung zu beurteilen.

Neben dieser allgemeinen Verortung des Modells im aktuellen Diskurs sollen die empirischen Ergebnisse auf den verschiedenen Ebenen ebenfalls kurz eingeordnet und diskutiert werden. Die Ergebnisse auf der kommunalen und institutionellen Ebene deuten an, dass neben einer individuellen (z. B. durch Bürgermeisterin und Bürgermeister) oder kollektiven (z. B. durch Gemeinderat) Bereitschaft, kommunale Gesundheitsförderung auf die Agenda zu setzen, auch eine Bereitschaft zur Änderung institutioneller Strukturen im Sinne eines Organisationsentwicklungs- bzw. Change-Management-Prozesses vorherrschen muss, damit die Kommune flexibel auf Bedarfe reagieren kann. Aus Sicht der Gesundheitsförderung ist es sinnvoll, die kommunale Handlungsbereitschaft *(community readiness)* frühzeitig als einen möglichen Indikator zu ermitteln, um die Vorgehensweise einer Maßnahme passgenau zu entwickeln. Eine Möglichkeit stellt der Einsatz des Community Readiness Assessment dar. Je nach Ausprägung des Indikators kann einer Kommune ein Bereitschaftsstadium zugeordnet werden, um eine Gesundheitsförderungsmaßnahme darauf abzustimmen (Gansefort et al. 2020).

Auf der soziokulturellen Ebene wurde vor allem der Einfluss der sozialen Netzwerke (z. B. Familie, Freundeskreis, politische Gremien) und der gesellschaftlichen Werte bei der Entscheidungsfindung deutlich. Inwiefern das Kollektiv als Ganzes, z. B. der Gemeinderat, Einfluss auf Entscheidungen von Einzelnen hat und umgekehrt und welche Strategien zur Überzeugungsarbeit hier im Vergleich zu individuellen Ansätzen wirken können, muss noch weiter und insbesondere unter einer normativen Perspektive untersucht werden.

Die innerste Ebene des Modells, die individuelle Ebene, beinhaltet personale Einflussfaktoren, die von individuellen Einstellungen bis hin zu emotionalen Aspekten, wie dem Bauchgefühl, zu dem jeweiligen Thema reichen. Die Fülle der identifizierten individuellen Einflussfaktoren lässt sich in eher rational-reflektierende und eher affektivunbewusste Prozesse einordnen. Dies knüpft an aktuelle Debatten zum Dual Process Modell oder zum COM-B-Modell an, welche davon ausgehen, dass individuelles Gesundheitsverhalten über bewusste, langsame und reflektierende Prozesse sowie unbewusste und automatische Prozesse gesteuert wird (Deutsch und Strack 2006; Michie et al. 2011). Auch bei der Entscheidungsfindung, als gesundheitsermöglichendes Verhalten, sind sowohl rationale als auch affektive Prozesse beteiligt (Simon 1993) und somit kann auf entsprechende Theorien zur Verhaltensänderung von Individuen zurückgegriffen werden (Kok et al. 2012). Dazu bedarf es zwar weiterer Forschung, jedoch wird ein vielversprechender Ansatz dargestellt, um Entscheidungsverhalten zu einer Zielgröße zu machen, um kommunale Gesundheitsförderung als Politikfeld in der Kommune zu etablieren.

Die Ergebnisse der Erhebungen geben einen ersten Einblick in die Thematik und bestätigen, dass sich sozialökologische Ansätze ebenfalls auf das Entscheidungsverhalten kommunaler Change Agents übertragen lassen. Mit dem Modell des Entscheidungsverhaltens wird zudem ein konzeptioneller Vorschlag vorgelegt, der als Grundlage für die Erklärung von gesundheitsermöglichendem Verhalten von kommunalen Entscheidungstragenden herangezogen werden kann, um letztlich das individuelle Gesundheitsverhalten von Bewohnerinnen und Bewohnern einer Kommune positiv zu beeinflussen. Um gesundheitsermöglichendes Verhalten von Change Agents herzustellen und kommunale Gesundheitsförderung auf die Agenda von Kommunen zu setzen, müssen passgenaue Methoden und Strategien der Verhaltensänderung und Überzeugungsarbeit im Sinne logischer Modellierung und der Bildung einer Programmtheorie abgeleitet werden (siehe hierzu auch Kap. 7 und 8). Später sollten Gesundheitsförderinnen und -förderer darin geschult werden, wie sie Entscheidungstragende von Themen und Projekten der kommunalen Gesundheitsförderung überzeugen können. Hierzu bedarf es aber weiterer praxisbasierter Evidenz und theoretisch-konzeptioneller Aktivitäten.

11.6 Stärken und Schwächen der vorgelegten Studie

Die größte Stärke dieser Untersuchung liegt in der Innovationskraft der Fragestellung mit der Identifikation von Determinanten auf das Entscheidungsverhalten von kommunalen Change Agents unter Verwendung eines explorativen Mixed-Methods-Designs. Die Untersuchung ist eine der ersten, die Entscheidungstragende aus Kommunalpolitik und -verwaltung adressiert, und die Ergebnisse zeigen die Komplexität der kommunalen Entscheidungsprozesse und des Entscheidungsverhaltens der

Change Agents. Bei der qualitativen Studie trug eine Interviewschulung dazu bei, dass die verschiedenen Interviewenden in der Lage waren, die Interviews in gleicher Qualität durchzuführen. Aufgrund der großen Anzahl an Interviews (n = 22) wurde umfangreiches Datenmaterial gesammelt und ausgewertet, was die Glaubwürdigkeit der Studienergebnisse unterstreicht. Reliabilität wurde hergestellt, indem geprüft wurde, ob das Kategoriensystem bei wiederholter Anwendung auf dasselbe Material zu denselben Ergebnissen führte. Unstimmigkeiten wurden diskutiert und während des Forschungsprozesses konsentiert. Die parallele Durchführung der Analyse durch mindestens zwei Forschende und der Vergleich der Ergebnisse führten zu einer größtmöglichen Objektivität. Eine detaillierte Beschreibung der Kontextbedingungen und der Interviewten ermöglicht eine Replizierung der Studie. Der Vorteil der Online-Befragung war ein breit angelegter Fragenkatalog, der sich Studien unterschiedlicher Disziplinen bediente, um bestmöglich die Determinanten der qualitativen Studie zu ergänzen.

Einige Limitationen der qualitativen und quantitativen Studie schränken die Aussagekraft der Ergebnisse jedoch auch ein. Die Interviewergebnisse können aufgrund des qualitativen Forschungsdesigns letztlich nicht verallgemeinert werden. Die Aussagen der Change Agents beruhten auf ihren subjektiven Einschätzungen zu den Determinanten ihres Entscheidungsverhaltens und sind durch die Größe und Zusammensetzung der Stichprobe begrenzt. Es wurde nur der von den Interviewten beschriebene Entscheidungsprozess berücksichtigt. Auf einen Vergleich der formalen Korrektheit anhand der entsprechenden Gemeindeordnungen wurde verzichtet. Zudem war die Mehrheit der Interviewten männlich. Eine größere Vielfalt unter den Interviewten und ein ausgewogeneres Verhältnis von Frauen und Männern hätte möglicherweise zur Identifikation von zusätzlichen oder anderen Einflussfaktoren auf das Entscheidungsverhalten geführt. Darüber hinaus muss auch der Aspekt der sozialen Erwünschtheit bei der Beantwortung der Fragen aufgrund der Interviewsituation berücksichtigt werden. Bei der quantitativen Studie ist vor allem anzumerken, dass keine Objektivitäts-, Reliabilitäts- und Validitätsprüfung des Fragebogens vorgenommen wurde. Außerdem ist die Referenzpopulation aufgrund der Selbstselektions- bzw. Gelegenheitsstichprobe nur schwer zu rekonstruieren (Döring und Bortz 2016).

11.7 Fazit und Ausblick

Die vorgestellten Forschungsergebnisse sind mitunter die ersten, die Change Agents aus Kommunalpolitik und -verwaltung im Prozess kommunaler Gesundheitsförderung fokussieren. Sie heben die Komplexität kommunaler Entscheidungsprozesse und des Entscheidungsverhaltens von Change Agents hervor. Es lohnt sich zum einen, mehr über die politischen Prozesse in Kommunen aus einer gesundheitswissenschaftlichen Perspektive zu lernen, und darüber, inwiefern relevante Entscheidungen für Gesundheitsförderung beeinflusst werden können. Die Erkenntnisse dienen zum einen der Förderung der politischen Unterstützung und Fürsprache für zukünftige Projekte und

Prozesse der kommunalen Gesundheitsförderung. Zum anderen liefern die Ergebnisse auch Informationen zum Entscheidungsverhalten von Change Agents, die sich möglicherweise auf andere Settings, wie Schulen oder Betriebe, übertragen lassen. Zudem dienen die Ergebnisse als Basis, um Entscheidungsverhalten in ein logisches Modell der Veränderung zu bringen, und sind damit ein Ausgangspunkt, um das sozialökologische Bedingungsgefüge des Entscheidungsverhaltens von Change Agents besser zu verstehen (Bartholomew Eldredge et al. 2016). Es besteht weiterer Forschungsbedarf zu den Determinanten, die das Entscheidungsverhalten von Change Agents aus Kommunalpolitik und -verwaltung beeinflussen, um ein ganzheitliches Verständnis des Entscheidungsprozesses zu schaffen. Insbesondere in den Gesundheitswissenschaften fehlt es an systematischem Wissen über die genauen Determinanten, die kommunale Entscheidungsprozesse beeinflussen (Exworthy 2008; Kuijpers et al. 2019; Lowe et al. 2019). Mehr Informationen über das Forschungsprojekt EUBeKo mit konkreten Hilfen für die Praxis finden sich unter www.gesunde-bewegte-kommune.de sowie in Publikationen zu einzelnen Schwerpunkten des Projekts (Domokos et al. 2023; Müller et al. 2022; Paulsen et al. 2023a, b).

12 Schlussbemerkungen: gutes Leben, ökologische Resilienz und Nachhaltigkeit

Zusammenfassung

Eine Kommune gesund zu entwickeln, ist der Denkanstoß, den wir in diesem Buch artikuliert haben. Das Ziel der kommunalen Bemühungen ist letztlich das „gute Leben" in einer ökologisch resilienten Kommune, die nachhaltige Lebenspraxen ermöglicht. Ökologische Resilienz ist eine essentielle Bedingung, damit gegenwärtige und zukünftige Herausforderungen und Krisen das Gemeinwesen nicht überfordern, überwältigen und Strukturen und den sozialen Zusammenhalt „kollabieren" lassen. Das „gute Leben" erschöpft sich nicht in der stetigen Verfügbarkeit von (Luxus-) Gütern. Es ist ein Konstrukt mit weitreichenden gesellschafts- und wirtschaftspolitischen Konsequenzen. Es basiert auf differenten theoretischen Ansätzen und Gesellschaftsentwürfen.

Letztlich geht es in der Gesundheitsförderung *mit* der Kommune, die diese Lebenswelt ökologisch resilient entwickeln will, um das *gute Leben* der Bürgerinnen und Bürger. Jenseits philosophischer Erörterungen, die klären wollen, was das gute Leben für den Einzelnen ausmacht, und jenseits normativer, religiöser Vorgaben wie die zehn Gebote, die das gute Leben an moralisch ethische Vorgaben binden, steht das gute Leben in Gesellschaftsentwürfen seit mehr als einem Jahrzehnt auf der Agenda von Politikerinnen und Politikern und ist Gegenstand kontroverser Diskurse in der politischen Arena.

Der *Deutsche Bundestag* hat sich in einer Enquete-Kommission von 2011 bis 2013 mit dem Thema in der Absicht befasst, die Lebensqualität der Bürgerinnen und Bürger zum Leitziel des politischen Handelns zu erheben:

> „Längst geht es nicht mehr nur darum, für Wachstum und materiellen Wohlstand zu sorgen. Es geht nicht nur um ein „Mehr" an materiellen Gütern, sondern um ein „Besser" bei der Qualität ihrer Produktion und bei ihrer Verteilung, aber auch bei den Chancen für ein gutes Leben und den Bedingungen, in denen wir leben." (Presse und Informationsdienst der Bundesregierung 2016, S. 4)

Dem Bericht der Enquete-Kommission gingen ähnliche Initiativen in Frankreich (Stiglitz-Sen-Fitoussi-Kommission) voraus. Die Frage der Kommissionen, wie es gelingen kann, die Lebensqualität der Bürgerinnen und Bürger zu messen, ist bis heute nicht abschließend beantwortet. Konsens besteht, dass nicht alleine am Bruttoinlandsprodukt (BIP) entschieden werden soll, was als „gut" zu gelten hat. Von Anfang an ging es in den Debatten darum, eine bloß ökonomische Position, festgemacht am BIP, zu überwinden.

In Deutschland fanden Bürgerforen statt, um zu ermitteln, was den Bürgerinnen und Bürgern wichtig ist und wie sie Lebensqualität inhaltlich verstehen. Das gute Leben sollte als politische Steuerungsgröße fassbar(er) werden. Als Ergebnis aus den Foren und weiterer Erörterungen in Expertinnen- und Expertenrunden entstand ein Katalog mit 12 Dimensionen und 46 Indikatoren, an denen sich messen lassen soll, ob politisches Handeln dem guten Leben dient.

In der Indikatorenliste wird auch Gesund durchs Leben als eine von 12 Dimensionen angeführt, die dann an folgenden Indikatoren gemessen wird: Lebenserwartung bei der Geburt, Verteilung von Fettleibigkeit, Versorgung mit Haus- und Fachärzten, Qualität der Pflege (seinerzeit, wegen fehlender Umsetzungen von Politiken, noch als Platzhalter in der Indikatorenliste geführt) und das Verhältnis von subjektiv eingeschätzter Gesundheit und Einkommen.

Insgesamt enthält die Indikatorenliste mehr Hinweise auf objektiv messbare Größen und weniger auf sozialökologisch interessante Indikatoren wie soziale Teilhabe, Mitmenschlichkeit, Respekt und ähnliche Konstrukte. Das wird – neben der Dimension Gesund durchs Leben – auch offenbar mit Blick auf die Dimension Zuhause sein in Stadt und Land, die sich am Anteil der Wohnkosten bezogen auf das Haushaltseinkommen für Miethaushalte, Fahrzeit zu Bildungs-, Versorgungs- und Kultureinrichtungen und Breibandversorgung bemisst.

Nach unserem Dafürhalten orientiert sich die Indikatorenliste, die ja das BIP als Maß des „Guten" überwinden will, zum einen am Wachstumsgedanken der traditionellen Ökonomie, dem plus ultra. Zum anderen ist mit Indikatorenlisten, die auf Aussagen und subjektiven Zuschreibungen von Bürgerinnen und Bürgern beruhen, das gute Leben der heute lebenden Generationen repräsentiert. Ob aber das gute Leben heute jenes zukünftiger Generationen berührt, der Gedanke der Nachhaltigkeit also, gerät bei diesem Vorgehen möglicherweise aus dem Blick. Nachhaltigkeit wird in der Indikatorenliste der Bundesregierung allenfalls in der Dimension Natur erhalten und Umwelt schützen angesprochen. Sie soll anhand von Daten über die Luftqualität, die Artenvielfalt und Landschaftsqualität und die Energieproduktivität beurteilt werden.

12 Schlussbemerkungen: Gutes Leben …

Wie auch immer die Dimensionen und Indikatoren zu bewerten sind, sie geben Kommunalpolitikerinnen und -politikern eine Orientierung für ihre politischen Entscheidungen. Ein Vergleich kommunaler Indikatorausprägungen mit Durchschnittsdaten des Bundes ist über ein Dashboard möglich. Die Datenlage des Dashboards endet mit dem Jahr 2018.[1] Auch die OECD hat ein Werkzeug bereitgestellt, dass es ermöglicht, einen aggregierten Index des guten Lebens auf der Basis von Indikatoren und Gewichtungen zu berechnen.[2]

Betrachten wir in den Debatten um das gute Leben eine radikale Abkehr vom ökonomischen Wachstumsideal. Damit tritt der Gedanke der Nachhaltigkeit und das Transformationsziel „Ökologische Resilienz" stärker in das Zentrum der Debatte, gestützt durch das sozialökologische Paradigma (siehe auch Pissarskoi et al. 2018 zur Frage von gutem Leben und Nachhaltigkeit).

Am radikalsten ist der Entwurf einer *Suffizienzpolitik*. Diese Politik will den Wachstumsgedanken überwinden und setzt dabei auf eine gesellschaftliche Transformation, die nicht nach einem „Immer mehr" strebt, sondern danach, zu erhalten, was die eigenen Bedarfe und Bedürfnisse als ausreichend benötigen, und vor allem, was zukünftige Generationen in ihrem Streben nach einem guten Leben nicht einschränkt (Latouche et al. 2015). Anlehnungen finden sich in diesen Ansätzen an indigene Philosophien, etwa dem *buen vivir*. In Ecuador und Bolivien hat das buen vivir Verfassungsrang. Einklagbar für jedermann ist damit die politische Verpflichtung, dass der Staat für Bedingungen sorgt, die es dem Einzelnen ermöglichen, im Gleichgewicht mit der Natur zu leben.

Eine am ökonomischen Wachstumsideal ausgerichtete Lebensweise – so ihre Kritiker – eskaliert stattdessen und vernichtet fortwährend natürliche Ressourcen. Mit der ihr innewohnenden Beschleunigung, einem kaum mehr überschaubaren Warenangebot und einer Durchtaktung und Ökonomisierung auch von Lebensbereichen, in denen andere als ökonomische Bilanzen über „gut" oder „schlecht" entscheiden, erschwert sie es, Resonanzerfahrungen zu machen, wie Rosa (2018) das formuliert hat. Nach Rosa entscheidet der Zustand unserer Beziehung zur Welt über das gute Leben.

Im Vorwort zu seinem Buch schreibt er:

> „Das Leben gelingt, …, nicht per se dann, wenn wir reich an Ressourcen und Optionen sind, sondern so banal, ja tautologisch dies zunächst klingen mag: ‚wenn wir es lieben'. Wenn wir eine geradezu libidinöse Bindung an es haben. ‚Es', das sind dabei die Menschen, die Räume, die Aufgaben, die Ideen, die Dinge und Werkzeuge, die uns begegnen und mit denen wir es zu tun haben."

Da genau das – wie sich allenthalben an vielen Beobachtungen gesellschaftlicher Krisen und Verwerfungen festmachen lässt – mit der auf Wachstum ausgerichteten Lebens- und

---

[1] https://www.gut-leben-in-deutschland.de/indikatoren; letztmalig aufgerufen März 2023.
[2] https://www.oecdbetterlifeindex.org/de/; letztmalig aufgerufen März 2023.

Produktionsweise erschwert ist, bedarf es gesellschaftlicher Innovationen, die Wohlbefinden, Lebenszufriedenheit – und auch Wohlstand – mit geringerem Ressourcenverbrauch ermöglichen.

Kommunalpolitikerinnen und -politiker sollten Rahmenbedingungen schaffen, um die proximale Lebenswelt der Bürgerinnen und Bürger gesundheitsförderlich zu gestalten. Sie sollten Möglichkeitsräume für Verwirklichungschancen schaffen, die über die Akkumulation ökonomischen Kapitals hinausreichen (siehe zur Kritik am kapitalistischen Ideal auch Streeck 2021). Sie sollten Bürgerinnen und Bürger im Sinne von Nussbaum (2015) befähigen, ihr Verständnis vom guten Leben zu definieren und nach diesem Ideal zu streben.

Die damit verbundene Partizipation der Bürgerinnen und Bürger am politischen Entscheidungsprozess wird einer *deliberativen Demokratie* gerecht. Diese muss zwingend die Erwartungen und Handlungsoptionen nachfolgender Generationen einbeziehen, um deren aktive Teilhabe am demokratischen Gestalten zu sichern. Auch die nachfolgenden Generationen haben das Recht auf ein gutes Leben. Sehen sie sich ihrer Verwirklichungschancen beraubt, droht, dass sie sich von der Demokratie abwenden und autoritativen Strukturen mehr vertrauen als den langwierigen und kontroversen Aushandlungsprozessen einer demokratischen politischen Ordnung.

Die Bedingungen der Möglichkeit, nachhaltig gut zu leben, ist die Bedingung der Möglichkeit, Verwirklichungschancen für eine gute Gesundheit heute und in Zukunft wahrzunehmen.

Erratum zu:
Ein Modell zum Entscheidungsverhalten kommunaler Entscheidungstragender aus einer gesundheitswissenschaftlichen Perspektive – Erkenntnisse aus dem Forschungsprojekt EUBeKo

Lisa Paulsen, Lea Benz, Christina Müller, Birgit Wallmann-Sperlich und Jens Bucksch

Erratum zu:
Kapitel 11 in: J. Bucksch und W. Schlicht,
Kommunale Gesundheitsförderung,
https://doi.org/10.1007/978-3-662-67720-9_11

Leider wurde das Kapitel „*Ein Modell zum Entscheidungsverhalten kommunaler Entscheidungstragender aus einer gesundheitswissenschaftlichen Perspektive – Erkenntnisse aus dem Forschungsprojekt EUBeKO*" mit falschen Autorennamen veröffentlicht. Die Autorenschaft wurde korrigiert. Das Kapitel wurde von Lisa Paulsen, Lea Benz, Christina Müller, Birgit Wallmann-Sperlich und Jens Bucksch verfasst.

Die aktualisierte Version des Kapitels ist verfügbar unter
https://doi.org/10.1007/978-3-662-67720-9_11

© Der/die Autor(en), exklusiv lizenziert an Springer-Verlag GmbH, DE, ein Teil von Springer Nature 2024
J. Bucksch und W. Schlicht, *Kommunale Gesundheitsförderung,*
https://doi.org/10.1007/978-3-662-67720-9_13

Literatur

Abel, T. & Fröhlich, K. L. (2012). Capitals and capabilities: linking structure and agency to reduce health inequalities. *Social Science & Medicine, 74*, 236–244. https://doi.org/10.1016/j.socscimed.2011.10.028

Adli, M. (2017). *Stress and the city. Warum Städte uns krank machen. Und warum sie trotzdem gut für uns sind.* Bielefeld: Bertelsmann.

Ajzen, I. (1985). From Intentions to Actions: A Theory of Planned Behavior. In J. Kuhl & J. Beckmann (Hrsg.), *Springer series in social psychology. Action control, from cognition to behavior* (S. 11–39). Springer-Verlag. https://doi.org/10.1007/978-3-642-69746-3_2

Akademie für Raumforschung und Landesplanung. (2019). *Handwörterbuch der Stadt- und Raumentwicklung.* https://nbn-resolving.org/urn:nbn:de:101:1-2019083010532786102971

Albrich, C. et al. (2017). *Handlungsempfehlungen für den Aufbau einer Gesundheitsplanung im Öffentlichen Gesundheitsdienst.* Stuttgart: Landesgesundheitsamt Baden-Württemberg.

Allen, K.-A., Kern, M. L., Rozek, C. S., McInerney, D. M. & Slavich, G. M. (2021). Belonging: A review of conceptual issues, an integrative framework, and directions for future research. *Australian Journal of Psychology, 73*(1), 87–102. https://doi.org/10.1080/00049530.2021.1883409

Armstrong McKay, D. I. et al. (2022a). Exceeding 1.5°C global warming could trigger multiple climate tipping points. *Science, 377,* eabn7950. https://doi.org/10.1126/science.abn7950

Arnold, L., Starke, D. & Szagun, B. (2020). Implementation of the German Prevention Act: Municipal public health hints as a bottleneck? *European Journal of Public Health, 30* (Supplement_5), ckaa165.184. https://doi.org/10.1093/eurpub/ckaa165.184

Aronson, E. & Carlsmith, J. M. (1968). Experimentation in social psychology. In *The handbook of social psychology* (2nd ed.; pp. 1–79). Reading, MA: Addison-Wesley.

Arrhenius, S. (1896). XXXI. On the influence of carbonic acid in the air upon the temperature of the ground. *The London, Edinburgh, and Dublin Philosophical Magazine and Journal of Science, 41,* 237–276. https://doi.org/10.1080/14786449608620846

Ashton, K., Schröder-Bäck, P., Clemens, T., Dyakova, M., Stielke, A. & Bellis, M. A. (2020). The social value of investing in public health across the life course: A systematic scoping review. *BMC Public Health, 20,* 597. https://doi.org/10.1186/s12889-020-08685-7

Asma, S. et al. (2019). Monitoring the health-related sustainable development goals: Lessons learned and recommendations for improved measurement. *The Lancet, 94.* https://doi.org/10.1016/S0140-6736(19)32523-1

Badura, B., Ducki, A., Meyer, M. & Schröder, H. (Hrsg.). (2022). *Fehlzeiten-Report 2022: Verantwortung und Gesundheit.* Heidelberg: Springer. https://doi.org/10.1007/978-3-662-65598-6

Bandelow, N. C. (1999). *Lernende Politik: Advocacy-Koalitionen und politischer Wandel am Beispiel der Gentechnologiepolitik.* Berlin: Edition Sigma.

Bandura, A. (2006). Toward a psychology of human agency. *Perspectives on Psychological Science, 1,* 164–180.

Bandura, A., Kober, H. & Bandura, A. (1979). *Sozial-kognitive Lerntheorie.* Stuttgart: Klett-Cotta.

Barker, R. G. (1968). *Ecological Psychology: Concepts and methods for studying the environment of human behavior.* Palo Alto, CAL: Stanford University Press.

Bartholomew Eldredge, L. K., Markham, C. M., Ruiter, R. A. C., Fernández, M. E., Kok, G. & Parcel, G. S. (2016). *Planning health promotion programs: An intervention mapping approach. Jossey-Bass Public Health Ser.* Jossey-Bass a Wiley Brand. http://d-nb.info/1081720638/34

Barry, C. L. & Saloner, B. (2021). Using policy tools to improve population health – combating the U.S. opioid crisis. *The New England Journal of Medicine, 385,* 2113–2114.

Bartholomew Eldredge, L. K., Markham, C., Ruiter, R. A. C., Fernández, M. E., Kok, G. & Parcel, G. S. (2016). *Planning health promotion programs. An intervention mapping approach.* (4th ed.). New York: Jossey-Bass.

Bartig, S., Koschollek, C. et al. (2023). Gesundheit von Menschen mit ausgewählten Staatsangehörigkeiten in Deutschland: Ergebnisse der Studie GEDA Fokus. *Journal of Health Monitoring, 8,* 7-35.

Barton, H. & Grant, M. (2006). A health map for the local human habit. *The Journal for the royal society for the promotion of health, 126,* 252–253.

Battisti, A., Marceca, M. & Iorio, S. (Eds.). (2020). *Urban health: Participatory action-research models contrasting socioeconomic inequalities in the urban context.* New York: Springer.

Baum, F. (2014). Evaluation of Health in all Policies: Concept, theory and application. *Health Promotion International, 29* (suppl 1), i130–i142. https://doi.org/10.1093/heapro/dau032

Bauman, A. E., Sallis, J. F., Dzewaltowski, D. A. & Owen, N. (2002). Toward a better understanding of the influences on physical activity: The role of determinants, correlates, causal variables, mediators, moderators, and confounders. *American Journal of Preventive Medicine, 23,* 5–14.

Baumgart, S. & Dilger, U. (2018). *Fachplan Gesundheit – Entwicklung von Strategien über die bisherige Gesundheitsberichterstattung des Öffentlichen Gesundheitsdienstes hinaus.* Forschungsbericht der ARL.

Baumgart, S. & et al. (2012). *Fachplan Gesundheit der Stadt Healthhausen. Fiktionaler Bericht.* LZG Nordrhein-Westfalen.

Beck, H. (1997). *Polis und Koinon: Untersuchungen zur Geschichte und Struktur der griechischen Bundesstaaten im 4. Jahrhundert v. Chr.* Stuttgart: F. Steiner.

Bennighaus, C., Wachinger, G. & Renn, O. (2016a). *Bürgerbeteiligung. Konzepte und Lösungswege für die Praxis.* Frankfurt/M.: Wolfgang Metzner.

Berger, P. L. & Luckmann, T. (1999). *Die gesellschaftliche Konstruktion der Wirklichkeit: Eine Theorie der Wissenssoziologie.* Frankfurt/M.: Fischer Taschenbuch.

Bilz, L. et al. (Hrsg.). (2016). *Schule und Gesundheit: Ergebnisse des WHO-Jugendgesundheitssurvey „Health Behaviour in School-Aged Children".* Weinheim: Beltz Juventa.

Bittlingmayer, U. & Ziegler, H. (2012). *Public Health und das gute Leben. Der Capability-Approach als normatives Fundament interventionsbezogener Gesundheitswissenschaften?* Berlin: WZB. https://bibliothek.wzb.eu/pdf/2012/i12-301.pdf

Bird, E. L., Ige, J. O., Pilkington, P., Pinto, A., Petrokofsky, C. & Burgess-Allen, J. (2018). Built and natural environment planning principles for promoting health: an umbrella review. *BMC public health, 18*(1), 930. https://doi.org/https://doi.org/10.1186/s12889-018-5870-2

Bloch, P., Toft, U., Reinbach, H. C., Clausen, L. T., Mikkelsen, B. E., Poulsen, K. & Bruun Jensen. B. (2014). Revitalizing the setting approach – supersettings for sustainable impact in community health promotion. *International Journal of Behavioral Nutrition and Physical Activity, 11,* 118. https://doi.org/10.1186/s12966-014-0118-8

Bogumil, J. & Holtkamp, L. (2013). *Kommunalpolitik und Kommunalverwaltung: Eine praxisorientierte Einführung*. Schriftenreihe / Bundeszentrale für politische Bildung: Bd 1329. Bundeszentrale für politische Bildung.

Böhm, K., Bräunling, S., Geene, R. & Köckler, H. (2020). *Gesundheit als gesamtgesellschaftliche Aufgabe: Das Konzept Health in All Policies und seine Umsetzung in Deutschland*. Wiesbaden: Springer VS, Springer Fachmedien.

Böhme, C. et al. (2020). *Empfehlungen für eine gesundheitsfördernde und nachhaltige Stadtentwicklung – Fünf Thesen der Arbeitsgruppe Gesundheitsfördernde Gemeinde- und Stadtentwicklung (AGGSE)*. https://doi.org/10.25534/TUPRINTS-00014285

Bolte, G. et al. (2018a). Integration von Geschlecht in die Forschung zu umweltbezogener Gesundheit. Ergebnisse des interdisziplinären Forschungsnetzwerks Geschlecht – Umwelt – Gesundheit (GeUmGe-NET). *Bundesgesundheitsblatt – Gesundheitsforschung – Gesundheitsschutz, 61*(6), 737–746. https://doi.org/10.1007/s00103-018-2745-8

Bourdieu, P. (1983): Ökonomisches Kapital, kulturelles Kapital, soziales Kapital. In R. Kreckel (Hrsg.). *Soziale Ungleichheiten* (S. 138–198). Göttingen: Hogrefe.

Bousquet, F., Quinn, T., Therville, C., Mathevet, R., Barreteau, O., Bonté, B. & Guerbois, C. (2021). Social and ecological systems resilience and identity. In M. Unger (Ed.), *Multisystemic resilience, adaptation and transformation in contexts of change* (pp. 705-724). Oxford: Oxford University Press.

Boutilier, M., Cleverly, S., & Labonte, R. (2000). Community as a setting for health pomotion. In B. D. Poland, L. W. Green & I. Rothman (Eds.), *Settings for health promotion: Linking theory and practice (pp. 250-307)*. Thousand Oaks: Sage.

Brand, U. & Wissen, M. (2017). *Imperiale Lebensweise: Zur Ausbeutung von Mensch und Natur im globalen Kapitalismus*. München: Oekom Verlag.

Brender, J. D. (2020). Human health effects of exposure to nitrate, nitrite, and nitrogen dioxide. In M. A. Sutton et al. (Eds.), *Just enough nitrogen* (pp. 283–294). New York: Springer. https://doi.org/10.1007/978-3-030-58065-0_18

Brownson, R. C., Chriqui, J. F. & Stamatakis, K. A. (2009). Policy, politics, and collective action. *Government, Politics, and Law, 99,* 1576–1583.

Brownson, R. C., Fielding, J. E. & Maylahn, C. M. (2009). Evidence-based public health: A fundamental concept for public health practice. *Annual Review of Public Health, 30,* 175–201. https://doi.org/10.1146/annurev.publhealth.031308.100134

Brownson, R. C., Shelton, R. C., Geng, E. H. & Glasgow, R. E. (2022). Revisiting concepts of evidence in implementation science. *Implementation Science, 17,* 1-25. https://doi.org/10.1186/s13012-022-01201-y

Brownson, R., Colditz, G. & Proctor. (2018). *Dissemination and implementation research in health. Translating science to practice*. Oxford: Oxford University Press.

Brunner, F. & Drage, T. (2016). Nachhaltigkeit in der Stadt – von Herausforderungen, Partizipation und integrativen Konzepten. In F. M. Zimmermann (Hrsg.), *Nachhaltigkeit wofür? Von Chancen und Herausforderungen für eine nachhaltige Zukunft* (S. 113–146). Heidelberg: Springer Spektrum.

Brunnett, R. (2021). Gesundheit, Krankheit und soziale Ausschließung in Deutschland. In R. Anhorn & J. Stehr (Hrsg.), *Handbuch Soziale Ausschließung und Soziale Arbeit* (Bd. 26, S. 555–573).Wiesbaden: Springer Fachmedien. https://doi.org/10.1007/978-3-531-19097-6_18

Brunswick, E. (1956). *Perception and the representative design of psychological experiments* (2nd ed.). Berkeley, CA.: University of California Press.

Buchstein, H. (2011). *Demokratiepolitik*. Baden-Baden: Nomos. https://doi.org/10.5771/9783845230795

Bucksch, J. & Schneider, S. (Hrsg.). (2014). *Walkability: Das Handbuch zur Bewegungsförderung in der Kommune*. Bern: Verlag Hans Huber.

Bucksch, J. & Wallmann-Sperlich, B. (2016). Aufstehen, Hingehen, Treppensteigen – die gesundheitliche Relevanz von Alltagsaktivitäten. *Public Health Forum, 24.* https://doi.org/10.1515/pubhef-2016-0029.

Bucksch J, Finne E & Geuter G. (2010). *Bewegungsförderung 60+. Theorien zur Veränderung des Bewegungsverhaltens im Alter - eine Einführung.* Düsseldorf.

Bull, F. C. et al. (2020). World Health Organization 2020 guidelines on physical activity and sedentary behaviour. *British Journal of Sports Medicine, 54,* 1451–1462.https://doi.org/10.1136/bjsports-2020-102955

Bunge, M. (1985). *Philosophy of science and technology: Part II. Life science and technology.* Dordrecht: Reidel.

Bürkert, C. (2019). *Aktive Mobilität im ländlichen und städtischen Raum: Eine Analyse von Umweltmerkmalen und psychosozialen Faktoren.* Heidelberg: Springer.

Burgdorf, M., Eltges, M., Kuhlmann, P., Nielsen, J. & Pütz, T. (2012). *Raumabgrenzungen und Raumtypen des BBSR: Kurzfassung. Analysen Bau. Stadt. Raum: Bd. 6.* BBSR.

Butterfoss, F. D. & Kegler, M. C. (2012). A coalition model for community action. In M. Minkler (ed.), *Community organizing and community building for health and welfare* (pp. 309–328). New Brunswick: Rutgers University Press.

Caesar, S., Rameil, A., Schmedders, M., Hafner, V. & Hofmann, M. (2000). *Community health assessment für Bielefeld.* Bielefeld: Universität Bielefeld.

Cai, Y., Ramakrishnan, R. & Rahimi, K. (2021). Long-term exposure to traffic noise and mortality: A systematic review and meta-analysis of epidemiological evidence between 2000 and 2020. *Environmental Pollution, 269.* https://doi.org/10.1016/j.envpol.2020.116222

Cantor, M. H. (1975). Life Space and the social support system of the inner city elderly of New York. *The Gerontologist, 15,* 23–27. https://doi.org/10.1093/geront/15.1_Part_1.23

Carey, G., Crammond, B. & De Leeuw, E. (2015). Towards health equity: A framework for the application of proportionate universalism. *International Journal for Equity in Health, 14,* 81. https://doi.org/10.1186/s12939-015-0207-6

Carson, R. & Auer, M. (2021). *Der stumme Frühling* (6. Aufl.). München: C. H. Beck.

Cerin, E. et al. (2022). Determining thresholds for spatial urban design and transport features that support walking to create healthy and sustainable cities. Findings from the IPEN Adult study. *Lancet Global Health,* e895–e906.

Chen, H.-T. (1990). *Theory-driven evaluations.* Thousand Oaks: Sage.

Chen, K. et al. (2019). Projection of temperature-related myocardial infarction in Augsburg, Germany. *Deutsches Ärzteblatt international, 116,* 521-527. https://doi.org/10.3238/arztebl.2019.0521

Clark, C. & Paunovic, K. (2018). WHO Environmental noise guidelines for the european region: A systematic review on environmental noise and quality of life, wellbeing and mental health. *International Journal of Environmental Research and Public Health, 15,* 2400. https://doi.org/10.3390/ijerph15112400

Claßen, T., & Bunz, M. (2018). Einfluss von Naturräumen auf die Gesundheit – Evidenzlage und Konsequenzen für Wissenschaft und Praxis. *Bundesgesundheitsblatt – Gesundheitsforschung – Gesundheitsschutz, 61,* 720–728. https://doi.org/10.1007/s00103-018-2744-9

Claßen, T. & Mekel, O. (2016). Fachplan Gesundheit – ein neues Konzept für eine nachhaltige, gesundheitsförderliche Kommunalentwicklung. *Public Health Forum, 24,* 275–277. https://doi.org/10.1515/pubhef-2016-2091

Clavier, C. & Leeuw, E. de. (2014). *Health promotion and the policy process.* Oxford University Press. https://doi.org/https://doi.org/10.1093/acprof:oso/9780199658039.001.0001

Cobb, R. W., Ross, J.-K. & Ross, M. H. (1976). Agendabuilding as a comparative process. *American Political Science Review, 70,* 126-138.

Coffman, V. R. et al. (2021). Prenatal exposure to nitrate from drinking water and markers of fetal growth restriction: A population-based study of nearly one million danish-born children. *Environmental Health Perspectives, 129.* https://doi.org/10.1289/EHP7331

Coleman, J. S. (1991). *Grundlagen der Sozialtheorie.* München: Oldenbourg.

Conrad, K., Oswald, F., Penger, S., Reyer, M., Schlicht, W., Siedentop, S. & Wittowsky, D. (2018). Urbane Mobilität und gesundes Altern. In R. Fehr & C. Hornberg (Hrsg.). *Stadt der Zukunft – Gesund und nachhaltig. Brückenbau zwischen Disziplinen und Sektoren* (S. 291–319). München: Oekom.

Crutzen, P. J. & Stoermer, E. F. (2017). The 'anthropocene' (2000). In L. Robin, S. Sörlin & P. Warde (Eds.), *The future of nature* (pp. 479–490). https://doi.org/10.12987/9780300188479-041

Dadaczynski, K., Baumgarten, K. & Hartmann, T. (2016). Settingbasierte Gesundheitsförderung und Prävention. Kritische Würdigung und Herausforderungen an die Weiterentwicklung eines prominenten Ansatzes. *Prävention und Gesundheitsförderung, 11,* 214–221.

Dahlgren, G. & Whitehead, M. (1993). *Tackling inequalities in health: What can we learn from what has been tried?* King`s fund international seminar on tackling inequalities in health.

Damschroder, L. J., Reardon, C. M. & Lowery, J. C. (2020). The consolidated framework for implementation research (CFIR). In P. Nilsen & S. Birken (Eds.). *Handbook on Implementation Science* (pp. 88–113). Cheltenham: Edward Elgar Publishing. https://doi.org/10.4337/9781788975995.00011

Damschroder, L. J., Reardon, C. M., Opra Widerquist, M. A. & Lowery, J. (2022). Conceptualizing outcomes for use with the consolidated framework for implementation research (CFIR): The CFIR outcomes addendum. *Implementation Science, 17.* https://doi.org/10.1186/s13012-021-01181-5

Damschroder, L., Reardon, C. M., Widerquist, M. A. O. & Lowery, J. C. (2022b). *The updated consolidated framework for implementation research: CFIR 2.0* [Preprint]. https://doi.org/10.21203/rs.3.rs-1581880/v1

De Bock, F., Dietrich, M. & Rehfuess, E. (2020a). *Evidenzbasierte Prävention und Gesundheitsförderung. Memorandum der Bundeszentrale für gesundheitliche Aufklärung (BZgA).* Köln: BZgA. https://doi.org/10.17623/BZGA:2020-EPGF-DE-1.0

De Paula, N. & Mar, K. (2020). *Moving as one. Integrating the health and climate agendas for planetary health in a post-pandemic world.* IAAS Policy Brief,2. https://doi.org/10.2312/IASS.2020.025

Deci, E. L. & Ryan, R. M. (2000). The „what" and „why" of goal pursuits: Human needs and the self-determination of behavior. *Psychological Inquiry, 11,* 227–268.

Defila, R., Di Giulio, A. & Mittelstraß, J. (Hrsg.). (2018). *Transdisziplinär und transformativ forschen. Band 1: Transdisziplinär und transformativ forschen: Eine Methodensammlung/mit einem Geleitwort von Prof. Dr. Jürgen Mittelstraß.* Heidelberg: Springer VS.

Deutsch, R. & Strack, F. (2006). Duality Models in Social Psychology: From Dual Processes to Interacting Systems. *Psychological Inquiry, 17*(3), 166–172. https://doi.org/https://doi.org/10.1207/s15327965pli1703_2

Diekelmann, P., Deutsches Institut für Urbanistik, Institut für Energie- und Umweltforschung & Klima-Bündnis Europäischer Städte mit den Indigenen Völkern der Regenwälder zum Erhalt der Erdatmosphäre (Hrsg.). (2018). *Klimaschutz in Kommunen: Praxisleitfaden* (3., aktualisierte und erweiterte Auflage). Berlin: Deutsches Institut für Urbanistik.

Dishman, R. K., Heath, G., Schmidt, M. D. & Lee, I.-M. (2021). *Physical activity epidemiology* (3rd ed.). Champaign, IL: Human Kinetics.

Domhardt, M., Ebert, D. D. & Baumeister, H. (2018). Internet- und mobilebasierte Interventionen. In K-W. Kohlmann, C. Salewski & M. A. Wirtz (Hrsg.), *Psychologie in der Gesundheitsförderung* (S. 397–410). Göttingen: Hogrefe.

Domokos, B., Faßbender, C., Müller, C., Paulsen, L., Bucksch, J. & Wallmann-Sperlich, B. (2023). Planung und Implementierung einer baulichen Maßnahme zur Bewegungsförderung im ländlichen Raum – die „Bewegte Dorfrunde" Wülfershausen. *Prävention und Gesundheitsförderung.* Vorab-Onlinepublikation. https://doi.org/10.1007/s11553-023-01014-x

Döring, N. & Bortz, J. (2016). *Forschungsmethoden und Evaluation in den Sozial- und Humanwissenschaften* (5. Aufl.). *Springer-Lehrbuch.* Springer Berlin Heidelberg. https://doi.org/10.1007/978-3-642-41089-5

Drenckhahn, D. & Nationale Akademie der Wissenschaften Leopoldina (2020). *Globale Biodiversität in der Krise: Was können Deutschland und die EU dagegen tun?* Diskussion Nr. 24. Halle: Nationale Akademie der Wissenschaften Leopoldina.

Dyakova, M. (2017). *Investment for health and well-being: A review of the social return on investment from public health policies to support implementing the sustainable development goals by building on health 2020.* Kopenhagen: WHO Regional Office for Europe.

Ecker, S., Marbler, C. & Winkler, P. (2021). *Gesundheitsförderung und Klimawandel. Eine theoretische Annäherung.* Wien: Gesundheit Österreich.

Edwards, P. & Tsouros, A. D. (2008). *A healthy city is an active city: A physical activity planning guide.* Genf: World Health Organization.

Ehsan, A., Klaas, H. S., Bastianen, A. & Spini, D. (2019). Social capital and health: A systematic review of systematic reviews. *SSM – Population Health, 8.* https://doi.org/10.1016/j.ssmph.2019.100425

Elkeles, T. & Broesskamp-Stone, U. (2015). Evidenzbasierte Gesundheitsförderung. *Leitbegriffe der Gesundheitsförderung und Prävention: Glossar zu Konzepten,* Strategien und Methoden. Köln. BZgA. https://doi.org/10.17623/BZGA:224-I017-1.0

Engemann, K., Pedersen, C. B., Arge, L., Tsirogiannis, C., Mortensen, P. B. & Svenning, J.-C. (2019). Residential green space in childhood is associated with lower risk of psychiatric disorders from adolescence into adulthood. *Proceedings of the National Academy of Sciences, 116,* 5188–5193. https://doi.org/10.1073/pnas.1807504116

Espinosa, V. I., Wang, W. H. & Huerta de Soto, J. (2022). Principles of nudging and boosting: Steering or empowering decision-making for behavioral development economics. *Sustainability, 14.* https://doi.org/10.3390/su14042145

European Commission. Joint Research Centre. (2021). *Managing complexity (and chaos) in times of crisis: a field guide for decision makers inspired by the cynefin framework.* Brüssel: EU Publications Office. https://data.europa.eu/doi/https://doi.org/10.2760/164392

Exworthy, M. (2008). Policy to tackle the social determinants of health: using conceptual models to understand the policy process. *Health policy and planning, 23*(5), 318–327. https://doi.org/https://doi.org/10.1093/heapol/czn022

Fehr, R. & Trojan, A. (2018). *Nachhaltig StadtGesundheit Hamburg* (Bd. 2). München: Oekom.

Fernandez, M. E., Ruiter, R. A. C., Markham, C. M. & Kok, G. (2019). Intervention Mapping: Theory- and Evidence-Based Health Promotion Program Planning: Perspective and Examples. *Front Public Health, 7,* 209. https://doi.org/https://doi.org/10.3389/fpubh.2019.00209

Fetterman, D. M. & Wandersman, A. (2005). *Empowerment evaluation principles in practice.* New York: Guilford.

Fleuren, M. A. H., Paulussen, T. G. W. M., van Dommelen, P. & van Buuren, S. (2014). Towards a measurement instrument for determinants of innovations. *International journal for quality in health care : journal of the International Society for Quality in Health Care, 26*(5), 501–510. https://doi.org/https://doi.org/10.1093/intqhc/mzu060

Flottorp, S. A., Oxman, A. D., Krause, J., Musila, N. R., Wensing, M., Godycki-Cwirko, M., Baker, R. & Eccles, M. P. (2013). A checklist for identifying determinants of practice: a systematic review and synthesis of frameworks and taxonomies of factors that prevent or enable improvements in healthcare professional practice. *Implementation science : IS, 8,* 35. https://doi.org/https://doi.org/10.1186/1748-5908-8-35

Flynn, B. S., Goldstein, A. O., Solomon, L. J., Bauman, K. E., Gottlieb, N. H., Cohen, J. E., Munger, M. C. & Dana, G. S. (1998). Predictors of state legislators' intentions to vote for cigarette tax increases. *Preventive medicine, 27*(2), 157–165. https://doi.org/https://doi.org/10.1006/pmed.1998.0308

Folke, C., Biggs, R., Norström, A. V., Reyers, B. & Rockström, J. (2016a). Social-ecological resilience and biosphere-based sustainability science. *Ecology and Society, 21,* art41. https://doi.org/10.5751/ES-08748-210341

Forberger, S., Reisch, L., Kampfmann, T. & Zeeb, H. (2019). Nudging to move: A scoping review of the use of choice architecture interventions to promote physical activity in the general population. *International Journal of Behavioral Nutrition and Physical Activity, 16,* 77. https://doi.org/10.1186/s12966-019-0844-z

Frahsa, A., Abel, T., Gelius, P. & Rütten, A. (2020). The capability approach as a bridging framework across health promotion settings: Theoretical and empirical considerations. *Health Promotion International, 36,* 493–504.

Franzkowiak, P. (2022). *Prävention und Krankheitsprävention.* Köln: BZgA. https://doi.org/10.17623/BZGA:Q4-I091-3.0

Frediani, A. A., Clark, D. A. & Biggeri, M. (2019). Human development and the capability approach: The role of empowerment and participation. In D. A. Clark, M. Biggeri & A. A. Frediani (Eds.), *The capability approach, empowerment and participation* (pp. 3–36). London: Palgrave Macmillan.

Fudge, C., Grant, M. & Wallbaum, H. (2020). Transforming cities and health: Policy, action, and meaning. *Cities & Health, 4,* 135–151. https://doi.org/10.1080/23748834.2020.1792729

Funnel, S. C. & Rogers, P. J. (2011). *Purposefull program theory: Effective use of theories of change and logic models.* San Francisco, CAL: Jossey-Bass.

Gansefort, D., Brand, T., Princk, C. & Zeeb, H. (2018). Community readiness for the promotion of physical activity in older adults – a cross-sectional comparison of rural and urban communities. *International Journal of Environmental Research and Public Health, 15,* 453. https://doi.org/10.3390/ijerph15030453

Gansefort, D., Peters, M. & Brand, T. (2020). Wie bereit ist die Kommune? Das Community Readiness-Modell und die beispielhafte Anwendung in der kommunalen Gesundheitsförderung [Is My Community Ready? The Community Readiness Model and its Exemplary Application in Community-Based Health Promotion]. *Gesundheitswesen (Bundesverband der Arzte des Offentlichen Gesundheitsdienstes (Germany), 82*(11), 868–876. https://doi.org/10.1055/a-1119-6181

Gaskin, J., Coyle, D., Whyte, J. & Krewksi, D. (2018). Global estimate of lung cancer mortality attributable to residential radon. *Environmental Health Perspectives, 126* (5). https://doi.org/10.1289/EHP2503

Gasparrini, A. et al. (2015). Mortality risk attributable to high and low ambient temperature: A multicountry observational study. *The Lancet, 386,* 369–375. https://doi.org/10.1016/S0140-6736(14)62114-0

GBD 2019 Risk Factors Collaborators. (2020). Global burden of 87 risk factors in 204 countries and territories, 1990–2019: A systematic analysis for the Global Burden of Disease Study 2019. *Lancet, 396,* 1223–1249.

Gelius, P. et al. (2021). Kooperative Planung von Maßnahmen zur Bewegungsförderung: Neue Wege zur Erweiterung von Handlungsmöglichkeiten – Ergebnisse aus dem Forschungsverbund Capital4Health. *Bundesgesundheitsblatt – Gesundheitsforschung – Gesundheitsschutz, 64,* 187–198. https://doi.org/10.1007/s00103-020-03263-z

Gesler, W. (2018b). Therapeutic Landscapes. In H. Callan (Ed.), *The International Encyclopedia of Anthropology* (1st ed., pp. 1–9). San Francisco, CAL: John Wiley & Sons. https://doi.org/10.1002/9781118924396.wbiea1422

Geyer, S. (2021). *Soziale Ungleichheit und Gesundheit/Krankheit*. Köln: BZgA. https://doi.org/10.17623/BZGA:Q4-I109-2.0

Giddens, A. (1986). *The constitution of society: Outline of the theory of structuration*. Palo Alto, CAL: University of California Press.

Giles-Corti, B. et al. (2022a). Creating healthy and sustainable cities: What gets measured, gets done. *The Lancet, 10,* e782-e785. https://doi.org/10.1016/S2214-109X(22)00070-5

Giles-Corti, B. et al. (2022b). What next? Expanding our view of city planning and global health, and implementing and monitoring evidence-informed policy. *Lancet Global Health, 10,* e9919–e9926. https://doi.org/10.1016/S2214-109X(22)00066-3

GKV Spitzenverband. (2021). *Leitfaden Prävention*. Berlin: gKV Spitzenverband

Glasgow, R. E., Vinson, C., Chambers, D., Khoury, M. J., Kaplan, R. M. & Hunter, C. (2012). National Institutes of Health approaches to dissemination and implementation science: current and future directions. *American Journal of Public Health, 102,* 1274–1281.

Glasgow, R., Vogt, T. & Boles, S. (1999). Evaluating the public health impact of health promotion interventions: The RE-AIM framework. *American Journal of Public Health, 89,* 1322–1327.

Glass, T. A. & McAtee, M. J. (2006). Behavioral science at the crossroads in public health: Extending horizons, envisioning the future. *Social Science & Medicine, 62,* 1650–1671. https://doi.org/10.1016/j.socscimed.2005.08.044

Goffman, E. & Goffman, E. (2019). *Interaktionsrituale: Über Verhalten in direkter Kommunikation*. Frankfurt: Suhrkamp.

Gold, M. R., Stevenson, D. & Fryback, D. G. (2002). HALYs and QALYs and DALYs, oh my God: Similarities and differences in summary measures of population health. *Annual Review of Public Health, 23,* 115–134. https://doi.org/10.1146/annurev.publhealth.23.100901.140513

Gottlieb, N. H., Goldstein, A. O., Flynn, B. S., Cohen, E. J. E., Bauman, K. E., Solomon, L. J., Munger, M. C., Dana, G. S. & McMorris, L. E. (2003). State legislators' beliefs about legislation that restricts youth access to tobacco products. *Health education & behavior : the official publication of the Society for Public Health Education, 30*(2), 209–224. https://doi.org/https://doi.org/10.1177/1090198102251033

Golden, S. D., McLeroy, K. R., Green, L. W., Earp, J. A. L. & Lieberman, L. D. (2015). Upending the social ecological model to guide health promotion efforts toward policy and environmental change. *Health education & behavior : the official publication of the Society for Public Health Education, 42*(1 Suppl), 8S–14S. https://doi.org/10.1177/1090198115575098

Goller, M. & et al. (2020). *Handreichung familienfreundliche Kommune*. Stuttgart: Ministerium für Gesundheit, Soziales und Integration.

Graf, S., Kranz, J., Schmidt, S., Bellut, L. & Uhlig, A. (2021). Formen der Evidenzsynthese. *Der Urologe, 60,* 434–443. https://doi.org/10.1007/s00120-021-01476-x

Gredner, T., Behrens, G., Stock, C., Brenner, H. & Mons, U. (2018). Cancers due to infection and selected environmental factors. *Deutsches Ärzteblatt international, 115,* 586-593. https://doi.org/10.3238/arztebl.2018.0586

Green, L. W. (1974). Toward cost-benefit evaluations of health education: Some concepts, methods, and examples. *Health Education Monographs, 2*(Suppl.), 34–64.

Green, L. W., Gielen, A. C., Ottoson, J. M., Peterson, D. V. & Kreuter, M. W. (Eds.). (2022). *Health program planning, implementation, and evaluation: Creating behavioral, environmental, and policy change*. Baltimore, MD: John Hopkins University Press.

Green, L. W. & Kreuter, M. (2005). *Health program planning: An educational and ecological approach* (4th ed.). New York: Mc Graw Hill.

Greenfield, E. A., Oberlink, M., Scharlach, A. E., Neal, M. B. & Stafford, P. B. (2015). Age-friendly comunity initatives: Conceptual issues and key questions. *Gerontologist, 55,* 191–198.

Grossmann, B. & Prümel-Philippsen, U. (2021). Bedeutung und Rolle kommerzieller und nichtkommerzieller Akteure und Institutionen in der Prävention und Gesundheitsförderung. In M. Tiemann & M. Mohokum (Hrsg.), *Prävention und Gesundheitsförderung* (S. 171–181). Heidelberg: Springer. https://doi.org/10.1007/978-3-662-62426-5_11

Grunwald, A. (2015). Transformative Wissenschaft – Eine neue Ordnung im Wissenschaftsbetrieb? *GAIA, 24,* 17–20.

Guadalupe-Fernandez, V., De Sario, M., Vecchi, S., Bauleo, L., Michelozzi, P., Davoli, M., & Ancona, C. (2021). Industrial odour pollution and human health: A systematic review and meta-analysis. *Environmental Health, 20,* 108. https://doi.org/10.1186/s12940-021-00774-3

Gunderson, L. H. & Holling, C. S. (Eds.). (2002). *Panarchy: Understanding transformations in human and natural systems.* Washington: Island Press.

Gutknecht-Gmeiner, M. (2016). Developmental evaluation nach Michael Patton. Begriffsbestimmung und Reflexion der praktischen Anwendung. In *Evaluationspraxis. Professionalisierung – Ansätze – Methoden* (2. Aufl., S. 131–165). Münster: Waxmann.

Hall, P. & Pfeifer, U. (2000). *Urban 21. Der Expertenbericht zur Zukunft der Städte.* Stuttgart: DVA.

Hallmann, C. A. et al. (2017). More than 75 percent decline over 27 years in total flying insect biomass in protected areas. *PLOS ONE, 12* (10), e0185809. https://doi.org/10.1371/journal.pone.0185809

Hammond, K. R. (1996). *Human judgement and social policy. Irreducible uncertainty, inevitable error, unavoidable injustice.* Oxford: Oxford University Press.

Hancock, T. & the IUHPE's Global Working Group on Waiora Planetary Health. (2021). Towards healthy one planet cities and communities: Planetary health promotion at the local level. *Health Promotion International, 36* (Supplement_1), i53–i63. https://doi.org/10.1093/heapro/daab120

Haring, R. & Siegmüller, J. (Hrsg.). (2018). *Evidenzbasierte Praxis in den Gesundheitsberufen: Chancen und Herausforderungen für Forschung und Anwendung.* Heidelberg: Springer.

Hartung, S. (2019). Sozialkapital und Gesundheit. In R. Haring (Hrsg.), *Gesundheitswissenschaften* (S. 177–188). Heidelberg: Springer. https://doi.org/10.1007/978-3-662-58314-2_17

Hartung, S. & Rosenbrock, R. (2022). *Public Health Action Cycle/Gesundheitspolitischer Aktionszyklus.* Köln: BzGA. https://doi.org/10.17623/BZGA:Q4-I099-2.0

Häußermann, H. & Siebel, W. (2000). *Stadtsoziologie – Eine Einführung.* Frankfurt/M.: Campus.

Heckhausen, H. (1989). *Motivation und Handeln* (2., völlig überarb. u. erg. Aufl). Heidelberg: Springer.

Hegewald, J. et al. (2020). Traffic noise and mental health: A systematic review and meta-analysis. *International Journal of Environmental Research and Public Health, 17,* 6175. https://doi.org/10.3390/ijerph17176175

Helfferich, C. (2014). Leitfaden- und Exprteninterviews. In N. Bauer & J. Blasius (Hrsg.), *Handbuch Methoden der empirischen Sozialforschung* (S. 559–574). Springer Fachmedien.

Hertwig, R. (2017). When to consider boosting: Some rules for policy-makers. *Behavioural Public Policy, 1,* 143–161. https://doi.org/10.1017/bpp.2016.14

Hertwig, R. & Grüne-Yanoff, T. (2017). Nudging and boosting: Steering or empowering good decisions. *Perspectives on Psychological Science, 12,* 973–986. https://doi.org/10.1177/1745691617702496

Higgs, C., Badland, H., Simons, K., Knibbs, L. D. & Giles-Corti, B. (2019). The urban liveability index: Developing a policy-relevant urban liveability composite measure and evaluating associations with transport mode choice. *International Journal of Health Geographics, 18,* 14. https://doi.org/10.1186/s12942-019-0178-8

Hildebrandt, J. (2017). *Geschichte der kommunalen Selbstverwaltung*. Berlin: Bundeszentrale für politische Bildung. https://www.bpb.de/shop/zeitschriften/izpb/257298/geschichte-der-kommunalen-selbstverwaltung/

Hoffmann, T. (2014). Better reporting of interventions: Template for intervention description and replication (TIDieR) checklist guide. *BMJ: Research Methods and Reporting, 348: g1687*.

Hoffmann, T. et al. (2016). Die TIDieR Checkliste und Anleitung – ein Instrument für eine verbesserte Interventionsbeschreibung und Replikation. *Das Gesundheitswesen, 78*(03), 175–188. https://doi.org/10.1055/s-0041-111066

Hollands, G. J. et al. (2017). The TIPPME intervention typology for changing environments to change behaviour. *Nature Human Behaviour, 1*. https://doi.org/10.1038/s41562-017-0140

Hollederer, A. (2016). Regionale Gesundheitskonferenzen und Gesundheitsregionen [plus] in Deutschland: Struktur-, Prozess- und Ergebnisqualitäten. *Public Health Forum, 24*, 22–25. https://doi.org/10.1515/pubhef-2016-0008

Hollederer, A. & Voigtländer, S. (2016). *Gesundheit und Gesundheitsverhalten von Arbeitslosen*. Forschung aktuell.WSI-Mitteilungen, 5. https://www.wsi.de/data/wsimit_2016_05_hollederer.pdf

Holling, C. S. (1973). Resilience and stability of ecological systems. *Annual Review of Ecology and Systematics, 4*, 1–23. https://doi.org/10.1146/annurev.es.04.110173.000245

Hood, C. (1986). *The tools of government*. Chatham, NJ: Chatham House Publishers.

Horowitz, C. R., Robinson, M. & Seifer, S. (2009). Community based participatory research from the margin to the mainstream: Are researchers prepared? *Circulation, 119*, 2633–2642.

Horton, R. (2013). Offline: Planetary health – a new vision for the post-2015 era. *The Lancet, 382*, 1012. https://doi.org/10.1016/S0140-6736(13)61936-4

Howlett, M., Ramesh, M. & Perl, A. (2009). *Studying public policy. Principles and processes* (3rd ed.). Oxford: Oxford University Press.

Houghtaling, B., Serrano, E. L., Kraak, V. I., Harden, S. M., Davis, G. C. & Misyak, S. A. (2019). A systematic review of factors that influence food store owner and manager decision making and ability or willingness to use choice architecture and marketing mix strategies to encourage healthy consumer purchases in the United States, 2005-2017. *The international journal of behavioral nutrition and physical activity, 16*(1), 5. https://doi.org/https://doi.org/10.1186/s12966-019-0767-8

Huebener, M. (2019). *Life expectancy and parental education in Germany*. Berlin: DIW Berlin & IZA.

Huynh, L. M. M., Gasparatos, A., Su, J., Lam, R. D., Grant, E. I., & Fukushi, K. (2022). Linking human nonmaterial dimensions of human-nature relations and human well-being through cultural ecosystems services. *Sciences Advances, 8*, eabn8042.

Intergovernmental panel on climate change. (2022b). *Climate Change 2022. Impacts, adaptation and vulnerability*. https://www.ipcc.ch/report/ar6/wg2/I

Iwarsson, S. & Ståhl, A. (2003). Accessibility, usability and universal design – positioning and definition of concepts describing person-environment relationships. *Disability and Rehabilitation, 25*, 57–66.

Jacob, D., Bülow, K., Cortekar, J. & Petersen, J. (2020). Klimawandel weltweit und in Deutschland. *G+G Wissenschaft, 20*(1), 7–14.

Jahoda, M., Lazarsfeld, P. F. & Zeisel, H. (2021). *Die Arbeitslosen von Marienthal: Ein soziographischer Versuch über die Wirkungen langandauernder Arbeitslosigkeit: mit einem Anhang zur Geschichte der Soziographie* (28. Aufl.). Frankfurt/M.: Suhrkamp.

Kaba-Schönstein, L. (2017a). Gesundheitsförderung 1: Grundlagen. In BZgA (Hrsg.), *Leitbegriffe der Gesundheitsförderung und Prävention: Glossar zu Konzepten*, Strategien und Methoden. Köln: BZgA. https://doi.org/10.17623/BZGA:224-I033-1.0

Kaba-Schönstein, L. (2017b). Gesundheitsförderung 3: Entwicklung nach Ottawa. In BZgA (Hrsg.), *Leitbegriffe der Gesundheitsförderung und Prävention: Glossar zu Konzepten, Strategien und Methoden*. Köln: BZgA. https://doi.org/10.17623/BZGA:224-I035-1.0

Kahlmeier, S. et al. (2021). Assessing the policy environment for active mobility in cities – development and feasibility of the PASTA cycling and walking policy environment score. *International Journal of Environmental Research and Public Health, 18,* 986.https://doi.org/10.3390/ijerph18030986

Kaminsky, G. (1988). Ökologische Perspektiven in psychologischer Diagnostik? *Zeitschrift für Differentielle und Diagnostische Psychologie, 9,* 155–168.

Kamal, M. M., Bigdeli, A. Z., Themistocleous, M. & Morabito, V. (2015). Investigating factors influencing local government decision makers while adopting integration technologies (IntTech). *Information & Management, 52*(2), 135–150. https://doi.org/https://doi.org/10.1016/j.im.2014.06.007

Kan, H. Y., Forsyth, A. & Molinsky, J. (2020). Measuring the built environment for aging in place: A review of neighborhood audit tools. *Journal of Planning Literature, 35,* 180–194. https://doi.org/10.1177/0885412220903497

Kaplan, R. & Kaplan, S. (1989). *The experience of nature: Toward an integrative framework.* Cambridge: Cambridge University Press.

Kellstedt, D. K., Spengler, J. O., Foster, M., Lee, C. & Maddock, J. E. (2021). A scoping review of bikeability assessment methods. *Journal of Community Health, 46,* 211–224. https://doi.org/10.1007/s10900-020-00846-4

Kelly, M. P. & Barker, M. (2016). Why is changing health-related behaviour so difficult? *Public Health, 136,* 109–116. https://doi.org/10.1016/j.puhe.2016.03.030

Kepper, M. M., Myers, C. A., Denstel, K. D., Hunter, R. F., Guan, W. & Broyles, S. T. (2019). The neighborhood social environment and physical activity: a systematic scoping review. *Int J Behav Nutr Phys Act, 16*(1), 124. https://doi.org/https://doi.org/10.1186/s12966-019-0873-7

Kessinger, S., Minkos, A., Dauert, U., Felgenspan, S. & Mues, A. (2022). *Luftqualität 2021. Vorläufige Auswertung.* Dessau: Umweltbundesamt.

Kickbusch, I. & Buckett, K. (2010). *Implementing health in all policies: Adelaide 2010.* Government of South Australia. Department of Health.

King, A. C. (2015). Theory's role in shaping behavioral health research for population health. *International Journal of Behavioral Nutrition and Physical Activity, 12,* 146. https://doi.org/10.1186/s12966-015-0307-0

Kingdon, J. (1984). *Agendas, alternatives, and public policies.* London: Longman.

Kizilhan, J. I. (2018). Migration und Interkulturalität. In C.-W. Kohlmann, C. Salewski & M. A. Wirtz (Hrsg.), *Psychologie in der Gesundheitsförderung* (S. 587–601). Göttingen: Hogrefe.

Klärner, A., Gamper, M., Keim-Klärner, S., Moor, I., Lippe, H. von der & Vonneilich, N. (Hrsg.). (2020). *Soziale Netzwerke und gesundheitliche Ungleichheiten.* Springer Fachmedien Wiesbaden. https://doi.org/10.1007/978-3-658-21659-7

Klepac Pogrmilovic, B. et al. (2018). A global systematic scoping review of studies analysing indicators, development, and content of national-level physical activity and sedentary behaviour policies. *International Journal of Behavioral Nutrition and Physical Activity, 15,* 123. https://doi.org/10.1186/s12966-018-0742-9

Klima-Allianz Deutschland (2023). *Allen Kommunen sozial gerechten Klimaschutz ermöglichen. Bewältigung der Klimakrise muss Gemeinschaftsaufgabe werden.* https://www.klima-allianz.de/publikationen/publikation/allen-kommunen-sozial-gerechten-klimaschutz-ermoeglichen

Klotz, T., Richter, M., Stock, S. & Hurrelmann, K. (Hrsg.) (2018). *Referenzwerk Prävention und Gesundheitsförderung* (5., vollständig überarbeitete Auflage). Göttingen: Hogrefe. https://doi.org/10.1024/85590-000

Knaggård, Å. (2015). The multiple streams framework and the problem broker. *European Journal of Political Research, 54,* 450–465. https://doi.org/10.1111/1475-6765.12097

Knobloch, U., Theobald, H., Dengler, C., Kleinert, A.-C., Gnadt, C. & Lehner, H. (Hrsg.). (2022). *Caring Societies – Sorgende Gesellschaften: Neue Abhängigkeiten oder mehr Gerechtigkeit?* (1. Aufl.). Weinheim: Beltz Juventa.

Kohlmann, C.-W., Salewski, C. & Wirtz, M. A. (Hrsg.). (2018). *Psychologie in der Gesundheitsförderung.* Göttingen: Hogrefe.

Kok, G., Gottlieb, N. H., Panne, R. & Smerecnik, C. (2012). Methods for environmental change; an exploratory study. *BMC public health, 12*(1), 379. https://doi.org/https://doi.org/10.1186/1471-2458-12-1037

Kok, G., Gottlieb, N. H., Panne, R. & Smerecnik, C. (2012). Methods for environmental change; an exploratory study. *BMC Public Health, 12,* 1037. https://doi.org/10.1186/1471-2458-12-1037

Kok, G. et al. (2016). A taxonomy of behaviour change methods: An Intervention Mapping approach. *Health Psychology Review, 10,* 297–312. https://doi.org/10.1080/17437199.2015.1077155

Kolbert, E. & Kolbert, E. (2021). *Das sechste Sterben: Wie der Mensch Naturgeschichte schreibt* (3. Aufl.). Frankfurt/M: Suhrkamp.

Kolip, P. (2008). Geschlechtergerechte Gesundheitsförderung und Prävention. *Bundesgesundheitsblatt – Gesundheitsforschung – Gesundheitsschutz, 51,* 28–35. https://doi.org/10.1007/s00103-008-0416-x

Kondo, M., Fluehr, J., McKeon, T. & Branas, C. (2018). Urban green space and its impact on human health. *International Journal of Environmental Research and Public Health, 15,* 445. https://doi.org/10.3390/ijerph15030445

Kozioł-Nadolna, K. & Beyer, K. (2021). Determinants of the decision-making process in organizations. *Procedia Comput Sci, 192,* 2375–2384. https://doi.org/https://doi.org/10.1016/j.procs.2021.09.006

Kraas, F. et al. (2016). *Entwicklung und Gerechtigkeit durch Transformation: Die vier großen I: Sondergutachten.* Berlin: Wissenschaftlicher Beirat der Bundesregierung Globale Umweltveränderungen (WBGU).

Krischer, A. (2006). *Reichsstädte in der Fürstengesellschaft: Politischer Zeichengebrauch in der Frühen Neuzeit.* Darmstadt: Wissenschaftliche Buchgesellschaft.

Kroll, L. E., Müters, S. & Lampert, T. (2016b). Arbeitslosigkeit und ihre Auswirkungen auf die Gesundheit: Ein Überblick zum Forschungsstand und zu aktuellen Daten der Studien GEDA 2010 und GEDA 2012. *Bundesgesundheitsblatt – Gesundheitsforschung – Gesundheitsschutz, 59,* 228–237. https://doi.org/10.1007/s00103-015-2282-7

Kuckartz, U. (2018). *Qualitative Inhaltsanalyse: Methoden, Praxis, Computerunterstützung* (4., überarbeitete Auflage). Beltz Juventa.

Kuckartz, U. & Rädiker, S. (2020). *Fokussierte Interviewanalyse mit MAXQDA: Schritt für Schritt. Springer eBook Collection.* Springer Fachmedien Wiesbaden. http://www.springer.com/ https://doi.org/10.1007/978-3-658-31468-2

Kühn, H. (1993). *Healthismus: Eine Analyse der Präventionspolitik und Gesundheitsförderung in den U.S.A.* Berlin: Edition Sigma.

Kuhn, J. & Robert Koch-Institut (Hrsg.). (2012). *Evaluation komplexer Interventionsprogramme in der Prävention: Lernende Systeme, lehrreiche Systeme.* Berlin: RKI.

Kuijpers, T. G., Kunst, A. E. & Willemsen, M. C. (2019). Policies that limit youth access and exposure to tobacco: a scientific neglect of the first stages of the policy process. *BMC public health, 19*(1), 825. https://doi.org/https://doi.org/10.1186/s12889-019-7073-x

Kunzig, R. (2019). Rethinking cities. *National Geographic, April.*

Kurtz, C. F. & Snowden, D. J. (2003). The new dynamics of strategy: Sense-making in a complex and complicated world. *IBM Systems Journal, 42,* 462–483.

Kyttä, M., Broberg, A., Haybatollahi, M. & Schmidt-Thomé, K. (2016). Urban happiness: Context-sensitive study of the social sustainability of urban settings. *Environment and Planning B: Planning and Design, 43*, 34–57. https://doi.org/10.1177/0265813515600121

Laaser, U., Dorey, S. & Nurse, J. (2016). A plea for global health action bottom-up. *Frontiers in Public Health, 4*. https://doi.org/10.3389/fpubh.2016.00241

Laddu, D., Paluch, A. E. & LaMonte, M. J. (2021). The role of the built environment in promoting movement and physical activity across the lifespan: Implications for public health. *Progress in Cardiovascular Diseases, 64*, 33–40. https://doi.org/10.1016/j.pcad.2020.12.009

Lahart, I., Darcy, P., Gidlow, C. & Calogiuri, G. (2019). The effects of green exercise on physical and mental wellbeing: A systematic review. *International Journal of Environmental Research and Public Health, 16*, 1352. https://doi.org/10.3390/ijerph16081352

Lakerveld, J. et al. (2020). Advancing the evidence base for public policies impacting on dietary behaviour, physical activity and sedentary behaviour in Europe: The Policy Evaluation Network promoting a multidisciplinary approach. *Food Policy, 96*, 101873. https://doi.org/10.1016/j.foodpol.2020.101873

Lampert, T., Hoebel, J., Kuntz, B., Müters, S. & Kroll, L. E. (2017). *Gesundheitliche Ungleichheit in verschiedenen Lebensphasen*. Berlin: RKI.

Lampert, T., Kuntz, B., Schneider, S. & Spallek, J. (2018). Soziale Ungleichheit und Gesundheit: Die Entwicklung sozialepidemiologischer Forschung in Deutschland. *Public Health Forum, 26*, 212–215. https://doi.org/10.1515/pubhef-2018-0062

Landais, L. L., Damman, O. C., Schoonmade, L. J., Timmermans, D. R. M., Verhagen, E. A. L. M. & Jelsma, J. G. M. (2020). Choice architecture interventions to change physical activity and sedentary behavior: A systematic review of effects on intention, behavior and health outcomes during and after intervention. *International Journal of Behavioral Nutrition and Physical Activity, 17*, 47. https://doi.org/10.1186/s12966-020-00942-7

Lang, G. & Spicker, I. (2011). Kommunale Gesundheitsförderung für Ältere in österreichischen Gemeinden. *Praev Gesundheitsf, 6*(1), 27–33. https://doi.org/https://doi.org/10.1007/s11553-010-0277-7

Lange, C. & Finger, J. D. (2017). Gesundheitsverhalten in Europa – Vergleich ausgewählter Indikatoren für Deutschland und die Europäische Union. *Journal of Health Monitoring, 2*, 3–20. https://doi.org/10.17886/RKI-GBE-2017-024

Latouche, S., Reitz, B. & Latouche, S. (2015). *Es reicht! Abrechnung mit dem Wachstumswahn*. München: oekom.

Lawton, M. P. (1983). Environment and other determinants of well-being in older people. *The Gerontologist, 23*, 349–357.

Lehmköster, J. & Löschke, S. (Hrsg.). (2021). *Lebensgarant Ozean – Nachhaltig nutzen, wirksam schützen*. Hamburg: maribus.

Lehmkuhl, D. (2020b). Klimawandel und Gesundheit: Initiativen, Akteure und Handlungsfelder. *G+G Wissenschaft, 20*, 15–22.

Leventhal, H. (1984). A perceptual-motor theory of emotion. *Advances in Experimental Social Psychology, 17*, 117–182. https://doi.org/10.1016/S0065-2601(08)60119-7

Lewin, K. (1947). Frontiers in group dynamics: Concept, method and reality in social science, social equilibria and social change. *Human Relations, 1*, 5–41. https://doi.org/10.1177/001872674700100103

Lim, S. S. et al. (2016). Measuring the health-related sustainable development goals in 188 countries: A baseline analysis from the Global Burden of Disease Study 2015. *The Lancet, 388*, 1813–1850. https://doi.org/10.1016/S0140-6736(16)31467-2

Linden, S. & Töppich, J. (2021). Health Impact Assessment (HIA)/Gesundheitsfolgenabschätzung (GFA). In BZgA (Hrsg.), *Leitbegriffe der Gesundheitsförderung*. Köln: BZgA.

https://leitbegriffe.bzga.de/alphabetisches-verzeichnis/health-Impact-assessment-hia-gesundheitsfolgenabschaetzung-gfa/

Lobczowska, K., Banik, A., Brukalo, K., Forberger, S., Kubiak, T., Romaniuk, P., Scheidmeir, M., Scheller, D. A., Steinacker, J. M., Wendt, J., Wieczorowska-Tobis, K., Bekker, M. P. M., Zeeb, H. & Luszczynska, A. (2022). Meta-review of implementation determinants for policies promoting healthy diet and physically active lifestyle: application of the Consolidated Framework for Implementation Research. *Implementation science : IS, 17*(1), 2. https://doi.org/https://doi.org/10.1186/s13012-021-01176-2

Löblová, O. (2018). Epistemic communities and experts in health policy-making. *European Journal of Public Health, 28*(suppl_3), 7–10. https://doi.org/10.1093/eurpub/cky156

Lomazzi, M. (2016). A global charter for the public's health – the public health system: Role, functions, competencies and education requirements. *The European Journal of Public Health, 26,* 210–212. https://doi.org/10.1093/eurpub/ckw011

Loudon, K., Treweek, S., Sullivan, F., Donnan, P., Thorpe, K. E. & Zwarenstein, M. (2015). The PRECIS-2 tool: Designing trials that are fit for purpose. *British Medical Journal, 350, h2147.* https://doi.org/10.1136/bmj.h2147

Lowe, M., Hooper, P., Jordan, H., Bowen, K., Butterworth, I. & Giles-Corti, B. (2019). Evidence-Informed Planning for Healthy Liveable Cities: How Can Policy Frameworks Be Used to Strengthen Research Translation? *Current environmental health reports, 6*(3), 127–136. https://doi.org/https://doi.org/10.1007/s40572-019-00236-6

Lowe, M. et al. (2022). City planning policies to support health and sustainability; an international comparision of policy indicators for 25 cities. *Lancet Global Health, 10,* e882e849.

Magnusson, D. & Endler, N. S. (1977). *Personality at the crossroads: Current issues in interactional psychology.* Hillsdale, NJ: Lawrence Erlbaum.

Malsch, A. (2021). Umwelt und Gesundheitsförderung. BZgA (Hrsg.), *Leitbegriffe der Gesundheitsförderung und Prävention. Glossar zu Konzepten,* Strategien und Methoden. https://doi.org/10.17623/I0150-1.0

Manz, K., Damnaska, O. M., Kuhnert, R. & Krug, S. (2022). Wie viel sitzen Erwachsene? Ergebnisse der Studie Gesundheit in Deutschland aktuell (GEDA 2019/2020-EHIS). *Journal of Health Monitoring, 7*(3).

Marmot, M. (2010). *Fair society, healthy lives: The Marmot review.* Copenhagen: WHO.

Marty-Teuber, S. & Knobel, S. (Hrsg.). (2018). *Kybernetik und Kinästhetik.* Linz: Verlag Lebensqualität, Siebnen.

Masters, R., Anwar, E., Collins, B., Cookson, R. & Capewell, S. (2017). Return on investment of public health interventions: A systematic review. *Journal of Epidemiology and Community Health, 71,* 827–834. https://doi.org/10.1136/jech-2016-208141

McGinnis, M. D. (2011). An introduction to IAD and the language of the Ostrom workshop: A simple guide to a complex framework. *Policy Studies Journal, 39,* 169–183. https://doi.org/10.1111/j.1541-0072.2010.00401.x

McMahon, N. E. (2021). Framing action to reduce health inequalities: What is argued for through use of the 'upstream–downstream' metaphor? *Journal of Public Health,* 157. https://doi.org/10.1093/pubmed/fdab157

Mendenhall, E. & Singer, M. (2019). The global syndemic of obesity, undernutrition, and climate change. *The Lancet, 393,* 741. https://doi.org/10.1016/S0140-6736(19)30310-1

Menne, B. et al. (2020). Health and well-being for all: An approach to accelerating progress to achieve the Sustainable Development Goals (SDGs) in countries in the WHO European Region. *European Journal of Public Health, 30*(Supplement_1), i3–i9. https://doi.org/10.1093/eurpub/ckaa026

Merton, R. K. (2000). *Social theory and social structure.* New York: Free Press.

Metz, G., Peters, G.-J. & Crutzen, R. (2022). Acyclic behavior change diagrams: A tool to report and analyze interventions. *Health Psychology and Behavioral Medicine, 10,* 1216-1228.

Michael, Y. L., Keast, E. M., Chaudhury, H., Day, K., Mahmood, A. & Sarte, A. F. I. (2009). Revising the senior walking environmental assessment tool. *Preventive Medicine, 48,* 247–249. https://doi.org/10.1016/j.ypmed.2008.12.008

Michalski, N et al. (2022). *German Index of Socioeconomic Deprivation (GISD): Revision, Aktualisierung und Anwendungsbeispiele.* Berlin: RKI. https://doi.org/10.25646/10640

Michie, S., van Stralen, M. M. & West, R. (2011). The behaviour change wheel: a new method for characterising and designing behaviour change interventions. *Implementation science : IS, 6,* 42. https://doi.org/https://doi.org/10.1186/1748-5908-6-42

Michie, S. et al. (2013). The behavior change technique taxonomy (v1) of 93 hierarchically clustered techniques: Building an international consensus for the reporting of behavior change interventions. *Annals of Behavioral Medicine, 46,* 81–95. https://doi.org/10.1007/s12160-013-9486-6

Michie, S., van Stralen, M. & West, R. (2011). The behaviour change wheel: A new method for characterising and designing behaviour change interventions. *Implementation Research, 6,* 42.

Michie, S., Wood, C. E., Johnston, M., Abraham, C., Francis, J. J. & Hardeman, W. (2015). Behaviour change techniques: The development and evaluation of a taxonomic method for reporting and describing behaviour change interventions (a suite of five studies involving consensus methods, randomised controlled trials and analysis of qualitative data). *Health Technology Assessment, 19,* 1–188. https://doi.org/10.3310/hta19990

Milat, A. J. & Li, B. (2017). Narrative review of frameworks for translating research evidence into policy and practice. *Public Health Research & Practice, 27.* https://doi.org/10.17061/phrp2711704

Milkman, K. L. et al. (2021). Megastudies improve the impact of applied behavioural science. *Nature.* https://doi.org/10.1038/s41586-021-04128-4

Mitscherlich, A. (2016). *Die Unwirtlichkeit unserer Städte: Anstiftung zum Unfrieden* (28. Auflage). Frankfurt/M.: Suhrkamp Verlag.

Mora, C. et al. (2022). Over half of known human pathogenic diseases can be aggravated by climate change. *Nature Climate Change, 12, 869-875.* https://doi.org/10.1038/s41558-022-01426-1

Morton, S., Pencheon, D. & Bickler, G. (2019). The Sustainable Development Goals provide an important framework for addressing dangerous climate change and achieving wider public health benefits. *Public Health, 174,* 65–68. https://doi.org/10.1016/j.puhe.2019.05.018

Müller, C., Paulsen, L., Bucksch, J. & Wallmann-Sperlich, B. (2022). Bewegungs- und Gesundheitsförderung in ländlichen und städtischen Kommunen – eine qualitative Analyse zu den Rollen potenzieller Multiplikator*innen. *Prävention und Gesundheitsförderung,* 1–8. https://doi.org/10.1007/s11553-022-00975-9

Müller, C., Domokos, B., Amersbach, T., Hausmayer, E.-M., Roßmann, C., Wallmann-Sperlich, B. & Bucksch, J. (2023). Development and reliability testing of an audit toolbox for the assessment of the physical activity friendliness of urban and rural environments in Germany. *Frontiers in Public Health, 11,* 1153088. https://doi.org/10.3389/fpubh.2023.1153088

Münkler, H. (2022). *Die Zukunft der Demokratie.* Wien: Brandstätter.

Nathan, N., Elton, B., Babic, M., McCarthy, N., Sutherland, R., Presseau, J., Seward, K., Hodder, R., Booth, D., Yoong, S. L. & Wolfenden, L. (2018). Barriers and facilitators to the implementation of physical activity policies in schools: A systematic review. *Preventive medicine, 107,* 45–53. https://doi.org/https://doi.org/10.1016/j.ypmed.2017.11.012

Neiman, S. (2015). *Warum erwachsen werden? Eine philosophische Ermutigung.* Hanser.

Nigg, C. & Nigg, C. R. (2021). It's more than climate change and active transport – Physical activity's role in sustainable behavior. *Translational Behavioral Medicine, 11,* 945–953. https://doi.org/10.1093/tbm/ibaa129

Nussbaum, M. (2015). *Fähigkeiten schaffen.* Freiburg: Karl Auer.
Organisation for Economic Cooperation and Development. (2019). *Health at a Glance 2019: OECD indicators.* OECD Publishing. https://doi.org/10.1787/4dd50c09-en
Osterloh, F. (2016). Ärztliche Versorgung auf dem Land. Die Kommunen sind gefordert. *Deutsches Ärzteblatt, 113,* 851–852.
Ostrom, E. (2007). Institutional rational choice: An assessment of the Institutional Analysis and Development Framework. In P. Sabatier (Ed.), *Theories of the policy process* (2nd edition, pp. 21–64). New York: Routledge.
Oswald, F., Klinger, T., Conrad, K., Penger, S. & Siedentop, S. (2021). Das Recht auf Teilhabe am kulturellen und gesellschaftlichen Leben im Alter am Beispiel urbaner Mobilität: Eine interdisziplinäre Positionsbestimmung. *Psychotherapie im Alter, 18,* 43–55. https://doi.org/10.30820/1613-2637-2021-1-43
Otto, I. M. et al. (2020). Social tipping dynamics for stabilizing earth's climate by 2050. *Proceedings of the National Academy of Sciences, 117,* 2354–2365. https://doi.org/10.1073/pnas.1900577117
Oxman, A. D., Lavis, J. N., Lewin, S. & Fretheim, A. (2009). SUPPORT tools for evidence-informed health policymaking (STP) 1: What is evidence-informed policymaking? *Health Research Policy and Systems, 7, artS1.* https://doi.org/10.1186/1478-4505-7-S1-S1
Paar, A., Bergk, F., Dingeldey, M. & Herhoffer, V. (2022c). *Klimaschutzpotenziale in Kommunen. Quantitative und qualitative Erfassung von Treibhausgasminderungspotenzialen in Kommunen* (Nr. 04/2022). Heidelberg: ifeu GmbH.
Paesler, R. (2008). *Stadtgeographie.* Darmstadt: wbg.
Paluch, A. E. et al. (2022). Daily steps and all-cause mortality: A meta-analysis of 15 international cohorts. *Lancet Public Health, 7,* e219-228.
Panter, J., Guell, C., Humphreys, D. & Ogilvie, D. (2019). Can changing the physical environment promote walking and cycling? A systematic review of what works and how. *Health & Place, 58.* https://doi.org/10.1016/j.healthplace.2019.102161
Patton, M. Q. (2014). *Qualitative research & evaluaion methods. Integrating theory in practice* (4th ed.). Thousand Oaks, CA: Sage.
Patton, M. Q. & Campbell-Patton, C. E. (2022). *Utilization-focused evaluation* (5th ed.). Ort: Sage.
Paulsen, L., Benz, L., Vonstein, C. & Bucksch, J. (2022). Erhebungsinstrumente zur Erfassung der kommunalen Bewegungsumwelt älterer Menschen – eine systematische Betrachtung. *Prävention und Gesundheitsförderung, 17,* 200–207. https://doi.org/10.1007/s11553-021-00860-x
Paulsen, L., Benz, L., Bojkowska, I., Domokos, B., Müller, C., Wallmann-Sperlich, B. & Bucksch, J. (2023a). Forschungsprojekt EUBeKo – Entscheidungs- und Umsetzungsprozesse verhältnisorientierter Bewegungsförderung in der Kommune für mehr Chancengerechtigkeit systematisch planen und implementieren. *Praev Gesundheitsf.*
Paulsen, L., Benz, L., Müller, C., Wallmann-Sperlich, B. & Bucksch, J. (2023b). Understanding personal behavioral determinants in the decision-making of change agents from local politics and government in planning and implementing community health promotion: A qualitative study.
Pawson, R. & Tilley, N. (1997). *Realistic evaluation.* Ort: Sage.
Pérez, E. et al. (2020). Neighbourhood community life and health: A systematic review of reviews. *Health & Place, 61, 102238.* https://doi.org/10.1016/j.healthplace.2019.102238
Pfinder, M. et al. (2020). Taxation of unprocessed sugar or sugar-added foods for reducing their consumption and preventing obesity or other adverse health Outcomes. *Cochrane Database of Systematic Reviews.* https://doi.org/10.1002/14651858.CD012333.pub2
Picetti, R. et al. (2022). Nitrate and nitrite contamination in drinking water and cancer risk: A systematic review with meta-analysis. *Environmental Research, 210.* https://doi.org/10.1016/j.envres.2022.112988

Pinkerton, K. E. & Rom, W. N. (2021). *Climate change and global public health* (2nd ed.). New York: Springer Nature.

Pissarskoi, E., Vogelpohl, T., Schäfer, T. & Institut für ökologische Wirtschaftsförderung. (2018). *Diskurse zum guten Leben: Analyse ihrer Begriffe, ihrer Akteure und damit verbundener politischer Strategien.* Dessau: Umweltbundesamt.

Plamper, H. (2000). *Bürgerkommune: Was ist sie? Was soll sie sein? Was ist zu tun?* Düsseldorf: Hans Böckler Stiftung.

Popper, K. (1994). *The myth of the framework.* London: Routledge.

Porst, L., Voß, M., Kahlenborn, W. & Schuster, I. (2022). *Klimarisikoanalysen auf kommunaler Ebene.* Dessau: Umweltbundesamt.

Prescott, S. et al. (2018). The Canmore Declaration: Statement of Principles for Planetary Health. *Challenges, 9,* 31. https://doi.org/10.3390/challe9020031

Presse und Informationsdienst der Bundesregierung. (2016). *Bericht der Bundesregierung zur Lebensqualität in Deutschland.* Berlin: Bundespresseamt.

Putnam, R. D., Leonardi, R. & Nanetti, R. Y. (1993). *Making democracy work. Civic traditions in modern Italy.* Princeton, NJ. Princeton University Press. https://doi.org/10.1515/9781400820740

Quilling, E. & Kruse, S. (2019). *Evidenzlage kommunaler Strategien der Prävention und Gesundheitsförderung: Eine Literatur- und Datenbankrecherche (Rapid Review). Ergebnisbericht.* Köln: BZgA. ttps://www.gkv-buendnis.de/fileadmin/user_upload/Publikationen/Rapid-Review_Komm-Strategien_Quilling_2019.pdf

Rajagopalan, S. & Landrigan, P. J. (2021). Pollution and the heart. *New England Journal of Medicine, 385,* 1881–1892. https://doi.org/10.1056/NEJMra2030281

Rappaport, J. (1981). In praise of paradox: A social policy of empowerment over prevention. *American Journal of Community Psychology, 9,* 1–25. https://doi.org/10.1007/BF00896357

Rathmann, K. (2019). Bildungsarmut und Gesundheit. In G. Quenzel & K. Hurrelmann (Hrsg.), *Handbuch Bildungsarmut* (S. 667–694). Wiesbaden: Springer Fachmedien. https://doi.org/10.1007/978-3-658-19573-1_27

Rawls, J. (1979). *Eine Theorie der Gerechtigkeit.* Frankfurt/M.: Suhrkamp.

Razum, O. et al. (2008). *Migration und Gesundheit.* Berlin: Robert Koch Institut.

Rehfuess, E. A., Zhelyazkova, A., von Philipsborn, P., Grieber, U. & De Bock, F. (2021). Evidenzbasierte Public Health: Perspektiven und spezifische Umsetzungsfaktoren. *Bundesgesundheitsblatt – Gesundheitsforschung – Gesundheitsschutz, 64,* 514–523. https://doi.org/10.1007/s00103-021-03308-x

Reijula, S., Kuorikoski, J., Ehrig, T., Katsikopoulos, K. & Sunder, S. (2018). Nudge, boost, or design? Limitations of behaviorally informed policy under social interaction. *Journal of Behavioral Economics for Policy, 2*(1), 99–105.

Renn, O. & Kastenholz, H. (2003). Diskursive Technikfolgenabschätzung. In G. Stein (Hrsg.), *Umwelt und Technik im Gleichklang* (S. 33–46). Berlin: Springer. https://doi.org/10.1007/978-3-642-55681-4_3

Renneberg, B. & Hammelstein, P. (2006). *Gesundheitspsychologie.* Heidelberg: Springer.

Renner, B., Arens-Azevedo, U., Watzl, B., Richter, M., Virmani, K. & Linseisen, J. (2021). DGE position statement on a more sustainable diet. *Ernährungs Umschau, 68,* 144–154. https://doi.org/10.4455/eu.2021.030

Richter, M. & Hurrelmann, K. (2015). Determinanten von Gesundheit. *Leitbegriffe der Gesundheitsförderung und Prävention: Glossar zu Konzepten,* Strategien und Methoden. https://doi.org/10.17623/BZGA:224-I008-1.0

Richter-Kornweitz, A., Kilian, H. & Holz, G. (2017). *Präventionskette/Integrierte kommunale Gesundheitsstrategie.* Köln: BZgA.

Riley, M. W., Kahn, R. L. & Foner, A. (1994). *Age and structural lag: Socities`s failure to provide meaningful opportunities in work, family, and leisure.* New York: Springer.

Robert Koch-Institut. (2015). *Gesundheit in Deutschland. Gesundheitsberichterstattung des Bundes.* Berlin: RKI.

Robert Koch-Institut. (2018c). *Regionale Unterschiede in der Gesundheit – Entwicklung eines sozioökonomischen Deprivationsindex für Deutschland.* Berlin: RKI. https://doi.org/10.17886/RKI-GBE-2017-035.2

Robertson, L., Cameron, C., McGee, R., Marsh, L. & Hoek, J. (2016). Point-of-sale tobacco promotion and youth smoking: a meta-analysis. *Tobacco control, 25*(e2), e83-e89. https://doi.org/https://doi.org/10.1136/tobaccocontrol-2015-052586

Robert Koch-Institut (2020). *Über Prävention berichten – aber wie? Methodenprobleme der Präventionsberichterstattung.* Berlin. RKI. https://doi.org/10.25646/6945

Robinson, T. (2010). Save the world, prevent obesity: Piggybacking on existing social and ideological movements. *Obesity, 18*(supplement), S16–S22.

Röding, D., Berger, P. A., Elkeles, T. & Klärner, A. (2018). *Lebenslagen, Lebensstile und Gesundheit: Theoretische Reflexionen und empirische Befunde.* Berlin: LIT.

Roe, J. & McCay, L. (2021). *Restorative cities: Urban design for mental health and wellbeing.* London: Bloomsbury Visual Arts.

Rogerson, M., Wood, C., Pretty, J., Schoenmakers, P., Bloomfield, D. & Barton, J. (2020). Regular doses of nature: The efficacy of green exercise interventions for mental wellbeing. *International Journal of Environmental Research and Public Health, 17.* https://doi.org/10.3390/ijerph17051526

Roller, G. & Wuthe, J. (2020). Die Public Health-Strategie Baden-Württemberg. *Public Health Forum, 28,* 209–212. https://doi.org/10.1515/pubhef-2020-0036

Romanello, M. et al. (2021). The 2021 report of the Lancet Countdown on health and climate change: Code red for a healthy future. *The Lancet, 398,* 1619–1662. https://doi.org/10.1016/S0140-6736(21)01787-6

Ron, S. et al. (2021). Health Lens Analysis: A strategy to engage community in environmental health research in action. *Sustainability, 13.* https://doi.org/10.3390/su13041748

Rosa, H. (2018). *Resonanz: Eine Soziologie der Weltbeziehung.* Frankfurt/M.: Suhrkamp.

Rossi, P. H., Freeman, H. E. & Lipsey, M. W. (1999). *Evaluation: A systematic approach* (6th ed.). Thousand Oaks, CA: Sage.

Rössler, P. (2019). Agenda-Setting-Effekte im Gesundheitsbereich. In C.Rossmann & M. R. Hastall (Hrsg.), *Handbuch der Gesundheitskommunikation* (S. 295–306). Wiesbaden: Springer Fachmedien.

Ruth, M. & Franklin, R. S. (2014). Liveability for all? Conceptual limits and practical implications. *Applied Geography, 49,* 18–23.

Rütten, A. et al. (2003). Determinants of health policy impact: A theoretical framework for policy analysis. *Sozial- und Präventivmedizin, 48,* 293–300. https://doi.org/10.1007/s00038-003-2118-3

Sabatier, P. A. (1988). An advocacy coalition framework for policy change and the role of policy oriented learning therein. *Policy Sciences, 21,* 129–168.

Sabatier, P. A. (1993). Advocacy-Koalitionen, Policy-Wandel und Policy-Lernen: Eine Alternative zur Phasenheuristik. *Policy-Analyse. Kritik und Neuorientierung* (S. 116–148). Münster: Westdeutscher Verlag. https://doi.org/10.1007/978-3-663-01473-7_6.

Sachverständigenrat zur Begutachtung der Entwicklung im Gesundheitswesen (Hrsg.). (2023). *Resilienz im Gesundheitswesen: Wege zur Bewältigung künftiger Krisen: Gutachten 2023.* Berlin: Medizinisch Wissenschaftliche Verlagsgesellschaft.

Saidla, K. (2018). Health promotion by stealth: Active transportation success in Helsinki, Finland. *Health Promotion International, 33,* 600–609. https://doi.org/10.1093/heapro/daw110

Salis, J. F. et al. (2016). Physical activity in relation to urban environments in 14 cities worldwide: A cross-sectional study. *Lancet, 387*, 2207–2217.

Sallis, J. F., Cervero, R. B., Ascher, W., Henderson, K. A., Kraft, M. K. & Kerr, J. (2006). An ecological approach to creating active living communities. *Annual Review of Public Health, 27*, 297–322. https://doi.org/10.1146/annurev.publhealth.27.021405.102100

Sallis, J. F., Floyd, M. F., Rodríguez, D. A. & Saelens, B. E. (2012). Role of built environments in physical activity, obesity, and cardiovascular disease. *Circulation, 125*(5), 729–737. https://doi.org/https://doi.org/10.1161/CIRCULATIONAHA.110.969022

Sammet, T., Szagun, B. & Brücker, M. (2016). Fachplanung Gesundheit in Baden-Württemberg – Erste Ergebnisse eines Pilotvorhabens. *Das Gesundheitswesen, 78*, s-0036–1578886. https://doi.org/10.1055/s-0036-1578886

Schaeffer, D. et al. (2021). *Gesundheitskompetenz der Bevölkerung in Deutschland vor und während der Corona Pandemie: Ergebnisse des HLS-GER 2*. Bielefeld: Universität Bielefeld, Interdisziplinäres Zentrum für Gesundheitskompetenzforschung. https://doi.org/10.4119/UNIBI/2950305

Schein, E. . H. (1996). Kurt Lewin`s change theory in the field and in the classroom: Notes toward a model of managed learning. *Systems Practice, 9*, 27–47.

Schempp, N. & Römer, K. (2021). *Präventionsbericht 2021*. Berlin: GKV Spitzenverband und Medizinischer Dienst des Spitzenverbandes Bund der Krankenkassen.

Schlack, R., et al. (2022). Veränderungen der psychischen Gesundheit in der Kinder- und Jugendbevölkerung in Deutschland während der COVID-19-Pandemie – Ergebnisse eines Rapid Reviews. https://doi.org/10.25646/107600

Schlicht, W. (2017). *Urban Health: Erkenntnisse zur Gestaltung einer „gesunden" Stadt*. Heidelberg: Springer Spektrum.

Schlicht, W. (2018a). *Gesundheit systematisch fördern: Von der Absicht zur Realisierung*. Wiesbaden: Springer Fachmedien.

Schlicht, W. (2018b). Grün macht gesund. *Gesundheit und Gesellschaft, 21*, 33-36.

Schlicht, W. (2020). Im Alter zu Fuß in die Stadt? Aber doch nicht bei der Hitze! *ProAlter, 52*, 7–11.

Schlicht, W., Bucksch, J., Kohlmann, C.-W., Renner, B., Steinacker, J. & Walling, F. (2021). Die „gesunde Kommune" im Lichte „großer Wenden" – ein sozialökologisch fundiertes Ziel kommunaler Gesundheitsförderung (KoGeFö). *Prävention und Gesundheitsförderung, 17*, 266-274. https://doi.org/10.1007/s11553-021-00889-y

Schlicht, W. & Oswald, F. (2018d). Soziale und räumlich-dingliche Umwelt als Determinante körperlicher Aktivität in Alternskonzepten. In U. Granacher, H. Mechling & C. Voelker-Rehage. (Hrsg.), *Handbuch Bewegungs- und Sportgerontologie* (S. 127–140). Schorndorf: Hofmann.

Schlicht, W., Oswald, F. & Reyer, M. (2016). Die altersfreundliche Stadt. *Public Health Forum, 24*, 301–303. https://doi.org/10.1515/pubhef-2016-2101

Schlicht, W., Schott, N. & Thiel, A. (2013). *Körperlich aktiv altern*. Weinheim: Beltz Juventa.

Schlicht, W. & Zinsmeister, M. (2015). *Gesundheitsförderung systematisch planen und intervenieren,*. Heidelberg: Springer.

Schloemer, T., De Bock, F. & Schröder-Bäck, P. (2021). Implementation of evidence-based health promotion and disease prevention interventions: Theoretical and practical implications of the concept of transferability for decision-making and the transfer process. *Bundesgesundheitsblatt – Gesundheitsforschung – Gesundheitsschutz, 64*, 534–543. https://doi.org/10.1007/s00103-021-03324-x

Schmucker, R. (2020c). Arbeit, Gesundheit und Gerechtigkeit – Zur ungleichen Verteilung arbeitsbedingter Belastung. In B. Badura, A. Ducki, H. Schröder, J. Klose & M. Meyer (Hrsg.), *Fehlzeiten-Report 2020* (S. 71–86). Berlin: Springer. https://doi.org/10.1007/978-3-662-61524-9_5

Schneder, V. & Janning, E. (2006). *Politikfeldanalyse. Akteure, Diskurse und Netzwerke in der öffentlichen Politik*. Wiesbaden: VS Verlag für Sozialwissenschaften.

Schneidewind, U. (2019). *Die große Transformation: Eine Einführung in die Kunst gesellschaftlichen Wandels* (4. Aufl.). Frankfurt/M.: Fischer Taschenbuch.

Schneidewind, U. & Singer-Borodowski, M. (2014). *Transformative Wissenschaft: Klimawanel im deutschen Wissenschafts- und Hochschulsystem* (2. Aufl.). Marburg: Metropolis.

Schnur, O. (2013). Resiliente Quartiersentwicklung? Eine Annäherung über das Panarchie-Modell adaptiver Zyklen. *Informationen zur Raumentwicklung, 4,* 337–350.

Schuh, A. & Immich, G. (2022). *Forest therapy – the potential of the forest for your health*. New York: Springer.

Schuster, A. & Stork, W. (2021). *Gesellschaftliche Resilienz und Neugier in VUCA-Welten*. Darmstadt: ZNWU. http://hdl.handle.net/10419/247779

Semenza, J. C. & Paz, S. (2021). Climate change and infectious disease in Europe: Impact, projection and adaptation. *The Lancet Regional Health – Europe, 9,* 100230. https://doi.org/10.1016/j.lanepe.2021.100230

Sen, A. (2020). *Die Idee der Gerechtigkeit*. München: dtv.

Seward, K., Finch, M., Yoong, S. L., Wyse, R., Jones, J., Grady, A., Wiggers, J., Nathan, N., Conte, K. & Wolfenden, L. (2017). Factors that influence the implementation of dietary guidelines regarding food provision in centre based childcare services: A systematic review. *Preventive medicine, 105,* 197–205. https://doi.org/https://doi.org/10.1016/j.ypmed.2017.09.024

Siegmund-Schultze, N. (2019). Übersterblichkeit bei Hitzewellen in Deutschland: Zahl der hitzebedingten Todesfälle zwischen einigen Hundert und vielen Tausenden. *Ärzteblatt, 116,* 31-32. A1439.

Simon, H. A. (1955). A behavioral model of rational choice. *The Quarterly Journal of Economics, 69,* 99–118. https://doi.org/10.2307/1884852

Simon, H. A. (1993). Decision Making: Rational, Nonrational, and Irrational. *Educational Administration Quarterly, 29*(3), 392–411. https://doi.org/https://doi.org/10.1177/0013161X93029003009

Simons-Morton, B. (2012). Health behavior in ecological context. *Health Educ Behav, 40*(1), 6–10. https://doi.org/https://doi.org/10.1177/1090198112464494

Simons-Morton, B. (2013). Health behavior in ecological context. *Health Education & Behavior, 40,* 6–10. https://doi.org/10.1177/1090198112464494

Simons-Morton, B. G., McLeroy, K. R. & Wendel, M. L. (2012). *Behavior theory in health promotion practice and research*. Jones & Bartlett Learning.

Simons-Morton, D. G., Simons-Morton, B. G., Parcel, G. S. & Bunker, J. F. (1988). Influencing personal and environmental conditions for community health: A multilevel intervention model. *Family and Community Health, 11,* 25–35.

Singer, M. (2009). *Introduction to syndemics: A critical systems approach to public and community health*. Hoboken, NJ: Jossey-Bass.

Sixtus, F. et al. (2022). *Landlust neu vermessen. Wie sich das Wanderungsgeschehen in Deutschland gewandelt hat*. Berlin: Berlin Institut für Bevölkerung und Entwicklung.

Smith, M. R. et al. (2022). Pollinator deficits, food consumption, and consequences for human health: A modeling study. *Environmental Health Perspectives, 130.* https://doi.org/10.1289/EHP10947

Sniehotta, F. F., Araújo-Soares, V., Brown, J., Kelly, M. P., Michie, S. & West, R. (2017). Complex systems and individual-level approaches to population health: A false dichotomy? *The Lancet Public Health, 2,* e396–e397. https://doi.org/10.1016/S2468-2667(17)30167-6

Spallek, J., Zeeb, H. & Babitsch, B. (Hrsg.). (2021). *Handbuch Migration und Gesundheit: Grundlagen, Perspektiven und Strategien*. Göttingen: Hogrefe. https://doi.org/10.1024/85995-000

Starke, D. & Arnold, L. (2021). *Der ÖGD im 21. Jahrhundert. Chancen und Herausforderungen*. Wuppertal: Barmer. https://doi.org/10.30433/GWA2021-68

Starke, D., Arnold, L. & Szagun, B. (2020d). Kommunale Problemlagen im Spiegel der Zwischenbilanz des Präventionsgesetzes. In Robert Koch-Institut & Bayerisches Landesamt für Gesundheit und Lebensmittelsicherheit (Hrsg.), *Über Prävention berichten – aber wie? Methodenprobleme der Präventionsberichterstattung* (S. 23–30). Berlin: RKI.

Stawarz, N. & Rosenbaum-Feldbrügge, M. (2020). *Binnenwanderung in Deutschland seit 1991*. Berlin: Bundesinstitut für Bevölkerungsforschung.

Stock, R., Wolf, M. & Wolter, H. (2016). *Integration durch Gesundheitsförderung. Weltweite Migration, Gesundheit, Bildung*. Frankfurt/M.: Gesunde Städte Sekretariat.

Strohschneider, P. (2014). Zur Politik der Transformativen Wissenschaft. In A. Brodocz, D. Herrmann, R.Schmidt, D. Schulz & J. Schulze-Wessel (Hrsg.), *Die Verfassung des Politischen (S. 175-192)*. Heidelberg: Springer.

Stokols, D. (1996). Translating social ecological theory into guidelines for community healt promotion. *American Journal of Health Promotion, 10*, 282–298.

Stokols, D., Allen, J. & Bellingham, R. L. (1996). The social ecology of health promotion: Implications for research and practice. *American Journal of Health Promotion, 10*, 247–251.

Strak, M. et al. (2021). Long term exposure to low level air pollution and mortality in eight European cohorts within the ELAPSE project: Pooled analysis. *BMJ, 374*. https://doi.org/10.1136/bmj.n1904

Streeck, W. (2021). *Zwischen Globalismus und Demokratie: Politische Ökonomie im ausgehenden Neoliberalismus*. Frankfurt/M.: Suhrkamp.

Stufflebeam, D. L. (2002). The CIPP Model for Evaluation. In D. L. Stufflebeam, G. F. Madaus & T. Kellaghan (Eds.), *Evaluation models* (Vol. 49; pp. 279–317). Amsterdam: Kluwer Academic Publishers. https://doi.org/10.1007/0-306-47559-6_16

Sun, H. Z. et al. (2022). Cohort-based long-term ozone exposure-associated mortality risks with adjusted metrics: A systematic review and meta-analysis. *The Innovation, 3*. https://doi.org/10.1016/j.xinn.2022.100246

Sweeny, K. & Kernick, D. (2002). Clinical evaluation: Constructing a new model for post-normal medicine. *Journal of Evaluaion and Clinical Practice, 8*, 131–138.

Swinburn, B., Egger, G. & Raza, F. (1999). Dissecting obesogenic environments: The development and application of a framework for identifying and prioritizing environmental interventions for obesity. *Preventive Medicine, 29*, 563–570. https://doi.org/10.1006/pmed.1999.0585

Ten Brink, et al. (2016). *The health and social benefits of nature and biodiversity protection. A report for the European Commission*. London Institute for European Environmental Policy.

Thaler, R. H. & Sunstein, C. R. (2009). *Nudge: Wie man kluge Entscheidungen anstößt*. Berlin: econ.

Theakston, F. & Weltgesundheitsorganisation (Eds.). (2011). *Burden of disease from environmental noise: Quantification of healthy life years lost in Europe*. Kopenhagen: World Health Organization, Regional Office for Europe.

Thomas, W. I. & Thomas, D., S. (1928). *The child in america: Behavior problems and program*. New York: Alfred A. Knopf.

Tillmann, S., Tobin, D., Avison, W. & Gilliland, J. (2018). Mental health benefits of interactions with nature in children and teenagers: A systematic review. *Journal of Epidemiology and Community Health, 72*, 958–966. https://doi.org/10.1136/jech-2018-210436

Traidl-Hoffmann, C., Schulz, E., Herrmann, M. & Simon, B. (2021). *Planetary Health: Klima, Umwelt und Gesundheit im Anthropozän*. Berlin: Medizinisch Wissenschaftliche Verlagsgesellschaft.

Travert, A.-S., Sidney Annerstedt, K. & Daivadanam, M. (2019). Built environment and health behaviors: Deconstructing the black box of interactions – A review of reviews. *International Journal of Environmental Research and Public Health, 16(8)*, 1454. https://doi.org/10.3390/ijerph16081454

Tremblay, L., Boudreau-Larivière, C. & Cimon-Lambert, K. (2012). Promoting physical activity in preschoolers: A review of the guidelines, barriers, and facilitators for implementation of policies and practices. *Canadian Psychology/Psychologie canadienne, 53*(4), 280–290. https://doi.org/https://doi.org/10.1037/a0030210

Trojan, A., & Fehr, R. (2020). Nachhaltige StadtGesundheit: Konzeptionelle Grundlagen und aktuelle Initiativen. *Bundesgesundheitsblatt – Gesundheitsforschung – Gesundheitsschutz, 63*(8), 953–961. https://doi.org/10.1007/s00103-020-03187-8

Trojan, A., Reisig, V. & Kuhn, J. (2016). Gesundheitsförderung in Städten und Gemeinden. *Prävention und Gesundheitsförderung, 11*(4), 259–264. https://doi.org/https://doi.org/10.1007/s11553-016-0557-y

Tudor Hart, J. (1971). The inverse care law. *The Lancet, 297,* 405–412. https://doi.org/10.1016/S0140-6736(71)92410-X

Tversky, A. & Kahneman, D. (1992). Advances in prospect theory: Cumulative representation of uncertainty. *Journal of Rsik and Uncertainty, 5,* 297–323.

Twohig-Bennett, C. & Jones, A. (2018). The health benefits of the great outdoors: A systematic review and meta-analysis of greenspace exposure and health outcomes. *Environmental Research, 166,* 628–637. https://doi.org/10.1016/j.envres.2018.06.030

van Rüth, P., Schönthaler, K. & Buth, M. (2019). *Monitoringbericht 2019 zur Deutschen Anpassungsstrategie an den Klimawandel.* Dessau: Umweltbundesamt. www.klivoportal.de/monitoringbericht2019

Vanaken, G.-J. & Danckaerts, M. (2018). Impact of green space exposure on children's and adolescents' mental health: A systematic review. *International Journal of Environmental Research and Public Health, 15.* https://doi.org/10.3390/ijerph15122668

Vicedo-Cabrera, A. M. et al.(2021). The burden of heat-related mortality attributable to recent human-induced climate change. *Nature Climate Change, 11,* 492–500. https://doi.org/10.1038/s41558-021-01058-x

von Lindern, E., Lymeus, F. & Hartig, T. (2017). The restorative environment: A complementary concept for salutogenesis studies. In E. von Lindern, F. Lymeus & T. Hartig (Eds.) *The handbook of salutogenesis* (pp. 181–196). New York: Springer Nature.

von Philipsborn, P. (2022). Scientific evidence in nutrition policy. *Ernährungs Umschau, 69,* 10–17. https://doi.org/10.4455/eu.2022.003

von Philipsborn, P., Garlichs, D., Wildner, M. & Loss, J. (2020). Politische Umsetzung von Verhältnisprävention auf Bevölkerungsebene: Herausforderungen und Erfolgsfaktoren. *Das Gesundheitswesen, 82,* 386–388. https://doi.org/10.1055/a-1082-0939

von Philipsborn, P. & Rehfuess, E. (2021). Evidenzbasierte Public Health. In H. Schmidt-Semisch & F. Schorb (Hrsg.), *Public Health* (S. 303–329). Wiesbaden: Springer Fachmedien. https://doi.org/10.1007/978-3-658-30377-8_17

Wabnitz, K., Galle, S., Hegge, L., Masztalerz, O., Schwienhorst-Stich, E. & Eichinger, M. (2021). Planetare Gesundheit – transformative Lehr- und Lernformate zur Klima- und Nachhaltigkeitskrise für Gesundheitsberufe. *Bundesgesundheitsblatt – Gesundheitsforschung – Gesundheitsschutz, 64,* 378–383. https://doi.org/10.1007/s00103-021-03289-x

Wahl, H.-W., Iwarsson, S. & Oswald, F. (2012). Aging well and the environment: Toward an integrative model and research agenda for the future. *The Gerontologist, 52,* 306–316. https://doi.org/10.1093/geront/gnr154

Wali, B. et al. (2022). Pathways from built environment to health care costs: Linking objectively measured built environment with physical activity and health care expenditures. *Environment and Behavior, 54,* 747–782. https://doi.org/10.1177/00139165221083291

Wallerstein, N., Duran, B., Oetzel, J. G. & Minkler, M. (2018). *Community-based participatory research for health. Advancing social and health equity.* (3rd ed). Jossey Bass: Wiley.

Walter, U., Gerlich, M. & Schwarz, F. W. (2020). Gesundheitsindikatoren. BZgA (Hrsg.), *Leitbegriffe der Gesundheitsförderung und Prävention: Glossar zu Konzepten,* Strategien und Methoden. Köln. BZgA. https://doi.org/10.17623/BZGA:224-I055-2.0

Wandersman, A., Alia, K., Cook, B. S., Hsu, L. L. & Ramaswamy, R. (2016). Evidence-Based interventions are necessary but not sufficient for achieving outcomes in each setting in a complex world: Empowerment evaluation, Getting to outcomes, and demonstrating accountability. *American Journal of Evaluation, 37,* 544–561. https://doi.org/10.1177/1098214016660613

Wang, Y., Luan, S. & Gigerenzer, G. (2022). Modeling fast-and-frugal heuristics. *PsyCh Journal, 11,* 600–611. https://doi.org/10.1002/pchj.576

Warschburger, P. (2018). Kindheit. In C.-W. Kohlmann, C. Salewski & M. A. Wirtz (Hrsg.), *Psychologie der Gesundheitsförderung* (S. 465–491). Göttingen: Hogrefe.

WBAE. (2020). *Politik für eine nachhaltigere Ernährung. Eine integrierte Ernährungspolitik entwickeln und faire Ernährungsumgebungen gestalten. Gutachten 2020.* www.bmel.de/SharedDocs/Downloads/DE_Ministerium/Beiraete/agrapolitik/wbae-gutachten-nachhaltige-ernaehrung.pdf?_blob=publicationFile&v=3

Weber, M. (1985). *Gesammelte Aufsätze zur Wissenschaftslehre.* Tübingen: Mohr.

Weber, P. et al. (2022). Development of a framework for scaling up community-based health promotion: A best fit framework synthesis. *International Journal of Environmental Research and Public Health, 19(8),4773.* https://doi.org/10.3390/ijerph19084773

Welge, A. (2018). *Grundwissen Kommunalpolitik. 10. Kommunale Umweltpolitik.* Berlin: Friedrich-Ebert-Stiftung. www.fes.de/kommunalakademie

Werner, E. E. & Smith, R. S. (1977). *Kauai's children come of age.* Honolulu: University Press of Hawaii.

Werner, E. E. & Smith, R. S. (1982). *Vulnerable but invincible. A longitudinal study of resilient children and youth.* Champaign, IL: McGraw-Hill.

Werthern, A. von. (2020). *Theoriebasierte Evaluation: Entwicklung und Anwendung eines Verfahrensmodells zur Programmtheoriekonstruktion.* Heidelberg: Springer VS.

Weth, C. (2020). Das Gesunde Städte-Netzwerk. In K. Böhm, S. Bräunling, R. Geene & H. Köckler (Hrsg.), *Gesundheit als gesamtgesellschaftliche Aufgabe* (S. 305–311). Wiesbaden: Springer Fachmedien. https://doi.org/10.1007/978-3-658-30504-8_28

WHO (2022). *World health statistics 2022: Monitoring health for the SDGs, sustainable development goals.* Genf: WHO.

WHO & ExpandNet (2010). *Nine steps for developing a scaling-up strategy.* Genf: WHO.

Wink, R. (Hrsg.). (2016). *Multidisziplinäre Perspektiven der Resilienzforschung.* Wiesbaden: Springer Fachmedien. https://doi.org/10.1007/978-3-658-09623-6

Wissenschaftlicher Beirat der Bundesregierung Globale Umweltveränderungen (WBGU). (2021). *Planetare Gesundheit: Worüber wir jetzt reden müssen.* Berlin: Wissenschaftlicher Beirat der Bundesregierung Globale Umweltveränderungen.

Wissenschaftsrat. (2015). *Zum wissenschaftspolitischen Diskurs über große gesellschaftliche Herausforderungen.* Stuttgart: Wissenschaftsrat.

Wolbring, L., Reimers, A. K., Niessner, C., Demetriou, Y., Schmidt, S. C. E., Woll, A. & Wäsche, H. (2021). How to disseminate national recommendations for physical activity: a qualitative analysis of critical change agents in Germany. *Health Res Policy Syst, 19*(1), 78. https://doi.org/https://doi.org/10.1186/s12961-021-00729-7

Woods, C. et al. (2022). The physical activity environment policy index for monitoring government policies and actions to improve physical activity. *European Journal of Public Health, 32* (Supplement 4), iv50–iv58.

World Health Organization. (2020). *WHO guidelines on physical activity and sedentary behaviour.* Genf: World Health Organization. https://apps.who.int/iris/handle/10665/336656

World Health Organization. (2021a). *Nature, biodiversity and health: An overview of interconnections.* Kopenhagen: WHO Regional Office Europe.

World Health Organization. (2021b). *WHO global air quality guidelines: Particulate matter (PM2.5 and PM10), ozone, nitrogen dioxide, sulfur dioxide and carbon monoxide.* Genf: World Health Organization. https://apps.who.int/iris/handle/10665/345329

Wright, M. (2006). Auf dem Weg zu einer theoriegeleiteten, evidenzbasierten, qualitätsgesicherten Primärprävenion in Settings. *Jahrbuch für Kritische Medizin, 43,* 55–73.

Wright, M. T. (2016). Partizipation: Mitentscheidung der Bürgerinnen und Bürger. BZgA (Hrsg.), *Leitbegriffe der Gesundheitsförderung und Prävention: Glossar zu Konzepten,* Strategien und Methoden. Köln. BZgA. https://doi.org/10.17623/BZGA:224-I084-1.0

Wright, M. T. (2021). Partizipative Gesundheitsforschung: Ursprünge und heutiger Stand. *Bundesgesundheitsblatt – Gesundheitsforschung – Gesundheitsschutz, 64,* 140–145. https://doi.org/10.1007/s00103-020-03264-y

Wright, A., Smith, K. E. & Hellowell, M. (2017). Policy lessons from health taxes: a systematic review of empirical studies. *BMC public health, 17*(1), 583. https://doi.org/https://doi.org/10.1186/s12889-017-4497-z

Yang, B.-Y. et al. (2021). Greenspace and human health: An umbrella review. *The Innovation, 2.* https://doi.org/10.1016/j.xinn.2021.100164

Yang, B.-Y., Fan, S., Thiering, E., Seissler, J., Nowak, D., Dong, G.-H. & Heinrich, J. (2020). Ambient air pollution and diabetes: A systematic review and meta-analysis. *Environmental Research, 180.* https://doi.org/10.1016/j.envres.2019.108817

Zeeb, H. et al. (2022). Perspektivpapier „Zukunft Präventionsforschung": Koordinierte Forschung zu Prävention und Gesundheitsförderung – aktuell und in der Zukunft. *Das Gesundheitswesen.* https://doi.org/10.1055/a-1816-3398

Zeeb, H., Hilderink, H. & Forberger, S. (2018). Umwelt und der „Health-in-all-Policies"-Ansatz – ein Überblick. *Bundesgesundheitsblatt – Gesundheitsforschung – Gesundheitsschutz, 61,* 729–736. https://doi.org/10.1007/s00103-018-2733-z

Zens, M., Shajanian Zarneh, Y., Dolle, J. & De Bock, F. (2020). Digital Public Health – Hebel für capacity building in der kommunalen Gesundheitsförderung: Ausgangslage, Entwicklungsfragen, TEAviisari als modellhafte Implementierung. *Bundesgesundheitsblatt – Gesundheitsforschung – Gesundheitsschutz, 63,* 729–740. https://doi.org/10.1007/s00103-020-03148-1

Ziebill, O. (1954). *Bürgerschaftliche Verwaltung.* Stuttgart: Kohlhammer.

Zimmermann, F. M. (Hrsg.). (2016). *Nachhaltigkeit wofür? Von Chancen und Herausforderungen für eine nachhaltige Zukunft.* Heidelberg: Springer Spektrum.

Stichwortverzeichnis

A
Adipogene Umwelt, 6
Agenda 2030, 300
Akteurszentrierter Institutionalismus, 158
Anthropozän, 308
Arbeitslosigkeit, 292

B
Bedarfsanalyse, 168
Bedarfs- und Stärkenanalyse, 182
Bedingungswissen, 108
Begrenzte Rationalität, 8
Begrenzt rationales Handeln, 148
Behavior Setting, 239
Behindertenrechtskonvention (BRK), 293, 294
Behinderung, 293
Belonging, 285
Bikeability, 99
BRK s. Behindertenrechtskonvention
Buen vivir, 347
Bürgerkommune, 36

C
CFIR, 214
CIPP-Evaluation, 260
Community Coalition Action Theory, 161
Competence-press-model, 284
Cynefin-Ansatz, 48

D
Daseinsvorsorge, 30
Deep core belief, 151
Deklaration von Alma-Ata, 36
Deliberative Demokratie, 348
Deprivationsindex, 319
Determinantenmodell, 113
Developmental Evaluation, 248
Dienstleistungskommune, 35
Disability Adjusted Life Years, 9

E
Empowerment Evaluation, 248, 261
Engineering resilience, 45
Environmental docility, 284
Evaluation, 168, 249, 263
Evidenz, 234
Evidenzbasiert, 106
Evidenzinformiert, 106

F
Fähigkeitenansatz, 275
Fast-and-frugal heuristic, 132
Feinstaub, 90
Fernere Lebenserwartung, 8

G
Gebaute Umwelt, 316
Gelegenheitsfenster, 56
Gemeindebasiert, 19
Gemeindeentwickelnd, 19
Gemeindekoalition, 161, 264
Gemeinwohl, 33

GeoHealth, 309
Gesunde Kommune, 2
Gesunde Städte, 66
Gesunde Städte-Netzwerk, 312
Gesundheitliche Chancengleichheit, 34
Gesundheitsassoziiertes Verhalten, 16
Gesundheitsbeeinflussend, 16
Gesundheitsermöglichendes Verhalten, 17
Gesundheitsfolgenabschätzung, 67
Gesundheitswissenschaft, 4
Große gesellschaftliche Herausforderungen, 37
Gutes Leben, 345

H
Handlungsmodell, 168
Handlungssituation, 159
Health Impact Assessment, 66
Health in all Governance, 2, 136
Health in all Policies, 2, 136
Health-Lens-Analyse, 140
Healthy Migrant Effect, 290
Hitzestress, 83, 87

I
Implementierung, 168
Implementierungsforschung, 241
Indikator, 201
Individuelles Gesundheitsverhalten, 10, 15
Institution, 157
Institutionelles Arrangement, 159
Intervention Mapping, 170
Inverse care law, 272
Inverse evidence law, 236

K
Kipppunkt, 84
Klimaschutz, 76
Kommunale Gesundheitsförderung, 19
Kommunale Gesundheitskonferenz, 227
Kommune, 2, 12, 26
  altengerechte, 63
  altersfreundliche, 286
  bewegungsfördernde, 63
  erholsame, 67
  familienfreundliche, 319

klimaresiliente, 63, 67
lebenswerte, 63, 64
ökologisch resiliente, 141
restorative, 63
Kontext-Mechanismus-Outcome-Konfiguration, 257
Krankheitslast, 10

L
Lärm, 88
Lebensqualität, 345
Lebensstil, 15
Lebenswelt, 58
Liveability, 40
Logisches Modell, 250
Lokale Nachhaltigkeitsstrategie 2030, 300, 304

M
Möglichkeitsraum, 34, 54
Morbidität, 59
Mortalität, 59
Multiple Approaches to Community Health, 170
Multiple-Streams-Ansatz, 116

N
Nachhaltigkeit, 300
Nachhaltigkeitsziel, 38
Nationales Gesundheitsziel, 70
Needs assessment, 182
Nichtansteckende Erkrankung, 5
Nomologisches Wissen, 108
Nomopragmatisches Wissen, 109
Non-communicable disease, 3
Nudging, 17
Nutzenorientierte Evaluation, 263

O
Öffentlicher Gesundheitsdienst, 229
ÖGD s. Öffentlicher Gesundheitsdienst
Ökologische Resilienz, 7, 44, 45
Ökologische Validität, 172, 238
Ökologisch resiliente Kommune, 3, 20
One Health, 309

Optimistischer Fehlschluss, 175
Output, 168
Ozon, 92

P
Panarchie, 13
Partizipation, 222, 223
Partizipative Gesundheitsforschung, 246
Person-Environment-Activity Model, 285
PICO, 244
PieT-T, 214
Planetare Gesundheit, 307, 309
Planungswerkzeug, 170
Policy, 31
Policy-action gap, 313
Policy Broker, 120, 151
Policy core belief, 151
Policy Cycle, 4, 113
Policy-Netzwerk, 115, 149
Policy-Subsystem, 149
Policy window, 121
Politikfeld, 17
Politikfeldanalyse, 4, 113
Politikwissenschaft, 4
Präventionsgesetz, 228
Präventionskette, 253
Praxisbasierte Evidenz, 235
PRECEDE-PROCEED-Modell, 170
Principal agent dilemma, 128
Programmtheorie, 168, 249
Proportionaler Universalismus, 270
Public Health, 4
Public Health Action Cycle, 4, 168

Q
Quality Adjusted Life Years, 9

R
Radon, 94
RE-AIM, 214
Realexperiment, 246
Realistische Evaluation, 257
Reallabor, 246
Resilienz, 2
Ressource, 146

Ressourcenorientiert, 275
Revolte, 164
Risikoregulator, 12

S
Secondary aspect, 151
Setting, 18, 59
Soziale Teilhabe, 31
Soziale Umwelt, 99
Sozialgradient, 59, 270
Sozialkapital, 100
Sozialökologisches System, 13
Stakeholder-Analyse, 168
Stärkenanalyse, 168
Stealth Health Promotion, 17, 134
Strukturationstheorie, 17
Suffizienzpolitik, 347
Syndemische Lage, 7
Systemwissen, 5, 245

T
Tatsachenwissen, 110
Technologische Regel, 109
Teilhabe, 31
Theory-Driven Evaluation, 248
Theory of change, 168
Therapeutische Landschaft, 97
TIDieR, 214
Transformationswissen, 5, 245

U
Umweltdruck, 277
Umweltzugänglichkeit, 272, 277, 285
Urban Health, 81, 311
Urbanistik, 285
Urban Systems Policy, 313

V
Veränderungswissen, 109
Verhaltensänderungstechnik, 176
Verhaltensprävention, 8, 61
Verhältnisprävention, 8, 61
Verwirklichungschance, 34, 56
Verzwicktes Problem, 143

W
Walkability, 99
Whiches conundrum, 237
Whole of Society, 137
Wirkungsmodell, 250
Wissenschaftlicher Realismus, 258
Wissenschaftlich fundiert, 107

Z
Zielwissen, 5, 245

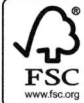

If you have any concerns about our products,
you can contact us on
ProductSafety@springernature.com

In case Publisher is established outside the EU,
the EU authorized representative is:
**Springer Nature Customer Service Center GmbH
Europaplatz 3, 69115 Heidelberg, Germany**

Printed by Libri Plureos GmbH
in Hamburg, Germany